【中医珍本文库影印点校】珍藏版

欬论经旨 治虫新方 风劳鼓病论

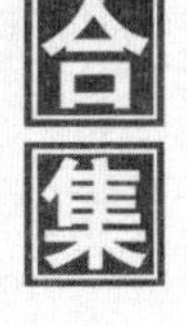

《欬论经旨》四卷。清代医家凌德辑撰。由其后嗣凌永言将遗稿托咐裘庆元，汇刊于《三三医书》。凌氏字嘉六（一作嘉禄），号蛰庵，浙江归安（今吴兴）人。凌氏为明末清初浙江针灸名医凌云之后裔，生卒确切年份未详。本书是凌氏辑录名著中有关咳嗽经旨，并融合其个人心得加以撰述而成。

《治虫新方》一卷。清代医家路顺德纂于嘉庆二十二年（公元1817年），经福照重订并刊行于道光十五年（公元1835年）。路氏字应侯，广西融县（今柳江）人。生卒年不详。颇知医，因患虫病，遍访名医，得一方而愈，遂留心于治虫之道。后将其历年收集并验证于临床有效者汇为是书，刊行于世。本书为中医虫病证治专书。书中封虫之成因、感染途径、各种主证兼证及其鉴别、治疗方法、禁忌等均有详尽阐述；书末另附有（鸦处四耗论），封鸦片耗损神、气、精、血之危害分析入木三分。

《风劳鼓病论》三卷。近代医家恽树珏初刊于公元1948年。本书为恽氏中风、虚劳、鼓胀三病之传论，在引述前贤医论之基础上，结合其临证治验，阐述其对风、劳、鼓病中西合璧之说。

（清）凌德 （清）路顺德 （民国）恽树珏 著

山西出版传媒集团 山西科学技术出版社

总目录

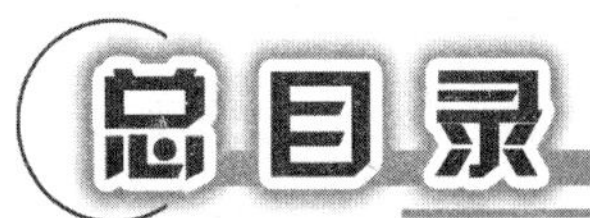

欬论经旨

治虫新方

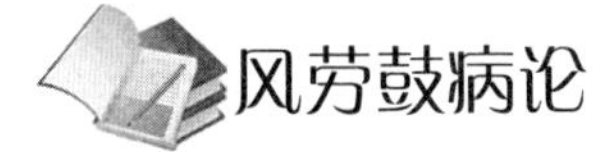

风劳鼓病论

欬论经旨

清·凌德 辑

欬论经旨目录

卷一

卷二

卷三

卷四

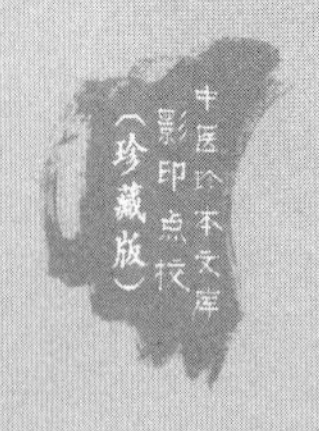

欬論經旨目錄

卷一

卷二

卷三

卷四

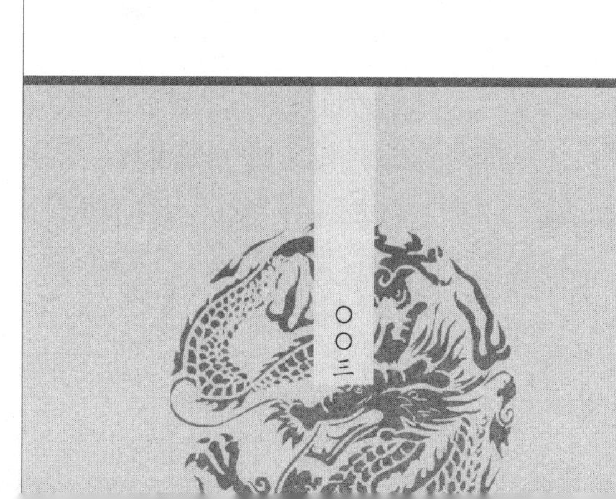

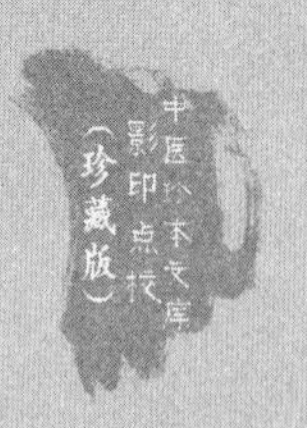
中医古本文库
影印点校
（珍藏版）

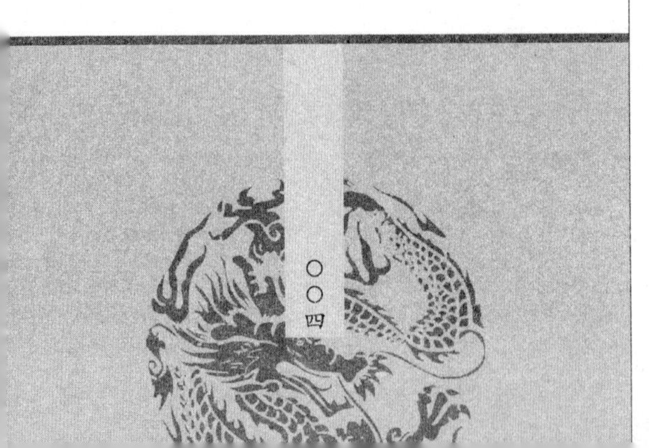

欬论经旨卷一

浙湖凌嘉六先生遗著

男咏永言录存

后学裘庆元刊

《上古天真论篇》曰：上古圣人之教下也，皆谓之虚邪贼风避之有时（邪乘虚入，是谓虚邪，窃害中和，谓之贼风。避之有时，谓八节之日，及太一入徙之于中宫，朝八风之日也。《灵枢经》曰：邪气不得其虚，不能独伤人，明人虚乃邪胜之也）（新校正云：按全元起注本云：上古圣人之教也，下皆为之。《太素》、《千金》同。杨上善云：上古圣人，使人行者，身先行之。为不言之，教不言之，教胜有言之，教故下百姓仿行者众。故曰：下皆为之太一，入徙于中宫，朝八风义，具《天元玉册》中）。恬惔虚无，真气从之，精神内守，病安从来（恬惔虚无，静也。法道清净，精气内持，故其气从邪不能为害）。

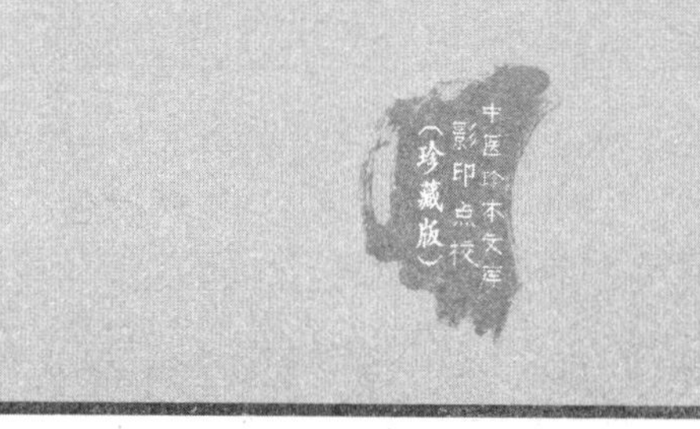

欬論經旨卷一

浙湖凌嘉六先生遺著

男詠永言錄存

後學裘慶元刊

上古天眞論篇曰上古聖人之敎下也皆謂之虛邪賊風避之有時（邪乘虛入是謂虛邪竊害中和謂之賊風避之有時謂八節之日及太一入徙之於中宮朝八風之日也靈樞經曰邪氣不得其虛不能獨傷人明人虛乃邪勝之也）（新校正云按全元起注本云上古聖人之敎也下皆爲之太素千金同楊上善云上古聖人使人行者身先行之爲不言之敎不言之敎勝有言之敎故下百姓倣行者衆故曰下皆爲之太一入徙於中宮朝八風義具天元玉册中）恬惔虛无眞氣從之精神內守病安從來（恬惔虛無靜也法道清凈精氣內持故其氣從邪不能爲害）

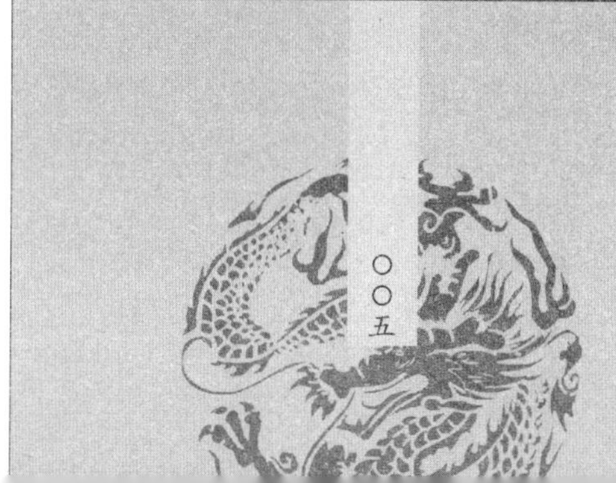

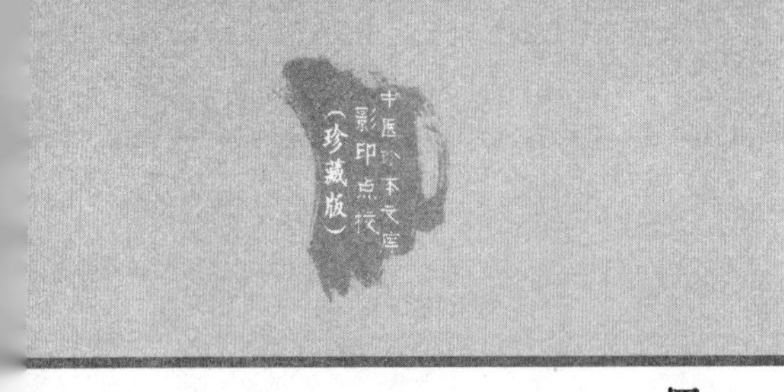

四氣調神大論篇曰秋三月此謂容平（萬物夏長華實已成容狀至秋平而定也）天氣以急地氣以明（天氣以急風聲切也地氣以明物色變也）早臥早起與鷄俱興（懼中寒露故早臥欲使安甯故早起）使志安甯以緩秋刑（志氣躁則不慎其動不慎其動則助秋刑急順殺伐生故使志安甯緩秋刑也）收斂神氣使秋氣平（神蕩則欲熾欲熾則傷和氣和氣既傷則秋氣不平調也故欲斂神氣使秋氣平也）無外其志使肺氣清（亦順秋氣之收斂也）此秋氣之應養收之道也（立秋之節初五日涼風至次五日白露降後五日寒蟬鳴次處暑氣初五日鷹乃祭鳥次五日天地始肅後五日禾乃登次仲秋白露之節初五日盲風至鴻雁來次五日玄鳥歸後五日羣鳥養羞次秋分氣初五日雷乃收聲次五日蟄蟲坏戸景天華後五日水始涸次季秋寒露之節初五日鴻雁來賓次五日雀入大水爲蛤後五日菊有黃

《四气调神大论篇》曰：秋三月，此谓容平（万物夏长，华实已成容状，至秋平而定也）。天气以急，地气以明（天气以急风声切也，地气以明物色变也），早卧早起，与鸡俱兴（惧中寒露，故早卧，欲使安宁，故早起）。使志安宁，以缓秋刑（志气躁则不慎，其动不慎，其动则助秋刑，急顺杀伐生，故使志安宁缓，秋刑也）。收敛神气，使秋气平（神荡则欲炽，欲炽则伤和气，和气即伤，则秋气不平调也。故欲敛神气，使秋气平也）。无外其志，使肺气清（亦顺秋气之收敛也），此秋气之应养收之道也（立秋之节，初五日，凉风至。次五日，白露降。后五日，寒蝉鸣，次处暑气。初五日，鹰乃祭鸟。次五日天地始肃，后五日禾乃登。次仲秋白露之节，初五日盲风至，鸿雁来。次五日玄鸟归，后五日群鸟养羞。次秋分气，初五日雷乃收声。次五日蛰虫坏户，景天华，后五日水始涸。次季秋寒露之节，初五日鸿雁来宾，次五日雀入大水为蛤，后五日菊有黄华，次霜降气。初五日，豺乃祭兽，次五日草木黄落后，五日蛰虫咸俯。凡此六气一十八候，皆秋气正，收敛之令，故养生者，必谨奉天时也），逆之则伤肺。冬为飧泄，奉藏者少（逆谓反行，夏令也。肺象金，王于秋，故行夏令，则气伤。冬水王而金废，故病发于冬飧泄者，食不化而泄出也。逆秋伤肺，故少气以奉于冬藏之令也）。〇逆秋气则太阳不收，肺气焦满（收谓收敛，焦谓上焦也。太阴行气，主化上焦，故肺气不收，不焦满也）（新校正云：按焦满，全元起本作进满。《甲乙》、《太素》作焦满）。

《生气通天论篇》曰：秋伤于湿，上逆而咳（湿谓地湿气也。秋湿既胜，冬水复王，水来乘肺，故咳逆病生）（新校正云：按《阴阳应象大论》云：秋伤于湿，冬生咳嗽），发为痿厥（湿气内攻于藏府，则咳逆外散于筋脉，则痿弱也。《阴阳应象大论》曰：地之湿气感，则害皮肉筋脉。故湿气之资发为痿，厥谓逆气也。

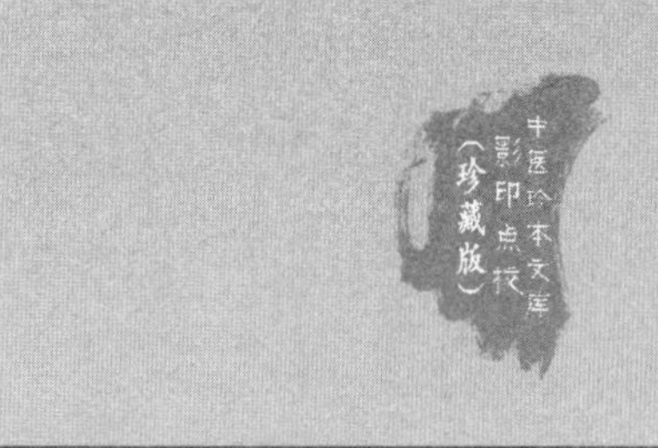

華次霜降氣初五日豺乃祭獸次五日草木黃落後五日蟄蟲咸俯凡此六氣一十八侯皆秋氣正收斂之令故養生者必謹奉天時也）逆之則傷肺冬爲飧泄奉藏者少（逆謂反行夏令也肺象金王於秋故行夏令則氣傷冬水王而金廢故病發於冬飧泄者食不化而泄出也逆秋傷肺故少氣以奉於冬藏之令也）〇逆秋氣則太陰不收肺氣焦滿（收謂收斂焦謂上焦也太陰行氣主化上焦故肺氣不收上焦滿也）（新校正云按焦滿全元起本作進滿甲乙太素作焦滿）

生氣通天論篇曰秋傷於濕上逆而欬（濕謂地濕氣也秋濕既勝冬水復王水來乘肺故欬逆病生）（新校正云按陰陽應象大論云秋傷於濕冬生欬嗽）發爲痿厥（濕氣內攻於臟府則欬逆外散於筋脈則痿弱也陰陽應象大論曰地之濕氣感則害皮肉筋脈故濕氣之資發爲痿厥厥謂逆氣也

金匱眞言論篇曰西風生於秋病在肺俞在肩背（肺處上焦背爲胸府肩背相次故俞在焉）〇西方白色入通於肺開竅於鼻藏精於肺（金精之氣其神魄肺藏氣鼻通息故開竅於鼻）故病在背（以肺在胸中背爲胸中之府也）其味辛其類金（性音聲而堅勁）其畜馬（畜馬者取乾也易曰乾爲馬）（新校正云按五常政大論云其畜雞）其穀稻（稻堅白）其應四時上爲太白星（金之精氣上爲太白星三百六十五日一周天）是以知病之在皮毛也（金之堅密類皮毛也）其音商（商金聲也孟秋之月律中夷則大呂所生三分減一管率長五寸六分仲秋之月律中南呂太簇所生三分減一管率長五寸三分季秋之月律中无射夾鍾所生三分減一管率長五寸凡是三管皆金氣應之）其數九（金生數四成數九尚書洪範曰四曰金）其臭腥（凡氣因金變則爲腥羶之氣也）

《金匱真言论篇》曰：西风生于秋，病在肺俞，在肩背（肺处上焦，背为胸府，肩背相次，故俞在焉）。〇西方白色，入通于肺，开窍于鼻，藏精于肺（金精之气，其神魄，肺藏，气鼻通息，故开窍于鼻）。故病在背（以肺在胸中，背为胸中之府也），其味辛，其类金（性音声而坚劲），其畜马（畜马者取乾也。《易》曰：乾为马）（新校正云：按《五常政大论》：其畜鸡），其谷稻（稻坚白），其应四时，上为太白星（金之精气。上为太白星，三百六十五日一周天），是以知病之在皮毛也（金之坚密，类皮毛也）。其音商（商，金声也，孟秋之月，律中夷，则大吕所生，三分减一管，率长五寸六分。仲秋之月，律中南吕太簇所生，三分减一管，率长五寸三分，季秋之月，律中无射夹钟所生，三分减一管，率长五寸。凡是三管，皆金气应之），其数九（金生数四成数九，《尚书·洪范》曰：四曰金），其臭腥（凡气因金变，则为腥膻之气也）。

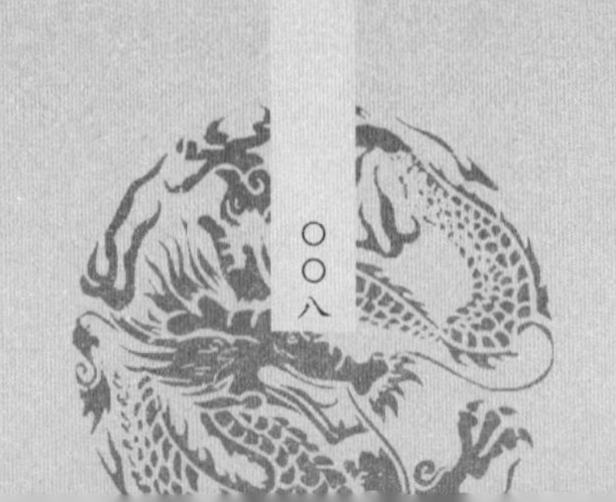

《阴阳应象大论篇》曰：秋伤于湿，冬生咳嗽（秋湿既多，冬水复王，水湿相得，肺气又衰，故冬寒甚，则为嗽）。〇西方生燥（天气急切，故生燥），燥生金（金燥有声，则生金也），金生辛（凡物之味辛者，皆金气之所生也。《尚书·洪范》曰：从革作辛），辛生肺（凡味之辛者，皆先生长于肺），肺和皮毛（肺之精气，生养皮毛），皮毛生肾（阴阳书曰：金生水，然肺金之气养皮毛已，乃生肾水），肺主鼻（肺藏气，鼻通息。故主鼻）。其在天为燥（轻急劲强，燥之用也），在地为金（坚劲从革，金之性也），在体为皮毛（包藏肤腠，扞其邪也），在藏为肺（其神魄也。《道经义》曰：魄在肺，魄安则德修，寿延），在色为白（象金色），在音为商（商谓金声，轻而劲也。《乐记》曰：商乱则陂其官壤），在声为哭（哭衰音也），在变动为咳（咳谓咳嗽，所以利咽喉也），在窍为鼻（鼻所以司臭呼吸），在味为辛（辛可用散润也），在志为忧（忧深虑也）。忧伤肺

陰陽應象大論篇曰秋傷於濕冬生欬嗽（秋濕旣多冬水復王水濕相得肺氣又衰故冬寒甚則爲嗽）〇西方生燥（天氣急切故生燥）燥生金（金燥有聲則生金也）金生辛（凡物之味辛者皆金氣之所生也尚書洪範曰從革作辛）辛生肺（凡味之辛者皆先生長於肺）肺生皮毛（肺之精氣生養皮毛）皮毛生腎（陰陽書曰金生水然肺金之氣養皮毛已乃生腎水）肺主鼻（肺藏氣鼻通息故主鼻）其在天爲燥（輕急勁强燥之用也）在地爲金（堅勁從革金之性也）在體爲皮毛（包藏膚腠扞其邪也）在藏爲肺（其神魄也道經義曰魄在肺魄安則德修壽延）在色爲白（象金色）在音爲商（商謂金聲輕而勁也樂記曰商亂則陂其官壞）在聲爲哭（哭哀聲也）在變動爲欬（欬謂欬嗽所以利咽喉也）在竅爲鼻（鼻所以司臭呼吸）在味爲辛（辛可用散潤也）在志爲憂（憂深慮也）憂傷肺

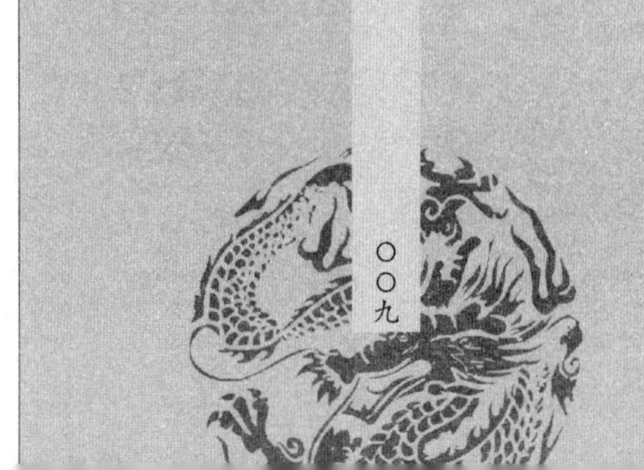

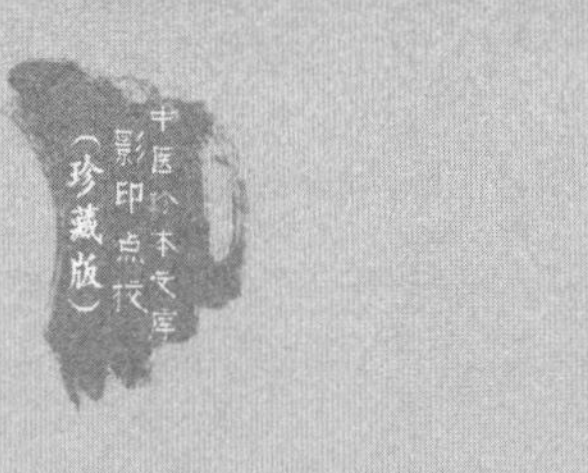

(雖志爲憂過則損也)喜勝憂(喜則心火幷於肺金故勝憂也宣明五氣篇曰精氣幷於心則喜)熱傷皮毛(熱從火生耗津液故)寒勝熱(陰制陽也)(新校正云按太素作燥傷皮毛熱勝燥又按王注五運行大論云火有二別故此再舉熱傷之形證)辛傷皮毛(過而招損)苦勝辛(苦火味故勝金辛)○天氣通於肺(居高故)　愚按道家云鼻謂玄關之竅呼吸天氣

陰陽別論篇曰一陽發病少氣善欬善泄(一陽謂少陽膽及三焦之脈也膽氣乘胃故善泄三焦內病故少氣陽上熏肺故善欬何故心火內應也)其傳爲心掣其傳爲隔(隔氣乘心心熱故陽氣內掣三焦內結中熱故隔塞不便)○三陰結謂之水(三陰結謂脾肺之脈俱寒結也脾肺寒結則氣化爲水)

(虽志为忧，过则损也)，喜胜忧（喜则心火并于肺金，故胜忧也。《宣明五气篇》曰：精气并于心则喜)，热伤皮毛（热从火生，耗津液故)，寒胜热（阴制阳也）(新校正云：按《太素》作燥伤皮毛，热胜燥。又按王注《五运行大论》云：火有二别，故此再举热伤之形证)，辛伤皮毛（过而招损)，苦胜辛（苦火味，故胜金辛)。○天气通于肺(居高故)。

【愚按】道家云：鼻谓玄关之窍，呼吸天气。

《阴阳别论篇》曰：一阳发病，少气善欬善泄（一阳，谓少阳胆及三焦之脉也。胆气乘胃，故善泄。三焦内病，故少气阳上薰肺，故善咳，何故心火内应也)。其传为心掣，其传为隔（隔气乘心，心热故阳气内掣，三焦内结中热，故隔塞不便)。○三阴结，谓之水（三阴结，谓脾肺之脉俱寒结也。脾肺寒结，则气化为水)。

《灵兰秘典论篇》曰：肺者，相传之官，治节出焉（位高非君，故官为相传，主行荣卫，故治节由之）。

《六节藏象论篇》曰：肺者，气之本；魄之处也。其华在毛，其充在皮，为阳中之太阴，通于秋气（肺藏气，其神魄，其养皮毛。故曰肺者，气之本魄之处。华在毛，充在皮也。肺藏为太阴之气，主王于秋，昼日为阳气所行位，非阴处以太阴居于阳分，故曰阳中之太阴，通于秋气也。《金匮真言论》曰：日中至黄昏，天之阳，阳中之阴也）（新校正云：按太阴《甲乙经》并《太素》作少阴，当作少阴肺在十二经，虽为太阴，然在阳分之中，当为少阴也）。

《五藏生成篇》曰：肺之合皮也（金气坚，定皮象亦然，肺藏应金，故合皮也）。其其荣毛也（毛附皮革，故外荣），其主心也（金畏于火，火与为官，故主畏于心也）。诸气者，皆属于肺（肺藏主气，故也）。〇欬嗽上气，厥在胸中，过在

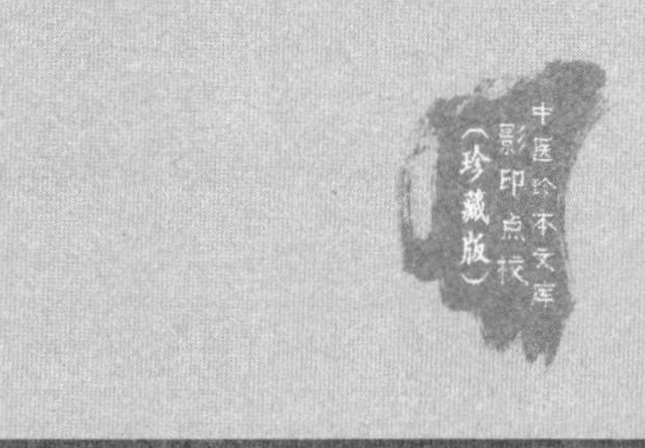

靈蘭秘典論篇曰肺者相傳之官治節出焉（位高非君故官爲相傳主行榮衛故治節由之）

六節藏象論篇曰肺者氣之本魄之處也其華在毛其充在皮爲陽中之太陰通於秋氣（肺藏氣其神魄其養皮毛故曰肺者氣之本魄之處華在毛充在皮也肺藏爲太陰之氣主王於秋晝日爲陽氣所行位非陰處以太陰居於陽分故曰陽中之太陰通於秋氣也金匱眞言論曰日中至黄昏天之陽陽中之陰也）（新校正云按太陰甲乙經幷太素作少陰當作少陰肺在十二經雖爲太陰然在陽分之中當爲少陰也）

五藏生成篇曰肺之合皮也（金氣堅定皮象亦然肺藏應金故合皮也）其其榮毛也（毛附皮革故外榮）其主心也（金畏於火火與爲官故主畏於心也）〇諸氣者皆屬於肺（肺藏主氣故也）〇欬嗽上氣厥在胸中過在

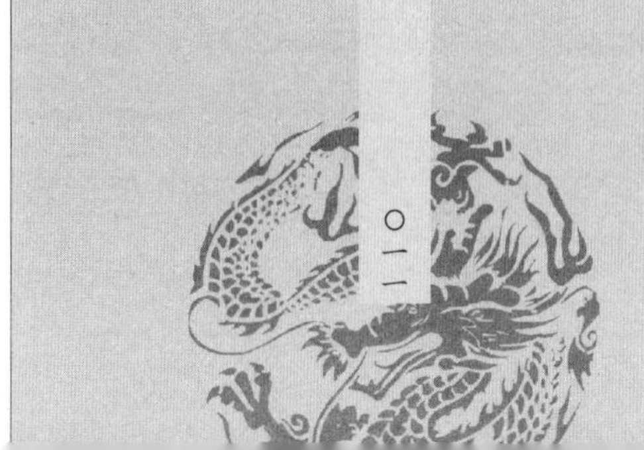

手陽明太陰（手陽明大腸脈太陰肺脈也手陽明脈自肩髃前廉上出於柱骨之會上下入缺盆絡肺下鬲屬太腸手太陰脈起於中焦下絡大腸還循胃口上鬲屬肺從肺系横出腋下故爲欬嗽上氣厥在胸中也）（新校正云按甲乙經厥作病）○白脈之至也喘而浮上虛下實驚有積氣在胸中喘而虛名肺痹寒熱（喘爲不足浮者肺虛肺不足是謂上虛上虛則下當滿實矣以其不足故善驚而氣積胸中矣然脈喘而浮是肺自不足喘而虛者是心氣上乘肺受熱而氣不得營故名肺痹而外爲寒熱也）得之醉而使內也（酒味苦燥內益於心醉甚入房故心氣上勝於肺矣）

五藏別論篇曰帝曰氣口何以獨爲五藏主（氣口則寸口也亦謂脈口以寸口可候氣之盛衰故云氣口可以切脈之動靜故云脈口皆同取於手魚際之後同身寸之一寸是則寸口也）岐伯曰胃者水穀之海六府之大源也

手阳明太阴（手阳明大肠脉，太阴肺脉也。手阳明脉，自肩髃前廉，上出于柱骨之会，上下缺盆，络肺下鬲，属太阳手太阴脉，起于中焦，下络大肠，还循胃口，上鬲属肺，从肺系横出腋下。故为咳嗽，上气厥在胸中也）（新校正云：按《甲乙经》：厥作病）○白脉之至也，喘而浮，上虚下实，惊有积气，在胸中喘而虚，名肺痹寒热（喘为不足，浮者，肺虚，肺不足，是谓上虚，上虚则下当满实矣。以其不足，故善惊，而气积胸中矣。然脉喘而浮，是肺自不足，喘而虚者，是心气上乘，肺受热而气不得营，故名肺痹，而外为寒热也）。得之醉而使内也（酒味苦燥，内益于心，醉甚入房，故心气上胜于肺矣）。

《五藏别论篇》曰：帝曰，气口何以独为五藏主（气口则寸口也，亦谓脉口，以寸口可候气之盛衰，故云气口可以切脉之动静。故云脉口皆同取于手鱼际之后，同身寸之一寸，是则寸口也）。岐伯曰：胃者，水谷之海，六腑之大源也

（人有四海，水谷之海则其一也。受水谷已荣养四傍，以其当运化之源，故在六腑之大源也）。五味入口，藏于胃，以养五藏，气，气口，亦太阴也（气口在手鱼际之后，同身寸之一寸。气口之所候脉动者，是手太阴脉，气所行，故言气口，亦太阴也）。是以五脏六腑之气味，皆出于胃，变见于气口（荣气之道，内谷为黄）（新校正云：详此注，出《灵枢》，实作宝。谷入于胃，气传与肺精专者，循肺气行于气口，故云变见于气口也）（新校正云：按全元起本，出作入），故五气入鼻，藏于心肺。心肺有病，而鼻为之不利也。

《诊要经终论篇》曰：春刺秋分，筋挛逆气，环为欬嗽，病不愈，令人时惊，又且哭（木受气于秋，肝主筋，故刺秋分则筋挛也。若气逆环周，则为欬嗽，肝主惊，故时惊。肺主气逆，又哭也）（新校正云：按《四时刺逆从论》云，春刺肌肉，血气环逆，令人上气也）。〇凡刺胸腹者，必避五藏（心肺在鬲上，肾肝在

（人有四海水穀之海則其一也受水穀已榮養四傍以其當運化之源故在六府之大源也）五味入口藏於胃以養五藏氣氣口亦太陰也（氣口在手魚際之後同身寸之一寸氣口之所候脈動者是手太陰脈氣所行故言氣口亦太陰也）是以五藏六府之氣味皆出於胃變見於氣口（榮氣之道內穀爲寳）（新校正云詳此注出靈樞寳作寶穀入於胃氣傳與肺精專者循肺氣行於氣口故云變見於氣口也）（新校正云按全元起本出作入）故五氣入鼻藏於心肺心肺有病而鼻爲之不利也

診要經終論篇曰春刺秋分筋攣逆氣環爲欬嗽病不愈令人時驚又且哭（木受氣於秋肝主筋故刺秋分則筋攣也若氣逆環周則爲欬嗽肝主驚故時驚肺主氣故氣逆又且哭也）（新校正云按四時刺逆從論云春刺肌肉血氣環逆令人上氣也）〇凡刺胸腹者必避五藏（心肺在鬲上腎肝在

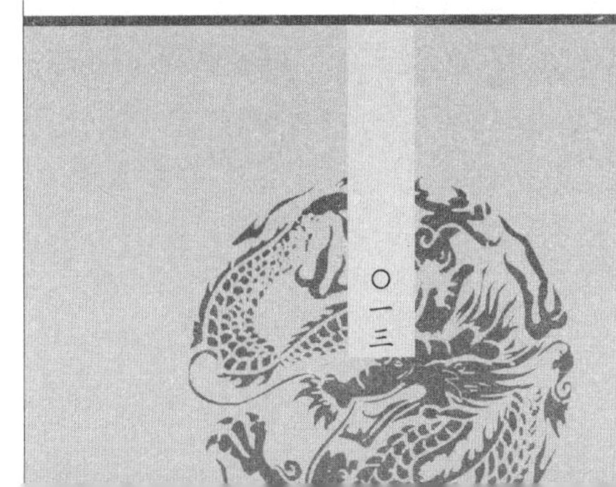

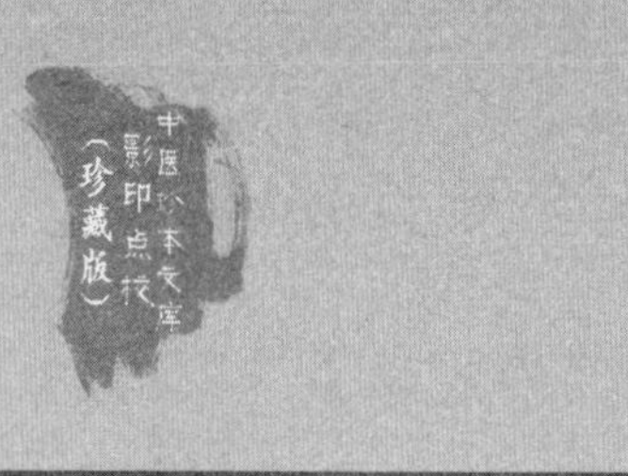

鬲下脾象土而居中故刺胸腹必避之五藏者所以藏精神魂魄意志損之則五神去神去則死至故不可不慎也）中肺者五日死（金生數四金數畢當至五日而死一云三日死亦字誤也）（新校正云按刺禁論云中肺三日死其動爲欬四時刺逆從論同王注四時刺逆從論云此三論皆岐伯之言而不同者傳之誤也）

脈要精微論篇曰肺脈搏堅而長當病唾血（肺虛極則絡逆絡逆則血泄故唾血出也）其耎而散者當病灌汗至今不復散發也（汗泄元府津液奔湊寒水灌洗皮密汗藏因灌汗藏故言灌汗至今不復散發也灌謂灌洗盛暑多爲此也）

平人氣象論篇曰秋胃微毛曰平毛多胃少曰肺病但毛无胃曰死（謂如物之浮如風吹毛也）毛而有弦曰春病（弦春脈木氣也次其乘尅弦當爲

鬲下，脾象土而居中，故刺胸腹必避之。五藏者，所以藏精神，魂魄，意志，损之则五神去神，去则死至，故不可不慎也）。中肺者，五日死（金生数四，金数毕，当至五日而死。一云三日死，亦字误也）（新校正云：按《刺禁论》云，中肺三日死，其动为欬。《四时刺逆从论》同王注。《四时刺逆从论》云：此三论皆岐伯之言，而不同者，传之误也）。

《脉要精微论篇》曰：肺脉搏坚而长，当病唾血（肺虚极则络逆，络逆则血泄，故唾血出也）。其实而散者，当病灌汗，至今不复散发也（汗泄，元府津液奔凑，寒水灌洗，皮密汗藏，因灌汗藏，故言灌汗，至今不复散发也。灌谓灌洗，盛暑多为此也）。

《平人气象论篇》曰：秋胃微毛，曰平，毛多胃少，曰肺病，但毛无胃曰死（谓如物之浮，如风吹毛也），毛而有弦曰春病（弦，春脉木气也。次其乘克弦，当为钩，金气逼肝，则脉弦来见，故不钩而反弦也）。弦甚曰今病（木气逆来，乘金则今病），藏真高于肺，以行荣卫，阴阳也）（肺处上焦，故藏真高也。《灵枢经》曰：荣气之道内，谷为实谷，入于胃气，传与肺，流溢于中，而散于外。精专者行于经隧，以其自肺宣布，故云以行荣卫阴阳也）（新校正云：按别本，实作宝）。○胃之大络，名曰虚。里，贯鬲络肺，出于左乳下，其动应衣，脉宗气也（宗，尊也，主也。谓十二经脉之尊主也，贯鬲络肺也，于左乳下者，自鬲而出于乳下，乃络肺也）。盛喘数绝者，则病在中（绝谓暂，断绝也）。结而横有积矣，绝不至曰死（皆左乳下脉动状也，中谓腹中也）。○颈脉动，喘疾，咳曰水（水气上溢则肺被热熏，阳气上逆，故颈脉盛，鼓而咳喘也。头脉谓耳下及结喉傍，人迎脉者也）。目里微肿，如卧蚕起之状曰水（《评热病论》曰：水者，阴也，目下亦阴也。腹者，至阴之所居也。故水在腹中者，必使目下肿也）。○平

鉤金氣逼肝則脈弦來見故不鉤而反弦也）弦甚曰今病（木氣逆來乘金則今病）藏眞高於肺以行榮衛陰陽也（肺處上焦故藏眞高也靈樞經曰榮氣之道內穀爲實穀入於胃氣傳與肺流溢於中而散於外精專者行於經隧以其自肺宣布故云以行榮衛陰陽也）（新校正云按別本實作寶）○胃之大絡名曰虛里貫鬲絡肺出於左乳下其動應衣脈宗氣也（宗尊也主也謂十二經脈之尊主也貫鬲絡肺出於左乳下者自鬲而出於乳下乃絡肺也）盛喘數絕者則病在中（絕謂暫斷絕也）結而橫有積矣絕不至曰死（皆左乳下脈動狀也中謂腹中也）○頸脈動喘疾欬曰水（水氣上溢則肺被熱熏陽氣上逆故頸脈盛鼓而欬喘也頸脈謂耳下及結喉傍人迎脈者也）目裹微腫如臥蠶起之狀曰水（評熱病論曰水者陰也目下亦陰也腹者至陰之所居也故水在腹中者必使目下腫也）○平

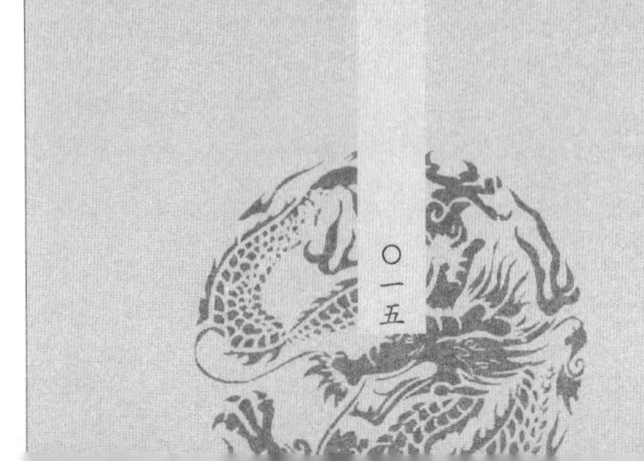

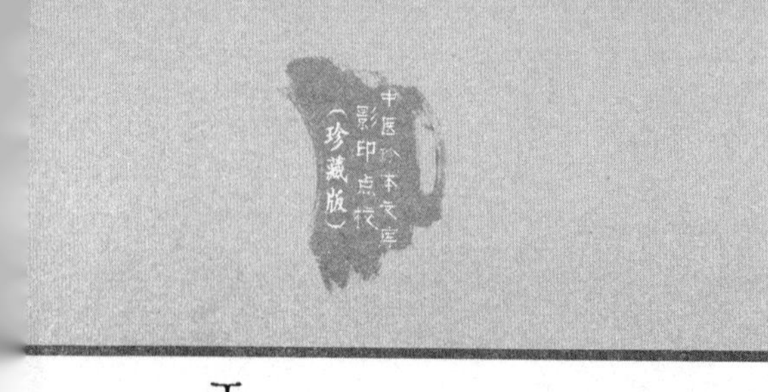

肺脈來厭厭聶聶如落楡莢曰肺平（浮薄而虛者也）（新校正云評越人云厭厭聶聶如循楡葉曰春平脈藹藹如車蓋按之益大曰秋平脈與素問之說不同張仲景云秋脈藹藹如車蓋者名曰陽結春脈聶聶如吹楡莢者名曰數恐越人之說誤也）秋以胃氣爲本（脈有胃氣則微似楡莢之輕虛也）病肺脈來不上不下如循雞羽曰肺病（謂中央堅而兩傍虛）死肺脈來如物之浮如風吹毛曰肺死（如物之浮瞥瞥然如風吹毛紛紛然也）（新校正云詳越人云按之消索如風吹毛曰死）

玉機眞藏論篇曰夏脈如鉤何如而鉤岐伯夏脈者心也南方火也萬物之所以盛長也故其氣來盛去衰故曰鉤（言其脈來盛去衰如鉤之曲也）（新校正云按越人云夏脈鉤者南方火也萬物之所盛垂枝布葉皆下曲如鉤故其脈來疾去遲呂廣云陽盛故來疾陰虛故去遲脈從下上至寸口疾還

肺脉来，厌厌聂聂，如落榆荚，曰肺平（浮薄而虚者也）（新校正云：评越人曰厌厌聂聂，如循榆叶，曰春平，脉蔼蔼，如车盖，按之益大，曰秋平脉，与《素问》之说不同。张仲景云：秋脉蔼蔼，如车盖者，名曰阳结。春脉聂聂，如吹榆荚者，名曰数，恐越人之说误也）。秋以胃气为本（脉有胃气则微，似榆荚之轻虚也），病肺脉来，不上不下，如循鸡羽，曰肺病（谓中央坚而两傍虚）。死肺脉来，如物之浮，如风吹毛，曰肺死（如物之浮，瞥瞥然，如风吹毛，纷纷然也）（新校正云：详越人云，按之消索，如风吹毛，曰死）。

《玉机真藏论篇》曰：夏脉如钩，何如而钩？岐伯：夏脉者，心也，南方火也，万物之所以盛长也，故其气来盛去衰，故曰钩（言其脉来盛去衰，如钩之曲也）（新校正云：按越人云，夏脉钩者，南方火也。万物之所盛，垂枝布叶，皆下曲如钩，故其脉来疾去迟。吕广云：阳盛，故来疾，阴虚，故去迟。脉从下上至寸口，疾还尺中迟也），反此者病。帝曰：何如而反？岐伯曰：其气来盛去亦盛，此谓太过，病在外（其脉来盛去盛，是阳之盛也。心气有余，是为太过）。其气来不盛去反盛，此谓不及，病在中（新校正云：详越人：肝、心、肺、肾四藏，脉俱以强实为太过，虚微为不及，与《素问》不同）。帝曰：夏脉太过与不及，其病皆何如？岐伯曰：太过则令人身热而肤痛，为浸淫，其不及则令人烦心。上见咳唾，下为气泄（心，手少阴脉，起于心中，出属心，系下膈，络小肠。又从心系却上肺，故心太过，则身热肤痛，而浸淫，流布于形分不及则心烦。上见咳唾，下为气泄）。〇秋脉如浮，何如而浮？岐伯曰：秋脉者，肺也，西方金也，万物之所以收成也，故其气来轻虚以浮。来急去散，故曰浮（脉来轻虚，故名浮也。来急，以阳未沇（沉）下去，散以阴气上升也）（新校正云：按越人云，秋脉毛者，西金也。万物之所终，草木华叶，皆秋而落，其枝独在。若毫毛也，故其脉来轻虚以浮，故曰

尺中遲也）反此者病帝曰何如而反岐伯曰其氣來盛去亦盛此謂太過病在外（其脈來盛去盛是陽之盛也心氣有餘是爲太過）其氣來不盛去反盛此謂不及病在中（新校正云詳越人肝心肺腎四藏脈俱以强實爲太過虛微爲不及與素問不同）帝曰夏脈太過與不及其病皆何如岐伯曰太過則令人身熱而膚痛爲浸淫其不及則令人煩心上見欬唾下爲氣泄（心手少陰脈起於心中出屬心系下膈絡小腸又從心系却上肺故心太過則身熱膚痛而浸淫流布於形分不及則心煩上見欬唾下爲氣泄）○秋脈如浮何如而浮岐伯曰秋脈者肺也西方金也萬物之所以收成也故其氣來輕虛以浮來急去散故曰浮（脈來輕虛故名浮也來急以陽未沇下去散以陰氣上升也）（新校正云按越人云秋脈毛者西金也萬物之所終草木華葉皆秋而落其枝獨在若毫毛也故其脈來輕虛以浮故曰

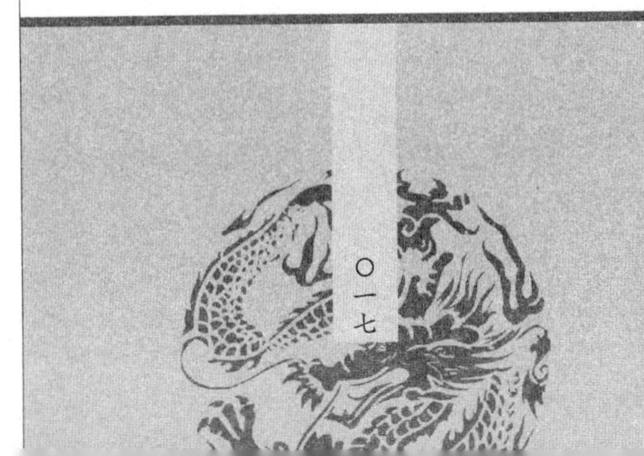

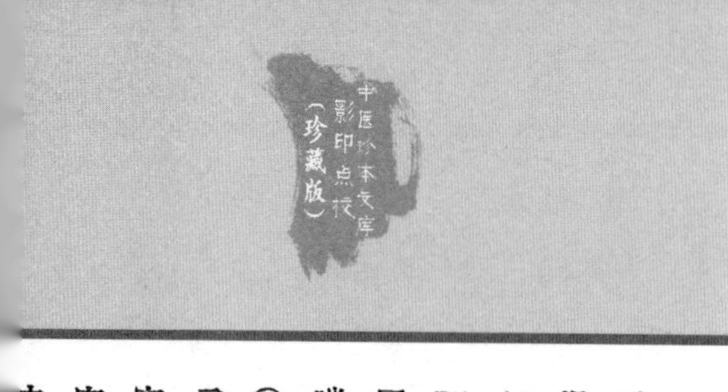

毛）反此者病帝曰何如而反岐伯曰其氣來毛而中央堅兩傍虛此謂太過病在外其氣來毛而微此謂不及病在中帝曰秋脈太過與不及其病皆何如岐伯曰太過則令人逆氣而背痛慍慍然其不及則令人喘呼吸少氣而欬上氣見血下聞病音（肺太陰脈起於中焦下絡大腸還循胃口上鬲屬肺從肺系橫出腋下復藏氣爲欬主喘息故氣盛則肩背痛氣逆不及則喘息變易呼吸少氣而欬上氣見血也下聞病音謂喘息則肺中有聲也）○肺受氣於腎傳之於肝氣舍於脾至心而死○是故風者百病之長也（言先百病而有之）（新校正云按生氣通天論云風者百病之始）今風寒客於人使人毫毛畢直皮膚閉而爲熱（客謂客止於人形也風擊皮膚寒勝腠理故毫毛畢直元府閉密而熱生也）當是之時可汗而發也（邪在皮毛故可汗泄也陰陽應象大論曰善治者治皮毛此之謂也）或痺不仁

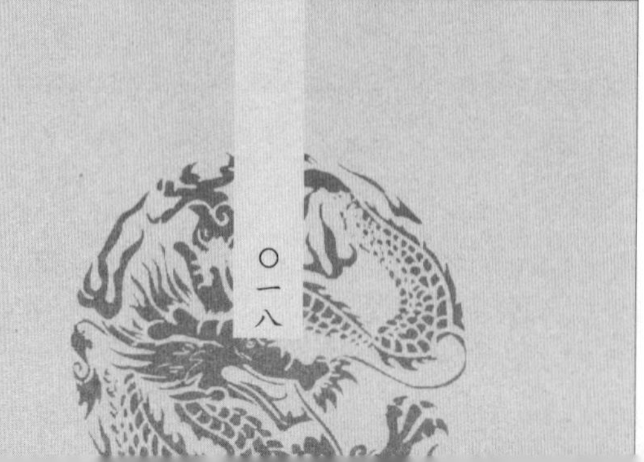

毛），反此者病。帝曰：何如而反？岐伯曰：其气来毛，而中内坚，两傍虚，此谓太过，病在外。其气来毛而微，此谓不及，病在中。帝曰：秋脉太过与不及，其病皆何如？岐伯曰：太过则令人逆气而背痛，愠愠然。其不及，则令人喘，呼吸少气而欬，上气见血，下闻病音（肺太阴脉，起于中焦，下络大肠，还循胃口，上鬲属肺，从肺系横出腋，下复藏气，为欬主喘息，故气盛则肩背痛。气逆不及，则喘息变易，呼吸少气而咳，上气见血也。下闻病音，谓喘息，则肺中有声也）。○肺受气于肾，传之于肝，气舍于脾，至心而死。○是故风者，百病之长也（言先百病而有之）（新校正云：按《生气通天论》云：风者百病之始）。今风寒客于人，使人毫毛毕直，皮肤闭而为热（客谓客止于人形也。风击皮肤，寒胜腠理，故毫毛毕直，元府闭密而热生也）。当是之时，可汗而发也（邪在皮毛，故可汗泄也。《阴阳应象大论》曰：善治者，治皮毛，此之谓也），或痹不仁，

肿痛（病生而变，故如是也。热中血气，则瘰痹不仁，寒气伤形，故为肿痛。《阴阳应象大论》云：寒伤形，热伤气，气伤痛，形伤肿）。当是之时，可汤熨，及火灸刺而去之（皆谓释散寒邪，宣扬正气）。弗治，病入舍于肺，名曰肺痹，发咳上气（邪入诸阴则病而为痹，故入于肺，名曰痹焉。《宣明五气篇》曰：邪入于阳则狂，入于阴则痹肺在变动，为咳，故咳则气上，故上气也）。弗治肺，即传也。行之肝病，名曰肝痹，一曰厥。

《经脉别论篇》曰：食气入胃，散精于肝，淫气于筋（肝养筋，故胃散谷精之气入于肝，则浸淫滋养于筋络矣）。食气入胃，浊气归心，淫精于脉（浊气，谷气也。心居胃上，故谷气归心，淫溢精微，入于脉也。何者心主脉故）。脉气流经，经气归于肺，肺朝百脉，输精于皮毛（言脉气流运，乃为大经，经气归宗，上朝于肺。肺为华盖，位复居高，治节由之，故受百脉之朝会也。《平人气象论》曰：藏

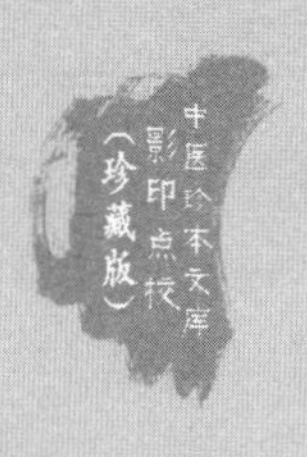

腫痛（病生而變故如是也熱中血氣則瘰痹不仁寒氣傷形故爲腫痛陰陽應象大論云寒傷形熱傷氣氣傷痛形傷腫）當是之時可湯熨及火灸刺而去之（皆謂釋散寒邪宣揚正氣）弗治病入舍於肺名曰肺痹發欬上氣（邪入諸陰則病而爲痹故入於肺名曰痹焉宣明五氣篇曰邪入於陽則狂入於陰則痹肺在變動爲欬故欬則氣上故上氣也）弗治肺卽傳而行之肝病名曰肝痹一曰厥

經脈別論篇曰食氣入胃散精於肝淫氣於筋（肝養筋故胃散穀精之氣入於肝則浸淫滋養於筋絡矣）食氣入胃濁氣歸心淫精於脈（濁氣穀氣也心居胃上故穀氣歸心淫溢精微入於脈也何者心主脈故）脈氣流經經氣歸於肺肺朝百脈輸精於皮毛（言脈氣流運乃爲大經經氣歸宗上朝於肺肺爲華蓋位復居高治節由之故受百脈之朝會也平人氣象論曰藏

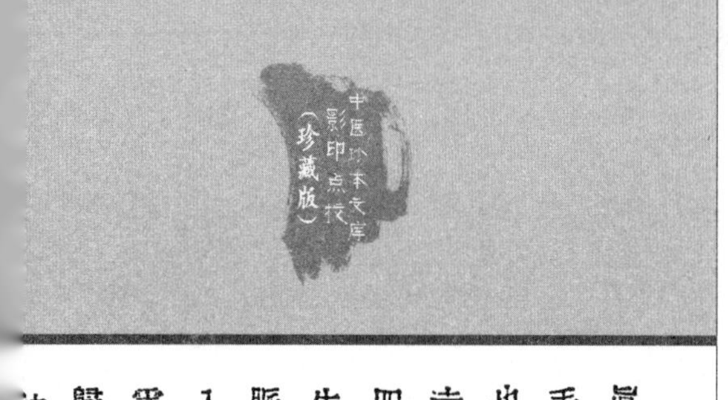

眞高於肺以行榮衛陰陽由此故肺朝百脈然乃布化精氣輸於皮毛矣）毛脈合精行氣於府（府謂氣之所聚處也是謂氣海在兩乳間名曰膻中也）府精神明留於四藏氣歸於權衡（膻中之布氣者分爲三隧其下者走于氣衛上者走於息道宗氣留於海積於胸中命曰氣海也如是分化乃四藏安定三焦平均中外上下各得其所也）權衡以平氣口成寸以決死生（三世脈法皆以三寸爲寸關尺之分故中外高下氣緒均平則氣口之脈而成寸也夫氣口者脈之大要會也百脈盡朝故以其分決死生也）飲入於胃遊溢精氣上輸於脾（水飲流下至於中焦水化精微上爲雲霧雲霧散變乃注於脾靈樞經曰上焦如霧中焦如漚此之謂也）脾氣散精上歸於肺通調水道下輸膀胱（水土合化上滋肺金金氣通腎故調水道轉注下焦膀胱稟化乃爲溲矣靈樞經曰下焦如瀆此之謂也）水精四布五

真高于肺，以行荣卫，阴阳由此，故肺朝百脉。然乃布化精气，输于皮毛矣）。毛脉合精，行气于府（府谓气之所聚处也，是谓气海在两乳间，名曰膻中也）。府精神明，留于四藏，气归于权，衡（膻中之而布气者，分为三隧，其下者走于气街，上者走于息道，宗气留于海，积于胸中，命曰气海也。如是分化，乃四藏安定，三焦平均，中外上下各得其所也）。权衡以平气口，成寸，以决死生（三世脉法皆以三寸为寸、关、尺之分，故中外高下气绪均平，则气口之脉而成寸也。夫气口者，脉之大要会也。百脉尽朝，故以其分决死生也）。饮入于胃，游溢精气，上输于脾（水饮流下，至于中焦，水化精微，上为云雾，云雾散变，乃注于用脾。《灵枢经》曰：上焦如雾，中焦如沤，此之谓也）。脾气散精，上归于肺，通调水道。下输膀胱（水土合化，上滋肺金，金气通肾，故调水道转注下焦膀胱，禀化乃为溲矣。《灵枢经》曰：下焦如渎，此之谓也），水精四布，五经并行，合于四时五藏，阴阳揆度以为常也（从是水精布经，气行筋骨，成血气顺，配合四时寒暑，证符五藏阴阳，揆度盈虚，用为常道度量也，以用也）（新校正云：按一本云，阴阳动静）。

《藏气法时论篇》曰：肺主秋（以应金也），手太阴阳明主治（太阴肺脉，阳明大肠脉，肺与大肠合，故治同）。其日庚辛，庚辛为金。西方干也），肺苦气上逆，急食苦以泄之（苦性宣泄，故肺用之）（新校正云：按全元起云：肺气上逆，是其气有余）。病在肺，愈在冬（注子制其鬼也）。冬不愈，甚于夏（注子休鬼复王也）。夏不死，持于长夏（鬼休而母养，故气执持于父母之乡也）。起于秋（自得其位，故复起），禁寒饮食寒衣（肺恶寒气，故衣食禁之。《灵枢经》曰：形寒寒饮，则伤肺，饮尚伤肺，其食甚焉。肺不独恶寒，亦畏热也）。肺病者，愈在壬癸（应冬水也）。壬癸不愈，加于丙丁（应夏火也），丙丁不死，持于戊己（长

經並行合於四時五藏陰陽揆度以爲常也（從是水精布經氣行筋骨成血氣順配合四時寒暑證符五藏陰陽揆度盈虛用爲常道度量也以用也）（新校正云按一本云陰陽動靜）

藏氣法時論篇曰肺主秋（以應金也）手太陰陽明主治（太陰肺脈陽明大腸脈肺與大腸合故治同）其日庚辛（庚辛爲金西方干也）肺苦氣上逆急食苦以泄之（苦性宣泄故肺用之）（新校正云按全元起云肺氣上逆是其氣有餘）病在肺愈在冬（注子制其鬼也）冬不愈甚於夏（注子休鬼復王也）夏不死持於長夏（鬼休而母養故氣執持於父母之鄉也）起於秋（自得其位故復起）禁寒飲食寒衣（肺惡寒氣故衣食禁之靈樞經曰形寒寒飲則傷肺飲尚傷肺其食甚焉肺不獨惡寒亦畏熱也）肺病者愈在壬癸（應冬水也）壬癸不愈加於丙丁（應夏火也）丙丁不死持於戊己（長

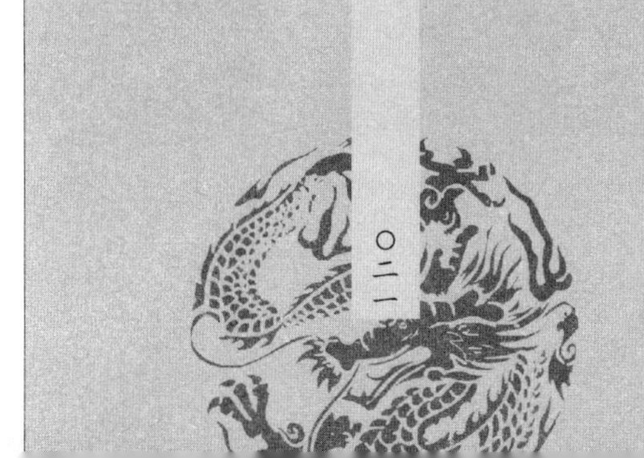

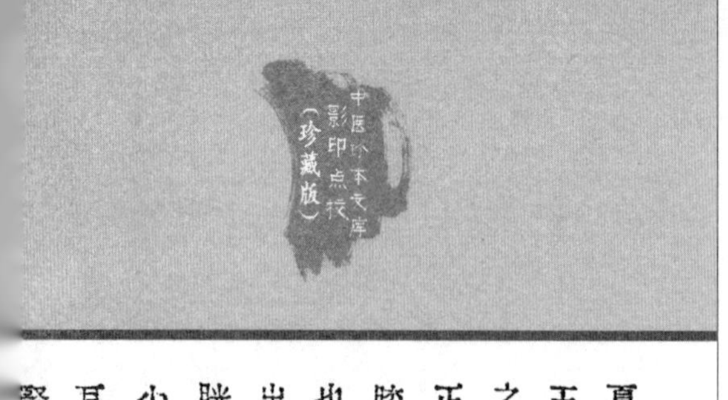

夏土也)起於庚辛(應秋金也)肺病者下晡慧日中甚夜半靜(金王則慧水王則靜火王則甚) 肺欲收急食酸以收之 (以酸性收斂故也) 用酸補之辛瀉之(酸收斂故補辛發散故瀉) 肺病者喘欬逆氣肩背痛 (新校正云按千金方作肩息背痛)汗出尻陰股膝(新校正云按甲乙經脈經作膝攣) 髀腨胻足皆痛 (肺藏氣而主喘息在變動爲欬故病則喘欬逆氣也背爲胸中之府肩接近之故肩背痛也肺養皮毛邪盛則心液外泄故汗出也腎少陰之脈從足下上循腨內出膕內廉上股內後廉貫脊屬腎絡膀胱今肺病則腎脈受邪故尻陰股膝髀腨胻足皆痛故下取少陰也) 虛則少氣不能報息耳聾嗌乾 (氣虛少故不足以報入息也肺太陰之絡會於耳中故聾也腎少陰之脈從腎上貫肝鬲入肺中循喉嚨俠舌本今肺虛則腎氣不足以潤於嗌故嗌乾也是以下文兼取少陰也) 取其經太陰足太

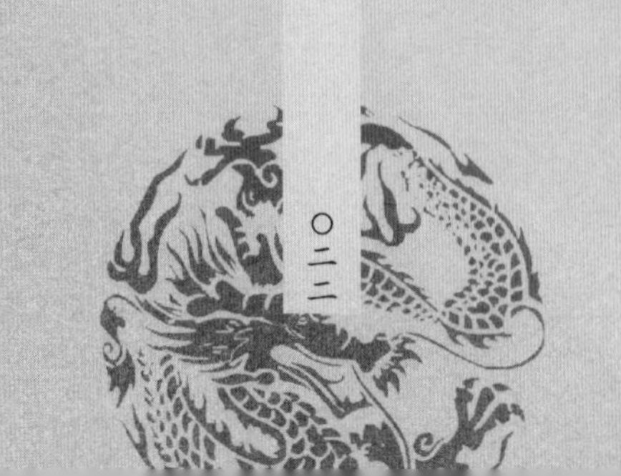

夏土也），起于庚辛（应秋金也）。肺病者，下晡慧，日中甚，夜半静（金王则慧，水王则静，火王则甚）。肺欲收，急食酸以收之（以酸性收敛，故也）。用酸补之，辛泻之（酸收敛，故补辛发散，故泻）。肺病者，喘欬逆气，肩背痛（新校正云：按《千金方》作肩息背痛），汗出尻阴，股膝（新校正云：按《甲乙经》，脉经作膝挛），髀腨胻足皆痛（肺藏气而主喘息，在变动为欬，故病则喘欬逆气也。背为胸中之府，肩接近之，故肩背痛也。肺养皮毛，邪盛，则心液外泄，故汗了也。肾少阴之脉，从足下上循腨内出腘，内廉上股内，后廉贯脊，属肾，络膀胱。今肺病，则肾脉受邪，故尻阴股膝，髀股胻足皆痛，故下取少阴也）。虚则少气，不能报息，耳聋嗌干（气虚少，故不足以报入息也。肺太阴之络，会于耳中，故聋也。肾少阴之脉，从肾上贯肝鬲入肺中，循喉咙，侠舌本。今肺虚，则肾气不足以润嗌，故嗌干也。是以下文兼取少阴也）。取其经，太阴足太

阳之外，厥阴内血者（足太阳之外，厥阴内者，正谓腨内侧，内踝后之直上，则少阴脉也。视左右足脉少阴部分，有血满异于常者，即而取之）。〇肾病者，腹大胫肿（新校正云：按《甲乙经》云：胫肿者），喘欬身重，寝汗出，憎风（肾少阴脉，起于足而上循腨，复从横骨中，侠齐循腹里上行，而入肺，故腹大胫肿而喘欬也。肾病则骨不能用，故身重也。肾邪攻肺，心气内微，心液为汗，故寝汗出也。胫既肿矣，汗出津泄，阴凝玄府，阳烁上焦，内热外寒，故憎风也。憎风，谓深恶之也）。虚则胸中痛，大腹小腹痛，清厥意不乐（肾少阴脉，从肺出络心注胸中，然肾气既虚，心无所制，心气熏肺，故痛聚胸中也。足太阳脉，从项下行而至足，肾虚则太阳之气不能盛行于足，故足冷而气逆也。清谓气清冷，厥谓气逆也。以清冷气逆，故大腹小腹痛志不足，则神躁扰，故不乐也）（新校正云：按《甲乙经》，大腹小腹作大肠小肠）。取其经，少阴太阳血者（

陽之外厥陰內血者（足太陽之外厥陰內者正謂腨內側內踝後之直上則少陰脈也視左右足脈少陰部分有血滿異於常者卽而取之）〇腎病者腹大脛腫（新校正云按甲乙經云脛腫痛）喘欬身重寢汗出憎風（腎少陰脈起於足而上循腨復從橫骨中俠齊循腹裏上行而入肺故腹大脛腫而喘欬也腎病則骨不能用故身重也腎邪攻肺心氣內微心液爲汗故寢汗出也脛既腫矣汗出津泄陰凝玄府陽爍上焦內熱外寒故憎風也憎風謂深惡之也）虛則胸中痛大腹小腹痛清厥意不樂（腎少陰脈從肺出絡心注胸中然腎氣既虛心無所制心氣熏肺故痛聚胸中也足太陽脈從項下行而至足腎虛則太陽之氣不能盛行於足故足冷而氣逆也清謂氣清冷厥謂氣逆也以清冷氣逆故大腹小腹痛志不足則神躁擾故不樂也）（新校正云按甲乙經大腹小腹作大腸小腸）取其經少陰太陽血者（

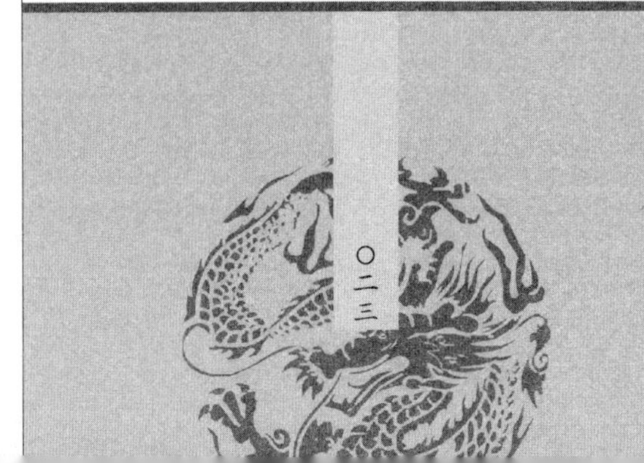

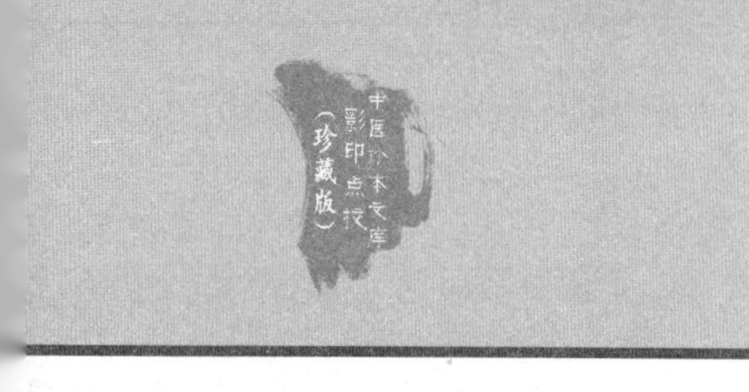

凡刺之道虛則補之實則寫之不盛不虛以經取之是謂得道經絡有血刺而去之是謂守法猶當揣形定氣先去血脈而後乃平有餘不足焉三部九候論曰必先度其形之肥瘦以調其氣之虛實實則寫之虛則補之必先去其血脈而後調之此之謂也

宣明五氣篇曰五氣所病肺爲欬（象金堅勁扣之有聲邪擊於肺故爲欬也）○五藏所惡肺惡寒（寒則氣留滯）○五味所禁辛走氣氣病無多食辛（病謂力少不自勝也）鹹走血血病無多食鹹（新校正云按皇甫士安云鹹先走腎此云走血者腎合三焦血脈雖屬肝心而爲中焦之道故鹹入而走血也）○五勞所傷久臥傷氣（勞於肺也）

血氣形志篇曰夫人之常數太陽常多血少氣少陽常少血多氣陽明常多氣多血少陰常少血多氣厥陰常多血少氣太陰常多氣少血此天之常數（

凡刺之道，虚则补之，实则写（泻）之，不盛不虚，以经取之，是谓得道。经络有血，刺而去之，是谓守法。犹当揣形定气，先去血脉，而后乃平，有余不足焉《三部九候论》曰：必先度其形之肥瘦，以调其气之虚实，实则写（泻）之，虚则补之。必先去其血脉，而后调之，此之谓也）。

《宣明五气篇》曰：五气所病，肺为欬（象金坚扣之有声，邪赤于肺，故为欬也）。○五藏所恶，肺恶寒（寒则气留滞）。○五味所禁，辛走气，气病无多食辛（病谓力少，不自胜也），咸走血，血病无多食咸（新校正云：按皇甫士安云，咸先走肾，此云走血者，肾合三焦，血脉虽属肝心而为中焦之道。故咸入而走血也）。○五劳所伤，久卧伤气（劳于肺也）。

《血气形志篇》曰：夫人之常数，太阳常多血少气，少阳常少血多气，阳明常多气多血，少阴常少血多气，厥阴常多血少气，太阴常多气少血，此天之常数（

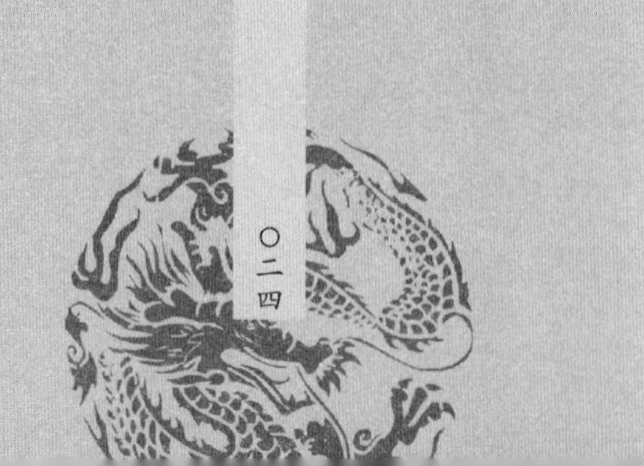

血气多少，此天之常数，故用针之道，常写泻其多也）。○阳明与太阴为表里。《通评虚实论篇》曰：黄帝问曰：何谓虚实？岐伯对曰：邪气盛则实，精气夺则虚（夺谓精气减少，如夺去也）。帝曰：虚实何如（言五藏虚实之大体也）？岐伯曰：气虚者，肺虚也；气逆者，足寒也。非其时则生，当其时则死（非时谓年直之前后也，当时谓正直之年也）。余藏皆如此（五藏同）。

《刺热篇》曰：肺热病者，先淅然厥起毫毛，恶风寒，舌上黄，身热（肺主皮肤，外养于毛，故热中之，则先淅然恶风寒，起毫毛也。肺之脉起于中焦，下络大肠，还循胃口。今肺热入胃，胃热上升，故舌上黄而身热）。热争则喘欬，痛走胸膺背，不得大息，头痛不堪，汗出而寒（肺居高鬲，上气主胸膺，复在变动为欬。又藏气而主呼吸，背复为胸中之府，故喘欬。痛走胸膺背，不得大息也。肺之络脉，上会耳中，今热气上熏，故头痛不堪，汗出而寒）。丙丁甚，庚辛大汗气逆，

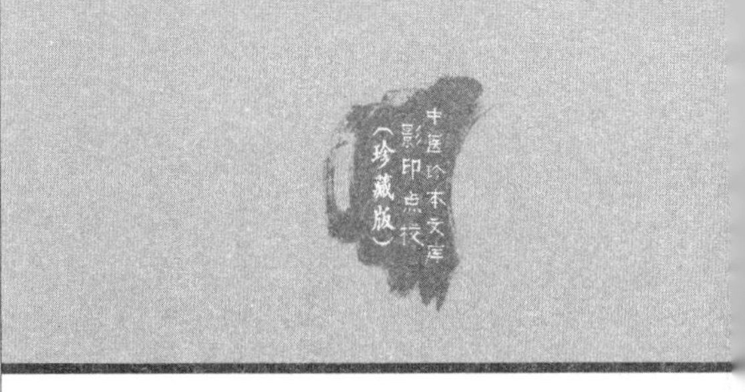

血氣多少此天之常數故用鍼之道常寫其多也）〇陽明與太陰爲表裏
通評虛實論篇曰黃帝問曰何謂虛實岐伯對曰邪氣盛則實精氣奪則虛（
奪謂精氣減少如奪去也）帝曰虛實何如（言五藏虛實之大體也）岐伯
曰氣虛者肺虛也氣逆者足寒也非其時則生當其時則死（非時謂年直
之前後也當時謂正直之年也）餘藏皆如此（五藏同）
刺熱篇曰肺熱病者先淅然厥起毫毛惡風寒舌上黃身熱（肺主皮膚外養
於毛故熱中之則先淅然惡風寒起毫毛也肺之脈起於中焦下絡大腸還
循胃口今肺熱入胃胃熱上升故舌上黃而身熱）熱爭則喘欬痛走胸膺
背不得大息頭痛不堪汗出而寒（肺居高上氣主胸膺復在變動爲欬又
藏氣而主呼吸背復爲胸中之府故喘欬痛走胸膺背不得大息也肺之絡
脈上會耳中今熱氣上熏故頭痛不堪汗出而寒）丙丁甚庚辛大汗氣逆

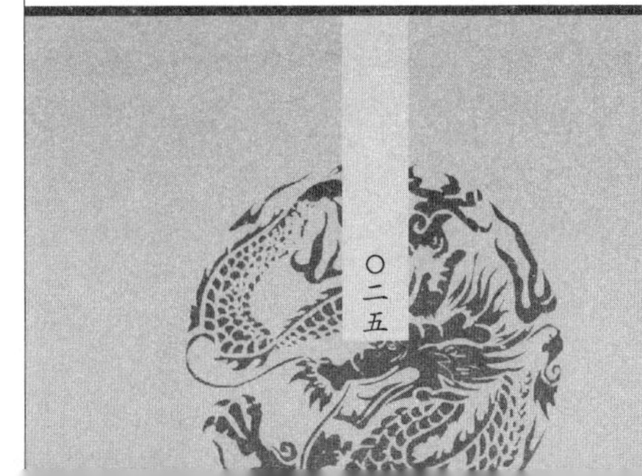

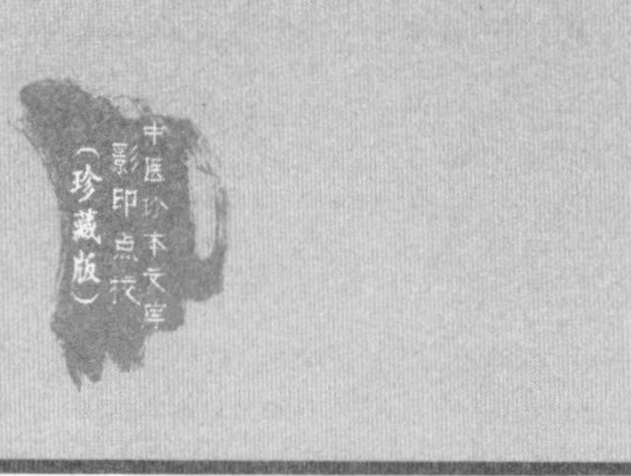

則丙丁死（肺主金丙丁爲火火爍金故甚死於丙丁也庚辛爲金故大汗於庚辛也氣逆之證經闕未詳）刺手太陰陽明出血如豆大立已（太陰肺脈陽明大腸脈當視其絡脈盛者乃刺而出之）〇肺熱病者右頰先赤（肺氣合金金氣應秋南面正理之則其右頰也）

評熱病論篇曰帝曰勞風爲病何如岐伯曰勞風法在肺下（從勞風生故曰勞風勞謂腎勞也腎脈者從腎上貫肝鬲入肺中故腎勞風生上居肺下也）其爲病也使人强上好仰（新校正云按楊上善云强上瞑視也冥視謂合眼視不明也又千金方冥視作目眩）唾出若涕惡風而振寒此爲勞風之病（膀胱脈起於目內眥上額交巔上入絡腦還出別下項循肩髆內俠脊抵腰中入循膂絡腎今腎精不足外吸膀胱膀胱氣不能上營故使人頭項强而視不明也肺被風薄勞氣上熏故令唾出若鼻涕狀腎氣不足陽氣

则丙丁死（肺主金，丙丁为火，火烁金，故甚，死于丙丁也。庚辛为金，故大汗于庚辛也。气逆之证，经阙未详）。刺手太阴阳明，出血如豆大，立已（太阴肺脉，阳明大肠脉，当视其络脉盛者，乃刺而出之）。〇肺热病者，右颊先赤（肺气合金，金气应秋，南面正理之，则其右颊也）。

《评热病论篇》曰：帝曰：劳风为病，何如？岐伯曰：劳风法在肺下（从劳风生，故曰劳风，劳谓肾劳也。肾脉者，从肾上贯肝鬲，入肺中，故肾劳风生，上居肺下也），其为病也，使人强上好仰（新校正云：按杨上善云，强上瞑视也，冥视谓合眼视不明也。又《千金方》：冥视作目眩）。唾出若涕，恶风而振寒，此为劳风之病（膀胱脉起于目内眦，上额交巅，上入络脑，还出别下项，循肩髆内，侠脊抵腰中，入循膂络肾。今肾精不足，外吸膀胱，膀胱气不能上营，故使人头项强而视不明也。肺被风薄，劳气上熏，故令唾出若鼻涕状。肾不足，阳气内攻，劳热相合，故恶风而振寒）。帝曰：治之奈何？岐伯曰：以救俛仰（救犹止也，俛仰谓屈伸也。言止屈伸于动作，不使劳气滋蔓），巨阳引精者三日，中年者五日，不精者七日（新校正云：按《甲乙经》作三日中，若五日。《千金》方作候之三日及五日中，不精明者是也，与此不同）。欬出青黄涕，其状如脓，大如弹丸，从口若鼻中出，不出则伤肺，伤肺则死也（巨阳者，膀胱之脉也。膀胱与肾为表里，故巨阳引精也，巨大也。然太阳之脉，吸引精气上攻于肺者三日，中年者五日，素不以精气用事者七日。当欬出稠涕，其色青黄如脓状，平调欬者，从咽而止。出于口，暴卒欬者，气冲突于蓄门而出于鼻。夫如是者，皆肾气劳竭，肺气内虚，阳气奔迫之所为，故不出则伤肺也。肺伤则荣卫散，解魄不内治，故死）（新校正云：按王氏卒暴欬者，气冲突于蓄门而出于鼻。按《难经》七冲门，无蓄门之名，疑是贲门。杨操云：贲者，鬲也。胃气之所出，胃出

內攻勞熱相合故惡風而振寒）帝曰治之奈何岐伯曰以救俛仰（救猶止也俛仰謂屈伸也言止屈伸於動作不使勞氣滋蔓）巨陽引精者三日中年者五日不精者七日（新校正云按甲乙經作三日中若五日千金方作侯之三日及五日中不精明者是也與此不同）欬出青黄涕其狀如膿大如彈丸從口中若鼻中出不出則傷肺傷肺則死也（巨陽者膀胱之脈也膀胱與腎爲表裏故巨陽引精也巨大也然太陽之脈吸引精氣上攻於肺者三日中年者五日素不以精氣用事者七日當欬出稠涕其色青黄如膿狀平調欬者從咽而上出於口暴卒欬者氣衝突於蓄門而出於鼻夫如是者皆腎氣勞竭肺氣內虛陽氣奔迫之所爲故不出則傷肺也肺傷則榮衛散解魄不內治故死）（新校正云按王氏云卒暴欬者氣衝突於蓄門而出於鼻按難經七衝門無蓄門之名疑是賁門楊操云賁者鬲也胃氣之所出胃出

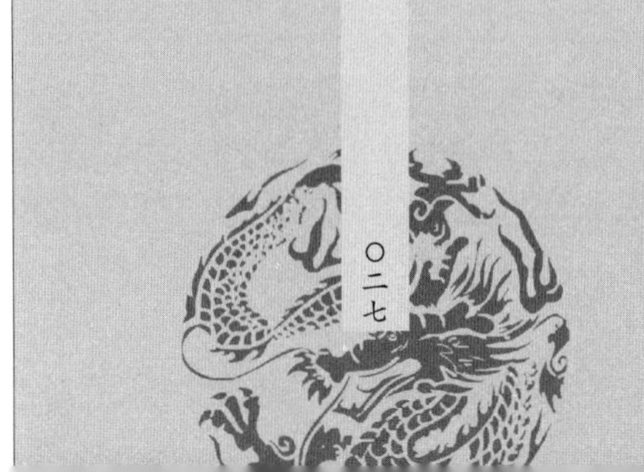

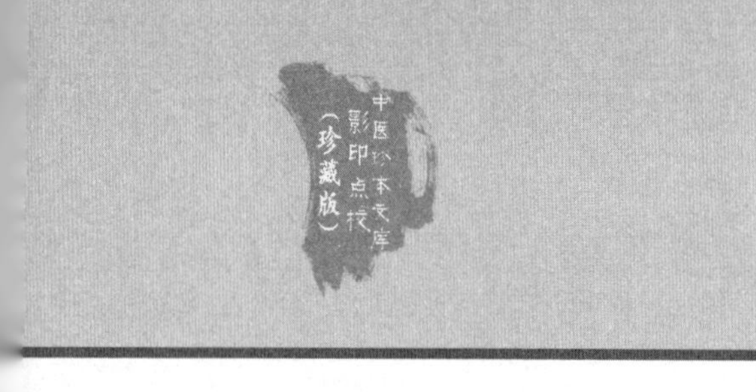

穀氣以傳於肺肺在鬲上故胃爲賁門）○帝曰有病腎風者面胕痝然壅害於言可刺不（痝然腫起貌壅謂目下壅如卧蠶形也腎之脈從腎上貫肝鬲入肺中循喉嚨俠舌本故妨害於言語）岐伯曰虛不當刺不當刺而刺後五日其氣必至（至謂病氣來至也然謂藏配一日而五日至腎夫腎已不足風內薄之謂腫爲實以針大泄反傷藏氣眞氣不足不可復故刺後五日其氣必至也）帝曰其至何如岐伯曰至必少氣時熱時熱從胸背上至頭汗出手熱口乾苦渴小便黃目下腫腹中鳴身重難以行月事不來煩而不能食不能正偃正偃則欬甚病名曰風水論在刺法中（刺法篇名今經亡）帝曰願聞其說岐伯曰邪之所湊其氣必虛陰虛者陽必湊之故少氣時熱而汗出也小便黃者少復中有熱也不能正偃者胃中不和也正偃則欬甚上迫肺也諸有水者微腫先見於目下也帝曰何以言岐伯曰水者陰

谷气，以传于肺，肺在鬲上故胃为贲门）。〇帝曰：有病肾风者，面胕痝然，壅害于言，可刺不（痝然，肿起貌，壅谓目下壅，如卧蚕形也。肾之脉，从肾上贯脾鬲，入肺中，循喉咙侠舌本，故妨害于言语）？岐伯曰：虚不当刺，不当刺而刺后五日，其气必至（至谓病气来至也。然谓藏配一日，而五日至肾。夫肾已不足，风内薄之，谓肿为实，以针大泄，反伤藏气，真气不足，不可复。故刺后五日，其气必至也）。帝曰：其至何如？岐伯曰：至必少气时热，时热从胸背上至头汗出，手热，口干苦渴，小便黄，目下肿，腹中鸣，身重难以行，月事不来，烦而不能食，不能正偃，正偃则欬甚，病名曰风。《水论》在《刺法》中（刺法篇名，今经亡）。帝曰：愿闻其说。岐伯曰：邪之所凑，其气必虚。阴虚者，阳必凑之。故少气时，热而汗出也。小便黄者少，复中有热也。不能正偃者，胃中不和也。正偃则欬甚，上迫肺也。诸有水者，微肿，先见于目下也。帝曰：何以言？岐伯曰：水者，阴

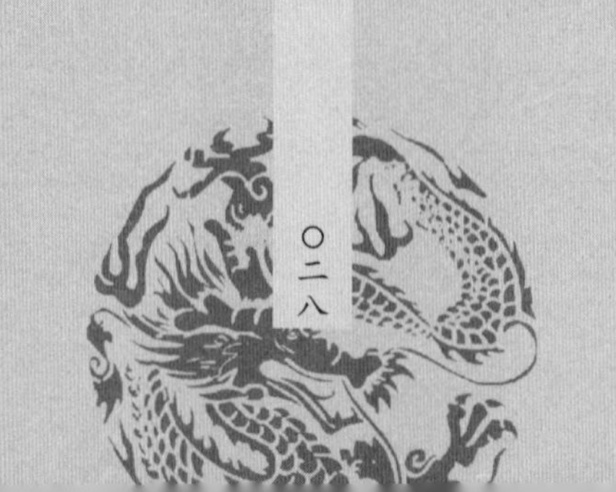

也，目下亦阴也。腹者，至阴之所居。故水在腹者，必使目下肿也。真气上逆，故口苦舌干，卧不得正偃，正偃则欬出清水也。诸水病者，故不得卧。卧则惊，惊则欬甚也。腹中鸣者，病本于胃也。薄脾则烦不能食，食不下者，胃脘隔也。身重难以行者，胃脉在足也。月事不来者，胞脉闭也。胞脉者，属心而络于胞中，今气上迫肺心，气不得下通，故月事不来也（考上文所释之义，未解热从胸背上至头，汗出手热，口干苦渴之义，应古论简脱，而此差谬之尔，如是者何？肾少阴之脉，从肾上贯肝鬲，入肺中，循喉咙侠舌本。又膀胱太阳之脉，从目内眦额交巅上，其支者，从巅至耳上角，其直者从巅入络脑，还出别下项，循肩髆内，侠脊抵腰中，入循膂。今阴不足，而阳有余。故热从胸背上至头，而汗出口干，苦渴也。然心者，阳藏也，其脉行于臂手。肾者，阴藏也，其脉循于胸足，肾不足，则心气有余故手热矣。又以肾之脉，俱是少阴脉也）。

也目下亦陰也腹者至陰之所居故水在腹者必使目下腫也眞氣上逆故口苦舌乾臥不得正偃正偃則欬出淸水也諸水病者故不得臥臥則驚驚則欬甚也腹中鳴者病本於胃也薄脾則煩不能食食不下者胃脘隔也身重難以行者胃脈在足也月事不來者胞脈閉也胞脈者屬心而絡於胞中今氣上迫肺心氣不得下通故月事不來也（考上文所釋之義未解熱從胸背上至頭汗出手熱口乾苦渴之義應古論簡脫而此差謬之爾如是者何腎少陰之脈從腎上貫肝鬲入肺中循喉嚨俠舌本又膀胱太陽之脈從目內眥上額交巔上其支者從巔至耳上角其直者從巔入絡腦還出別下項循肩髆內俠脊抵腰中入循膂今陰不足而陽有餘故熱從胸背上至頭而汗出口乾苦渴也然心者陽藏也其脈行於臂手腎者陰藏也其脈循於胸足腎不足則心氣有餘故手熱矣又以心腎之脈俱是少陰脈也）

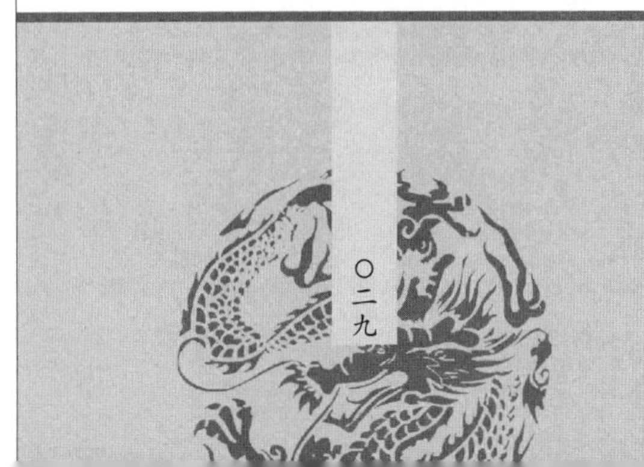

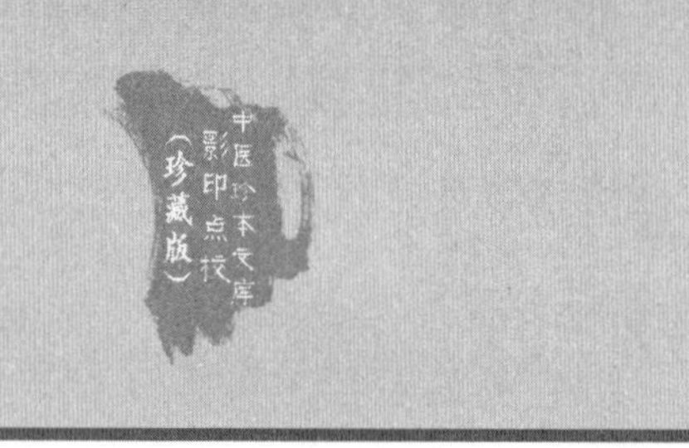

逆調論篇曰夫起居如故而息有音者此肺之絡脈逆也絡脈不得隨經上下故留經而不行絡脈之病人也微故起居如故而息有音也夫不得臥臥則喘者是水氣之客也夫水者循津液而流也腎者水藏主津液主臥與喘也

氣厥論篇曰心移寒於肺肺消肺消者飲一溲二死不治（心爲陽藏反受諸寒寒氣不消乃移於肺寒隨心火內鑠金精金受火邪故中消也然肺藏消鑠氣無所持故令飲一而溲二也金火相賊故死不能治）肺移寒於腎爲涌水涌水者按腹不堅水氣客於大腸疾行則鳴濯濯如囊裹漿水之病也（肺藏氣腎主水夫肺寒入腎腎氣有餘腎氣有餘則上奔於肺故云涌水也大腸爲肺之府然肺腎俱爲寒薄上下皆無所之故水氣客於大腸也腎受凝寒不能化液大腸積水而不流通故其疾行則腸鳴而濯濯有聲如囊裹漿而爲水病也）（新校正云按甲乙經水之病也作治主肺者）○心

《逆调论篇》曰：夫起居如故，而息有音者，此肺之络脉逆也。络脉不得随经上下，故留经而不行络脉之病人也微，故起居如故而息在音也。夫不得卧，卧则喘者，是水气之客也。夫水者，循津液而流也。肾者，水藏，主津液，主卧与喘也。《气厥论篇》曰：必移寒于肺，肺消。肺消者，饮一溲二，死不治（心为阳藏，反受诸寒，寒气不消，乃移于肺，寒随心，火内铄金，精金受火邪，故中消也。然肺藏消铄，气无所持，故令饮一而溲二也。金火相贼，故死不能治）。肺移寒于肾，为涌水。涌水者，按腹不坚，水气客于大肠，疾行则鸣，濯濯如囊裹浆水之病也（肺藏气，肾主水，夫肺寒入肾，肾气有余，肾气有余则上奔于肺，故云涌水也。大肠为肺之府，然肺肾俱为寒薄上下，皆无所之，故水气客于大肠也。肾受凝寒，不能化液，大肠积水，而不流通。故其疾行则肠鸣，而濯濯有声，如囊裹浆而为病也）（新校正云：按《甲乙经》，水之病也，作治主肺者）。○心移热于肺，传为鬲消（心肺两间中，有斜鬲膜，鬲膜下际内，连于横鬲膜，故心热。入肺久，久传化内为鬲热，消渴而多饮也），肺移热于肾，传为柔痓（柔谓筋柔而无力，痓谓骨痓，而不随气骨，皆热髓不内充，骨痓强而不举，筋柔缓而无力也）。

《欬论篇》曰：黄帝问曰：肺之令人欬何也？岐伯对曰：五脏六腑皆令人欬，非独肺也。帝曰：愿闻其状。岐伯曰：皮毛者，肺之合也，皮毛先受邪气，邪气以从，其合也（邪谓寒气）。其寒，饮食入胃，从肺脉上至于肺，则肺寒。肺寒则外内合邪，因而客之，则为肺欬（肺脉起于中焦，下络大肠，还循胃口，上鬲属肺，故云从肺脉上至于肺也）。五脏各以其时受病，非其时，各传以与之（时谓王月也，非王月则不受邪，故各传以与之）。人与天地相参，故五藏各以治时感于寒，则受病微，则为欬甚者，为泄为痛（寒气微则外应皮毛，内通肺，

移熱於肺傳爲鬲消（心肺兩間中有斜鬲膜鬲膜下際內連於橫鬲膜故心熱入肺久久傳化內爲鬲熱消渴而多飲也）肺移熱於腎傳爲柔痓（柔謂筋柔而無力痓謂骨痓而不隨氣骨皆熱髓不內充故骨痓强而不舉筋柔緩而無力也）

欬論篇曰黃帝問曰肺之令人欬何也岐伯對曰五藏六府皆令人欬非獨肺也帝曰願聞其狀岐伯曰皮毛者肺之合也皮毛先受邪氣邪氣以從其合也（邪謂寒氣）其寒飲食入胃從肺脈上至於肺則肺寒肺寒則外內合邪因而客之則爲肺欬（肺脈起於中焦下絡大腸還循胃口上鬲屬肺故云從肺脈上至於肺也）五藏各以其時受病非其時各傳以與之（時謂王月也非王月則不受邪故各傳以與之）人與天地相參故五藏各以治時感於寒則受病微則爲欬甚者爲泄爲痛（寒氣微則外應皮毛內通肺

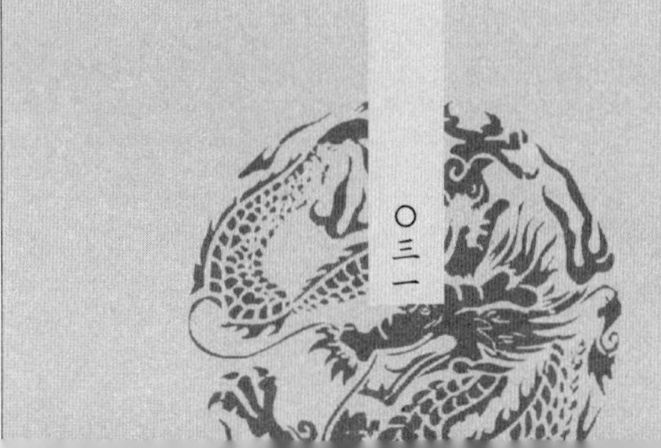

故欬寒氣甚則入於內內裂則痛入於腸胃則泄利）乘秋則肺先受邪乘春則肝先受之乘夏則心先受之乘至陰則脾先受之乘冬則腎先受之（以當用事之時故先受邪氣）（新校正云按全元起本及太素無乘秋則三字疑此文誤多）帝曰何以異之（欲明其證也）岐伯曰肺欬之狀欬而喘息有音甚則唾血（肺藏氣而應息故欬則喘息而喉中有聲甚則肺絡逆故唾血也）心欬之狀欬則心痛喉中介介如梗狀甚則咽腫喉痺（手心主脈起於胸中出屬心包少陰之脈起於心中出屬心系其支別者從心系上俠咽喉故病如是）（新校正云按甲乙經介介如梗狀作喝喝又少陰之脈上俠咽不言俠喉）肝欬之狀欬則兩脇下痛（別本甲乙經作欬則胠痛）甚則不可以轉轉則兩胠（別本甲乙經胠作脇）下滿（足厥陰脈上貫鬲布脇肋循喉嚨之後故如是胠亦脇也）脾欬之狀欬則右脇（別本甲

故欬寒气甚，则入于内。内裂则痛，入于肠胃则泄利）。乘秋则肺先受邪，乘春则肝先受之，乘夏则心先受之，乘至阴则脾先受之，乘冬则肾先受之（以当用事之时，故先受邪气）（新校正云：按全元起本，及《太素》无乘秋，则三字疑此文误多）。帝曰：何以异之（欲明其证也）？岐伯曰：肺欬之状，欬而喘息有音，甚则唾血（肺藏气而应息，故咳则喘息，而喉中有声，甚则肺络逆，故唾血也）。心欬之状，欬则心痛，喉中介介如梗状，甚则咽肿喉痹（手心主脉起于胸中，出属心包。少阴之脉起于心中，出属心系。其支别者，从心系上侠咽喉，故病如是）（新校正云：按《甲乙经》，介介如梗状，作喝喝。又少阴之脉上侠咽，不言侠喉）。肝欬之状，欬则两胁下痛（别本、《甲乙经》作咳则胠痛），甚则不可以转，转则两胠（别本、《甲乙经》胠作胁）下满（足厥阴脉，上贯鬲，布胁肋，循喉咙之后，故如是，胠亦胁也）。脾欬之状，欬则右胁（别本、《甲乙经》胁作胠）下痛，阴阴引肩背，甚则不可以动（别本、《甲乙经》作甚则咳涎，不可以动），动则咳剧（足太阴脉，上贯鬲侠咽，其支别者，复从胃别上鬲，故病如是也。脾气连肺，故痛引肩背也。脾气主右，故右胠下阴阴然，深慢痛也）。肾欬之状，欬则腰背相引而痛，甚则欬涎（足少阴脉，上股内后廉，贯脊，属肾络膀胱，其直行者，从肾上贯肝鬲，入肺中，循喉咙，侠舌本。又膀胱脉从肩髆内别下侠脊，抵腰中，入循膂络肾，故病如是）。帝曰：六腑之欬奈何？安所受病？岐伯曰：五脏之久欬，乃移于六腑。脾欬不已，则胃受之。胃欬之状，咳而呕，呕甚则长虫出（脾与胃合，又胃之脉循喉咙入缺盆下鬲，属胃络脾，故脾咳不已，胃受之也。胃寒则呕，呕甚则肠气逆上，故蛔出）。肝欬不已，则胆受之，胆欬之状，欬呕胆汁（肝与胆合，又胆之脉从缺盆以下，胸中贯鬲络肝，故肝咳不已，胆受之也。胆气好逆，故呕温苦汁也）。肺欬不已，则大

乙經脇作胠）下痛陰陰引肩背甚則不可以動（別本甲乙經作甚則欬涎不可以動）動則欬劇（足太陰脈上貫鬲俠咽其支別者復從胃別上鬲故病如是也脾氣連肺故痛引肩背也脾氣主右故右胠下陰陰然深慢痛也）腎欬之狀欬則腰背相引而痛甚則欬涎（足少陰脈上股內後廉貫脊屬腎絡膀胱其直行者從腎上貫肝鬲入肺中循喉嚨俠舌本又膀胱脈從肩髆內別下俠脊抵腰中入循膂絡腎故病如是）帝曰六府之欬奈何安所受病岐伯曰五藏之久欬乃移於六府脾欬不已則胃受之胃欬之狀欬而嘔嘔甚則長蟲出（脾與胃合又胃之脈循喉嚨入缺盆下鬲屬胃絡脾故脾欬不已胃受之也胃寒則嘔嘔甚則腸氣逆上故蛕出）肝欬不已則膽受之膽欬之狀欬嘔膽汁（肝與膽合又膽之脈從缺盆以下胸中貫鬲絡肝故肝欬不已膽受之也膽氣好逆故嘔溫苦汁也）肺欬不已則大

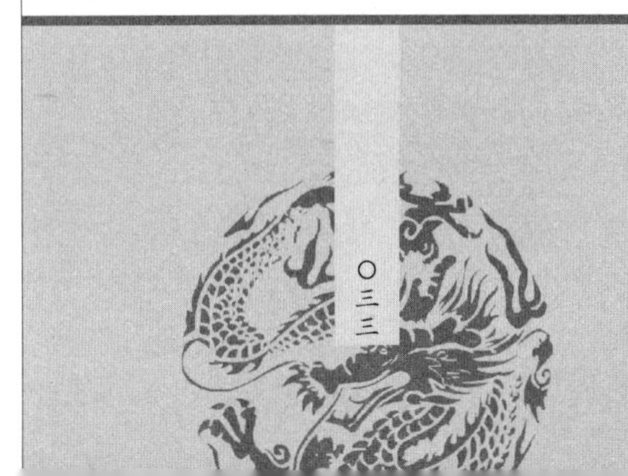

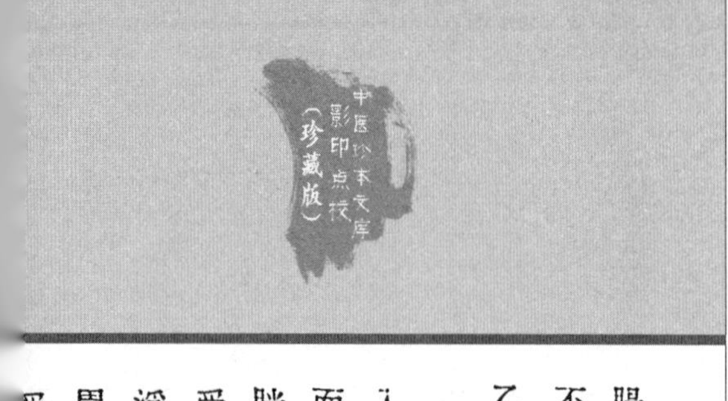

腸受之大腸欬狀欬而遺失（肺與大腸合又大腸脈入缺盆絡肺故肺欬不已大腸受之大腸爲傳送之府故寒入則氣不禁焉）（新校正云按甲乙經遺失作遺矢）心欬不已則小腸受之小腸欬狀欬而失氣氣與欬俱失（心與小腸合又小腸脈入缺盆絡心故心欬不已小腸受之小腸寒盛氣入大腸欬則小腸氣下奔故失氣也）腎欬不已則膀胱受之膀胱欬狀欬而遺溺（腎與膀胱合又膀胱脈從肩髆內俠脊抵腰中入循膂絡腎屬膀胱故腎欬不已膀胱受之膀胱爲津液之府是故遺溺）久欬不已則三焦受之三焦欬狀欬而腹滿不欲食飲此皆聚於胃關於肺使人多涕唾而面浮腫氣逆也（三焦者非謂手少陽也正謂上焦中焦耳何者上焦者出於胃上口並咽以上貫鬲布胸中走腋中焦者亦至於胃口出上焦之後此所受氣者泌糟粕蒸津液化其精微上注於肺脈內化而爲血故言皆聚於胃

肠受之。大肠欬状，咳而遗失（肺与大肠合，又大肠脉入缺盆，络肺，故肺欬不已。大肠受之，大肠为传送之腑，故寒入则气不禁焉）（新校正云：按《甲乙经》遗失作遗矢）。心欬不已，则小肠受之。小肠欬状，欬而失气，气与欬俱失（心与小肠合，又小肠脉入缺盆，络心，故心欬不已。小肠受之，小肠寒盛，气入大肠，欬则小肠气下奔，故失气也）。肾欬不已，则膀胱受之。膀胱欬状，欬而遗溺（肾与膀胱合，又膀胱脉从肩髆内侠脊抵腰中，入循膂络肾，属膀胱，故肾欬不已，膀胱受之。膀胱为津液之腑，是故遗溺）。久欬不已，则三焦受之。三焦欬状，欬而腹满不欲食饮，此皆聚于胃。关于肺，使人多涕唾，而面浮肿，气逆也（三焦者，非谓手少阳也。正谓上焦、中焦耳。何者上焦者，出于胃上口，并咽以上贯鬲，布胸中走腋。中焦者，亦至于胃口。出上焦之后，此所受气者，泌糟粕，蒸津液，化其精微，上注于肺脉内，化而为血，故言皆聚于胃。

关于肺也，两焦受病，则邪气熏肺，而肺气满，故使人多涕唾，而面浮肿气逆也。腹满不欲食者，胃寒故也。胃脉者，从缺盆下乳内廉，下循腹至气街。其支者，复从胃下口，循腹里至气街中而合。今胃受邪，故病如是也。何以明其不谓下焦，然下焦者，别于回肠，注于膀胱。故水谷者，常并居于胃中，成糟粕，而俱下于大肠，泌别汁，循下焦，而渗入膀胱，寻此行化，乃与胃口悬远，故不谓此也）（新校正云：按《甲乙经》胃脉下循腹，作下侠脐）。帝曰：治之奈何？岐伯曰：治藏者，治其俞，治腑者，治其合。浮肿者，治其经（诸藏俞者，皆脉之所起第三穴，诸府合者，皆脉之所起第六穴也。经者，藏脉之所起第四穴，府脉之所起第五穴。《灵枢经》曰：脉之所注为俞，所行为经，所入为合，此之谓也）。帝曰：善。

徐忠可曰：欬嗽一条为虚损，大关头，仲景不另立门而仅附于痰饮之后，又

關於肺也兩焦受病則邪氣熏肺而肺氣滿故使人多涕唾而面浮腫氣逆也腹滿不欲食者胃寒故也胃脈者從缺盆下乳內廉下循腹至氣街其支者復從胃下口循腹裏至氣街中而合今胃受邪故病如是也何以明其不謂下焦然下焦者別於回腸注於膀胱故水穀者常并居於胃中成糟粕而俱下於大腸泌別汁循下焦而滲入膀胱尋此行化乃與胃口懸遠故不謂此也）（新校正云按甲乙經胃脈下循腹作下俠臍）帝曰治之奈何岐伯曰治藏者治其俞治府者治其合浮腫者治其經（諸藏俞者皆脈之所起第三穴諸府合者皆脈之所起第六穴也經者藏脈之所起第四穴府脈之所起第五穴靈樞經曰脈之所注爲俞所行爲經所入爲合此之謂也）帝曰善

徐忠可曰欬嗽一條爲虛損大關頭仲景不另立門而僅附於痰飲之後又

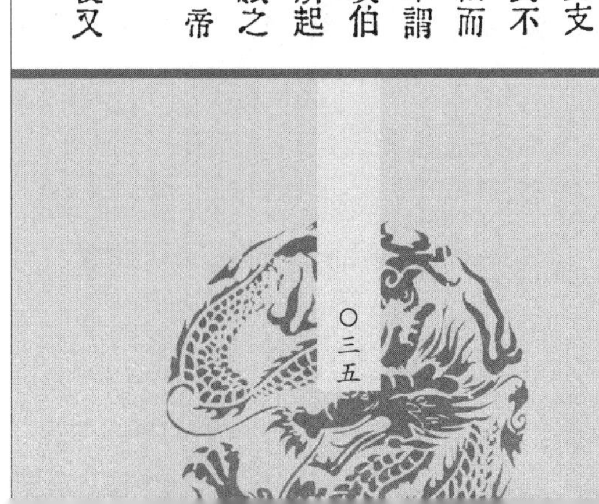

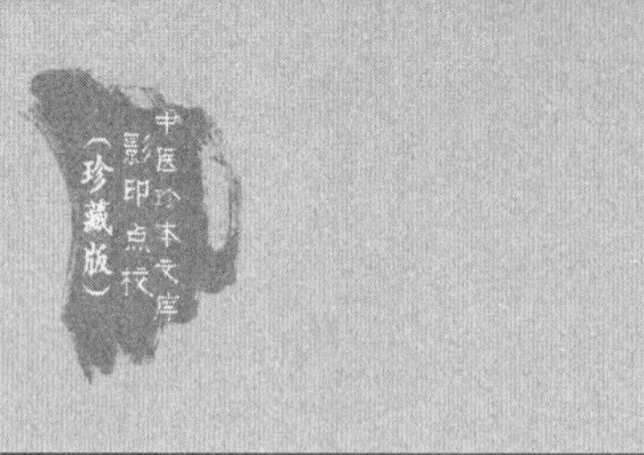

雜見之肺痿門可知治欬嗽當以清痰飲爲主但其中有挾寒挾氣之不同耳

風論篇曰肺風之狀多汗惡風色皏(音平)然白時欬短氣晝日則差暮則甚診在眉上其色白（凡內多風氣則熱有餘熱則腠理開故多汗也風薄於內故惡風焉皏謂薄白色也肺色白在變動爲欬主藏氣風內迫之故色皏然白時欬短氣也晝則陽氣在表故差暮則陽氣入裏風內應之故甚也眉上謂兩眉間之上闕庭之部所以外司肺候故診在焉白肺色也）

痺論篇曰凡痺之客五藏者肺痺者煩滿喘而嘔（以藏氣應息又其脈還循胃口故使煩滿喘而嘔） 脾痺者四支解墮發欬嘔汁上爲大塞（土王四季外主四支故四支解墮又以其脈起於足循髃骱 上膝 股也然脾脈入腹屬脾絡胃上鬲俠咽故發欬嘔汁脾氣養肺胃復連咽故上爲大塞也）

杂见之肺痿门。知治欬嗽，当以清痰饮为主。但其中有挟寒挟气之不同耳。

《风论篇》曰：肺风之状，多汗恶风，色皏（音平）。然白时欬短气，昼日则差，暮则甚，诊在眉上，其色白（凡内多风气，则热有余，热则腠理开，故多汗也。风薄于内，故恶风焉。皏，谓薄白色也。肺色白，在变动为欬，主藏气，风内迫之，故色皏。然白时，欬短气也。昼则阳气在表，故差。暮则阳气入里，风内应之，故甚也。眉上谓两眉间之上关庭之部，所以外司肺候，故诊在焉白肺色也）。

《痹论篇》曰：凡痹之客五藏者，肺痹者，烦满喘而呕（以藏气应息，又其脉还循胃口，故使烦满喘而呕）。脾痹者，四支解堕，发欬呕汁，上为大塞（土王四季，外主四支，故四支解堕。又以其脉起于足，循髃骱，上膝股也。然脾脉入腹，属脾络胃，上鬲侠咽，故发欬呕汁。脾气养肺胃，复连咽，故上为大塞也）。

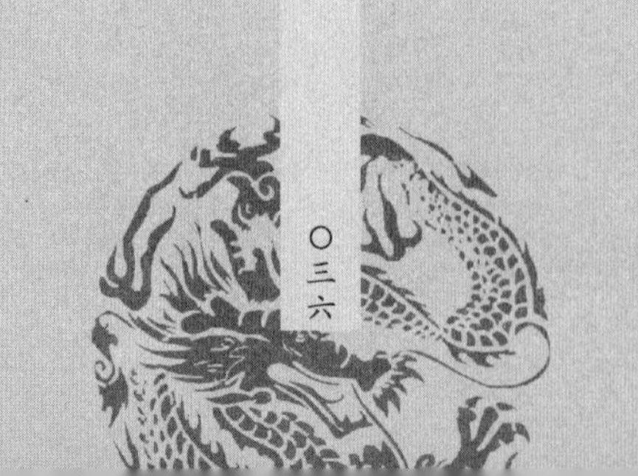

〇淫气喘息，痹聚在肺（淫气，谓气之妄行者，各随藏之所主而入为痹也）。

《痿论篇》曰：肺者，藏之长也，为心之盖也（位高而布叶于胸中，是故为藏之长，心之盖）。有所失亡，所求不得则发肺鸣鸣，则肺热叶焦（志苦不畅，气郁故也。肺藏气郁不利，故喘息有声而肺热叶焦也）。故曰五藏因肺热叶焦，发为痿躄，此之诏也（肺者，所以行荣卫，治阴阳，故引曰：五藏因肺热而发为痿躄也）。

《厥论篇》曰：阳明厥逆，喘欬身热，善惊衄呕血（以其脉循喉咙，入缺盆，下鬲属胃络脾，故如是）。手太阴厥逆虚满而欬善呕沫，治主病者（手太阴脉起于中焦，下络大肠，还循胃口上鬲，属肺，故如是）。

《病能论篇》曰：帝曰：人之不得偃卧者，何也（谓不得仰卧也）？岐伯曰：肺者藏之

〇淫氣喘息痹聚在肺（淫氣謂氣之妄行者各隨藏之所主而入爲痹也）

痿論篇曰肺者藏之長也爲心之蓋也（位高而布葉於胸中是故爲藏之長心之蓋）有所失亡所求不得則發肺鳴鳴則肺熱葉焦（志苦不暢氣鬱故也肺藏氣氣鬱不利故喘息有聲而肺熱葉焦也）故曰五藏因肺熱葉焦發爲痿躄此之詔也（肺者所以行榮衛治陰陽故引曰五藏因肺熱而發爲痿躄也）

厥論篇曰陽明厥逆喘欬身熱善驚衄嘔血（以其脈循喉嚨入缺盆下鬲屬胃絡脾故如是）手太陰厥逆虛滿而欬善嘔沫治主病者（手太陰脈起於中焦下絡大腸還循胃口上鬲屬肺故如是）

病能論篇曰帝曰人之不得偃臥者何也（謂不得仰臥也）岐伯曰肺者藏之

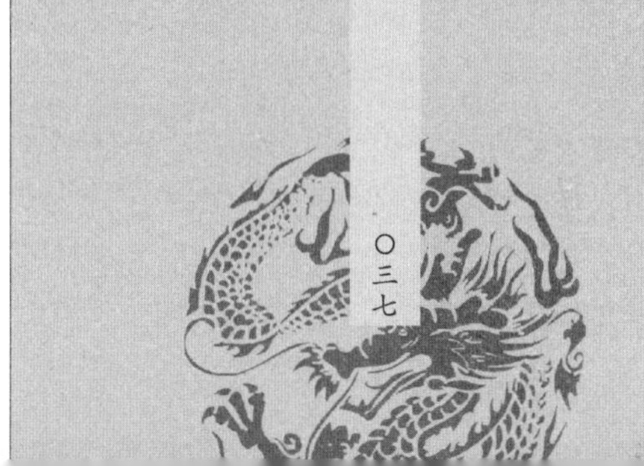

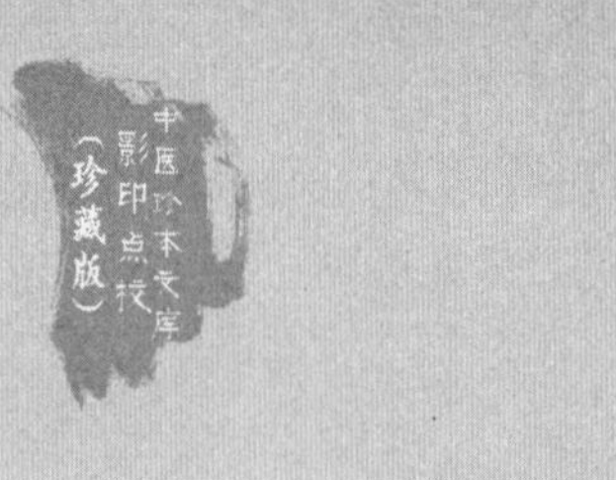

蓋也(居高布葉四藏下之故言肺者藏之蓋也)肺氣盛則脈大脈大則不得偃臥(肺氣盛滿偃臥則氣促喘奔故不得偃臥也)

脈解篇曰所謂嘔欬上氣喘者陰氣在下陽氣在上諸陽氣浮無所依從故嘔欬上氣喘也(以其脈從腎上貫肝鬲入肺中故病如是也)○所謂欬則有血者陽脈傷也陽氣未盛於上而脈滿滿則欬故血見於鼻也

刺禁論篇曰刺中肺三日死其動爲欬(肺在氣爲欬)○刺缺盆中內陷氣泄令人喘欬逆(五藏者肺爲之蓋缺盆爲之道肺藏氣而主息又在氣爲欬刺缺盆中內陷則肺氣外泄故令喘欬逆也)○刺膺中陷中肺爲喘逆仰息(肺氣上泄逆所致也)○刺腋下脇間內陷令人欬(腋下肺脈也肺之脈從肺系橫出腋下真心藏脈直行者從心系却上腋下刺陷脈則心肺俱動故欬也)

盖也（居高，布叶四藏，下之，故言肺者藏之盖也）。肺气盛，则脉大，脉大则不得偃卧（肺气盛满，偃卧则气促喘奔，故不得偃卧也）。

《脉解篇》曰：所谓呕欬，上气喘者，阴气在下，阳气在上，诸阳气浮，无所依从，故呕欬上气喘也（以其脉从肾上贯肝鬲，入肺中，故病如是也）。○所谓欬则有血者，阳脉伤也，阳气未盛于上，而脉满，满则咳，故血见于鼻也。

《刺禁论篇》曰：刺中肺，三日死。其动为欬（肺在气为欬）。○刺缺盆中，内陷气泄，令人喘欬逆（五藏者，肺为之盖，缺盆为之道，肺藏气而主息。又在气为欬，刺缺盆中，内陷则肺气外泄，故令喘欬逆也）。○刺膺中陷中，肺为喘逆仰息（肺气上泄所致也）。○刺腋下胁间，内陷令人欬（腋下肺胀也，肺之脉从肺系横出腋下，真心藏脉直行者，从心系，却上腋下，刺陷脉则心肺俱动，故欬也。

《水热穴论篇》曰：黄帝问曰：少阴何以主肾？肾何以主水？岐伯对曰：肾者，至阴也。至阴者，盛水也。肺者，太阴也。少阴者，冬脉也。故其本在肾，其末在肺，皆积水也（阴者，谓寒也，冬月至寒，肾气合应，故云肾者至阴也。水王于冬，故云至阴者，盛水也。肾少阴脉，从肾上贯肝鬲，入肺中，故云其本在肾，其末在肺也。肾气上逆，则水气客于肺中，故云皆积水也）。帝曰：肾何以能聚水而生病？岐伯曰：肾者，胃之关也，关门不利，故聚水而从其类也（关者，所以司出入也。肾主下焦，膀胱为府，主其分注关窍二阴，故肾气化则二阴通。二阴闷，则胃填满，故云肾者，胃之关也。关闭则水积，水积则气停，气停则水生，水生则气溢，气水同类。故云关门不利，聚水而从其类也。《灵枢经》曰：下焦溢，为水，此之谓也）。上下溢于皮肤，故为胕肿。胕肿者，聚水而生病也（上谓肺，下谓肾，肺肾俱溢，故聚水于腹中而生病也）。〇故水病，下为胕肿大，腹上为喘

水熱穴論篇曰黃帝問曰少陰何以主腎腎何以主水岐伯對曰腎者至陰也至陰者盛水也肺者太陰也少陰者冬脈也故其本在腎其末在肺皆積水也（陰者謂寒也冬月至寒腎氣合應故云腎者至陰也水王於冬故云至陰者盛水也腎少陰脈從腎上貫肝鬲入肺中故云其本在腎其末在肺也腎氣上逆則水氣客於肺中故云皆積水也）帝曰腎何以能聚水而生病岐伯曰腎者胃之關也關門不利故聚水而從其類也（關者所以司出入也腎主下焦膀胱爲府主其分注關竅二陰故腎氣化則二陰通二陰閟則胃填滿故云腎者胃之關也關閉則水積水積則氣停氣停則水生水生則氣溢氣水同類故云關門不利聚水而從其類也靈樞經曰下焦溢爲水此之謂也）上下溢於皮膚故爲胕腫胕腫者聚水而生病也（上謂肺下謂腎肺腎俱溢故聚水於腹中而生病也）○故水病下爲胕腫大腹上爲喘

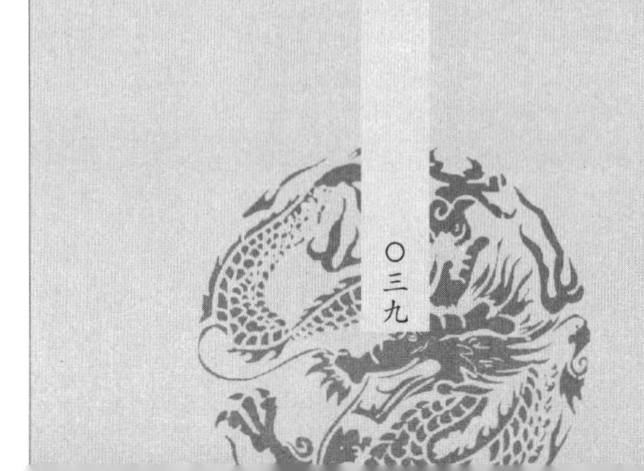

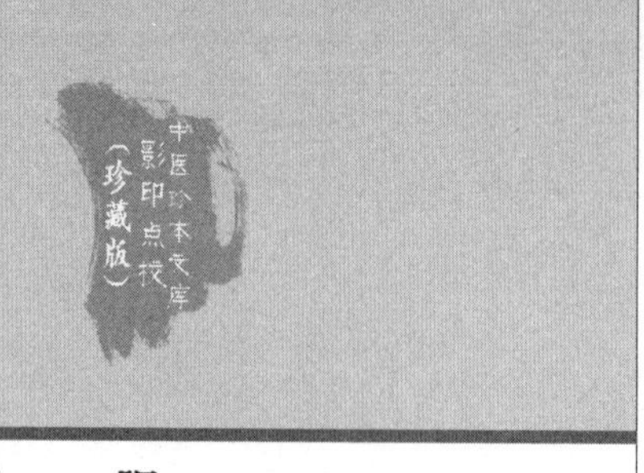

呼（水下居於腎則腹至足而胕腫上入於肺則喘息賁急而大呼也）不得臥者標本俱病（標本者肺爲標腎爲本如此者是肺腎俱水爲病也）故肺爲喘呼腎爲水腫肺爲逆不得臥（肺爲喘呼氣逆不得臥者以其主呼吸故也腎爲水腫者以其主水故也）分爲相輸俱受者水氣之所留也（分其居處以名之則是氣相輸應本其俱受病氣則皆是水所留也）

調經論篇曰氣有餘則喘欬上氣不足則息利少氣（肺之藏也肺藏氣息不利則喘鍼經曰肺氣虛則鼻息利少氣實則喘喝胸憑仰息也）

繆刺論篇曰邪客於足少陽之絡令人脇痛不得息欬而汗出（以其脈別支者從目銳眥下大迎合手少陽於頔下加頰車下頸合缺盆以下胸中貫鬲絡肝膽循脇故令人脇痛欬而汗出）刺足小指次指爪甲上與肉交者各一痏（謂竅陰穴少陽之井也刺可入同身寸之一分留一呼若灸者可灸

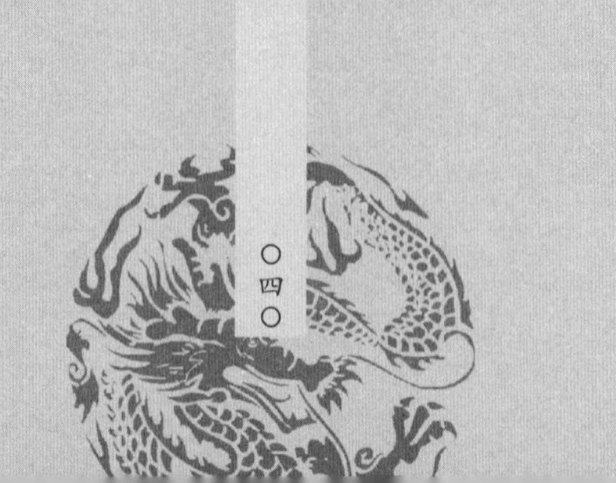

呼（水下居于肾，则腹至足而胕肿，上入于肺，则喘息贲急而大呼也）。不得卧者，标本俱病（标本者，肺为标，肾为本，如此者，是肺肾俱水为病也），故肺为喘呼。肾为水肿，肺为逆，不得卧（肺为喘呼，气逆不得卧者，以其主呼吸故也。肾为水肿者，以其主水故也）。分为相输俱受者，水气之所留也（分其居处以名之，则是气相输应本，其俱受病气，则皆是水所留也）。

《调经论篇》曰：气有余，则喘欬，上气不足，则息利少气（肺之藏也，肺藏气息不利则喘。《针经》曰：肺气虚，则鼻息利少气，实则喘喝，胸凭仰息也）。

《缪刺论篇》曰：邪客于足少阳之络，令人胁痛不得息而汗出（以其脉别支者，从目锐眦下大迎，合手少阳，于颇下加颊车下颈，合缺盆，以下胸中，贯鬲络肝，属胆。循胁，故令人胁痛，欬而汗出）。刺足小指次指爪甲上，与肉交者各一痏（谓窍阴穴，少阳之井也。刺可入同身寸之一分，留一呼。若灸者，可灸三壮）（新校正云：按《甲乙经》，窍阴在足小指次指之端，去爪甲角如韭叶）。不得息立已，汗出立止。欬者，温衣饮食，一日已。左刺右，右刺左，病立已。不已，复刺如法。

《标本病传论篇》曰：夫病传者，心病先心痛（藏真通于心，故心先痛），一日而咳（心火胜金，传于肺也。肺在变动，为欬故尔），三日胁支痛（肺金胜木，传于肝也。以其脉循胁肋，故如是），五日闭塞不通，身痛体重（肝木胜，土传于脾也。脾性安镇，木气乘之，故闭塞不通，身痛体重），三日不已死（以胜相伐，唯弱是从，五藏四伤，岂其能久，故为即死）。冬夜半，夏日中（谓正子午之时也，或言冬夏有异非也。昼夜之半，事甚昭然）（新校正云：按《灵枢经》，大气入藏，病先发于心，一日而之肺，三日而之肝，五日而之脾，三日不已死。冬夜半，夏日中。《甲乙经》曰：病先发于心，心痛一日之肺而欬，三日之肝胁支痛，五

三壯）（新校正云按甲乙經竅陰在足小指次指之端去爪甲角如韭葉）不得息立已汗出立止欬者溫衣飲食一日已左刺右右刺左病立已不已復刺如法

標本病傳論篇曰夫病傳者心病先心痛（藏眞通於心故心先痛）一日而欬（心火勝金傳於肺也肺在變動爲欬故爾）三日脅支痛（肺金勝木傳於肝也以其脈循脅肋故如是）五日閉塞不通身痛體重（肝木勝土傳於脾也脾性安鎭木氣乘之故閉塞不通身痛體重）三日不已死（以勝相伐唯弱是從五藏四傷豈其能久故爲卽死）冬夜半夏日中（謂正子午之時也或言冬夏有異非也晝夜之半事甚昭然）（新校正云按靈樞經大氣入藏病先發於心一日而之肺三日而之肝五日而之脾三日不已死冬夜半夏日中甲乙經曰病先發於心心痛一日之肺而咳三日之肝脅支痛五

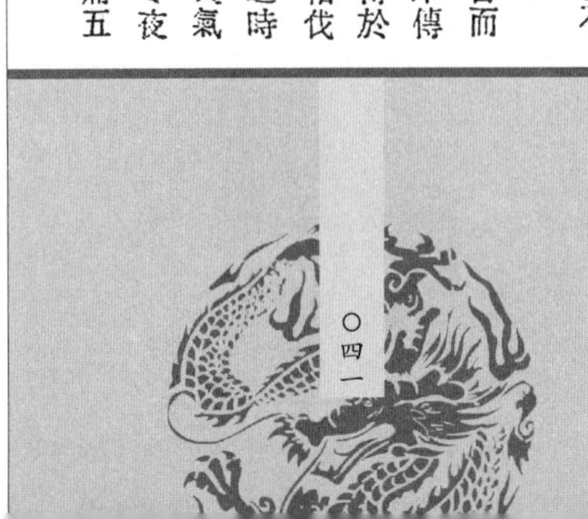

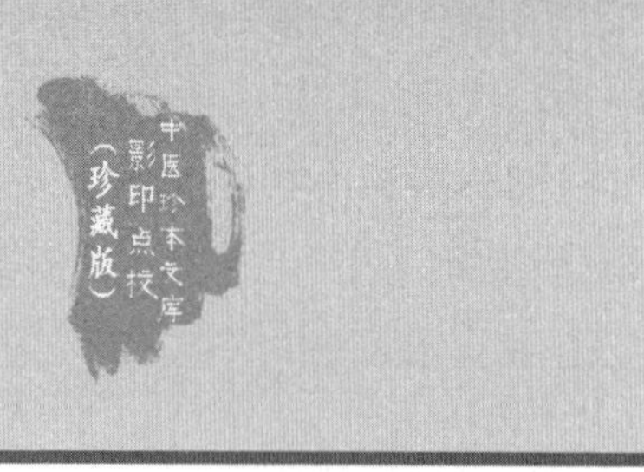

日之脾閉塞不通身痛體重三日不已死冬夜半夏日中詳素問言其病靈樞言其藏甲乙經乃并素問靈樞二經之文而病與藏兼舉之）肺病喘欬（藏眞高於肺而主息故喘欬也）三日而脇支滿痛（肺傳於肝）一日身重體痛（肝傳之脾）五日而脹（自傳於府）十日不已死冬日入夏日出（孟冬之中日入於申之八刻三分仲冬之中日入於申之七刻三分季冬之中日入於申與孟月等孟夏之中日出於寅之八刻一分仲夏之中日出於寅七刻三分季夏之中日出於寅與孟月等也

天元紀大論篇曰太陰之上濕氣主之〇陽明之上燥氣主之

五運行大論篇曰西方生燥（陽氣已降陰氣復升氣爽風勁故生燥也夫巖谷青埃川源蒼翠烟浮草木遠望氤氳此金氣所生燥之化也夜起白朦輕如微霧遐邇一色星月皎如此萬物陰成亦金氣所生白露之氣也太虛埃

日之脾闭塞不通，身痛体重，三日不已死。冬夜半，夏日中。详《素问》言其病，《灵枢》言其藏。《甲乙经》乃并《素问》、《灵枢》二经之文，而病与藏兼举之）。肺病喘欬（藏真高于肺，而主息，故喘欬也），三日而胁支满痛（肺传于肝），一日身重体痛（肝传之脾），五日而胀（自传于府），十日不已死。冬日入，夏日出（孟冬之中，日入于申之八刻三分。仲冬之中，日入于申之七刻三分。季冬之中，日入于申，与孟月等。孟夏之中，日出于寅之八刻一分。仲夏之中，日出于寅七刻三分。季夏之中，日出于寅，与孟月等也。

《天元纪大论篇》曰：太阴之上，湿气主之。〇阳明之上，燥气主之。

《五运行大论篇》曰：西方生燥（阳气已降，阴气复升，气爽风劲，故生燥也。夫岩谷青埃，川源苍翠，烟浮草木，远望氤氲，此金气所生燥之化也。夜起白朦，轻如微雾，遐迩一色，星月皎如此，万物阴成，亦金气所生，白露之气也。太虚埃昏，气郁黄黑，视不见远，无风自行，从阴之阳，如云如雾，此杀气也。亦金气所生霜之气也。山谷川泽，浊昏如雾，气郁蓬勃，惨然戚然，咫尺不分，此杀气将用，亦金气所生运之气也。天雨大霖，和气西起，云卷阳曜，太虚廓清，燥生西方，义可徵也。若西风大起，木偃云腾，是谓燥与湿争，气不胜也。故当复雨，然西风雨晴，天之常气。假有东风，雨止必有西风，复雨因雨而乃自晴，观是之为则气有往复，动有燥湿变化之象，不同其用矣。由此则天地之气以和为胜，暴发奔骤，气所不胜，则多为复也）。燥生金（气劲风切，金鸣声远，燥生之，信视听可知此，则燥化能令万物坚定也。燥之施化于物，如是其为变极，则天地悽惨肃杀，气行人悉畏之。草木凋落，运乘乙丑乙卯，乙巳乙未，乙酉乙亥之岁，则燥化不足，乘庚子庚寅，庚辰庚午，庚申庚戌之岁，则燥化有余，岁气不同，生化异也）。金生辛（物之有辛味者，皆始自金化之所成也），辛生

昏氣鬱黄黒視不見遠無風自行從陰之陽如雲如霧此殺氣也亦金氣所生霜之氣也山谷川澤濁昏如霧氣鬱蓬勃慘然慼然咫尺不分此殺氣將用亦金氣所生運之氣也天雨大霖和氣西起雲卷陽曜太虚廓淸燥生西方義可徵也若西風大起木偃雲騰是謂燥與濕爭氣不勝也故當復雨然西風雨晴天之常氣假有東風雨止必有西風復雨因雨而乃自晴觀是之爲則氣有往復動有燥濕變化之象不同其用矣由此則天地之氣以和爲勝暴發奔驟氣所不勝則多爲復也）燥生金（氣勁風切金鳴聲遠燥生之信視聽可知此則燥化能令萬物堅定也燥之施化於物如是其爲變極則天地悽慘肅殺氣行人悉畏之草木凋落運乘乙丑乙卯乙巳乙未乙酉乙亥之歲則燥化不足乘庚子庚寅庚辰庚午庚申庚戌之歲則燥化有餘歲氣不同生化異也）金生辛（物之有辛味者皆始自金化之所成也）辛生

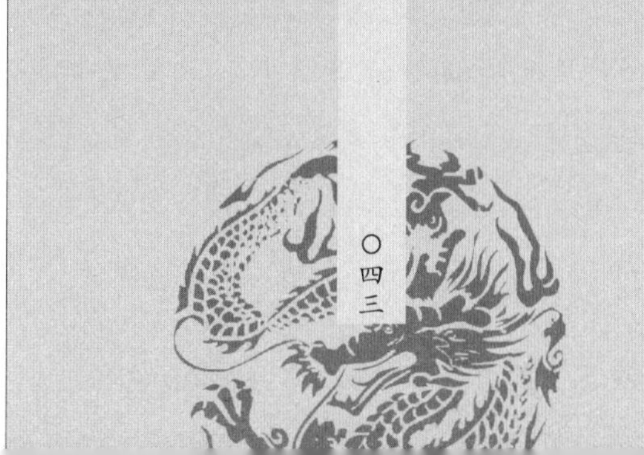

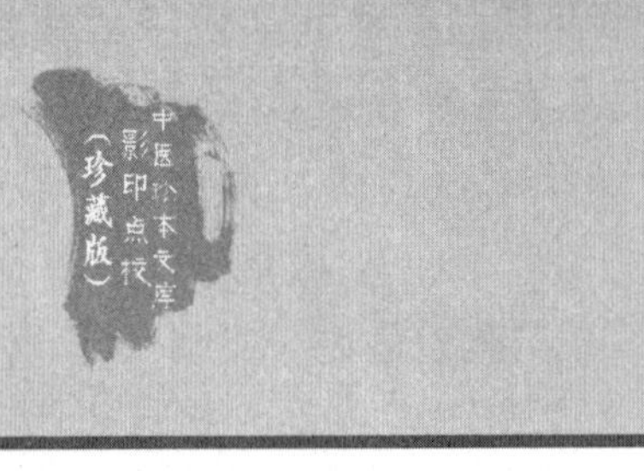

肺（辛物入胃先入於肺故諸乙歲則辛少化諸庚歲則辛多化）肺生皮毛（辛味入肺自肺藏布化生養皮毛也）皮毛生腎（辛氣自入皮毛乃流化生氣入腎藏也）其在天爲燥（神化也霧露清勁燥之化也肅殺凋零燥之用也歲屬陽明在上則燥化於天陽明在下則燥行於地者也）在地爲金（從革堅剛金之體也鋒刃銛利金之用也）（新校正云按別本銛作括）在體爲皮毛（柔韌包裹皮毛之體也滲泄津液皮毛之用也）在氣爲成（物乘金化則堅成）在藏爲肺（肺之形似人肩二布葉數小葉中有二千四空行列以分布諸藏清濁之氣主藏魄也爲相傳之官治節出焉乘乙歲則肺與經絡受邪而爲病也大腸府亦然）其性爲凉（凉清也肺之性也）其德爲清（金以清凉爲德化）（新校正云按氣交變大論云其德清潔）其用爲固（固堅定也）其色爲白（物乘金化則彩彰縞素之色今西方之

肺（辛物入胃，先入于肺，故诸乙岁则辛少，化诸庚岁，则辛多化），肺生皮毛（辛味入肺，自肺藏布化生养皮毛也），皮毛生肾（辛气自入皮毛，乃流化生气，入肾藏也）。其在天为燥（神化也，雾露清劲，燥之化也。肃杀凋零，燥之用也。岁属阳明，在上则燥化于天。阳明在下，则燥行于地者也），在地为金（从革坚，刚金之体也，锋刃铦利金之用也）（新校正云：按别本：铦作括），在体为皮毛（柔韧包裹皮毛之体也。渗泄津液，皮毛之用也），在气为成（物乘金化则坚成），在藏为肺（肺之形似人肩，二布叶数小叶中，有二千四，空行列以分布诸藏，清浊之气主藏魄也。为相传之官，治节出焉，乘乙岁则肺与经络受邪而为病也。大肠府亦然）。其性为凉（凉清也，肺之性也），其德为清（金以清凉为德化）（新校正云：按《气交变大论》云：其德清洁），其用为固（固坚定也），其色为白（物乘金化，则彩彰缟素之色。今西方之野草木之上色，皆兼白乘乙岁，则白色之物，兼赤及苍也），其化为敛（敛，收也，金化流行，则物体坚敛）（新校正云：按《气交尤大论》云：其化紧敛，详金之化为敛，而木不及之气，亦敛者。盖木不及而金胜之，故为敛也）。其虫介（介，甲也，外被介甲，金坚之象也），其政为劲（劲，前锐也）（新校正云：按《气交变大论》云：其政劲切），其令雾露（凉气化生），其变肃杀（天地惨凄，人所不喜，则其所也），其眚苍落（青干凋落），其味为辛（夫物之化之变而有辛味者，皆金气之所离合也。今西方之野草木多辛），其志为忧（忧虑也，思也）（新校正云：详王注，以忧为思，有害于义，按本论，思为脾之志，忧为肺之志，是忧非思明矣。又《灵枢经》曰：愁忧则闭塞而不行。又云：愁忧而不解，则伤意若是则忧者愁也，非思也）。忧伤肺（愁忧则气闭塞而不行，肺藏气，故忧伤肺），喜胜忧（神悦则喜，故喜胜忧），热伤皮毛（火有二别，故此

野草木之上色皆兼白乘乙歲則白色之物兼赤及蒼也）其化爲斂（斂收也金化流行則物體堅斂）（新校正云按氣交變大論云其化緊斂詳金之化爲斂而木不及之氣亦斂者蓋木不及而金勝之故爲斂也）其蟲介（介甲也外被介甲金堅之象也）其政爲勁（勁前銳也）（新校正云按氣交變大論云其政勁切）其令霧露（凉氣化生）其變肅殺（天地慘悽人所不喜則其氣也）其眚蒼落（青乾而凋落）其味爲辛（夫物之化之變而有辛味者皆金氣之所離合也今西方之野草木多辛）其志爲憂（憂慮也思也）（新校正云詳王注以憂爲思有害於義按本論思爲脾之志憂爲肺之志是憂非思明矣又靈樞經曰愁憂則閉塞而不行又云愁憂而不解則傷意若是則憂者愁也非思也）憂傷肺（愁憂則氣閉塞而不行肺藏氣故憂傷肺）喜勝憂（神悅則喜故喜勝憂）熱傷皮毛（火有二別故此

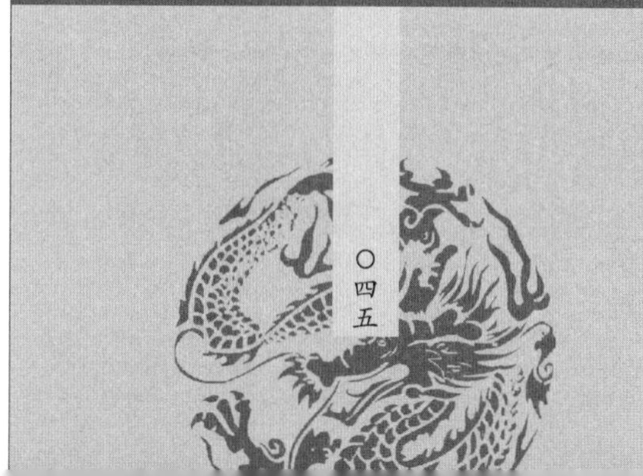

再舉熱傷之形證也火氣薄爍則物焦乾故熱氣盛則皮毛傷也）寒勝熱（以陰消陽故寒勝熱）（新校正云按太素作燥傷皮毛熱勝燥）辛傷皮毛（過節也辛熱又甚焉）苦勝辛（苦火味故勝金之辛）

六微旨大論篇曰陽明之上燥氣治之中見太陰（陽明西方金故上燥氣治之與太陰合故燥氣之下中見太陰也）〇太陰之上濕氣治之中見陽明（太陰西南方土故上濕氣治之與陽明合故濕氣之下中見陽明也）

氣交變大論曰歲火太過炎暑流行金肺受邪（火不以德則邪害於金若以德行則政和平也）民病瘧少氣欬喘血溢血泄注下嗌燥耳聾中熱肩背熱上應熒惑星（少氣謂氣少不足以息也血泄謂血利便血也血溢謂血上出於七竅也注下謂水利也中熱謂胸心之中也背謂胸中之府肩接近之故胸心中及肩背熱也火氣太盛則熒惑光芒逆臨宿屬分皆災也）（新

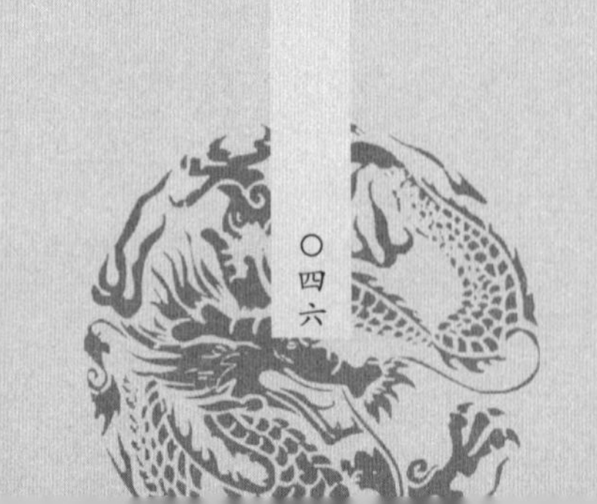

再举热伤之形证也。火气薄烁，则物焦干，故热气盛，则皮毛伤也），寒胜热（以阴消阳，故寒胜热）（新校正云：按《太素》作燥伤皮毛，热胜燥），辛伤皮毛（过节也，辛热又甚焉），苦胜辛（苦，火味，故胜金之辛）。

《六微旨大论篇》曰：阳明之上，燥气治之，中见太阴（阳明西方金，故上燥气治之，与太阴合，故燥气之下中见太阴也）。〇太阴之上，湿气治之，中见阳明（太阴，西南方土，故上湿气治之。与阳明合，故湿气之下，中见阳明也）。

《气交变大论》曰：岁火太过，炎暑流行，金肺受邪（火不以德，则邪害于金。若以德行，则政和平也）。民病疟，少气欬喘，血溢，血泄注下，嗌燥耳聋，中热肩背热，上应荧惑星（少气，谓气少不足以息也。血泄，谓血利便血也。血溢，谓血上出于七窍也。注下，谓水利也。中热，谓胸心之中也。背谓胸中之府，肩接近之故，胸心中及肩背热也。火气太盛，则荧惑光芒，逆临宿，属分皆灾也）（新校正云：详火盛而克金，寒热交争，故为疟。按《藏气法时论》云：肺病者，欬喘，肺虚者，少气不能报息，耳聋嗌干）。甚则胸中痛胁支满，胁痛膺背肩胛间痛，两臂内痛（新校正云：按《藏气法时论》云：心病者，胸中痛，胁支满，胁下痛，膺背肩胛间痛，两臂内痛），身热骨痛而为浸淫（火无德，令纵热害，金水为复雠，故火自病）（新校正云：按《玉机真藏论》云：心脉太过，则令人身热而肤痛，为浸淫，此云骨痛者，误也）。收气不行，长气独明，雨水霜寒（水字当作冰），上应辰星（金气退避，火气独行，水气折之，故雨霖冰雹，及遍降霜寒而杀物也。水复于火，天象应之，辰星逆凌，乃降灾于物也。占辰星者，常在日之前后三十度，其灾之发，当至南方。在人之应则内，先伤肺后，反伤心）（新校正云：按《五常政大论》，雨水霜寒作雨冰霜雹），上临少阴，少阳火燔焫，水泉涸，物焦槁（新校正云：按《五常政大论》云：赫曦之纪，上徵而收气后。又《六元纪

校正云詳火盛而尅金寒熱交爭故爲瘧按藏氣法時論云肺病者欬喘肺虛者少氣不能報息耳聾嗌乾）甚則胸中痛脇支滿脇痛膺背肩胛間痛兩臂內痛（新校正云按藏氣法時論云心病者胸中痛脇支滿脇下痛膺背肩胛間痛兩臂內痛）身熱骨痛而爲浸淫（火無德令縱熱害金水爲復讎故火自病）（新校正云按玉機眞藏論云心脈太過則令人身熱而膚痛爲浸淫此云骨痛者誤也）收氣不行長氣獨明雨水霜寒（水字當作冰）上應辰星（金氣退避火氣獨行水氣折之故雨霖冰雹及徧降霜寒而殺物也水復於火天象應之辰星逆凌乃降災於物也占辰星者常在日之前後三十度其災之發當至南方在人之應則內先傷肺後反傷心）（新校正云按五常政大論雨水霜寒作雨冰霜雹）上臨少陰少陽火燔焫水泉涸物焦槁（新校正云按五常政大論云赫曦之紀上徵而收氣後又六元紀

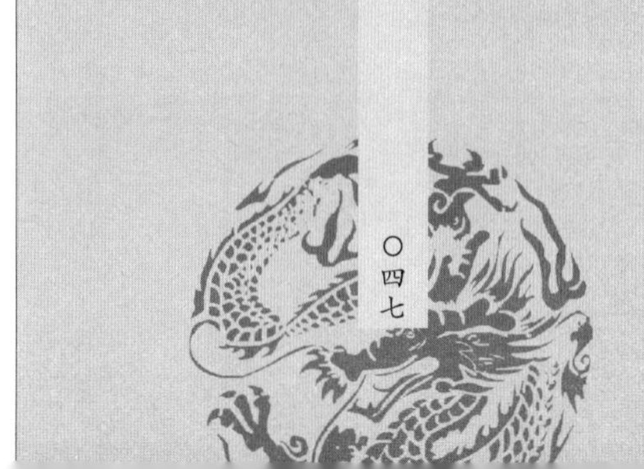

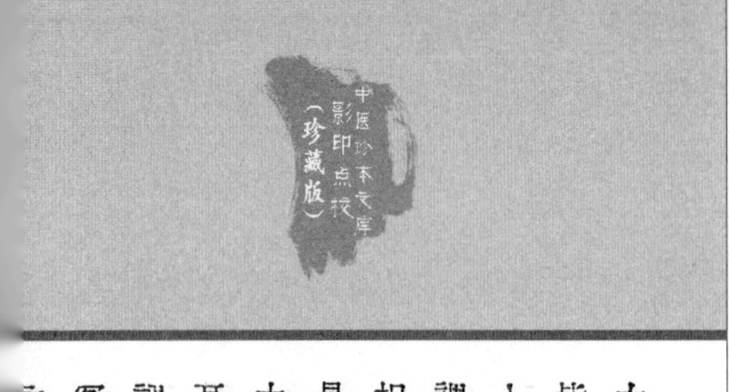

大論云戊子戊午太徵上臨少陰戊寅戊申太徵上臨少陽臨者太過不及皆曰天符）病反譫妄狂越欬喘息鳴下甚血溢泄不已太淵絶者死不治上應熒惑星（諸戊歲也戊午戊子歲少陰上臨戊寅戊申歲少陽上臨是謂天符之歲也太淵肺脈也火勝而金絶故死火既太過又火熱上臨兩火相合故形斯候熒惑逆犯宿屬皆危）（新校正云詳戊辰戊戌歲上見太陽是謂天刑運故當盛而不得盛則火化減半非太過又非不及也）○歲金太過燥氣流行肝木受邪（金暴虐乃爾）民病兩脇下少腹痛目赤痛眥瘍耳無所聞（兩脇謂兩乳之下脅之下也少腹謂齊下兩傍髎骨內也目赤謂白睛色赤也痛謂滲痛也眥謂四際瞼睫之本也）肅殺而甚則體重煩冤胸痛引背兩脇滿且痛引少腹上應太白星（金氣已過肅殺又甚木氣內畏感而病生金盛應天太白明大加臨宿屬心受災害）（新校正云按

大论》云：戊子戊午，太徵上临，少阴戊寅戊申，太徵上临，少阳临者，太过不及，皆曰天符）。病反谵妄，狂越欬喘，息鸣下甚，血溢泄不已，太渊绝者，死不治。上应营惑星（诸戊岁也，戊午戊子岁，少阴上临，戊寅戊申岁，少阳上临，是谓天符之岁也。太渊肺脉也，火胜而金绝，故死火既太过。又火热上临，两火相合，故形斯，候荧惑逆犯，宿属皆危）（新校正云：详戊辰戊戌岁，上见太阳，是谓天刑运，故当盛而不得盛，则火化减半，非太过，又非不及也）。○岁金太过，燥气流行，肝木受邪（金暴虐乃尔），民病，两胁下少腹痛，目赤痛眦疡，耳无所闻（两胁谓两乳之下，胁之下也。少腹谓齐下两傍，髎骨内也。目赤谓白睛色赤也，痛谓渗痛也。眦谓四际睑睫之本也）。肃杀而甚则体重烦冤，胸痛引背，两胁满且痛引少腹，上应太白星（金气已过，肃杀又甚，木气内畏，感而病生，金盛应天，太白明大加临。宿属心受灾害）（新校正云：按

《藏气法时论》云：肝病者，两胁下痛，引少腹肝虚，则目䀮䀮无所见，耳无所闻。又《玉机真藏论》云：肝脉不及，则令人胸痛，引背下则两胁胠满也）。甚则喘咳逆气，肩背痛，尻、阴、股、膝、髀、腨、䯒、足皆病，上应荧惑星（火气复之，自生病也。天象示应，在荧惑，逆加守宿属则可忧也）（新校正云：按《藏气法时论》云：肺病者，喘欬逆气，肩背痛，汗出，尻、阴、股、膝、髀、腨、䯒、足皆痛）。收气峻，生气下，草木敛，苍干凋陨，病反暴痛，胠胁不可反侧（新校正云：详此云：反暴痛，不言何所痛者。按《至真要大论》云：心胁暴痛，不可反侧，则此乃心胁暴痛也）。欬逆甚而血溢，太冲绝者，死不治。上应太白星（诸庚岁也，金气峻虐，大气被刑，火未来复，则如是也。敛谓已生枝叶，敛附其身也，太冲肝脉也。金胜而木绝，故死。当是之候，太白应之，逆守星属，病皆危也）（新校正云：按庚子庚午，庚寅庚申岁，上见少阴，少阳司天，是谓天刑运，金化减半。故当盛

藏氣法時論云肝病者兩脅下痛引少腹肝虛則目䀮䀮無所見耳無所聞又玉機眞藏論云肝脈不及則令人胸痛引背下則兩脇胠滿也）甚則喘欬逆氣肩背痛尻陰股膝髀腨䯒足皆病上應熒惑星（火氣復之自生病也天象示應在熒惑逆加守宿屬則可憂也）（新校正云按藏氣法時論云肺病者喘欬逆氣肩背痛汗出尻陰股膝髀腨䯒足皆痛）收氣峻生氣下草木斂蒼乾凋隕病反暴痛胠脇不可反側（新校正云詳此云反暴痛不言何所痛者按至眞要大論云心脇暴痛不可反側則此乃心脇暴痛也）欬逆甚而血溢太衝絕者死不治上應太白星（諸庚歲也金氣峻虐木氣被刑火未來復則如是也斂謂已生枝葉斂附其身也太衝肝脈也金勝而木絕故死當是之候太白應之逆守星屬病皆危也）（新校正云按庚子庚午庚寅庚申歲上見少陰少陽司天是謂天刑運金化減半故當盛

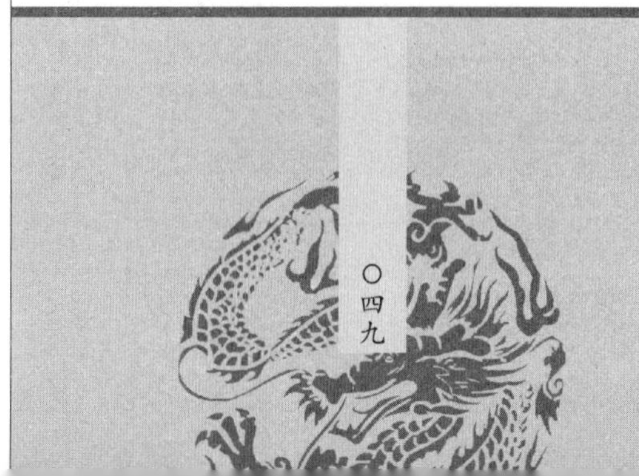

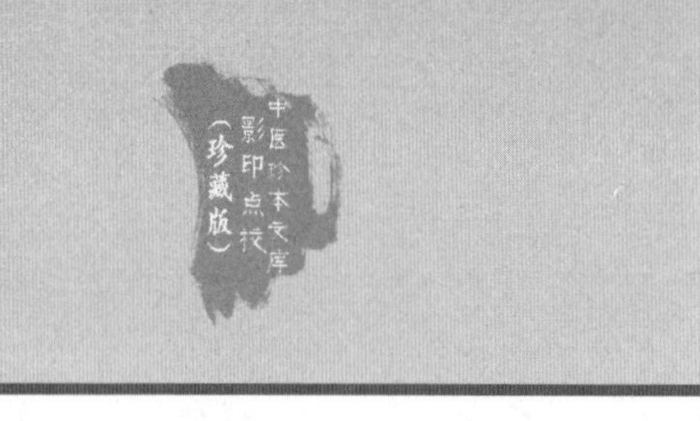

而不得盛非太過又非不及也〇歳水太過寒氣流行邪害心火（水不務德暴虐乃然）民病身熱煩心躁悸陰厥上下中寒譫妄心痛寒氣早至上應辰星（悸心跳動也譫亂語也妄妄耳聞也天氣水盛辰星瑩明加其宿屬災乃至）（新校正云按陰厥在後金不及復則陰厥有注）甚則腹大脛腫喘欬寢汗出憎風（新校正云按藏氣法時論云腎病者腹大脛腫喘欬身重寢汗出憎風再詳太過五化木言化氣不政生氣獨治火言收氣不行長氣獨明土言藏氣伏長氣獨治金言收氣峻生氣下水當言藏氣乃盛長氣失政今獨亡者闕文也）大雨至埃霧朦鬱上應鎮星（水盛不已爲土所乘故彰斯候埃霧朦鬱土之氣腎之脈從足下上行入腹從腎上貫肝鬲入肺中循喉嚨故生是病腎爲陰故寢則汗出而憎風也臥寢汗出即其病也夫土氣勝折水之强故鎮星明盛昭其應也）上臨太陽則冰雪露不

而不得盛，非太过，又非不及也）。〇岁水太过，寒气流行，邪害心火（水不务德，暴虐乃然），民病身热，烦心躁悸，阴厥，上下中寒，谵妄心痛，寒气早至，上应辰星（悸，心跳动也。谵，乱语也。妄，妄耳闻也。天气水盛，辰星莹明，加其宿属灾乃至）（新校正云：按阴厥在后，金不及复，则阴厥有注）。甚则腹大胫肿喘欬，寝汗出，憎风（新校正云：按《藏气法时论》云：肾病者，腹大胫肿，喘欬身重，寝汗出，憎风。再详太过五，化木言化气不政，生气独治火，言收气不行。长气独明，土言藏气伏，长气独治金，言收气峻，生气下水，当言藏气乃盛，长气失政。今独亡者，阙文也）。大雨至，埃雾朦郁，上应镇星（水盛不已，为土所乘，故彰斯候，埃雾朦郁，土之气，肾之脉，从足下上行，入腹，从肾上贯肝鬲，入肺中，循喉咙，故生是病。肾为阴，故寝则汗出，而憎风也。卧寝汗出，即其病也。夫土气胜，折水之强，故镇星明盛，昭其应也）。上临太阳，则雨冰雪露不时降，湿气变物（新校正云：按《五常政大论》云：流衍之纪上羽而长气不化。又《六元正纪大论》云：丙辰丙戌，太羽上临，太阳临者，太过不及，皆曰天符）。病反复满，肠鸣溏泄，食不化（新校正云：按《藏气法时论》云：脾虚，则腹满肠鸣飧泄，食不化），渴而妄冒，神门绝者，死不治。上应荧惑辰星（诸丙岁也，丙辰丙戌岁，太阳上临，是谓天符之岁也。寒气太盛，故雨化为冰雪雨冰则雹也。霜不时降，彰其寒也。土复其水，则大雨霖霪，湿气内深，故物皆湿变，神门心脉也。水胜而火绝，故死水盛太甚，则荧惑减曜，辰星明莹，加以逆守宿属，则危亡也）（新校正云：详太过，五独纪火水之上临者，火临火，水临水，为天符故也。火临水为逆，水临木为顺，火临土为顺，水临土为运。胜天火临金，为天刑运水，临金为逆，更不详出也。又此独言土应荧惑，辰星，举此一例，余从而可知也）。〇岁木不及，燥乃大行（清冷时至，加之薄寒，是谓燥气燥

時降濕氣變物　（新校正云按五常政大論云流衍之紀上羽而長氣不化又六元正紀大論云丙辰丙戌太羽上臨太陽臨者太過不及皆曰天符）病反復滿腸鳴溏泄食不化　（新校正云按藏氣法時論云脾虛則腹滿腸鳴飧泄食不化）渴而妄冒神門絶者死不治上應熒惑辰星（諸丙歲也丙辰丙戌歲太陽上臨是謂天符之歲也寒氣太盛故雨化爲冰雪雨冰則雹也霜不時降彰其寒也土復其水則大雨霖霪濕氣內深故物皆濕變神門心脉也水勝而火絶故死水盛太甚則熒惑減曜辰星明瑩加以逆守宿屬則危亡也）　（新校正云詳太過五獨紀火水之上臨者火臨火水臨水爲天符故也火臨水爲逆水臨木爲順火臨土爲順水臨土爲運勝天火臨金爲天刑運水臨金爲逆更不詳出也又此獨言土應熒惑辰星舉此一例餘從而可知也）　〇歲木不及燥迺大行　（淸冷時至加之薄寒是謂燥氣燥

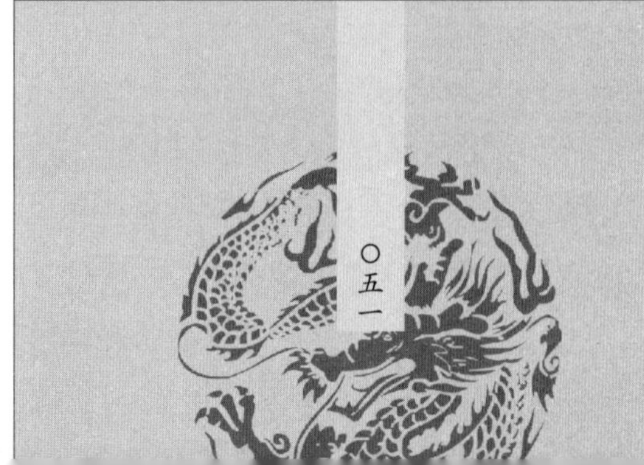

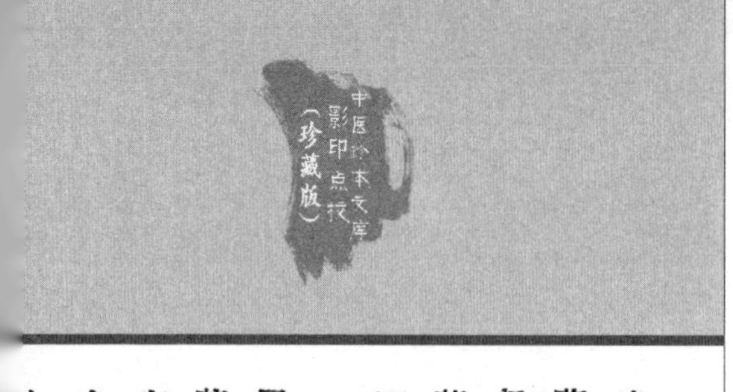

金氣也生氣失應草木晚榮(後時之謂失應也)肅殺而甚則剛木辟著柔萎蒼乾上應太白星(天地凄滄日見朦昧謂雨非雨謂晴非晴人意慘然氣象凝斂是爲肅殺甚也剛勁硬也辟著謂辟著枝莖乾而不落也柔耎也蒼青也柔木之葉青色不變而乾卷也木氣不及金氣乘之太白之明光芒而照其空也)民病中清胠脇痛少腹痛腸鳴溏泄凉雨時至上應太白星(新校正云按不及五化民病證中上應之星皆言運星失色畏星加臨宿屬爲災此獨言畏星不言運星者經文闕也當云上應太白星歲星)其穀蒼(金氣乘木肝之病也乘此氣者腸中自鳴而溏泄者卽無胠脇少腹之痛疾也微者善之甚者止之遇夏之氣亦自止也遇秋之氣而復有之凉雨時至謂應時而至也金土齊化故凉雨俱行火氣來復則夏雨少金氣勝木太白臨之加其宿屬分皆災也金勝甲歲火氣不復則蒼色之穀不成實也)

金气也）。生气失应，草木晚荣（从时之谓失应也），肃杀而甚，则刚木辟著，柔萎苍干，上应太白星（天地凄沧，日见朦昧，谓雨非雨，谓晴非晴，人意惨然，气象凝敛，是为肃杀甚也。刚劲，硬也；辟著，谓辟著枝茎干而不落也，柔耎也，苍青也。柔木之叶，青色不变而干卷也。木气不及，金气乘之，太白之明光芒而照其空也）。民病，中清胠胁痛，少腹痛，肠鸣溏泄，凉雨时至，上应太白星（新校正云：按不及，五化民病证中，上应之星，皆言运星失色，畏星加临，宿属为灾，此独言畏星，不言运星者，经文阙也。当云上应太白星，岁星），其谷苍（金气乘木，肝之病也。乘此气者，肠中自鸣而溏泄者，即无胠胁少腹之痛疾也。微者，善之甚者，止之遇夏之气，亦自止也。遇秋之气而复有之凉雨时至，谓应时而至也。金土齐化，故凉雨俱行，火气来复，则夏雨少，金气胜木，太白临之，加其宿属分，皆灾也。金胜甲岁，火气不复则苍色之谷不成实也）

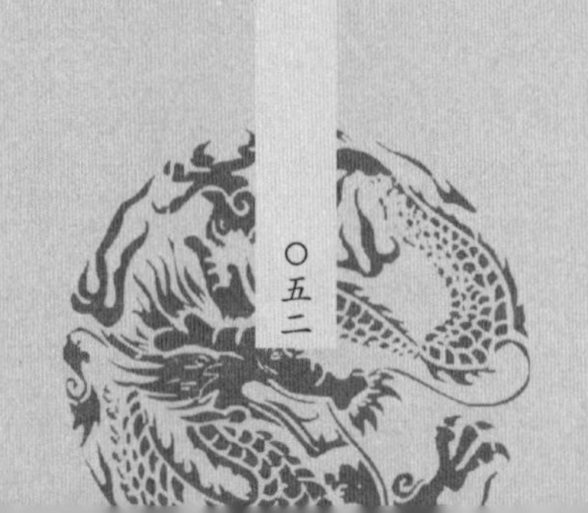

（新校正云：详中清胠胁痛，少痛为金，乘木肝病之状。肠鸣溏泄，乃脾病之证。盖以木少脾土无畏侮，反受邪之故也）。上临阳明，生气失政，草木再荣，化气，乃急上应太白镇星，其主苍早（诸丁岁也，丁卯丁酉岁，阳明上临，是谓天刑之岁也。金气承天下，胜于木，故生气失政。草木再荣，生气失政，故木华晚启，金气抑木，故秋夏始荣。结实成熟，以化气急速，故晚结成就也。金气胜木，天应同之，故太白之见光芒明盛。木气既少，土气无制，故化气生长急速。木少金胜，天气应之，故镇星太白，润而明也。苍色之物，又早凋落，木少金乘故也） （新校正云：按不及，五化独纪木，上临阳明土，上临厥阴水，上临太阴不纪木，上临厥阴土，土临太阴金，上临阳明者，经之旨各记其甚者也。故于太过运中。只言火临火，水临水，此不及运中。只言木临金，土临木，水临土。故不言厥阴临木，太阴临土，阳明临金也）。复则炎暑流火，湿性燥柔，脆草

（新校正云詳中淸胠脇痛少痛爲金乘木肝病之狀腸鳴溏泄乃脾病之證蓋以木少脾土無畏侮反受邪之故也）上臨陽明生氣失政草木再榮化氣迺急上應太白鎭星其主蒼早（諸丁歲也丁卯丁酉歲陽明上臨是謂天刑之歲也金氣承天下勝於木故生氣失政草木再榮生氣失政故木華晚啓金氣抑木故秋夏始榮結實成熟以化氣急速故晚結成就也金氣勝木天應同之故太白之見光芒明盛木氣既少土氣無制故化氣生長急速木少金勝天氣應之故鎭星太白潤而明也蒼色之物又早凋落木少金乘故也）（新校正云按不及五化獨紀木上臨陽明土上臨厥陰水上臨太陰不紀木上臨厥陰土上臨太陰金上臨陽明者經之旨各記其甚者也故於太過運中只言火臨火水臨水此不及運中只言木臨金土臨木水臨土故不言厥陰臨木太陰臨土陽明臨金也）復則炎暑流火濕性燥柔脆草

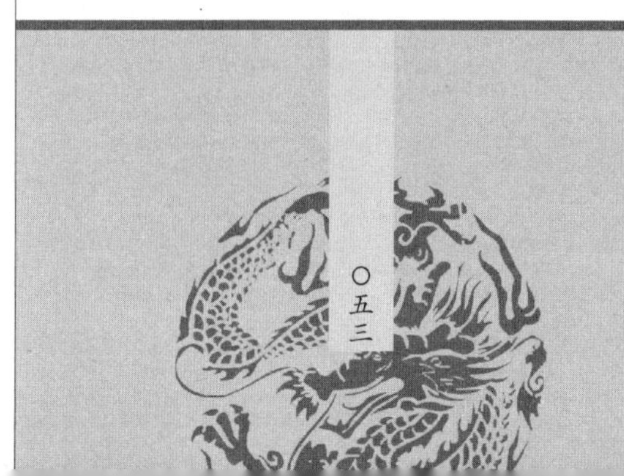

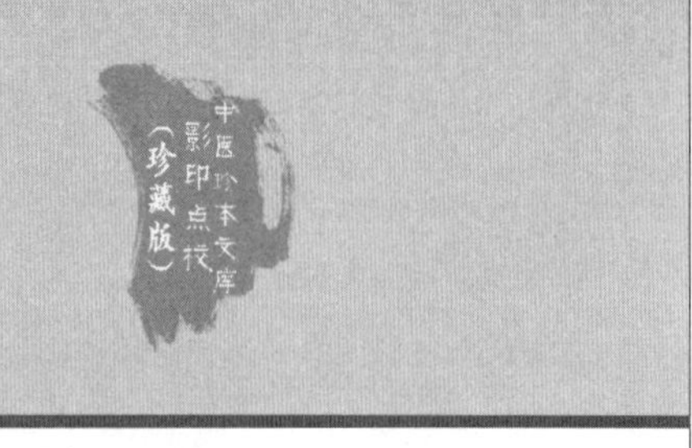

木焦槁下體再生華實齊化病寒熱瘡瘍疿胗癰痤上應熒惑太白其穀白堅（火氣復金夏生大熱故萬物濕性時變爲燥流火爍物故柔脆草木及蔓延之類皆上乾死而下體再生若辛熱之草死不再生也小熱者死少大熱者死多火大復已土氣間至則凉雨降其酸苦甘鹹性寒之物乃再發生新開之與先結者齊承化而成熟火復其金太白減曜熒惑上應則益光芒加其宿屬則皆災也以火反復故曰白堅之穀秀而不實）白露早降收殺氣行寒雨害物蟲食甘黃脾土受邪赤氣後化心氣晚治上勝肺金白氣迺屈其穀不成欬而鼽上應熒惑太白星（陽明上臨金自用事故白露早降寒凉大至則收殺氣行以太陽居土濕之位寒濕相合故寒雨害物少於成實金行伐木假途於土子居母內蟲之象也故甘物黃物蟲蠹食之清氣先勝熱氣後復復已乃勝故火赤之氣後生化也赤後化謂草木赤華及赤實

木焦槁，下体再生华实，齐化病，寒热疮疡痱胗痈痤，上应荧惑太白，其谷白坚（火气复金，夏生大热，故万物湿性时，变为燥。流火烁物，故柔脆草木，及蔓延之类，皆上干死而下体再生。若辛热之，草死不再生也。小热者死少，大热者死多。火大复已，土气间至，则凉雨降，其酸苦甘咸，性寒之物，乃再发生，新开之，与先结者齐承化而成熟。火复其金，太白减曜，荧惑上应，则益光芒。加其宿属则皆灾也，以火反复，故曰白坚之谷，秀而不实）。白露早降，收杀气行，寒雨害物，虫食甘黄，脾土受邪，赤气后化，心气晚治，上胜肺金，白气乃屈，其谷不成。欬而鼽，上应荧惑太白星（阳明上临，金自用事，故白露早降，寒凉大至，则收杀气行。以太阳居土湿之位，寒湿相合，故寒雨害物，少于成实。金行伐木，假途于土，子居母内，虫之象也。故甘物黄物，虫蠹食之，清气先胜，热气后复，复已乃胜，故火赤之气，后生化也。赤后化，谓草木赤华，及赤实

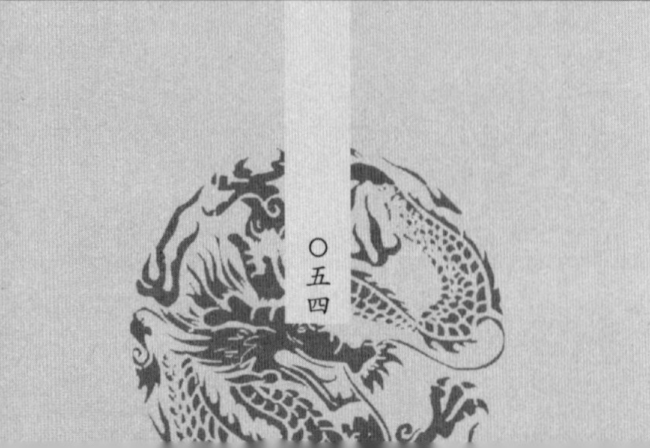

者，皆后时而再荣秀也。其五藏，则心气晚王胜于肺，心胜于肺，则金之白气乃屈退也。金谷稻也，鼽鼻中水出也。金为火胜，天象应同，故太白芒减，荧惑益明）。〇西方生燥，燥生金，其德清洁，其化紧敛，其政劲切，其令燥，其变肃杀，其灾苍陨（紧缩也，敛收也，劲说也，切急也，燥干也。肃杀，谓风动草树声。若干也，杀气太甚，则木青干而落也）（新校正云：按《五运行大论》云：其德为清，其化为敛，其政为劲，其令雾露，其变肃杀，其眚苍落）。

《五常政大论篇》曰：审平之纪，收而不争，杀而无犯，五化宣明（犯谓刑犯于物也，收而不争，杀而无犯。匪审平之德，何以能为是哉），其气洁（金气以洁白莹明为事），其性刚（性刚，故摧鉠于物），其用散落（金用则万物散落）。其化坚敛（收敛，坚强金之化也），其类金（审平之化，金类同），其政劲肃（化急速而整肃也，劲锐也），其候清切（清，大凉也，切急也，风声也），其令燥

者皆後時而再榮秀也其五藏則心氣晚王勝於肺心勝於肺則金之白氣乃屈退也金穀稻也鼽鼻中水出也金爲火勝天象應同故太白芒減熒惑益明〇西方生燥燥生金其德淸潔其化緊斂其政勁切其令燥其變肅殺其災蒼隕（緊縮也斂收也勁銳也切急也燥乾也肅殺謂風動草樹聲若乾也殺氣太甚則木靑乾而落也）（新校正云按五運行大論云其德爲淸其化爲斂其政爲勁其令霧露其變肅殺其眚蒼落）

五常政大論篇曰審平之紀收而不爭殺而無犯五化宣明（犯謂刑犯於物也收而不爭殺而無犯匪審平之德何以能爲是哉）其氣潔（金氣以潔白瑩明爲事）其性剛（性剛故摧鉄於物）其用散落（金用則萬物散落）其化堅斂（收斂堅强金之化也）其類金（審平之化金類同）其政勁肅（化急速而整肅也勁銳也）其候淸切（淸大凉也切急也風聲也）其令燥

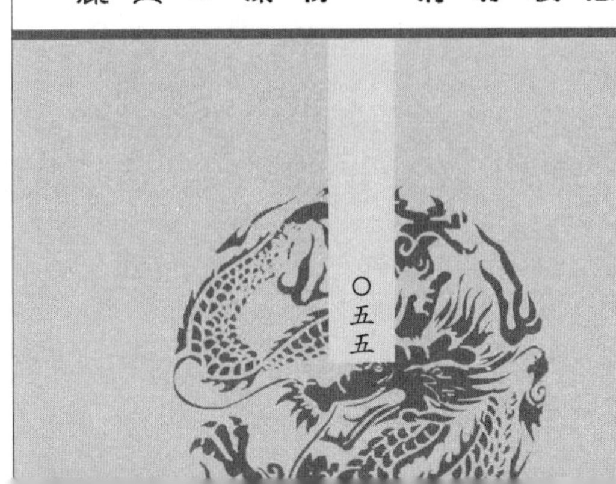

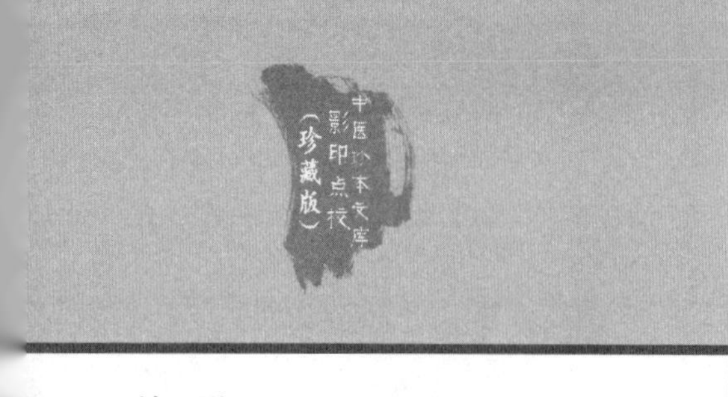

（燥乾也）其藏肺（肺氣之用同金化也）肺其畏熱（熱火令也肺性凉故
畏火熱五運行大論曰肺其性凉）其主鼻（肺藏氣鼻通息也）其穀稻（色
白也）（新校正云按金匱眞言論作稻藏氣法時論作黃黍）其果桃（味
辛也）其實殼（外有堅殼者）其應秋（四時之化秋氣同）其蟲介（外被堅
甲者）其畜雞（性善鬭傷象金用也）（新校正云按金匱眞言論云其畜
馬）其色白（色同也）其養皮毛（堅同也）其病欬（有聲之病金之應也）
（新校正云按金匱眞言論云病在背是以知病之在皮毛也）其味辛（審
平化治則物辛味正）其音商（和利而揚）其物外堅（金化宣行則物體
外堅）其數九（成數也）〇從革之紀是謂折收（火折金收之氣也謂乙
丑乙亥乙酉乙未乙巳乙卯之歲也）收氣迺後生氣迺揚（後不及時也
收氣不能以時而行則生氣自應布揚而用之也）長化合德火政迺宣庶

（燥干也），其藏肺（肺气之用，同金化也）。肺其畏热（热火令也，肺性凉，故畏火热。《五运行大论》曰：肺其性凉），其主鼻（肺藏气，鼻能息也），其谷稻（色白也）（新校正云：按《金匮真言论》作稻。《藏气法时论》作黄黍），其果桃（味辛也），其实壳（外有坚壳者），其应秋（四时之化秋气同），其虫介（外被坚甲者），其畜鸡（性善斗伤，象金用也）（新校正云：按《金匮真言论》云：其畜马），其色白（色同也），其养皮毛（坚同也），其病咳（有声之病，金之应也）（新校正云：按《金匮真言论》，病在背，是以知病在皮毛也），其味辛（审平化治，则物辛味正），其音商（和利而扬），其物外坚（金化宣行，则物体外坚），其数九（成数也）。〇从革之纪，是谓折收（火折金收之气也，谓乙丑、乙亥、乙酉、乙未、乙巳、乙卯之岁也）。收气乃后生气，乃扬（后不及时也，收气不能以时而行，则生气自应布扬而用之也）。长化合德，火政乃宣庶，类以蓄（火土之气，同生化也，宣行也）。其气扬（顺火也），其用躁切（少虽后用，用则切急，随火躁也），其动铿禁瞀厥（铿咳声也，禁谓二阴禁止也。瞀闷也，厥谓气上逆也），其发欬喘（欬金之有声，喘，肺藏气也），其藏肺（主藏病），其果李杏（李，木杏，火果也），其实壳络（外有壳，内有支络之实也），其谷麻麦（麻木麦，火谷也，麦色赤也），其味苦辛（苦味胜辛，辛兼苦也），其色白丹（赤如白也），其畜鸡羊（金从火土之兼化）（新校正云：详火畜马，土畜牛，今言羊。故王注云：从火土之兼化为羊也。或者当去注中之土字，甚非），其虫介羽（介从羽）。其主明曜炎烁（火之胜也），其声商徵（商从徵），其病嚏欬鼽衄（金之病也），从火化也（火气来胜，故屈已以从之）。少商与少徵同（金少，故半同火化也）（新校正云：详少商运，六年内除乙卯乙酉同正商，乙巳乙亥同正角外，乙未乙丑二年为少商，同少徵，故不云判

類以蓄（火土之氣同生化也宣行也）其氣揚（順火也）其用躁切（少雖後用則切急隨火躁也）其動鏗禁瞀厥（鏗欬聲也禁謂二陰禁止也瞀悶也厥謂氣上逆也）其發欬喘（欬金之有聲喘肺藏氣也）其藏肺（主藏病）其果李杏（李木杏火果也）其實殼絡（外有殼內有支絡之實也）其穀麻麥（麻木麥火穀也麥色赤也）其味苦辛（苦味勝辛辛兼苦也）其色白丹（赤加白也）其畜雞羊（金從火土之兼化）（新校正云詳火畜馬土畜牛今言羊故王注云從火土之兼化爲羊也或者當去注中之土字甚非）其蟲介羽（介從羽）其主明曜炎爍（火之勝也）其聲商徵（商從徵）其病嚏欬鼽衄（金之病也）從火化也（火氣來勝故屈已以從之）少商與少徵同（金少故半同火化也）（新校正云詳少商運六年內除乙卯乙酉同正商乙巳乙亥同正角外乙未乙丑二年爲少商同少徵故不云判

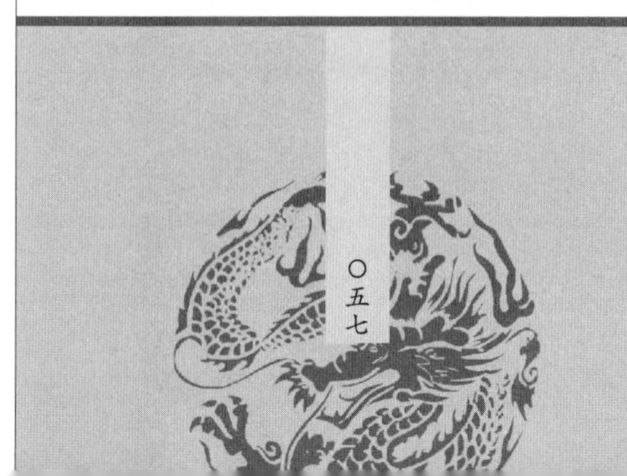

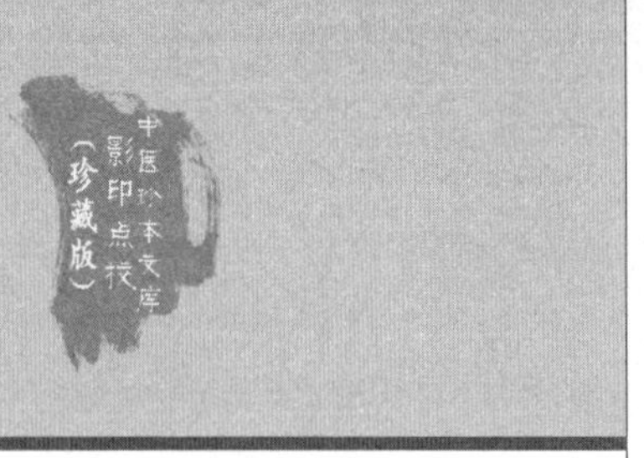

徵也)上商與正商同(上見陽明則與平金運生化同乙卯乙酉其歲上見也)上角與正角同(上見厥陰則與平木運生化同乙巳乙亥其歲上見也)(新校正云詳金土無相勝尅故經不言上宫與正宫同也) 邪傷肺也(有邪之勝則歸肺)炎光赫烈則氷雪霜雹(炎光赫烈火無德也氷雪霜雹水之復也水復之作雹形如半珠) (新校正云詳注云雹形如半珠半字疑誤)眚於七(七西方也) (新校正云按六元正紀大論云災七宫)其主鱗伏彘鼠(突戾潛伏歲主縱之以傷赤實及羽類也)歲氣早至廼生大寒(水之化也)○堅成之紀是謂收引 (引斂也陽氣收陰氣用故萬物收斂謂庚午庚辰庚寅庚子庚戌庚申之歲也)天氣潔地氣明(秋氣高潔金氣同)陽氣隨陰治化(陽順陰而生化)燥行其政物以司成(燥氣行化萬物專司其成熟無遺略也)收氣繁布化洽不終(收殺氣早土之化不得

徵也）。上商与正商同（上见阳明，则与平金运，生化同乙卯乙酉，其岁上见也）。上角与正角同（上见厥阴，则与平木运，生化同乙巳乙亥，其岁上见也）（新校正云：详金土无相胜克，故经不言上宫，与正宫同也）。邪伤肺也（有邪之胜，则归肺），炎光赫烈，则冰雪霜雹（炎光赫烈，火无德也。冰雪霜雹，水之复也。水复之作雹形，如半珠）（新校正云：详注云雹形如半珠，半字疑误）。眚于七（七西方也）（新校正云：按《六元正纪大论》云：灾七宫），其主鳞，伏彘鼠（突戾潜伏，岁主纵之，以伤赤实，及羽类也）。岁气早至，乃生大寒（水之化也）。○坚成之纪，是谓收引（引，敛也，阳气收，阴气用，故万物收敛，谓庚午、庚辰、庚寅、庚子、庚戌、庚申之岁也），天气洁，地气明（秋气高洁，金气同），阳气随，阴治化（阳顺阴，而生化）。燥行其政，物以司成（燥气行，化万物，专司其成熟，无遗略也）。收气繁布，化洽不终（收杀气，早土之化不得终其用也）（新校正云：详繁字疑误），其化成，其气削（削减也），其政肃（肃清也，静也），其令锐切（气用不屈劲而急），其动暴折疡疰（动以病生云，按《六元正纪大论》：德作化）其变肃杀，凋零（陨坠于物），其杀稻黍（金火齐化也）（新校正云：按本论上文，麦为火之谷，当言其谷稻麦），其畜鸡马（齐孕育也）。其果桃杏（金火齐实），其色白青丹（白加于青丹，自正也），其味辛，酸苦（辛入酸苦齐化），其象秋（气爽清洁，如秋之化）。其经手太阴阳明（太阴肺脉，阳明大肠脉），其藏肺肝（肺胜肝），其虫介羽（金余，故介羽齐育），其物壳络（壳金络火化也）。其病喘喝，凭仰息（金气余故），上徵与正商同，其生齐，其病欬（上见少阴少阳，则天气见抑，故其生化与平金岁同，庚子庚午岁，上见少阴，庚寅申岁上见少阳，上火制金，故生气与之

終其用也）（新校正云詳繁字疑誤）其化成其氣削（削減也）其政肅（肅清也靜也）其令銳切（氣用不屈勁而急）其動暴折瘍疰（動以病生）其德霧露蕭飋（燥之化也 蕭飋風聲也靜爲霧露用則風生）（新校正云按六元正紀大論德作化）其變肅殺凋零（隕墜於物）其穀稻黍（金火齊化也）（新校正云按本論上文麥爲火之穀當言其穀稻麥）其畜雞馬（齊孕育也）其果桃杏（金火齊實）其色白青丹（白加於青丹自正也）其味辛酸苦（辛入酸苦齊化）其象秋（氣爽清潔如秋之化）其經手太陰陽明（太陰肺脈陽明大腸脈）其藏肺肝（肺勝肝）其蟲介羽（金餘故介羽齊育）其物殼絡（殼金絡火化也）其病喘喝憑仰息（金氣餘故）上徵與正商同其生齊其病欬（上見少陰少陽則天氣見抑故其生化與平金歲同庚子庚午歲上見少陰庚寅庚申歲上見少陽上火制金故生氣與之

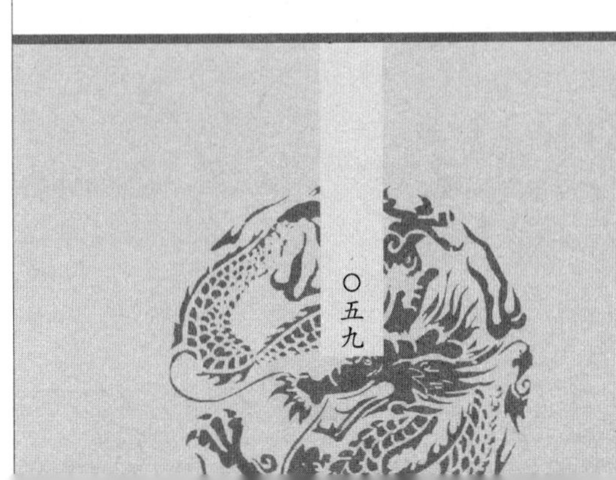

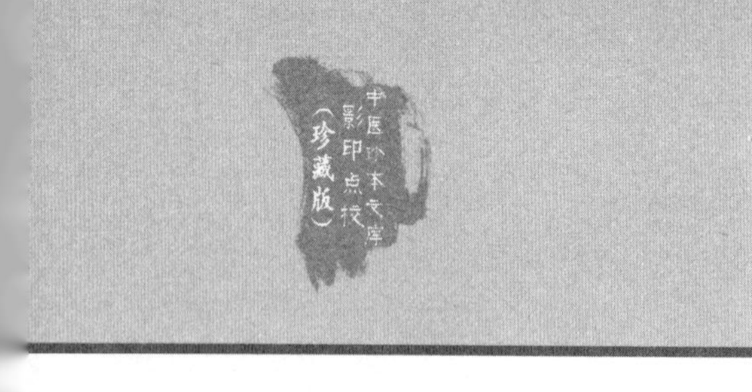

齊化火乘金肺故病欬（新校正云詳此不言上羽者水與金非相勝尅故也）政暴變則名木不榮柔脆焦首長氣斯救大火流炎爍且至蔓將槁邪傷肺也（變謂太甚也政太甚則生氣抑榮不榮草首焦死政暴不已則火氣發怒故火流炎爍至柔條蔓草之類皆乾死也火乘金氣故肺傷也）〇少陽司天火氣下臨肺氣上從白起金用草木眚火見燔焫革金且耗大暑以行欬嚏鼽衄鼻窒曰瘍寒熱胕腫（寅申之歲候也臨謂御於下從謂從事於上起謂價高於市用謂用行刑罰也臨從起用同之革謂皮革亦謂革易也金謂器屬也耗謂費用也火氣燔灼故曰生瘡瘡身瘡也瘍頭瘡也寒熱謂先寒而後熱則瘧疾也肺爲熱害水且救之水守肺中故爲胕腫謂腫滿按之不起此天氣之所坐也）（新校正云詳注云故曰生瘡瘡身瘡也瘍頭瘡也今經只言曰瘍疑經脫一瘡字別本曰字作口）風行于地塵沙飛揚心痛

齐化。火乘金肺，故病欬）（新校正云：详此不言上羽者，水与金非，相胜克，故也）。政暴变，则名木不荣柔脆，焦首长气，斯救大火流炎烁，且至蔓将槁，邪伤肺也（变谓太甚也，政太甚，则生气抑，故木不荣。草首焦死，政暴不已，则火气发怒，故火流炎烁。至柔条蔓草之类，皆干死也。火乘金气，故肺伤也）。〇少阳司天，火气下临，肺气上从，白起，金用，草木眚火见燔焫，革金，且耗大暑以行，欬嚏，鼽衄，鼻窒，曰疡寒。热，胕肿（寅申之岁候也，临谓御于下，从谓从事于上起，谓价高于市，用谓用行刑罚也。临从起用，同之革，谓皮革，亦谓革，易也。金谓器属也，耗谓费用也。火气燔灼，故曰生疮。疮，身疮也，疡头疮也。寒热谓先寒而后热，则疟疾也。肺为热害，水且救之，水守肺中，故为胕肿，谓肿满，按之不起，此天气之所坐也）（新校正云：详注云，故曰生疮。疮，身疮也，疡，头疮也。今经只言曰疡，疑经脱，一疮字，别本曰：字作口）。风行于地，尘沙飞扬，心痛，胃脘痛，厥逆，鬲不通，其主暴速（厥阴在泉，故风行于地，风淫所胜，故是病生焉。少阳厥阴，其化急速，故病气起发。疾速而为，故云其主暴速。此地气不顺，而生是也）（新校正云：详厥阴与少阳在泉，言其主暴速，其发机速，故不言甚，则某病也）。

《六元正纪大论篇》曰：阳明司天之政气化运行后天（六步之气，生长化成，庶务动静，皆后天时而应余少岁同），天气急，地气明，阳专其令，炎暑大行，物燥以坚，淳风乃治。风燥横运，流于气交，多阳少阴，云趋雨府，湿化乃敷（雨府，太阴之所在也），燥极而泽（燥气欲终，则化为雨泽，是谓三气之分也）。其谷白丹（天地正气所化生也），间谷命太者（命太者，谓前文太角商等气之化者，间气化生，故云间谷也）（新校正云：按玄珠云，岁谷与间谷者，何即在泉为岁谷，及在泉之左右间者，皆为岁谷。其司天及运间而化者，名

胃脘痛厥逆鬲不通其主暴速（厥陰在泉故風行於地風淫所勝故是病生焉少陽厥陰其化急速故病氣起發疾速而爲故云其主暴速此地氣不順而生是也）（新校正云詳厥陰與少陽在泉言其主暴速其發機速故不言甚則某病也）

六元正紀大論篇曰陽明司天之政氣化運行後天（六步之氣生長化成庶務動靜皆後天時而應餘少歲同）天氣急地氣明陽專其令炎暑大行物燥以堅淳風迺治風燥橫運流於氣交多陽少陰雲趨雨府濕化迺敷（雨府太陰之所在也）燥極而澤（燥氣欲終則化爲雨澤是謂三氣之分也）其穀白丹（天地正氣所化生也）間穀命太者（命太者謂前文太角商等氣之化者間氣化生故云間穀也）（新校正云按玄珠云歲穀與間穀者何卽在泉爲歲穀及在泉之左右間者皆爲歲穀其司天及運間而化者名

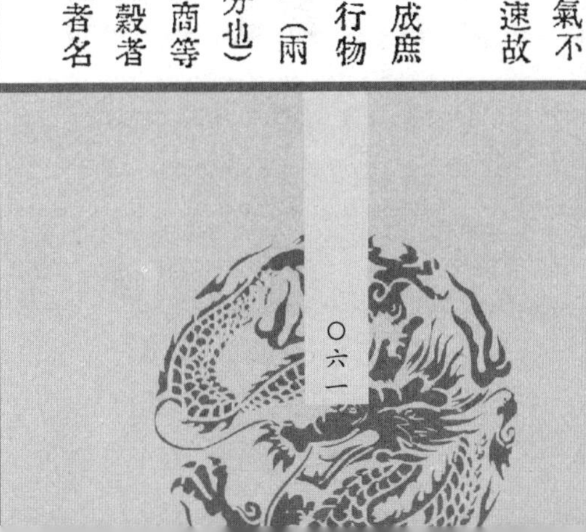

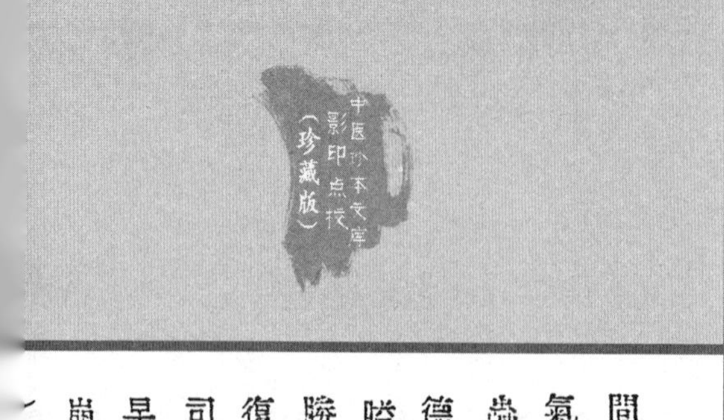

間穀又別有一名間穀者是地化不及卽反有所勝而生者故名間穀卽邪氣之化又名並化之穀也亦名間穀與王注頗異)其耗白甲品羽(白色甲蟲多品羽類有羽翼者耗散粢盛蟲鳥甲兵歲爲災以耗竭物類) 金火合德上應太白熒惑(見大而明)其政切其令暴蟄蟲迺見流水不冰民病欬嗌塞寒熱發暴振慄癃悶清先而勁毛蟲迺死熱後而暴介蟲迺殃其發躁勝復之作擾而大亂 (金先勝木已承害故毛蟲死火後勝金不勝故介蟲復殃勝而行殺羽者已亡復者後來強者又死非大亂氣其何謂也)〇少陽司天之政氣化運行先天初之氣地氣遷風勝迺搖寒迺去候乃大溫草木早榮寒來不殺溫病迺起其病氣怫於上血溢目赤欬逆頭痛血崩 (今詳崩字當作崩)脇滿膚腠中瘡(少陰之化) 二之氣火反鬱(太陰分故爾)白埃四起雲趨雨府風不勝濕雨迺零民迺康其病熱鬱於上欬逆嘔吐

间谷。又别有一名间谷者，是地化不及，即反有所胜而生者，故名间谷，即邪气之化。又名并化之谷也。亦名间谷，与王注颇异），其耗白甲品羽（白色，甲虫多品羽类，有羽翼者，耗散粢盛，虫鸟甲兵，岁为灾以耗竭物类），金火合德，上应太白荧惑（见大而明）。其政切，其令暴，蛰虫乃见，流水不冰，民病欬嗌塞。寒热发，暴振溧癃闷清先而劲，毛虫乃死，热后而暴，介虫乃殃。其发躁，胜复之作扰而大乱（金先胜木，已承害，故毛虫死。火后胜金不胜，故介虫复殃胜而行。杀羽者已亡，复者后来强者又死。非大乱气，其何谓也）。〇少阳司天之政，气化运行，先天初之气，地气迁，风胜，乃摇寒，乃去候，乃大温，草木早荣，寒来不杀，温病乃起，其病气怫于上。血溢目赤，欬逆头痛，血崩（今详崩当作崩），胁满，肤腠疮（少阴之化）。二之气火反郁（太阴分故尔），白埃四起，云趋雨府，风不胜湿，雨乃零，民乃康，其病热郁于上，欬逆呕吐，疮发于中，胸嗌不利，头痛身热，昏愦脓疮。〇三之气，天政布炎暑，至少阳临，上雨乃涯，民病热中，聋瞑血溢，脓疮欬呕，鼽衄渴嚏欠，喉痹目赤，善暴死。〇终之气，地气正，风乃至，万物反生，霿雾以行，其病关闭不禁，心痛，阳气不藏而欬。〇少阴司天之政，气化运行，先天地气肃，天气明，寒交暑热，加燥（新校正云：详此云寒交暑者，谓前岁终之气。少阳，今岁初之气。太阳，太阳寒交前岁，少阳之暑也。热加燥者，少阴在上，而阳明在下也）。云驰雨府，湿化乃行，时雨乃降，金火合德，上应荧惑太白（见而明大），其政明，其令切，其谷丹，白水火寒，热持于气交，而为病始也。热病生于上清，病生于下寒，热凌犯而争于中，民病欬喘，血溢血泄，鼽嚏目赤。眦疡，寒厥入胃，心痛腰痛，腹大嗌干，肿上。〇三之气，天政布大火，行庶类蕃鲜，寒气时至，民病气厥，心痛，寒热更作，欬喘目赤。〇终之气，燥令行，余火内格。肿于上，欬喘甚则血嗌，寒气数举，

瘡發於中胸嗌不利頭痛身熱昏憒膿瘡〇三之氣天政布炎暑至少陽臨上雨迺涯民病熱中聾瞑血溢膿瘡欬嘔鼽衄渴嚏欠喉痺目赤善暴死〇終之氣地氣正風迺至萬物反生霿霧以行其病關閉不禁心痛陽氣不藏而欬〇少陰司天之政氣化運行先天地氣肅天氣明寒交暑熱加燥（新校正云詳此云寒交暑者謂前歲終之氣少陽今歲初之氣太陽太陽寒交前歲少陽之暑也熱加燥者少陰在上而陽明在下也）雲馳雨府濕化迺行時雨迺降金火合德上應熒惑太白（見而明大）其政明其令切其穀丹白水火寒熱持於氣交而爲病始也熱病生於上清病生於下寒熱凌犯而爭於中民病欬喘血溢血泄鼽嚏目赤眥瘍寒厥入胃心痛腰痛腹大嗌乾腫上〇三之氣天政布大火行庶類蕃鮮寒氣時至民病氣厥心痛寒熱更作欬喘目赤〇終之氣燥令行餘火內格腫於上欬喘甚則血溢寒氣數舉

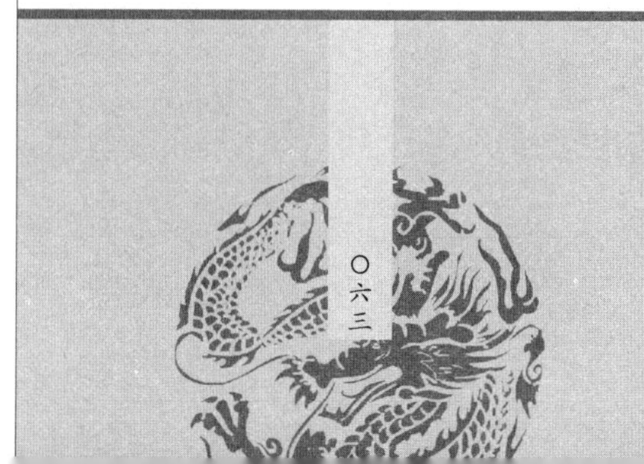

則霿霧翳病生皮賸內舍於脇下連少腹而作寒中地將易也（氣終則遷何可長也）○金鬱之發天潔地明風淸氣切大凉迺舉草樹浮烟燥氣以行霿霧數起殺氣來至草木蒼乾金迺有聲（大凉次寒也舉用事也浮烟燥氣也殺氣霜氛正殺氣者以丑時至長者亦卯時辰時也其氣之來色黃赤黑雜而至也物不勝殺故草木蒼乾蒼薄青色也）故民病欬逆心脇滿引少腹善暴痛不可反側嗌乾面塵色惡（金勝而木病也）山澤焦枯土凝霜鹵怫迺發也其氣五（夏火炎亢時雨既愆故山澤焦枯土上凝白鹽鹵狀如霜也五氣謂秋分後至立冬後十五日內也）夜零白露林莽聲悽怫之兆也（夜濡白露曉聽風悽有是乃爲金發徵也）

至眞要大論篇曰諸氣在泉風淫於內治以辛凉佐以苦以甘緩之以辛散之（風性喜溫而惡淸故治之凉是以勝氣治之也佐以苦隨其所利也木苦

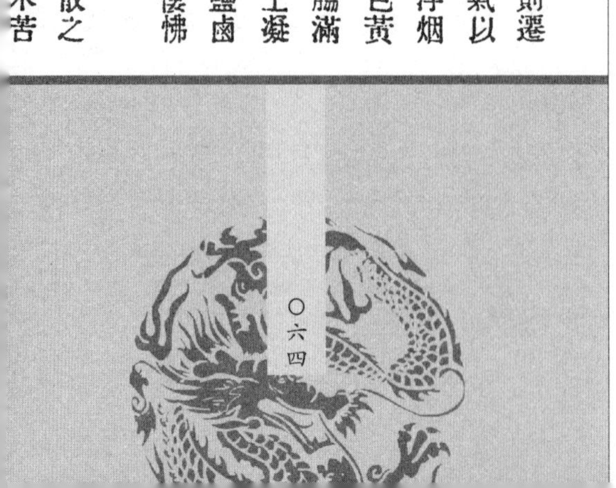

则霿雾翳病，生皮賸内，舍于胁下，连少腹而作寒中，地将易也（气终则迁何可长也）。〇金郁之发，天洁地明，风清气切大凉，乃举草树浮烟，燥气以行。霿雾数起，杀气来至，草木苍干，金乃有声（大凉，次寒也，举用事也。浮烟，燥气也。杀气霜氛，正杀气者，以丑时至长者，亦卯时辰时也。其气之来，色黄赤黑杂而至也。物不胜杀，故草木苍干苍薄，青色也）。故民病欬逆，心胁满，引少腹善暴痛，不可反侧，嗌干，面尘色恶（金胜而木病也），山泽焦枯，土凝霜卤，怫乃发也。其气五（夏火炎亢，时雨既愆，故山泽焦枯。土上凝白盐卤，状如霜也。五气谓秋分后至立冬后十五日内也），夜零白露，林莽声凄，怫之兆也（夜濡白露，晓听风凄有是，乃为金发徵也）

《至真要大论篇》曰：诸气在泉，风淫于内，治以辛凉，佐以苦。以甘缓之，以辛散之（风性喜温而恶清，故治之凉，是以胜气治之也。佐以苦，随其所利也。木苦急，则以甘缓之苦抑，则以辛散之。《藏气法地论》曰：肝苦急，急食甘以缓之。肝欲散，急食辛以散之，此之谓也。食亦音饲己，曰食，他曰饲也。大法正味，如此诸为方者，不必尽用之。但一佐二佐。病已，则止余气皆然）。热淫于内，治以咸寒，佐以甘苦，以酸收之，以苦发之（热性恶寒，故治以寒也。热之大盛甚于表者，以苦发之，不尽复寒，制之寒制。不尽复苦发之，以酸收之，甚者，再方微者，一方可使必已。时发时止，亦以酸收之）。湿淫于内，治以苦，热佐以酸淡，以苦燥之，以淡泄之（湿与燥反，故治以苦热，佐以酸淡也。燥除湿，故以苦燥其湿也。淡利窍，故以淡渗泄也。《藏气法时论》曰：脾苦湿，急食苦以燥之。《灵枢经》曰：淡利窍也。《生气通天论篇》曰：味过于苦，脾气不濡，胃气乃厚，明苦燥也）（新校正云：按《天元纪大论》曰：下太阴，其化下甘温），火淫于内，治以咸冷，佐以苦辛，以酸收之，以苦发之（火气大行，心腹，心怒之所生也。咸

急則以甘緩之苦抑則以辛散之藏氣法時論曰肝苦急急食甘以緩之肝欲散急食辛以散之此之謂也食亦音飼己曰食他曰飼也大法正味如此諸爲方者不必盡用之但一佐二佐病已則止餘氣皆然）熱淫於內治以鹹寒佐以甘苦以酸收之以苦發之（熱性惡寒故治以寒也熱之大盛甚於表者以苦發之不盡復寒制之寒制不盡復苦發之以酸收之甚者再方微者一方可使必已時發時止亦以酸收之）濕淫於內治以苦熱佐以酸淡以苦燥之以淡泄之（濕與燥反故治以苦熱佐以酸淡也燥除濕故以苦燥其濕也淡利竅故以淡滲泄也藏氣法時論曰脾苦濕急食苦以燥之靈樞經曰淡利竅也生氣通天論曰味過於苦脾氣不濡胃氣乃厚明苦燥也）（新校正云按天元正紀大論曰下太陰其化下甘溫）火淫於內治以鹹冷佐以苦辛以酸收之以苦發之（火氣大行心腹心怒之所生也鹹

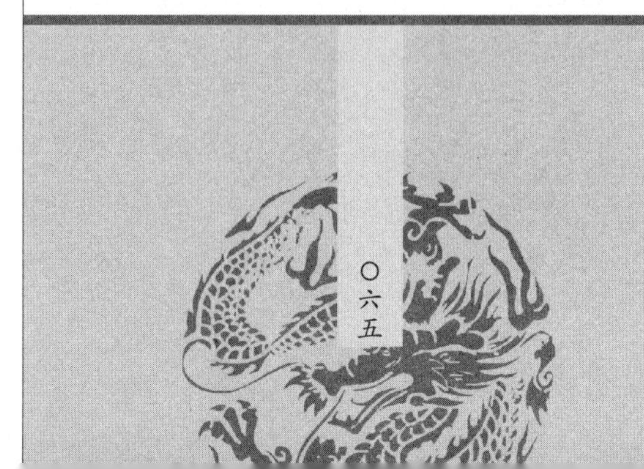

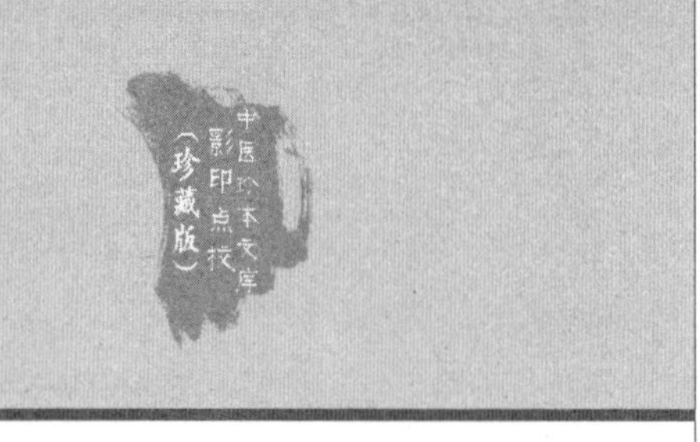

性柔耎故以治之以酸收之大法候其須汗者以辛佐之不必要資苦味令其汗也欲柔耎者以鹹治之藏氣法時論曰心欲耎急食鹹以耎之心苦緩急食酸以收之此之謂也）燥淫於內治以苦溫佐以甘辛以苦下之（溫利涼性故以苦治之下謂利之使不得也）（新校正云按藏氣法時論曰肺苦氣上逆急食苦以泄之用辛寫之酸補之又按下文司天燥淫所勝佐以酸辛此云甘辛者甘字疑當作酸天元正紀大論云下酸熱與苦溫之治又異又云以酸收之而安其下甚則以苦泄之也）寒淫於內治以甘熱佐以苦辛以鹹寫之以辛潤之以苦堅之（以熱治寒是爲摧勝折其氣用令不滋繁也苦辛之佐通事行之）（新校正云按藏氣法時論曰腎苦燥急食辛以潤之腎欲堅急食苦以堅之用苦補之鹹寫之舊注引此在濕淫於內之下無義今移於此）○少陰司天熱淫所勝怫熱至火行其政民病胸中

性柔耎，故以治之以酸，收之大法，候其须汗者，以辛佐之，不必要资苦味令其汗也。欲柔耎者，以咸治之。《藏气法时论》曰：心欲耎，急食咸以耎之。心苦缓，急食酸以收之，此之谓也），燥淫于内，治以苦温，佐以甘辛，以苦下之（温利凉性，故以苦治之下，谓利之，使不得也）（新校正云：按《藏气法时论》曰：肺苦气上逆，急食苦以泄之。用辛写（泻）之，酸补之。又按下文，司天燥淫所胜，佐以酸辛，此云甘辛者，甘字疑当作酸。《天元正纪大论》云：下酸，热与苦温之，治又异。又云：以酸收之而安其下，甚则以苦泄之也）。寒淫于内，治以甘热，佐以苦辛，以咸写（泻）之，以辛润之，以苦坚之（以热治寒，是为摧胜，折其气用，令不滋繁也。苦辛之佐，通事行之）（新校正云：按《藏气法时论》曰：肾苦燥，急食辛以润之。肾欲坚，急食苦以坚之，用苦补之，咸写泻之。旧注引此在湿淫于内之下，无义，今移于此）。○少阴司天，热淫所胜，怫热至火行其政，民病胸中烦热，嗌干，右胠满，皮肤痛，寒热欬喘，大雨且至，唾血，血泄鼽衄，嚏呕，溺色变，甚则疮疡胕肿，肩背臂臑及缺盆中痛，心痛，肺䐜腹大满膨膨，而喘欬病本于肺（谓甲子、丙子、戊子、庚子、壬子、甲午、丙午、戊午、庚午、壬午岁也。怫热至，是火行其政乃尔，是岁民病，集于右，盖以小肠通心故也。病自肺生，故曰病本于肺也）（新校正云：按《甲乙经》：溺色变，肩背臂臑及缺盆中痛，肺胀满，膨膨而喘欬，为肺病鼽衄，为大肠病。盖少阴司天之岁，火克金，故病如是。又王注：民病集于右，以小肠通心，故按《甲乙经》，小肠附脊右环，回肠附脊左环，所说不应，得非火胜克金而大肠病矣）。尺泽绝，死不治（尺泽在肘内廉大文中动脉应手，肺之气也。火烁于金，承天之命，金气内绝，故必危亡。尺泽不至，肺气已绝，荣卫之气宣行无主，真气内竭，生之何有哉）。○太阴司天，湿淫所胜，则沈（沉）阴，且布雨变枯槁，胕肿骨痛，阴痹，阴痹者，按之不得，腰脊头

煩熱嗌乾右胠滿皮膚痛寒熱欬喘大雨且至唾血血泄鼽衄嚏嘔溺色變甚則瘡瘍胕腫肩背臂臑及缺盆中痛心痛肺䐜腹大滿膨膨而喘欬病本於肺（謂甲子丙子戊子庚子壬子甲午丙午戊午庚午壬午歲也怫熱至是火行其政乃爾是歲民病集於右蓋以小腸通心故也病自肺生故曰病本於肺也）（新校正云按甲乙經溺色變肩背臂臑及缺盆中痛肺脹滿膨膨而喘欬爲肺病鼽衄爲大腸病蓋少陰司天之歲火尅金故病如是又王注民病集於右以小腸通心故按甲乙經小腸附脊右環回腸附脊左環所說不應得非火勝尅金而大腸病矣）尺澤絕死不治（尺澤在肘內廉大文中動脈應手肺之氣也火爍於金承天之命金氣內絕故必危亡尺澤不至肺氣已絕榮衛之氣宣行無主眞氣內竭生之何有哉）〇太陰司天濕淫所勝則沈陰且布雨變枯槁胕腫骨痛陰痹陰痹者按之不得腰脊頭

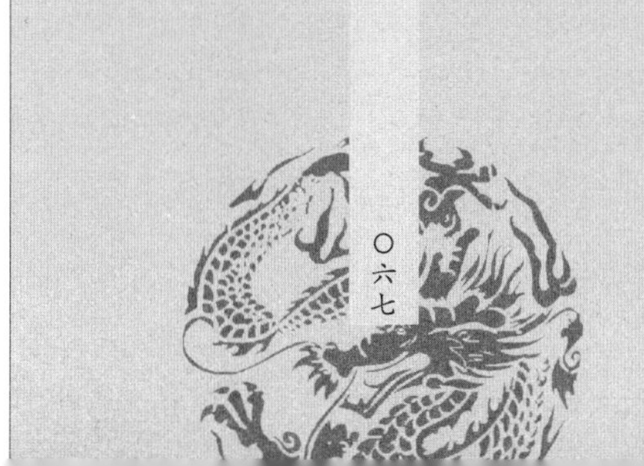

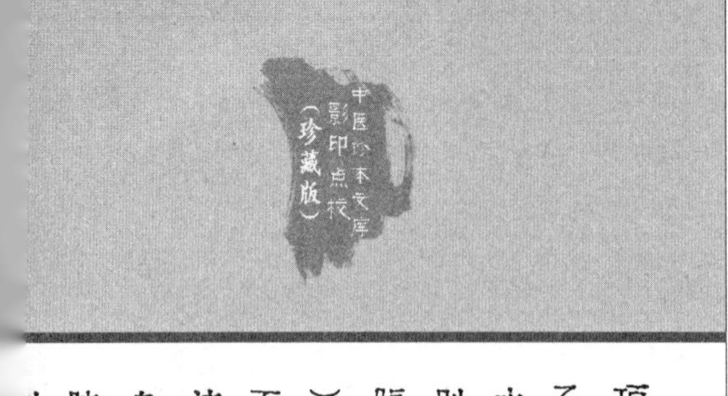

項痛時眩大便難陰氣不用飢不欲食欬唾則有血心如懸病本於腎（謂乙丑丁丑己丑辛丑癸丑乙未丁未己未辛未癸未歲也沈久也腎氣受邪水無能潤下焦枯涸故大便難也）（新校正云按甲乙經飢不用食欬唾則有血心懸如飢狀爲腎病又邪在腎則骨痛陰痺陰痺者按之而不得腹脹腰痛大便難肩背頸項强痛時眩蓋太陰司天之歲土尅水故病如是矣）太谿絶死不治（太谿在足內踝後跟骨上動脈應手腎之氣也土邪勝水而腎氣內絶邪甚正微故方無所用矣）　○少陽司天火淫所勝則溫氣流行金政不平民病頭痛發熱惡寒而瘧熱上皮膚痛色變黃赤傳而爲水身面胕腫腹滿仰息泄注赤白瘡瘍欬唾血煩心胸中熱甚則鼽衄病本於肺（謂甲寅丙寅戊寅庚寅壬寅甲申丙申戊申庚申壬申歲也火來用事則金氣受邪故曰金政不平也火炎於上金肺受邪客熱內燔水無能救故

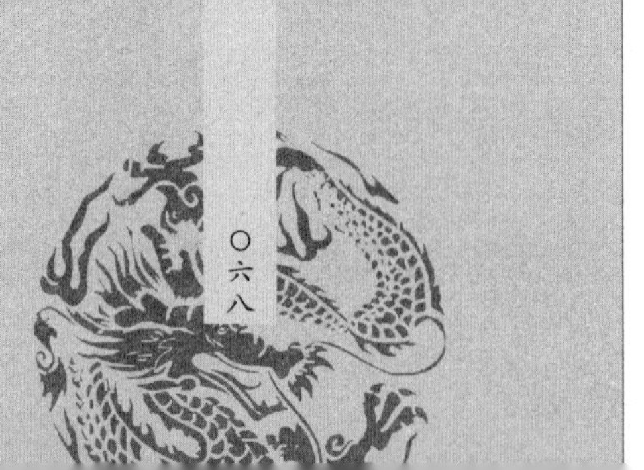

项痛，时眩，大便难，阴气不用，饥不欲食，欬唾则有血，心如悬，病本于肾（谓乙丑、丁丑、己丑、辛丑、癸丑、乙未、丁未、己未、辛未，癸未岁也。沈（沉），久也，肾气受邪，水无能润，下焦枯涸，故大便难也）（新校正云：按《甲乙经》，饥不用食，欬唾则有血，心悬如饥状，为肾病。又邪在肾，则骨痛阴痹，阴痹者，按之而不得，腹胀腰痛，大便难，肩背颈项强，痛时眩。盖太阴司天之岁，土克水，故病如是矣）。太谿绝，死不治（太谿在足内踝后跟骨上，动脉应手，肾之气也。土邪胜水，而肾气内绝，邪甚正微，故方无所用矣）。○少阳司天，火淫所胜，则温气流行，金政不平。民病头痛，发热恶寒而疟热上。皮肤痛，色变黄赤，传而为水，身面胕肿，腹满仰息，泄注赤白，疮疡欬唾血，烦心，胸中热，甚则鼽衄病，本于肺（谓甲寅、丙寅、戊寅、庚寅、壬寅、甲申、丙申、戊申、庚申、壬申岁也。火来用事，则金气受邪，故曰金政不平也。火炎于上，金肺受邪，客热内燔，水无能救，故

化生诸病也。制火之客，则已矣）（新校正云：按《甲乙经》，邪在肺，则皮肤痛，发寒热。盖少阳司天之岁，火克金，故病如是也）。天府绝，死不治（天府在肘后内侧上腋下，同身寸之三寸，动脉应手，肺之气也。火胜而金脉绝，故死）。〇阳明司天，燥淫所胜，则木乃晚荣，草乃晚生，筋骨内变，民病在胠胁痛，寒清于中，感而疟大凉革，候欬腹中鸣，注泄鹜溏，名木敛生，菀于下，草焦上首，心胁暴痛，不可反侧，嗌干面尘腰痛。丈夫痛入骨，㿗疝，妇人少腹痛，目眛，眦疡疮，痤痈，蛰虫来见，病本于肝（谓乙卯、丁卯、己卯、辛卯、癸卯、乙酉、丁酉、己酉、辛酉、癸酉岁也。金胜，故草木晚生荣也。配于人身，则筋骨内应而不用也。大凉之气变易时候，则人寒清发于中，内感寒气，则为痎疟也。大肠居右肺，气通之，今肺气内淫，肝居于左，故左胠胁痛如刺割也。其岁民自注泄，则无淫胜之疾也。大凉，次寒也，大凉且甚，阳气不行，故木容收敛。草荣悉晚，生气已升，

化生諸病也制火之客則已矣）（新校正云按甲乙經邪在肺則皮膚痛發寒熱蓋少陽司天之歲火尅金故病如是也）天府絕死不治（天府在肘後內側上腋下同身寸之三寸動脈應手肺之氣也火勝而金脈絕故死）〇陽明司天燥淫所勝則木廼晚榮草廼晚生筋骨內變民病左胠脇痛寒清於中感而瘧大凉革候欬腹中鳴注泄鶩溏名木斂生菀於下草焦上首心脅暴痛不可反側嗌乾面塵腰痛丈夫㿗疝婦人少腹痛目眛眥瘍瘡痤癰蟄蟲來見病本於肝（謂乙卯丁卯己卯辛卯癸卯乙酉丁酉己酉辛酉癸酉歲也金勝故草木晚生榮也配於人身則筋骨內應而不用也大凉之氣變易時候則人寒清發於中內感寒氣則爲痎瘧也大腸居右肺氣通之今肺氣內淫肝居於左故左胠脇痛如刺割也其歲民自注泄則無淫勝之疾也大凉次寒也大凉且甚陽氣不行故木容收斂草榮悉晚生氣已升

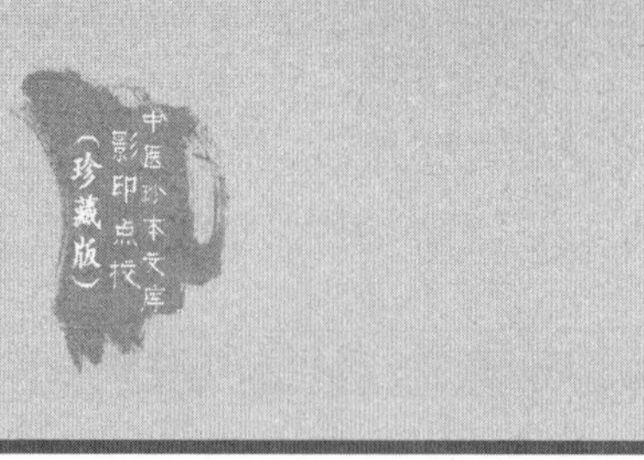

陽不布令故閉積生氣而穑於下也在人之應則少腹之內痛氣居之發疾於仲夏瘡瘍之疾猶及秋中瘡痤之類生於上癰腫之患生於下瘡色雖赤中心正白物之常也）（新校正云按甲乙經腰痛不可以俛仰丈夫㿉疝婦人少腹腫甚則嗌乾面塵爲肝病又胸滿洞泄爲肝病又心脅痛不能反側目銳眥痛缺盆中腫痛腋下腫馬刀挾瘿汗出振寒瘧爲膽病蓋陽明司天之歲金尅木故病如是又按脈解云厥陰所謂㿉疝婦人少腹腫者厥陰者辰也三月陽中之陰邪在中故曰㿉亦少腹腫也） 太衝絕死不治（太衝在足大指本節後二寸脈動應手肝之氣也金來伐木肝氣內絕眞不勝邪死其宜也） ○司天之氣風淫所勝平以辛涼佐以苦甘以甘緩之以酸寫之（厥陰之氣未爲盛熱故曰涼藥平之夫氣之用也積涼爲寒積溫爲熱以熱少之其則溫也以寒少之其則涼也以溫多之其則熱也以涼多之

阳不布令，故闭积生气，而穑于下也。在人之应，则少腹之内痛，气居之，发疾于仲夏。疮疡之疾，犹及秋中疮痤之类，生于上，痈肿之患。生于下，疮色虽赤，中心正白，物之常也）（新校正云：按《甲乙经》，腰痛不可以俛仰，丈夫㿉疝，妇人少腹肿甚，则嗌干面尘，为肝病。又胸满洞泄，为肝病。又心胁痛，不能反侧，目锐眦痛，缺盆中肿痛，腋下肿，马刀挟瘿，汗出振寒疟，为胆病。盖阳明司天之岁，金克木，故病如是。又按《脉解》云，厥阴所谓㿉疝，妇人少腹肿者，厥阴者，辰也。三月，阳中之阴，邪在中，故曰㿉，亦少腹肿也）。太卫绝，死不治（太卫，在足大指本节后二寸，脉动应手，肝之气也。金来伐木，肝气内绝，真不胜邪，死其宜也）。○司天之气，风淫所胜，平以辛凉，佐以苦甘，以甘缓之，以酸写（泻）之（厥阴之气，未为盛热，故曰凉药平之。夫气之用也，积凉为寒，积温为热，以热少之，其则温也。以寒少之，其则凉也。以温多之，其则热也。以凉多之，其则寒也。各当其分，则寒寒也，温温也，热热也，凉凉也。方书之用，可不务乎？故寒热温凉，迁降多少。善为方者，意必精通，余气皆然，从其制也）（新校正云：按本论上文云，上淫于下，所胜平之。外淫于内，所胜治之。故在泉曰治，司天曰平也）。热淫所胜，平以咸寒，佐以苦甘，以酸收之（热气已退，时发动者，是谓心虚气散不敛，以酸收之。虽以酸收，亦兼寒助，乃能殄除其源本矣。热见太甚，则以苦发之。汗已便凉，是邪气尽，勿寒。水之汗已犹热，是邪气未尽，则以酸收之。已又热，则复汗之。已汗复热，是藏虚也，则补其心可矣。法则合尔诸治热者亦不必得，再三发三治，况四变而反覆者乎）。湿淫所胜，平以苦热，佐以酸辛，以苦燥之，以淡泄之（湿气所淫，皆为肿满，但除其湿肿，满自衰。因湿生病，不肿不满者，亦尔治之湿气。在上以苦吐之，湿气在下，以苦泄之，以淡渗之，则皆燥也。泄谓渗泄，以利水道，下小便为法。然酸虽热，

其則寒也各當其分則寒寒也溫溫也熱熱也涼涼也方書之用可不務乎故寒熱溫涼遷降多少善爲方者意必精通餘氣皆然從其制也）（新校正云按本論上文云上淫於下所勝平之外淫於內所勝治之故在泉曰治司天曰平也）熱淫所勝平以鹹寒佐以苦甘以酸收之（熱氣已退時發動者是謂心虛氣散不斂以酸收之雖以酸收亦兼寒助乃能殄除其源本矣熱見太甚則以苦發之汗已便涼是邪氣盡勿寒水之汗已猶熱是邪氣未盡則以酸收之已又熱則復汗之已汗復熱是藏虛也則補其心可矣法則合爾諸治熱者亦不必得再三發三治况四變而反覆者乎）濕淫所勝平以苦熱佐以酸辛以苦燥之以淡泄之（濕氣所淫皆爲腫滿但除其濕腫滿自衰因濕生病不腫不滿者亦爾治之濕氣在上以苦吐之濕氣在下以苦泄之以淡滲之則皆燥也泄謂滲泄以利水道下小便爲法然酸雖熱

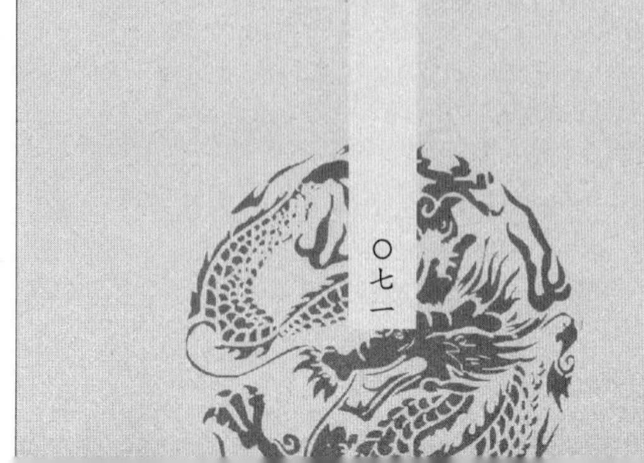

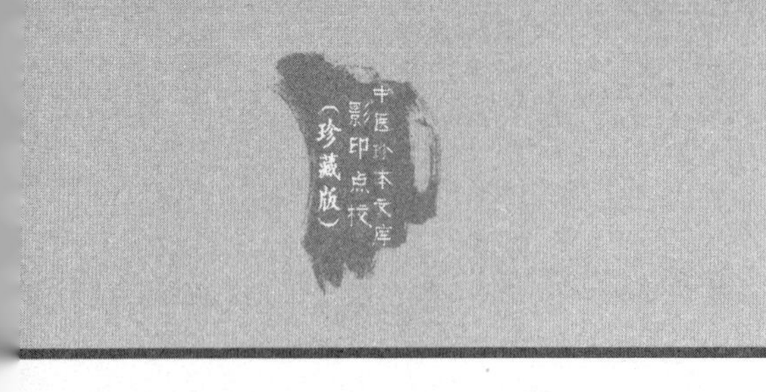

亦用利小便去伏水也治濕之病不下小便非其法也）（新校正云按濕淫於內佐以酸淡此云酸辛者辛疑當作淡）濕上甚而熱治以苦溫佐以甘辛以汗爲故而止（身半以上濕氣餘火氣復鬱鬱濕相薄則以苦溫甘辛之藥解表流汗而祛之故云以汗爲除病之故而已也）火淫所勝平以酸冷佐以苦甘以酸收之以苦發之以酸復之熱淫同（同熱淫義熱亦如此法以酸復其本氣也不復其氣則淫氣空虛招其損）燥淫所勝平以苦濕佐以酸辛以苦下之（制燥之勝必以苦濕是以火之氣味也宜下必以苦宜補必以酸宜寫必以辛清甚生寒留而不去則以苦濕下之氣有餘則以辛寫之諸氣同）（新校正云按上文燥淫於內治以苦溫此云苦濕者濕當爲溫文注中濕字三並當作溫又按六元正紀大論亦作苦小溫）寒淫所勝平以辛熱佐以甘苦以鹹寫之（淫散止之不可過也）（新校正云

亦用利小便去伏水也。治湿之病，不下小便，非其法也）（新校正云：按湿淫于内，佐以酸淡，此云酸辛者，辛疑当作淡）。湿上甚而热，治以苦温，佐以甘辛，以汗为，故而止（身半以上，湿气余火，气复郁，郁湿相薄，则以苦温甘辛之药，解表流汗而祛之，故云以汗为除病之故而已也）。火淫所胜，平以酸冷，佐以苦甘，以酸收之，以苦发之，以酸复之，热淫同（同热淫，义热亦如此，法以酸，复其本气也。不复其气，则淫气空虚，招其损）。燥淫所胜，平以苦湿，佐以酸辛，以苦下之（制燥之胜，必以苦湿，是以火之气味也。宜下必以苦，宜补必以酸，宜写（泻）必以辛，清甚生寒，留而不去，则以苦湿下之。气有余，则以辛写（泻）之，诸气同）（新校正云：按上文，燥淫于内，治以苦温，此云苦湿者，湿当为温，文注中，湿字，三并当作温。又按《六元正纪大论》，亦作苦小温）。寒淫所胜，平以辛热，佐以甘苦，以咸写（泻）之（淫散止之，不可过也）（新校正云：

按上文寒淫于内，治以甘热，佐以苦辛。此云平以辛热，佐以甘苦者，此文为误。又按《六元正纪大论》云：太阳之政岁，宜苦以燥之也）。○阳明之胜，清发于中，左胠胁痛溏泄，内为嗌塞，外发㿗疝，大凉肃杀，华英改容，毛虫乃殃，胸中不便，嗌塞而欬（五卯五酉，岁也。大凉肃杀，金气胜木，故草木华英。为杀气损削，改易形容而焦，其上首也。毛虫木化，气不宜金，故金政大行，而毛虫死耗也。木化之气，下主于阴，故大凉行而㿗疝发也。胸中不便，谓呼吸回转，或痛或缓，急而不利便也。气太盛，故嗌塞而咳也。嗌谓喉之下接连胸中肺两叶之间者也）。○厥阴之胜，治以甘清，佐以苦辛，以酸写（泻）之。少阴之胜，治以辛寒，佐以苦咸，以甘写（泻）之。太阴之胜，治以咸热，佐以辛甘，以苦写（泻）之。少阳之胜，治以辛寒，佐以甘咸，以甘写（泻）之。阳明之胜，治以酸温，佐以辛甘，以苦泄之。太阳之胜，治以甘热，佐以辛酸，以咸写（泻）之（六胜之至，皆先归其不胜已者。

按上文寒淫於內治以甘熱佐以苦辛此云平以辛熱佐以甘苦者此文爲誤又按六元正紀大論云太陽之政歲宜苦以燥之也）○陽明之勝清發於中左胠脇痛溏泄內爲嗌塞外發㿗疝大凉肅殺華英改容毛蟲迺殃胸中不便嗌塞而欬（五卯五酉歲也大凉肅殺金氣勝木故草木華英爲殺氣損削改易形容而焦其上首也毛蟲木化氣不宜金故金政大行而毛蟲死耗也木化之氣下主於陰故大凉行而㿗疝發也胸中不便謂呼吸回轉或痛或緩急而不利便也氣太盛故嗌塞而欬也嗌謂喉之下接連胸中肺兩葉之間者也）○厥陰之勝治以甘清佐以苦辛以酸寫之少陰之勝治以辛寒佐以苦鹹以甘寫之太陰之勝治以鹹熱佐以辛甘以苦寫之少陽之勝治以辛寒佐以甘鹹以甘寫之陽明之勝治以酸溫佐以辛甘以苦泄之太陽之勝治以甘熱佐以辛酸以鹹寫之（六勝之至皆先歸其不勝已者

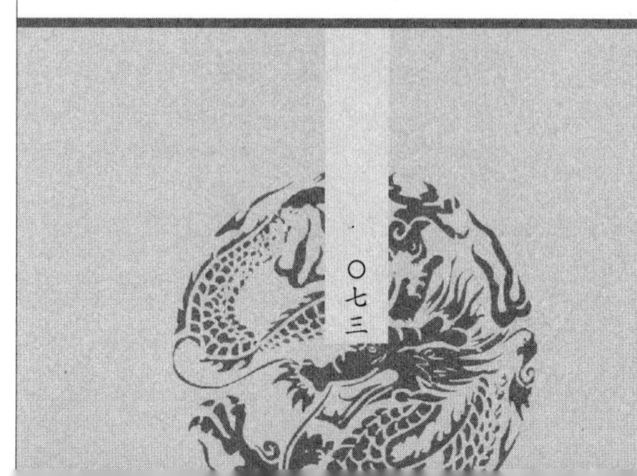

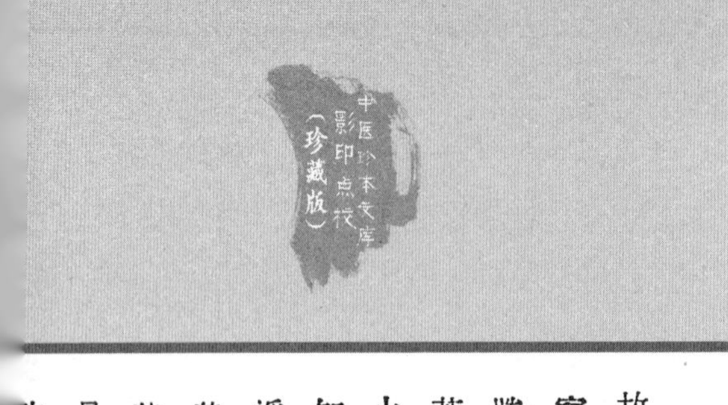

故不勝者當先寫之以通其道次寫所勝之氣令其退釋也治諸勝而不寫遣之則勝氣浸盛而內生諸病也）（新校正云詳此爲治皆先寫其不勝而後寫其來勝獨太陽之勝治以甘熱爲異疑甘字苦之誤也若云治以苦熱則六勝之治皆一貫也）〇少陰之復燠熱內作煩躁鼽嚏少腹絞痛火見燔焫嗌燥分注時止氣動於左上行於右欬皮膚痛暴瘖心痛鬱冒不知人迺洒淅惡寒振慄譫妄寒已而熱渴而欲飲少氣骨痿隔腸不便外爲浮腫噦噫赤氣後化流水不冰熱氣大行介蟲不復病疿胗瘡瘍癰疽痤痔甚則入肺欬而鼻淵（火熱之氣自小腸從齊下之左入大腸上行至左脇甚則上行於右而入肺故動於左上行於右皮膚痛也分注謂大小俱下也骨痿言骨弱而無力也隔腸謂腸如隔絕而不便寫也寒熱甚則然陽明先勝故赤氣後化流水不氷少陰之本司於地也在人之應則冬脈不凝若

故不胜者，当先写（泻）之，以通其道。写（泻）所胜之气，令其退释也。治诸胜而不写（泻）遣之，则胜气浸盛而内生诸病也）（新校正云：详此为治，皆先写（泻）其不胜而后写（泻）其来胜。独太阳之胜，治以甘热为异，疑甘字，苦之误也。若云治以苦热，则六胜之治，皆一贯也）。〇少阴之复，燠热内作，烦躁鼽嚏，少腹绞痛，火见燔焫嗌燥，分注时止，气动于左，上行于右欬，皮肤痛，暴瘖，心痛，郁冒不知人，乃洒淅恶寒，振慄谵妄。寒已而热渴而欲饮，少气骨痿，隔肠不便。外为浮肿，哕噫，赤气后化，流水不冰，热气大行，介虫不复，病疿胗、疮疡、痈疽，痤痔甚，则入肺欬而鼻渊（火热之气，自小肠从齐下之左入大肠，上行至左胁，甚则上行于右而入肺。故动于左，上行于右，胀痛也。分注谓大小俱下也。骨痿，言骨弱而无力也。隔肠，谓肠如隔绝，而不便写（泻）也。寒热甚，则然阳明先胜，故赤气后化，流水不冰。少阴之本，司于地也。在人之应，则冬脉不凝。若高山穷谷已是至高之处，水亦当冰平下川流，则如经矣。火气内蒸，金气外拒，阳热内郁，故为痱胗。疮疡胗甚，亦为疮也。热少则外生痱胗，热多则内结痈痤。小肠有热，则中外为痔，其复热，热之变，皆病于身后及外侧也。疮疡痱胗生于上，痈疽痤痔生于下，反其处者，皆为逆也）。天府绝，死不治（天府，肺脉气也）（新校正云：按上文少阴司天，热淫所胜，尺泽绝，死不治。少阳司天，火淫所胜，天府绝，死不治。此云少阴之复，天府绝，死不治。下文少阳之复，尺泽绝，死不治。文如相反者，盖尺泽天府俱手太阴脉之所发动，故此互文也）。〇太阴之复，湿变，乃举体重中满，食饮不化，阴气上厥，胸中不便，饮发于中，欬喘有声，大雨时行，鳞见于陆，头顶痛重而掉瘛尤甚。呕而密默，唾吐清液，甚则入肾窍，写（泻）无度（湿气内逆，寒气不行，太阳上流，故为是病。头顶痛重，则脑掉瘛尤甚。肠胃寒，湿热无所行，重灼胸府，故胸中不便，食饮

高山窮谷已是至高之處水亦當冰平下川流則如經矣火氣內蒸金氣外拒陽熱內鬱故爲痱胗瘡瘍胗甚亦爲瘡也熱少則外生痱胗熱多則內結癰痤小腸有熱則中外爲痔其復熱熱之變皆病於身後及外側也瘡瘍痱胗生於上癰疽痤痔生於下反其處者皆爲逆也）天府絕死不治（天府肺脈氣也）（新校正云按上文少陰司天熱淫所勝尺澤絕死不治少陽司天火淫所勝天府絕死不治此云少陰之復天府絕死不治下文少陽之復尺澤絕死不治文如相反者蓋尺澤天府俱手太陰脈之所發動故此互文也）○太陰之復濕變迺舉體重中滿食飲不化陰氣上厥胸中不便飲發於中欬喘有聲大雨時行鱗見於陸頭頂痛重而掉瘛尤甚嘔而密默唾吐清液甚則入腎竅寫無度（濕氣內逆寒氣不行太陽上流故爲是病頭頂痛重則腦中掉瘛尤甚腸胃寒濕熱無所行重灼胸府故胸中不便食飲

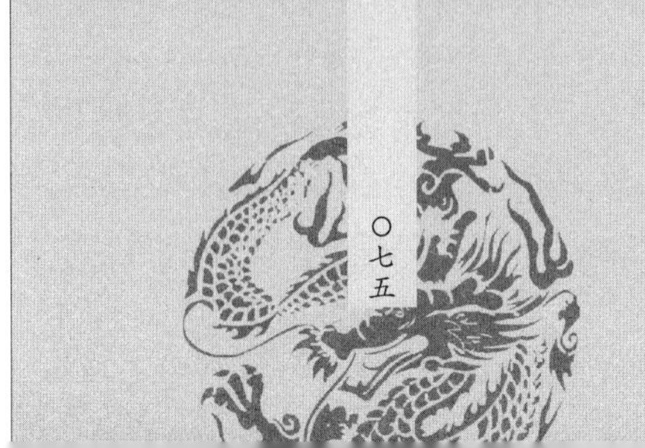

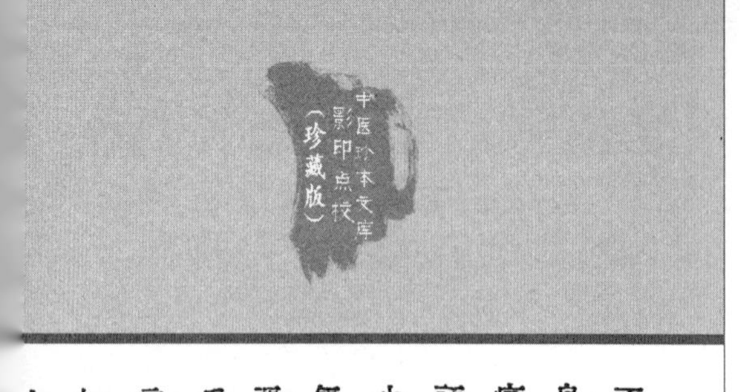

不化嘔而密默欲靜定也喉中惡冷故唾吐冷水也寒氣易位上入肺喉則息迫不利故欬喘而喉中有聲也水居平澤則魚遊於市頭項胸痛久人兼痛於眉間也）（新校正云按上文太陰在泉頭痛頂似按又太陰司天云頭項痛此云頭頂痛頂疑當作項）太谿絕死不治（太谿腎脈氣也）〇少陽之復大熱將至枯燥燔爇介蟲迺耗驚瘛欬衄心熱煩躁便數憎風厥氣上行面如浮埃目乃瞤瘛火氣內發上爲口糜嘔逆血溢血泄發而爲瘧惡寒鼓慄寒極反熱嗌絡焦槁渴引水漿色變黃赤少氣脈萎化而爲水傳爲胕腫甚則入肺欬而血泄（火氣專暴枯燥草木燔焫自生故燔爇也爇音焫火內熾故驚瘛欬衄心熱煩躁便數憎風也火炎於上則庶物失色故如塵埃浮於面而目瞤動也火爍於內則口舌糜亂嘔逆及爲血溢血泄風火相薄則爲溫瘧氣蒸熱化則爲水病傳爲胕腫胕謂皮皮俱腫按之陷下

不化，呕而密默，欲静定也。喉中恶冷，故唾吐冷水也。寒气易位，上入肺喉，则息迫不利，故欬喘而喉中有声也。水居平泽，则鱼游于市，头顶胸痛久，人兼痛于眉间也）（新校正云：按上文，太阴在泉，头痛，顶似按，又太阴司天，云头项痛，此云头顶痛，顶疑当作项）。太谿绝，死不治（太谿，肾脉气也）。〇少阳之复，大热将至，枯燥燔爇，介虫乃耗，惊瘛欬衄，心热烦躁，便数，憎风。厥气上行，面如浮埃，目乃瞤瘛，火气内发，上为口糜，呕逆血溢，血泄发而为疟，恶寒鼓慄，寒极反热，嗌络焦槁，渴引水浆，色变黄赤，少气脉萎，化而为水，传为胕肿。甚则入肺，欬而血泄（火气专暴，枯燥，草木燔焰自生，故燔爇也。爇，音焫，火内炽，故惊瘛，欬衄，心热烦躁，便数，憎风也。火炎于上，则庶物失色，故如尘埃，浮于面而目瞤动也。火烁于内，则口舌糜乱。呕逆及为血溢血泄，风火相薄，则为温疟。气蒸热化，则为水病，传为胕肿。胕谓皮，皮俱肿，按之陷下泥而不起也。如是之证，皆火气所生也)。尺泽绝，死不治（尺泽，肺脉气也)。〇阳明之复，清气大举，森木苍干，毛虫乃厉。病生胠胁，气归于左，善太息，甚则心痛，否满，腹胀而泄，呕苦欬哕，烦心，病在鬲中。头痛甚则入肝，惊骇筋挛（杀气大举，木不胜之，故苍清之叶不及黄而干燥也。厉谓疵厉疾疫死也，清甚于内热，郁于外故也)。太冲绝，死不治（太冲，肝脉气也)。〇厥阴之复，治以酸寒，佐以甘辛，以酸写（泻）之，以甘缓之（不大缓之，夏犹不已，复重于胜，故治以辛寒也）（新校正云：按别本，治以酸寒，作治以辛寒也)。少阴之复，治以咸寒，佐以苦辛，以甘写（泻）之，以酸收之，辛苦发之，以咸耎之（不大发汗，以寒攻之，持至仲秋，热内伏结而为心热，少气少力而不能起矣。热伏不散，归于骨矣)。太阴之复，治以苦热，佐以酸辛，以苦写（泻）之，燥之泄之（不燥泄之，久而为身肿，腹满，关节不利，肺及伏兔怫满内作，膝腰胫内侧胕

泥而不起也如是之證皆火氣所生也）尺澤絶死不治（尺澤肺脈氣也）〇陽明之復清氣大舉森木蒼乾毛蟲迺厲病生胠脇氣歸於左善太息甚則心痛否滿腹脹而泄嘔苦欬噦煩心病在鬲中頭痛甚則入肝驚駭筋攣（殺氣大舉木不勝之故蒼淸之葉不及黄而乾燥也厲謂疵厲疾疫死也淸甚於内熱鬱於外故也）太衝絶死不治（太衝肝脈氣也）〇厥陰之復治以酸寒佐以甘辛以酸寫之以甘緩之（不大緩之夏猶不已復重於勝故治以辛寒也）（新校正云按别本治以酸寒作治以辛寒也）少陰之復治以鹹寒佐以苦辛以甘寫之以酸收之辛苦發之以鹹耎之（不大發汗以寒攻之持至仲秋熱内伏結而爲心熱少氣少力而不能起矣熱伏不散歸於骨矣）太陰之復治以苦熱佐以酸辛以苦寫之燥之泄之（不燥泄之久而爲身腫腹滿關節不利肺及伏兔怫滿内作膝腰脛内側胕

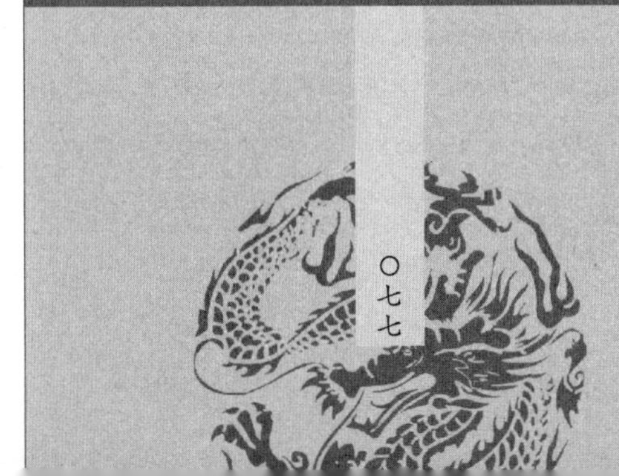

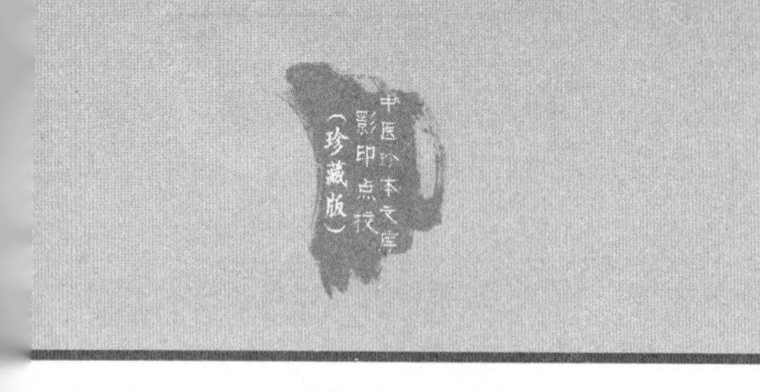

腫病）少陽之復治以鹹冷佐以苦辛以鹹耎之以酸收之辛苦發之發不遠熱無犯溫涼少陰同法（不發汗以奪盛陽則熱內淫四支而爲解㑊不可名也謂熱不甚謂寒不甚謂强不甚謂弱不甚不可以名言故謂之解㑊粗醫呼爲鬼氣惡病也久久不已則骨熱髓涸齒乾枯爲骨熱病也發汗奪陽故無留熱故發汗者雖熱生病夏月及差亦用熱藥以强之當春秋時縱火熱勝亦不得以熱藥發汗汗不發而藥熱內甚助病爲瘧逆伐神靈故曰無犯溫涼少陰氣熱爲療則同故云與少陰同法也數奪其汗則津竭涸故以酸收以鹹潤也）（新校正云按天元正紀大論云發表不遠熱）陽明之復治以辛溫佐以苦甘以苦泄之以苦下之以酸補之（泄謂滲泄汗及小便湯浴皆是也秋分前後則亦發之春有勝亦依勝法或不已亦湯漬和其中外也怒復之後其氣皆虛故補之以安全其氣餘復治同）太陽之復

肿病）。少阳之复，始以咸冷，佐以苦辛，以咸耎之，以酸收之，辛苦发之，发不远热，无犯温凉。少阴同法（不发汗，以夺盛阳，则热内淫，四支而为解㑊，不可名也。谓热不甚，谓寒不甚，谓强不甚，谓弱不甚，不可以名言，故谓之解㑊。粗医呼为鬼气，恶病也。久久不已，是骨热髓涸，齿干枯，为骨热病也。发汗夺阳，故无留热。故发汗者，虽热生病，夏月及差，亦用热药以强之。当春秋时，纵火热胜，亦不得以热药发汗，汗不发而药热内甚，助病为疟，逆伐神灵，故曰无犯温凉。少阴气热，为疗则同，故云与少阴同法也。数夺其汗，则津竭涸，故以酸收，以咸润也）（新校正云：按《天元正纪大论》云：发表不远热）。阳明之复，始以辛温，佐以苦甘，以苦泄之，以苦下之，以酸补之（泄谓渗泄，汗及小便，汤浴皆是也。秋分前后，则亦发之。春有胜，亦依胜法，或不已，亦汤渍和其中外也。怒复之后，其气皆虚，故补之，以安全其气，余复治同）。太阳之复，治以咸热，佐以甘辛，以苦坚之（不坚则寒气内变，止而复发，发而复止，绵历年岁，生大寒疾）。治诸胜复，寒者热之，热者寒之，温者清之，清者温之，散者收之，抑者散之，燥者润之，急者缓之，坚者耎之，脆者坚之，衰者补之，强者写（泻）之，各安其气。必清必静，则病气衰去，归其所宗，此治之大体也（太阳气寒，少阴、少阳气热，厥阴气温，阳明气清，太阴气湿。有胜复则各倍其气，以调之。故可使平也，宗属也。调不失理，则余之气自归其所，属少之气自安其所。居胜复衰已，则各在衰而平定之，必清必静。无妄挠之，则六气循环，五神安泰。若运气之寒热治之平之，亦各归司天地气也）。○厥阴司天，客胜则耳鸣掉眩，甚则欬。○少阴司天，客胜则鼽嚏，颈项强，肩背瞀热，头痛少气，发热耳聋，目瞑。甚则胕肿血溢，疮疡欬喘。○太阴司天，客胜则首面胕肿，呼吸气喘。○少阳司天，主胜则胸满，咳仰息，甚而有血，手热。○阳明司天，清复内余，

治以鹹熱佐以甘辛以苦堅之（不堅則寒氣內變止而復發發而復止綿歷年歲生大寒疾） 治諸勝復寒者熱之熱者寒之溫者淸之淸者溫之散者收之抑者散之燥者潤之急者緩之堅者耎之脆者堅之衰者補之强者寫之各安其氣必淸必靜則病氣衰去歸其所宗此治之大體也（太陽氣寒少陰少陽氣熱厥陰氣溫陽明氣淸太陰氣濕有勝復則各倍其氣以調之故可使平也宗屬也調不失理則餘之氣自歸其所屬少之氣自安其所居勝復衰已則各在衰而平定之必淸必靜無妄撓之則六氣循環五神安泰若運氣之寒熱治之平之亦各歸司天地氣也）○厥陰司天客勝則耳鳴掉眩甚則欬○少陰司天客勝則鼽嚏頸項强肩背瞀熱頭痛少氣發熱耳聾目瞑甚則胕腫血溢瘡瘍欬喘○太陰司天客勝則首面胕腫呼吸氣喘○少陽司天主勝則胸滿欬仰息甚而有血手熱○陽明司天淸復內餘

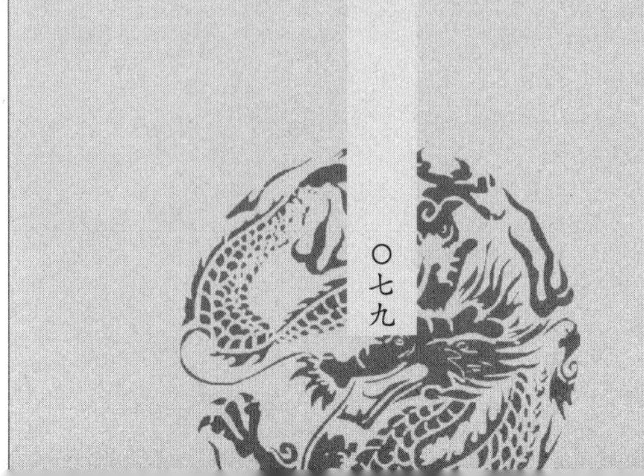

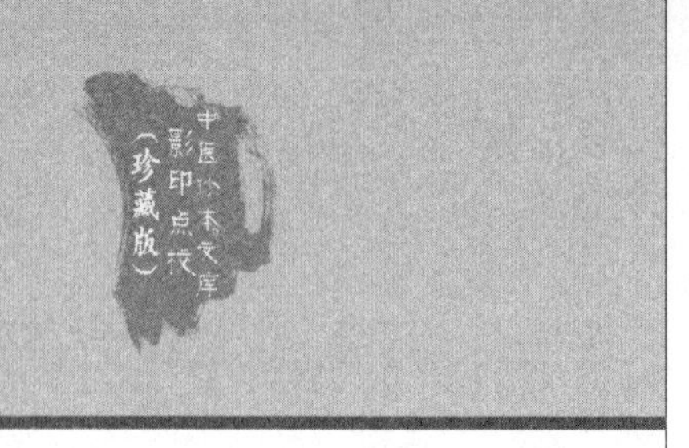

則欬衄嗌塞心鬲中熱欬不止而白血出者死（復謂復舊居也白血謂欬出淺紅色血似肉似肺者五卯五酉歲也）（新校正云詳此不言客勝主勝者以人居火位無客勝之理故不言也）〇太陽司天客勝則胸中不利出清涕感寒則欬〇木位之主其寫以酸其補以辛（木位春分前六十一日初之氣也）火位之主其寫以甘其補以鹹（治火之位春分之後六十一日二之氣也相火之位夏至前後各三十日三之氣也二火之氣則殊然其氣用則一矣）土位之主其寫以苦其補以甘（土之位秋分前六十一日四之氣也）金位之主其寫以辛其補以酸（金之位秋分後六十一日五之氣也）水位之主其寫以鹹其補以苦（水之位冬至前後各三十日之終氣也）厥陰之客以辛補之以酸寫之以甘緩之少陰之客以鹹補之以甘寫之以鹹收之（新校正云按藏氣法時論云心苦緩急食酸以收之

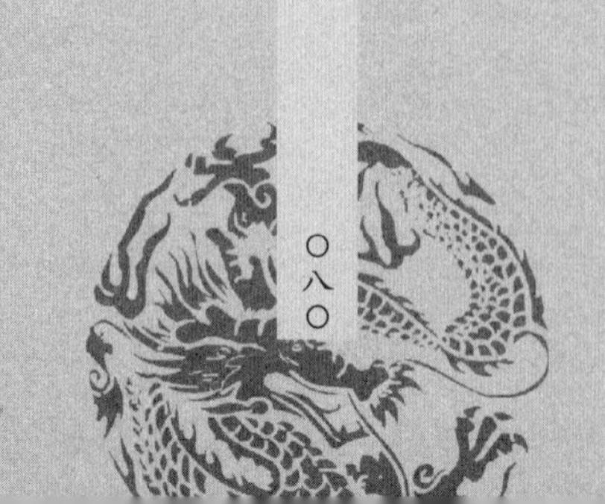

则咳衄嗌塞，心鬲中热，咳不止，而白血出者死（复，谓复旧居也，白血，谓咳出浅红色血，似肉似肺者，五卯五酉岁也）（新校正云：详此不言客胜。主胜者，以人居火位，无客胜之理，故不言也）。〇太阳司天，客胜则胸中不利，出清涕，感寒则欬。〇木位之主，其写（泻）以酸，其补以辛（木位，春分前六十一日，初之气也）。火位之主，其写（泻）以甘，其补以咸（治火之位，春分之后六十一日，二之气也。相火之位，夏至前后各三十日三之气也。二火之气，则殊然，其气用则一矣）。土位之主，其写（泻）以苦，其补以甘（土之位，秋分前六十一日，四之气也）。金位之主，其写（泻）以辛，其补以酸（金之位，秋分后六十一日，五之气也）。水位之主，其写（泻）以咸，其补以苦（水之位，冬至前后各三十日之终气也）。厥阴之客，以辛补之，以酸写（泻）之，以甘缓之。少阴之客，以咸补之，以甘写（泻）之，以咸收之（新校正云：按《藏气法时论》云：心苦缓，急食酸以收之。

心欲耎，急食咸以耎之。此云以咸收之者误也）。太阴之客，以甘补之，以苦写（泻）之，以甘缓之。少阳之客，以咸补之，以甘写（泻）之，以咸耎之。阳明之客，以酸补之，以辛写（泻）之，以苦泄之。太阳之客，以苦补之，以咸写（泻）之，以苦坚之，以辛润之，开发其理，至津液通气也（客之部，主各六十一日，居无常，所随岁迁移。客胜则写（泻）客，而补主。主胜则写（泻）主，而补客。应随常缓，当缓当急而治之）。〇热气大来，火之胜也。金燥受邪，肺病生焉（流于回肠大肠）。〇诸气膹郁，皆属于肺（高秋气凉，雾气烟集。凉至则气热，复甚则气殚，徵其物象，属可知也。膹谓满郁，谓奔迫也。气之为用，金气同之）。〇诸痿喘呕，皆属于上（上谓上焦，心肺气也。炎热薄烁，心之气也。承热分化，肺之气也。热郁化上，故病属上焦）（新校正云：详痿之病似非，上病，王注不解，所以属上之由，使后人疑议。今按《痿论》云：五藏使人痿者，因肺热叶焦，发为痿躄，故云属于上也。痿又

心欲耎急食鹹以耎之此云以鹹收之者誤也）太陰之客以甘補之以苦寫之以甘緩之少陽之客以鹹補之以甘寫之以鹹耎之陽明之客以酸補之以辛寫之以苦泄之太陽之客以苦補之以鹹寫之以苦堅之以辛潤之開發其理致津液通氣也（客之部主各六十一日居無常所隨歲遷移客勝則寫客而補主主勝則寫主而補客應隨當緩當急而治之）○熱氣大來火之勝也金燥受邪肺病生焉（流於迴腸大腸）○諸氣膹鬱皆屬於肺（高秋氣凉霧氣烟集凉至則氣熱復甚則氣殫徵其物象屬可知也膹謂滿鬱謂奔迫也氣之爲用金氣同之）○諸痿喘嘔皆屬於上（上謂上焦心肺氣也炎熱薄爍心之氣也承熱分化肺之氣也熱鬱化上故病屬上焦）（新校正云詳痿之病似非上病王注不解所以屬上之由使後人疑議今按痿論云五藏使人痿者因肺熱葉焦發爲痿躄故云屬於上也痿又

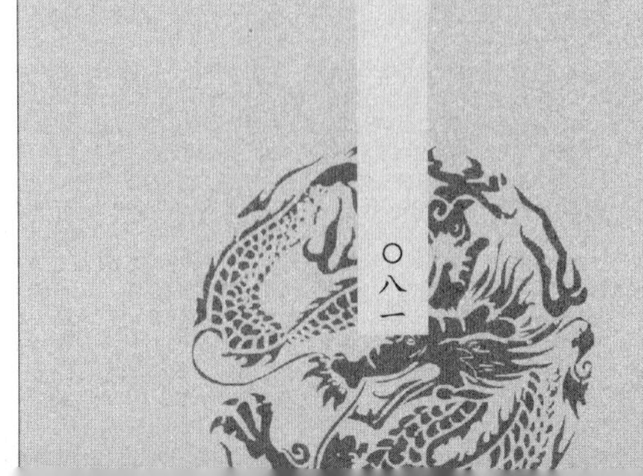

謂肺痿也）○諸逆衝上皆屬於火（炎上之性用也）○諸脹腹大皆屬於熱（熱鬱於內肺脹所生）○諸病有聲鼓之如鼓皆有屬於熱（謂有聲也）

示從容論篇曰雷公曰於此有人頭痛筋攣骨重怯然少氣噦噫腹滿時驚不嗜臥此何藏之發也脈浮而弦切之石堅不知其解復問所以三藏者以知其比類也）脈有浮弦石堅故云問所以三藏者以知其比類也）帝曰夫從容之謂也（言比類也）夫年長則求之於府年少則求之於經年壯則求之於藏（年之長者甚於味年之少者勞於使年之壯者過於內過於內則耗傷精氣勞於使則經中風邪恣於求則傷於府故求之異也）今子所言皆失八風菀熟五藏消爍傳邪相受夫浮而弦者是腎不足也（脈浮爲虛弦爲肝氣以腎氣不足故脈浮弦也）沉而石者是腎內著也（石之言堅

谓肺痿也）。○诸逆冲上，皆属于火（炎上之性用也）。○诸胀腹大，皆属于热（热郁于内，肺胀所生）。○诸病有声，鼓之如鼓，皆有属于热（谓有声也）。

《示从容论篇》曰：雷公曰：于此有人头痛，筋痛，筋挛，骨重怯然，少气哕噫，腹满时惊，不嗜卧，此何藏之发也？脉浮而弦，切之石坚，不知其解，复问所以三藏者，以知其比类也）。脉有浮弦石坚，故云问所以三藏者，以知其比类也）。帝曰：夫从容之谓也（言比类也）。夫年长则求之于府，年少则求之于经，年壮则求之于藏（年之长者，甚于味；年之少者，劳于使；年之壮者，过于内。过于内，则耗伤精气；劳于使，则经中风邪。恣于求则伤于府，故求之异也）。今子所言，皆失八风菀熟，五藏。消烁，传邪相受，夫浮而弦者，是肾不足也（脉浮为虚弦，为肝气，以肾气不足，故脉浮弦也）。沉而石者，是肾内著也（石之言坚也。著谓肾气内薄，著而不行也）。怯然，少气者，是水道不行，形气消索也（肾气不足，故水道不行，肺藏被冲，故形气消散索尽也）。欬嗽烦冤者，是肾气之逆也（肾气内著，上归于母也）。一人之气病在一藏也。若言三藏俱行，不在法也（经不然也）。雷公曰：于此有人，四支解堕，喘欬血泄，而愚诊之以为伤肺。切脉浮大而紧，愚不敢治。粗工下砭石，病愈多出血，血止身轻，此何物也？帝曰：子所能治，知亦众多，与此病失矣（以为伤肺而不敢治，是乃任现法所失也）。譬以鸿飞，亦冲于天（鸿飞冲天，偶然而得，岂其羽翮之所能哉？粗工下砭石，亦犹是矣）。夫圣人之治病，循法守度，援物比类，化之冥冥，循上及下，何必守经（经谓：经脉非经法也）。今夫脉浮大虚者，是脾气之外，绝去胃外，归阳明也（足太阴络，支别者入络肠胃，是以脾气外，绝不至胃外，归阳明也）。夫二火不胜三水，是以脉乱而无常也（二火谓二阳

也著謂腎氣內薄著而不行也） 怯然少氣者是水道不行形氣消索也 （腎氣不足故水道不行肺藏被衝故形氣消散索盡也） 欬嗽煩冤者是腎氣之逆也 （腎氣內著上歸於母也） 一人之氣病在一藏也若言三藏俱行不在法也（經不然也）雷公曰於此有人四支解墮喘欬血泄而愚診之以爲傷肺切脈浮大而緊愚不敢治粗工下砭石病愈多出血血止身輕此何物也帝曰子所能治知亦衆多與此病失矣 （以爲傷肺而不敢治是乃任現法所失也） 譬以鴻飛亦冲於天 （鴻飛冲天偶然而得豈其羽翮之所能哉粗工下砭石亦猶是矣） 夫聖人之治病循法守度援物比類化之冥冥循上及下何必守經（經謂經脈非經法也）今夫脈浮大虛者是脾氣之外絕去胃外歸陽明也 （足太陰絡支別者入絡腸胃是以脾氣外絕不至胃外歸陽明也） 夫二火不勝三水是以脈亂而無常也 （二火謂二陽

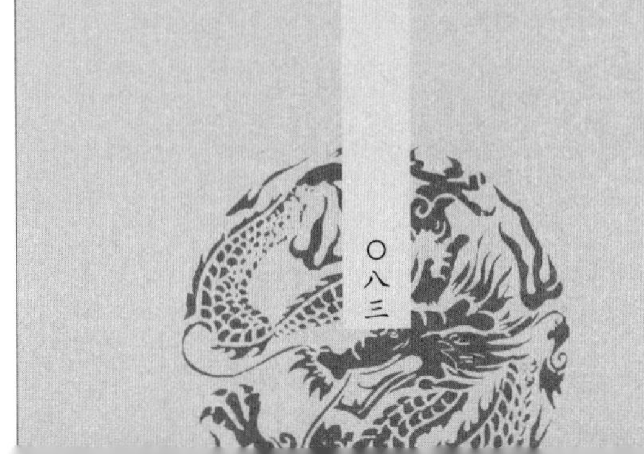

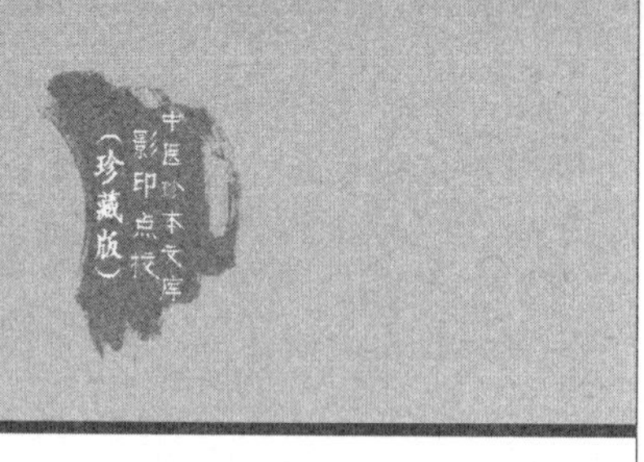

藏三水謂三陰藏二陽藏者心肺也以在鬲上故三陰藏者肝脾腎也以在鬲下故然三陰之氣上勝二陽陽不勝陰故脈亂而無常也） 四肢解墮此脾精之不行也（土主四支故四支懈墮脾精不行故使之然） 喘欬者是水氣并陽明也（腎氣逆入於胃故水氣并於陽明） 血泄者脈急血無所行也（泄謂泄出也然脈氣數急血溢於中血不入經故爲血泄以脈奔急而血溢故曰血無所行也） 若夫以爲傷肺者由失以狂也不引比類是知不明也（言所識不明不能比類以爲傷肺猶失狂言耳） 夫傷肺者脾氣不守胃氣不清經氣不爲使眞藏壞決經脉傍絕五藏漏泄不衄則嘔此二者不相類也（肺氣傷則脾外救故云脾氣不守肺藏損則氣不行不行則胃滿故云胃氣不清肺者主行營衛陰陽故肺傷則經脈不能爲之行使也眞藏謂肺藏也若肺藏損壞皮膜決破經脈傍絕而不流行五藏之氣上溢

藏三水，谓三阴藏二阳，藏者，心肺也。以在鬲上，故三阴藏者，肝、脾、肾也。以在鬲下故。然三阴之气，上胜二阳，阳不胜阴，故脉乱而无常也）。四肢解堕，此脾精之不行也（土主四支，故四支懈堕，脾精不行，故使之然）。喘欬者，是水气并阳明也（肾气逆入于胃，故水气并于阳明）。血泄者，脉急，血无所行也（泄，谓泄出也。然脉气数急，血溢于中，血不入经，故为血泄。以脉奔急而血溢，故曰血无所行也）。若夫以为伤肺者，由失以狂也。不引比类，是知不明也（言所识不明，不能比类，以为伤肺，犹失狂言耳）。夫伤肺者，脾气不守，胃气不清，经气不为使，真藏坏决，经脉傍绝，五藏漏泄不衄则呕，此二者不相类也（肺气伤，则脾外救，故云脾气不守。肺藏损，则气不行，不行则胃满，故云胃气不清。肺者，主行营卫阴阳，故肺伤则经脉不能为之行使也，真藏谓肺藏也。若肺藏损坏，皮膜决破，经脉傍绝而不流行，五藏之气上溢而漏泄者，不衄血则呕血也。何者肺主鼻，胃应口也。然口鼻者，气之门户也。今肺藏已损，胃气不清，不上衄而血下流于胃中，故不衄出则呕出也。然伤肺伤脾，衄血泄血，标出且异本归亦殊，故此二者不相类也）。譬如天之无形，地之无理，白与黑相去远矣（言伤肺伤脾，形证悬别，譬如天地之相远，如黑白之异象也）。

徐叔拱曰：欬嗽外感六淫，郁而成火，必六淫相合，内伤五脏，相胜必五邪相并，有此不同，而中间又有敛散二法。敛者，谓收敛肺气也。散者，谓解散寒邪也。宜散而敛，则肺之寒邪一时敛住，为害非轻。宜敛而散，则肺气虚弱。一时发散而走泄，正气害亦非小。且如感风欬嗽，已经解散之后，其表虚，复感寒邪，虚邪相乘，又为喘嗽。若欲散风，则愈重虚其肺。若收敛则愈，又滞其邪，当先轻解，渐次敛之，肺不致虚邪，不致滞喘，嗽自止矣（见《医门法律》先哲格言）。

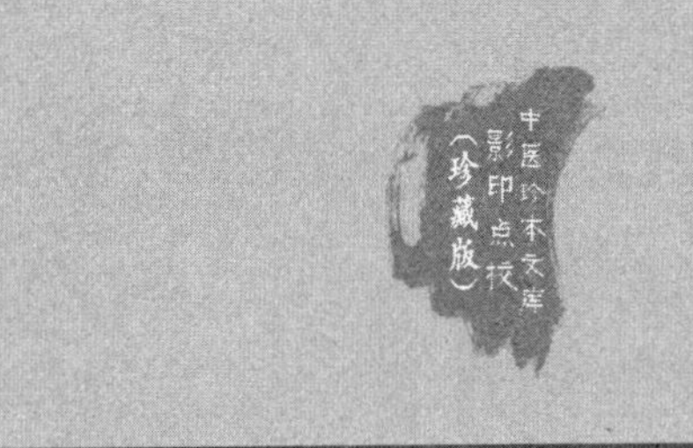

而漏泄者不衄血則嘔血也何者肺主鼻胃應口也然口鼻者氣之門戶也今肺藏已損胃氣不清不上衄而血下流於胃中故不衄出則嘔出也然傷肺傷脾衄血泄血標出且異本歸亦殊故此二者不相類也）譬如天之無形地之無理白與黑相去遠矣（言傷肺傷脾形證懸別譬如天地之相遠如黑白之異象也）

徐叔拱曰欬嗽外感六淫鬱而成火必六淫相合內傷五臟相勝必五邪相併有此不同而中間又有斂散二法斂者謂收斂肺氣也散者謂解散寒邪也宜散而斂則肺之寒邪一時斂住爲害非輕宜斂而散則肺氣虛弱一時發散而走泄正氣害亦非小且如感風欬嗽已經解散之後其表虛復感寒邪虛邪相乘又爲喘嗽若欲散風則愈重虛其肺若收斂則愈又滯其邪當先輕解漸次斂之肺不致虛邪不致滯喘嗽自止矣（見醫門法律先哲格言）

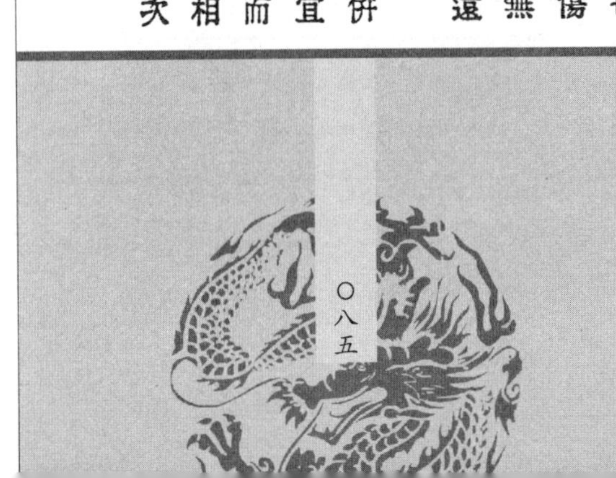

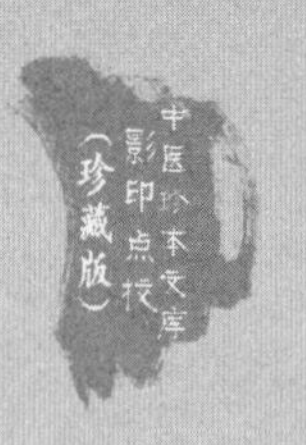

以上節內經素問

欬論經旨卷一終

以上节《内经·素问》。

欬论经旨卷一终

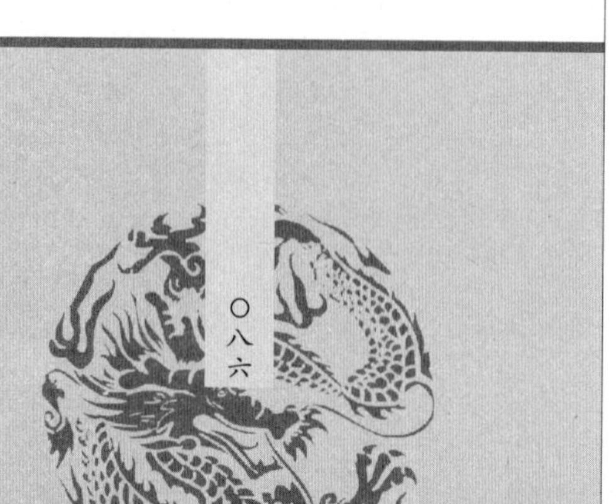

欬论经旨卷二

浙湖凌嘉六先生遗著

男咏永言录存

后学裘庆元刊

《本输篇》云：肺合大肠，大肠者，传道之府。〇少阳属肾，肾上连肺，故将两藏三焦者，中渎之府也。水道出焉，属膀胱，是孤之府也。

《邪气藏府病形篇》云：〇形寒，寒饮则伤肺，以其两寒相感，中外皆伤，故气道而上行，肺脉急甚为癫（《脉经》作为总瘖）疾。微急为肺寒热怠惰，欬唾血，引腰背胸，苦鼻息肉不通，缓甚为多汗，微缓为产出痿瘘（《脉经》无瘘字）。偏风，头以下汗出不可止，大甚为胫肿，微大为肺痹引胸背起，恶日光小（《脉经》作腰内无恶日光三字），甚为泄（《脉经》作飧泄），微小为消瘅，滑甚为息贲（《脉经》作息瘖）。上气微滑，为上下出血涩，甚为呕血，微涩为鼠瘘（一作漏），在颈

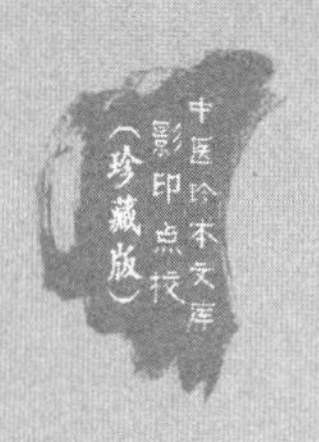

欬論經旨卷二

浙湖淩嘉六先生遺著

男詠永言錄存

後學裘慶元刊

本輸篇云肺合大腸大腸者傳道之府〇少陽屬腎腎上連肺故將兩藏三焦者中瀆之府也水道出焉屬膀胱是孤之府也

邪氣藏府病形篇云〇形寒寒飲則傷肺以其兩寒相感中外皆傷故氣道而上行肺脈急甚爲癲(脈經作爲瘖)疾微急爲肺寒熱怠惰欬唾血引腰背胸苦鼻息肉不通緩甚爲多汗微緩爲痿瘻(脈經無瘻字)偏風頭以下汗出不可止大甚爲脛腫微大爲肺痺引胸背起惡日光小(脈經作腰內無惡日光三字)甚爲泄(脈經作爲飧泄)微小爲消癉滑甚爲息賁(脈經作息瘖)上氣微滑爲上下出血濇甚爲嘔血微濇爲鼠瘻(一作漏)在頸

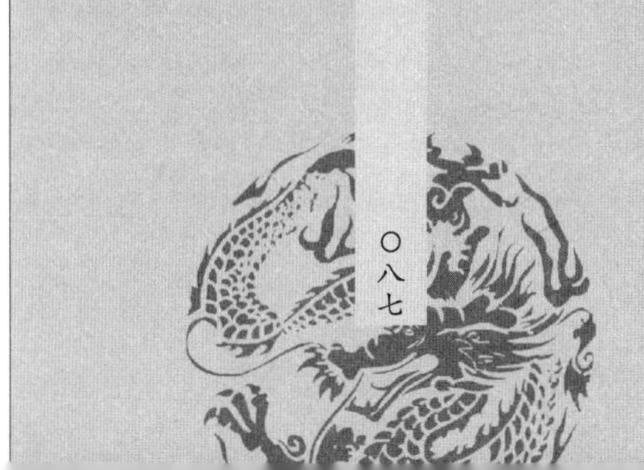

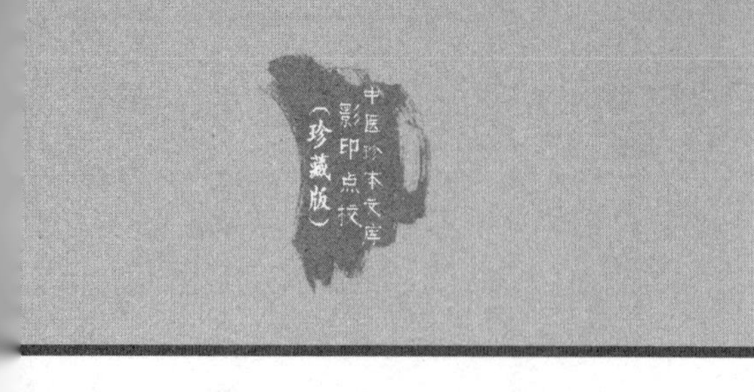

支腋之間下不勝其上其應善瘦矣(甲乙作下不勝其上其能善酸)〇肝脈微大爲肝痺陰(脈經無陰字)縮欬引小腹(甲乙作少腹)

脈經篇云肺太陰(甲乙作手太陰)之脈起於中焦下絡大腸還循胃口上鬲屬肺從肺系横出腋下下循臑內行少陰心主之前 (脈經無腋下至之前下十四字) 下肘中循臂內上骨下廉入寸口上魚循魚際出大指之端其支者從腕後直出(脈經無出字)次指內廉出其端是動則病肺脹滿膨膨而喘欬缺盆中痛甚則交兩手而瞀此爲臂厥(甲乙作擘)是主肺所生病者欬上氣喘渴煩心胸滿臑臂內前廉痛厥(脈經無厥字)掌中熱氣盛有餘則肩背痛風寒(脈經無寒字)汗出中風(脈經無中風二字)小便數而欠氣虛則肩背痛寒少氣不足以息溺色變 (脈經色變下有卒遺失無度五字)

支腋之间，下不胜其上，其应善瘦矣（《甲乙》作下不胜其上，其能善酸）。〇肝脉微大，为肝痹阴（《脉经》无阴字）。缩欬引小腹（《甲乙》作少腹）。

《脉经篇》云：太阴（《甲乙》作手太阴）之脉起于中焦，下络大肠，还口上鬲，属肺，从肺系横出腋下，下循臑内，行少阴心主之前（《脉经》无腋下至之前下十四字），下肘中，循臂内，上骨下廉，入寸口，上鱼循鱼际，出大指之端，其支者从腕后直出（《脉经》无出字）。次指内廉出其端，是动则病肺胀满，膨膨而喘欬，缺盆中痛。甚则交两手而瞀此，为臂厥（《甲乙》作擘），是主肺所生病者，欬上气喘渴，烦心，胸满，臑臂内前廉痛厥（《脉经》无厥字）。掌中热，气盛有余，则肩背痛，风寒（《脉经》无寒字），汗出中风（《脉经》无中风二字），小便数而欠。气虚则肩背痛，寒少气不足以息，溺色变（《脉经》色变下有卒遗失无度五字）。

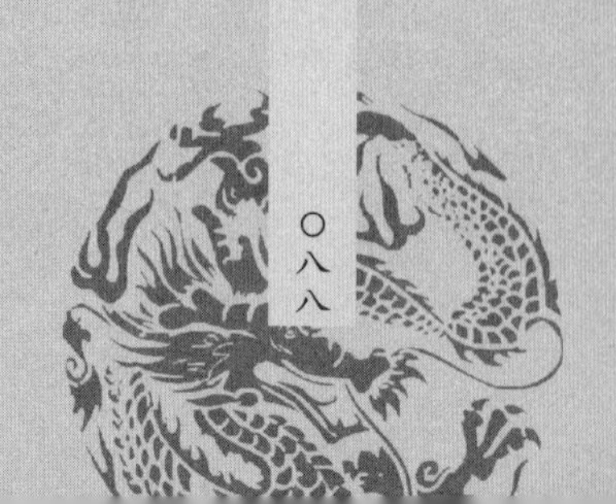

又云：肾足少阴之脉，起于小指之下，邪走足心，出于然谷之下，循内踝之后，其直者从肾上贯肝鬲，入肺中，循喉咙，挟舌本。其支者，从肺出络心。注胸中，是动则病饥不欲食，面如漆柴（《脉经》作面黑如炭色）（《甲乙》作面黑如炭色）。欬唾则有血，喝喝而喘（《脉经》作喉鸣而喘），坐而欲起，目䀮䀮如（《甲乙》无如字）无所见，心如悬，若饥状，是谓骨厥。

《五邪篇》云：邪在肺则病，皮肤痛，寒热，上气喘，汗出，欬动肩背，取之膺中外腧背三节，五藏之旁（《甲乙》作外俞背三椎之旁）。以手疾按之快，然乃刺之，取之缺盆中以越之。

《热病篇》云：热病欬而衄，汗不出（《甲乙》作汗出），出不至足者，死（巢氏《源候论》作七日欬血衄血，汗不出，出不至足者，死）。

《胀论篇》云：肺胀者，虚满而喘欬。

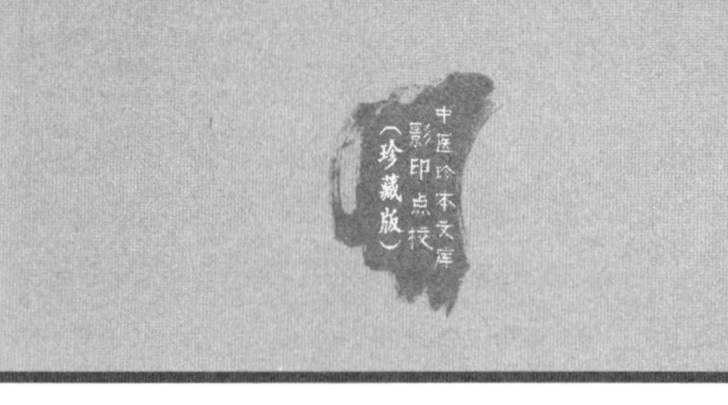

又云腎足少陰之脈起於小指之下邪走足心出於然谷之下循內踝之後其直者從腎上貫肝鬲入肺中循喉嚨挾舌本其支者從肺出絡心註胸中是動則病饑不欲食面如漆柴（脈經作面黑如炭色）（甲乙作面黑如炭色）欬唾則有血喝喝而喘（脈經作喉鳴而喘）坐而欲起目䀮䀮如（甲乙無如字）無所見心如懸若饑狀是謂骨厥

五邪篇云邪在肺則病皮膚痛寒熱上氣喘汗出欬動肩背取之膺中外腧背三節五藏之旁（甲乙作外俞背三椎之旁）以手疾按之快然乃刺之取之缺盆中以越之

熱病篇云熱病欬而衄汗不出（甲乙作汗出）出不至足者死（巢氏源候論作七日欬血衄血汗不出出不至足者死）

脹論篇云肺脹者虛滿而喘欬

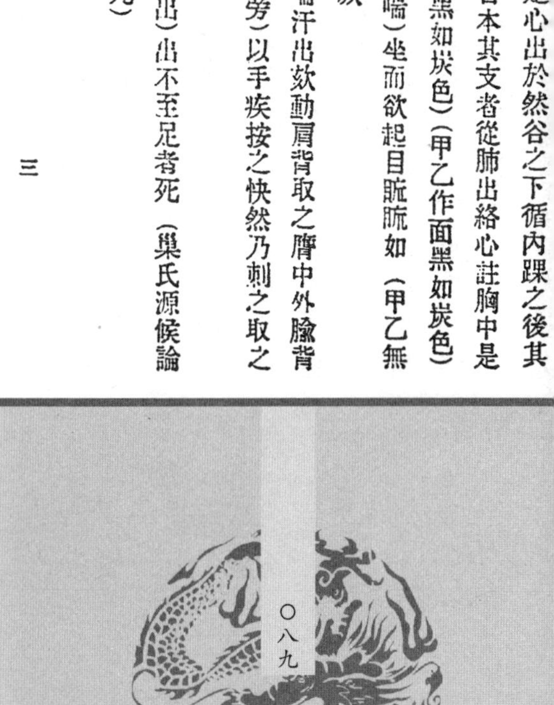

五癃津液篇云五藏六府之津液盡上滲於目心悲氣并則心系急心系急則肺舉肺舉則（甲乙作肺葉舉舉則）液上溢夫心系與（甲乙與作急）肺不能常與（甲乙作舉）乍上乍下故欬而泣出矣（甲乙泣作涎出矣）

本藏篇云肺小則少飲不病喘喝肺大則多飲善病胸痺喉痺（甲乙經無喉痺二字）逆氣肺高則上氣肩息（甲乙肩作喘）欬（甲乙欬下有逆字）（肺下則居（甲乙作居逼）賁迫肺善脇下痛肺堅則示病欬（甲乙欬下有逆字）上氣肺脆則苦（甲乙苦作善）病消癉易傷（甲乙傷下有也字）肺端正則和利難傷肺偏傾則胸偏痛也（甲乙作則病胸脇偏痛）○白色小理者肺小粗理者肺大巨肩反膺陷喉者肺高合腋張脇者肺下好肩背厚者肺堅肩背薄者肺脆背膺厚者肺端正脅偏疎者肺偏傾也

水脹篇云水始起也目窠上微腫如新臥起之狀其頸脈動時欬陰股間寒足

《五癃津液篇》云：五脏六腑之津液，尽上渗于目，心悲气并，则心系急。心系急，则肺举，肺举则（《甲乙》作肺叶举，举则）液上溢。夫心系与（《甲乙》与作急）肺不能常与（《甲乙》作举），乍上乍下，故欬而泣出矣（《甲乙》泣作涎出矣）。

《本藏篇》云：肺小则少饮，不病喘喝。肺大则多饮，善病，胸痹喉痹（《甲乙经》无喉痹二字）。逆气，肺高则上气，肩息（《甲乙》肩作喘）欬（《甲乙》欬下有逆字）肺下则居（《甲乙》作居逼），贲迫肺，善胁下痛，肺坚，则示病欬（《甲乙》欬下有逆字）。上气肺脆则苦（《甲乙》苦作善），病消瘅，易伤（《甲乙》伤下有也字）。肺端正则和利，难伤肺。偏倾则胸偏痛也（《甲乙》作则病胸胁偏痛）。○白色小理者，肺小粗理者，肺大巨肩，反膺陷喉者，肺高合腋张胁者，肺下好，肩背厚者，肺坚。肩背薄者，肺脆。背膺厚者，肺端正。胁偏疏者，肺偏倾也。

《水胀篇》云：水，抬起也，目窠上微肿，如新，卧起之状，其颈脉动时欬，阴股间寒，足

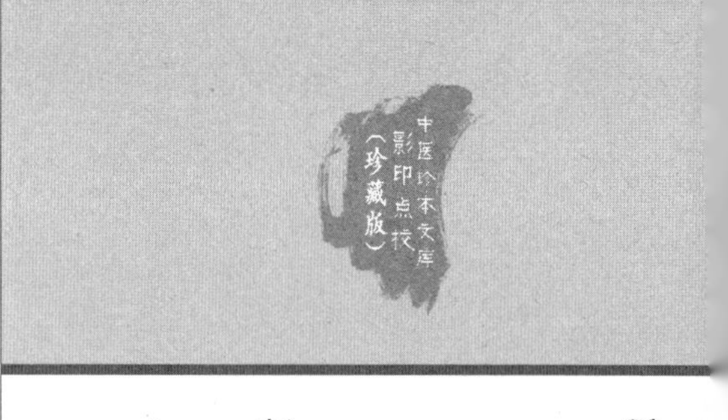

胫肿，腹乃大，其水已成矣。以手按其腹随手而起，如裹水之状，此其候也。

《玉版篇》云：黄帝曰：诸病皆有逆顺，可得闻乎？岐伯曰：腹胀身热。脉大云云，欬且溲血，脱形，其（《甲乙》无其字）脉小劲（《甲乙》作小而劲者），是四逆也。欬脱形，身热，脉小以疾（《甲乙》作小而疾也），是谓五逆也。如是者，不过十五日而（《甲乙》无而字）死矣云云。欬溲血，形内（《甲乙》内作肉）脱，脉搏（《甲乙》无脉搏二字，肉脱下有喘字），是三逆也云云。欬呕腹胀，且飧泄，其脉绝，是五逆也。如是者，不及一时而死矣。工不察此者而刺之，是谓逆治。

《刺节真邪篇》云：黄帝曰：其欬上气，穷诎胸痛者，取之奈何？岐伯曰：取之廉泉。

以上节《灵枢经》。

《十六难》曰：假令得肺胀，其外证面白善嚏，其病喘欬，洒淅寒热，有是者，肺也，无是者非也（此肺色肺病，肺脉也，右属肺。故动气在右肺，主皮毛故，寒热）。

脛腫腹乃大其水已成矣以手按其腹隨手而起如裹水之狀此其候也

玉版篇云黃帝曰諸病皆有逆順可得聞乎岐伯曰腹脹身熱脈大云云欬且溲血脫形其（甲乙無其字）脈小勁（甲乙作小而勁者）是四逆也欬脫形身熱脈小以疾（甲乙作小而疾也）是謂五逆也如是者不過十五日而（甲乙無而字）死矣云云欬溲血形內（甲乙內作肉）脫脈搏（甲乙無脈搏二字肉脫下有喘字） 是三逆也云云欬嘔腹脹且飧泄其脈絕是五逆也如是者不及一時而死矣工不察此者而刺之是謂逆治

刺節眞邪篇云黃帝曰其欬上氣窮詘胸痛者取之奈何岐伯曰取之廉泉

以上節靈樞經

十六難曰假令得肺脈其外證面白善嚏其病喘欬洒淅寒熱有是者肺也無是者非也（此肺色肺病肺脈也右屬肺故動氣在右肺主皮毛故寒熱）

四十九難曰何以知傷寒得之然當譫言妄語　何以言之肺主聲入肝爲呼入心爲言入脾爲歌入腎爲呻自入爲哭故知肺邪入心爲譫言妄語也其病身熱(心也)洒洒惡寒甚則喘欬(肺也)其脈浮大(心也)而濇(肺也)(丁注此言心病因肺邪而入肺主聲故專以聲推其病與脈皆兼肺心二經也肺邪入肺謂之自入○此傷寒非仲景傷寒此譫妄非陽明譫妄玩讀自明)

五十六難曰五藏之積各有名乎以何月何日得之然肝之積名曰肥氣在左脇下如覆杯有頭足久不愈(甲乙頭足下有如龜鼈狀四字又作久久不愈)令人發欬逆瘖(脈經瘖作痎)(巢氏作令人發瘖瘧無欬逆二字)瘧連歲不已以季夏戊巳得之何以言之(甲乙無此四字脈經作何也)(巢氏同作何以言之)肺病傳肝肝當傳脾脾以季夏適王王者不受邪肝復

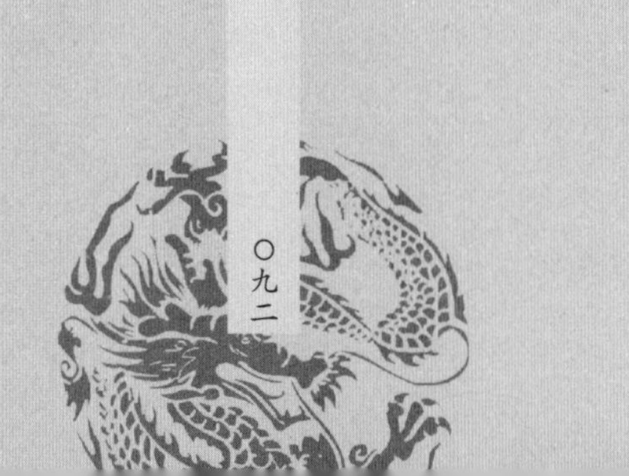

《四十九难》曰：何以知伤寒得之，然当谵言妄语。何以言之肺主声，入肝为呼，入心为言，入脾为歌，入肾为呻，自入为哭，故知肺邪入心，为谵言妄语也。其病身热（心也），洒洒恶寒，甚则喘欬（肺也）。其脉浮大（心也）而涩（肺也）（丁注：此言心病因肺邪而入，肺主声，故专以声推其病与脉，皆兼肺心二经也。肺邪入肺，谓之自入。〇此伤寒非仲景伤寒，此谵妄非阳明谵妄，玩读自明）。

《五十六难》曰：五藏之积，各有名乎，以何月何日得之。然肝之积，名曰肥气，在左胁下，如覆杯，有头足，久不愈（《甲乙》头足下有如龟鳖状四字，又作久久不愈），令人发欬逆瘖（脉经瘖作痎）（巢氏作令人发瘖疟，无欬逆二字），疟连岁不已，以季夏戊巳得之，何以言之（《甲乙》无此四字，《脉经》作何也）（巢氏同作，何以言之）。肺病传肝，肝当传脾，脾以季夏适王。王者不受邪，肝复欲还肺，肺不肯受，故留结为积，故知肥气以季夏（巢氏作仲夏得之也）。戊己日得之（丁注：此言肺病传肝，肝当传脾，脾土适旺于季夏之土令，故力能拒而不受，则邪当复返于肺。但脾土得令而旺，肺金亦得土之生气，而亦能拒邪，故曰不肯受也。邪因无道可行，故仍结于肝而成积矣。越人形容成积之理，可谓曲尽，乃见虚处受邪，旺处不容，今人治积以攻为务，大失经旨，良可叹也）。

又曰：肺之积，名曰息贲。在右胁下覆大如杯，久不已（《甲乙》久久不愈。病洒洒恶寒，逆喘欬发，肺痈）（《脉经》作久之不愈，病洒洒寒热，气逆喘欬发肺痈）。令人洒淅寒热，喘欬发肺壅，以春甲乙日得之，何以言之（《甲乙》无此四字。《脉经》作何也）（巢氏同作何以言之）？心病传肺，肺当传肝，肝以春适王，王者不受邪，肺复欲还心，心不肯受，故留结为积。故知息贲，以春甲乙日得之

欲還肺肺不肯受故留結爲積故知肥氣以季夏（巢氏作仲夏得之也）戊己日得之（丁注此言肺病傳肝肝當傳脾脾土適旺於季夏之土令故力能拒而不受則邪當復返於肺但脾土得令而旺肺金亦得土之生氣而亦能拒邪故曰不肯受也邪因無道可行故仍結於肝而成積矣越人形容成積之理可謂曲盡乃見虛處受邪旺處不容今人治積以攻爲務大失經旨良可歎也）

又曰肺之積名曰息賁在右脇下覆大如杯久不已（甲乙久久不愈病洒洒惡寒逆喘欬發肺壅）（脈經作久之不愈病洒洒寒熱氣逆喘欬發肺壅）令人洒淅寒熱喘欬發肺壅以春甲乙日得之何以言之（甲乙無此四字脈經作何也）（巢氏同作何以言之）心病傳肺肺當傳肝肝以春適王王者不受邪肺復欲還心心不肯受故留結爲積故知息賁以春甲乙日得之

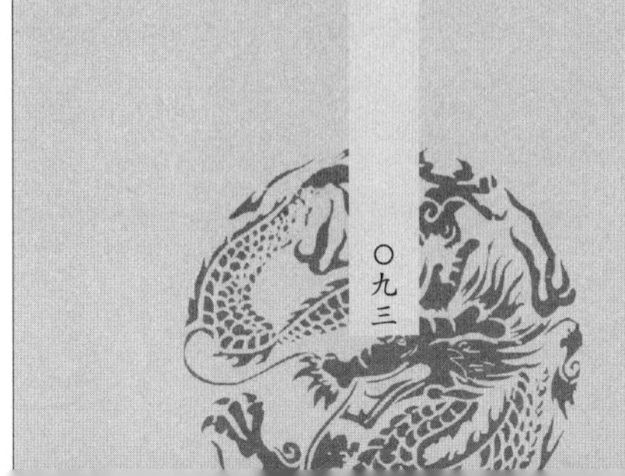

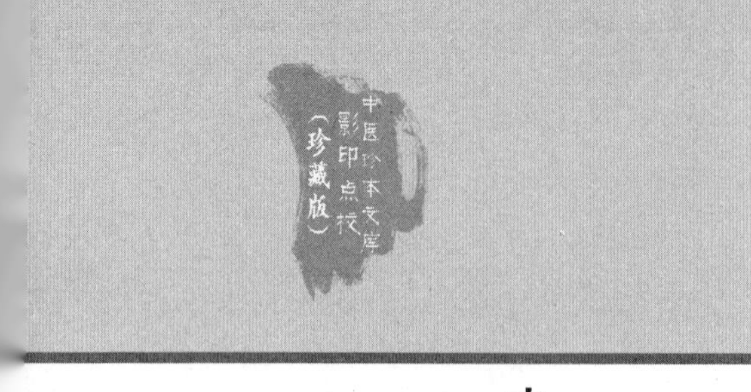

（巢氏作以春得之也）（丁注肝木旺於春木之令而能拒邪心火亦得木之生氣而亦能拒也）

六十八難曰五藏六府各有井滎腧經合皆何所主然經言所出爲井所流爲滎所注爲腧所行爲經所入爲合井主心下滿滎主身熱腧主體重節痛經主喘欬寒熱合主逆氣而泄此五藏六府井滎腧經合所主病也（丁注引紀氏大錫曰井者若水之源水始出源流之尙微故謂之滎水上而注下下復承而流之故謂之俞水行經歷而過故謂之經經過於此乃入於藏府與衆經相會故謂之合素問曰六經爲川腸胃爲海也晞范曰井法木以應肝脾之位在心下今邪在肝肝侵脾故心下滿今治之於井不令木乘土也滎法火以應心肺屬金外主皮毛心火灼於肺金故身熱謂邪在心也故治之於滎不使火來乘金則身熱自愈矣俞法土應脾今邪在土土必尅水水者

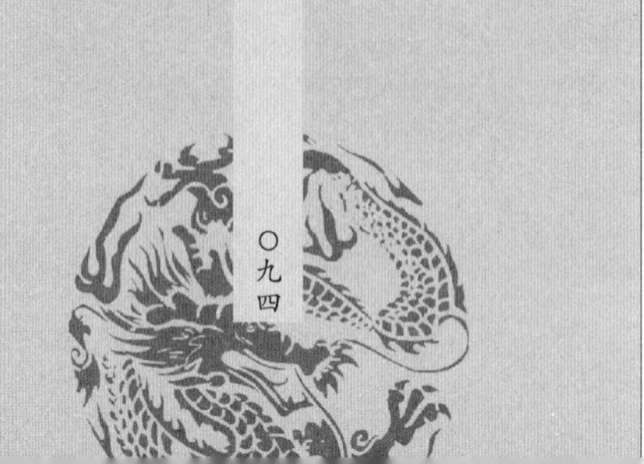

（巢氏作以春得之也）（丁注：肝木旺于春，木之令而能拒邪，心火亦得木之生气而亦能拒也）。

《六十八难》曰：五脏六腑各有井荥，腧经合，皆何所主。然经言所出为井，所流为荥，所注为腧，所行为经，所入为合井。主心下满，荥主身热，腧主体重节痛，经主喘欬，寒热合主逆气，而泄此五脏六腑，井荥腧经合所主病也（丁注：引纪氏大锡曰：井者，若水之源，水始出，源流之尚微，故谓之荥水上而注下。下复承而流之，故谓之俞水行经历而过，故谓之经。经过于此，乃入于藏府，与众经相会，故谓之合。《素问》曰：六经为川，肠胃为海也。晞范曰：井法木以应肝脾之位，在心下。今邪在肝，肝侵脾，故心下满。今治之于井，不令木乘土也。荥法火以应心，肺属金，外主皮毛，心火灼于肺金，故身热，谓邪在心也。故治之于荥不使火来乘金，则身热自愈矣。俞法土应脾，今邪在土，土必克水。水者肾也，肾主骨，故病则节痛，邪在土。土自病，则体重，故治之于俞经法金而应肺。今邪在肺，得寒则欬，得热则喘，金必克木。木者肝，肝在志，为怒，怒则气逆而作喘，故治之于经，合应水而主肾。肾气不足，伤于冲脉，则气逆。肾开窍于二阴，气逆则不禁而下泄，故宜治合也)。

以上节《难经》。

《精神五藏论篇》曰：肺藏气，气舍魄。在气为欬，在液为涕。肺气虚则鼻息不利少气，实则喘喝胸凭（九墟作盈）仰息。

《经脉篇》曰：夏脉心也，南方火也，万物之所盛长也，故其气来盛去衰。故曰鉤反此者，病其气来盛去亦盛，此谓太过。病在外，其气来不盛，去反盛，此谓不及。病在内，太过则令人热而骨痛（一作肤痛），为浸淫不及，则令人烦心。上见欬唾，下为气泄。

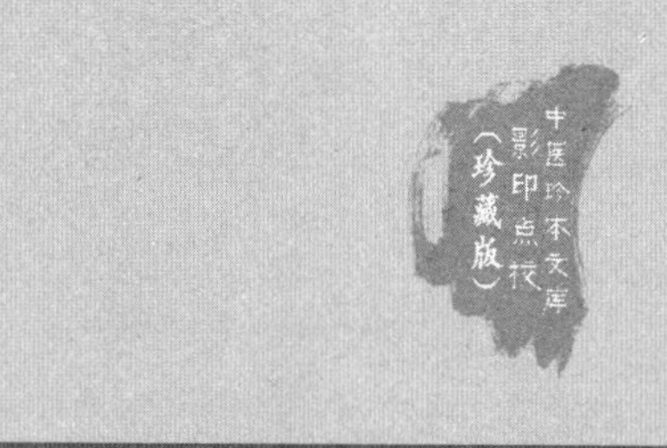

腎也腎主骨故病則節痛邪在土土自病則體重故治之於俞經法金而應肺今邪在肺得寒則欬得熱則喘金必尅木木者肝肝在志爲怒怒則氣逆而作喘故治之於經合應水而主腎腎氣不足傷於衝脈則氣逆腎開竅於二陰氣逆則不禁而下泄故宜治合也）

以上節難經

精神五藏論篇曰肺藏氣氣舍魄在氣爲欬在液爲涕肺氣虛則鼻息不利少氣實則喘喝胸憑（九墟作盈）仰息

經脈篇曰夏脈心也南方火也萬物之所盛長也故其氣來盛去衰故曰鉤反此者病其氣來盛去亦盛此謂太過病在外其氣來不盛去反盛此謂不及病在內太過則令人身熱而骨痛（一作膚痛）爲浸淫不及則令人煩心上見欬唾下爲氣泄

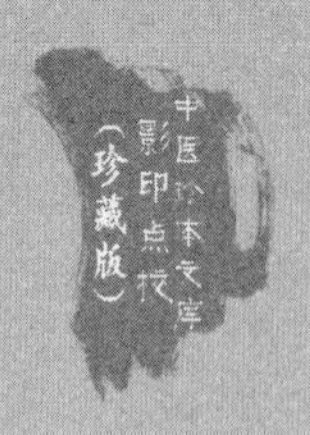

又曰秋脈肺也西方金也萬物之所收成也故其氣來輕虛以浮來急去散故曰浮反此者病其來毛而中央堅兩旁虛此謂太過病在外其氣來毛而微此謂不及病在中太過則令人逆氣而背痛慍慍然不及則令人喘呼少氣而欬上氣見血下聞病音

又曰陽明厥逆喘欬身熱善驚衄血嘔血不可治驚者死

又曰手太陰厥逆虛滿而欬善嘔吐沫治主病者

又曰：秋脉肺也，西方金也，万物之所收成也，故其气来轻虚。以浮来急去散，故曰浮。反此者，病其来毛而中央坚，两旁虚，此谓太过。病在上，其气来毛而微，此谓不及，病在中。太过则令人逆气而背痛愠愠然，不及则令人喘呼少气而欬。上气见血，下闻病音。

又曰：阳明厥逆，喘欬身热，善惊衄血呕血，不可治，惊者死。

又曰：手太阴厥逆，虚满而欬，善呕吐沫，治主病者。

咳论经旨卷二终

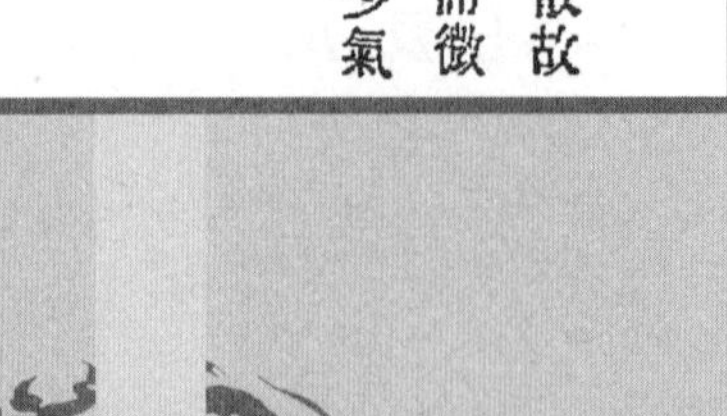

咳论经旨卷三

浙湖凌嘉六先生遗著

男咏永言录存

后学裘庆元刊

师曰：息摇肩者，心中坚息。引胸中上气者，欬息张口，短气肺痿、唾沫。

赵氏以德，《衍义》曰：息者，呼气出粗类，微喘而声也。呼出，心与肺，今火乘肺，故呼气奔促而为息也。摇肩者，肩随息气摇动，以火主动故也。其心之经脉掣引也，因心中有坚实之邪，不得和于经脉，故经脉抽掣摇动。息引胸中，上气欬者，胸中脉所生也。宗气之所在，火炎于肺，则肺收降之，令不行，反就燥而为，固涩坚劲，气道不利。所以上气出于胸中者，则欬也。息张口短气，肺痿唾沫，此又火炎于肺之甚者。收降清肃之气亡，惟从火出，故张口不合也。宗气亦衰而息短矣，津液不布，从火而为沫唾矣。此仲景因呼息以为察病之

欬論經旨卷三

浙湖凌嘉六先生遺著

男詠永言錄存

後學裘慶元刊

師曰息搖肩者心中堅息引胸中上氣者欬息張口短氣者肺痿唾沫

趙氏以德衍義曰息者呼氣出粗類微喘而有聲也呼出心與肺今火乘肺故呼氣奔促而爲息也搖肩者肩隨息氣搖動以火主動故也其心之經脈掣引也因心中有堅實之邪不得和於經脈故經脈抽掣搖動息引胸中上氣欬者胸中脈所主也宗氣之所在火炎於肺則肺收降之令不行反就燥而爲固澁堅勁氣道不利所以上氣出于胸中者則欬也息張口短氣肺痿唾沫此又火炎於肺之甚者收降淸肅之氣亡惟從火出故張口不合也宗氣亦衰而息短矣津液不布從火而爲沫唾矣此仲景因呼息以爲察病之

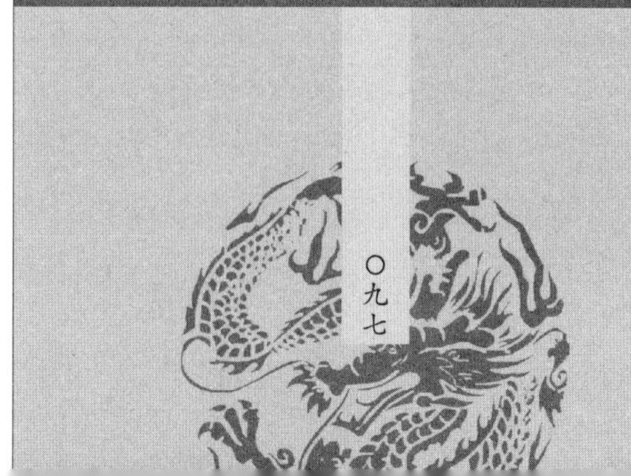

法與後條吸對言以舉端耳然息病屬於內外者豈止此而已動搖與息相應者又甯獨在肩而已豈無陰虛以火動者焉如內經謂乳子中風熱喘鳴息肩者脈實大也緩則生急則死是又在脈別者也

師曰吸而微數其病在中焦實也當下之卽愈虛者不治在上焦者其吸促在下焦者其吸遠此皆難治呼吸動搖振振者不治

趙氏曰穀之精氣乃分三隊清者化營濁者化衛其一爲宗氣留胸中以行呼吸焉呼吸固資於宗氣然必自陰陽闔闢而爲之機於是呼出者心肺主之吸入者腎肝主之心肺陽也腎肝陰也若中焦有邪實則阻其升降宗氣因之不盛於上吸氣因之不達於下中道卽還宗氣不盛則吸微中道卽還則往來速速則數故吸而微數瀉中焦實則升降行而吸卽平矣不因中焦實卽是腎肝之陰虛根本不固其氣輕浮上走脫陰之陽宗氣亦衰若此者

法，与后条吸对言，以举端耳。然息病属于内外者，岂止此而已。动摇与息相应者，又宁独在肩而已，岂无阴虚以火动者焉。如《内经》谓：乳子中风热喘鸣，息肩者，脉实大也。缓则生，急则死，是又在脉别者也。

师曰：吸而微数，其病在中焦，实也。当下之，即愈虚者不治。在上焦者，其吸促在下焦者，其吸远此皆难治，呼吸动摇振振者，不治。

赵氏曰：谷之精气，乃分三队，清者化营，浊者化卫。其一为宗气，留胸中，以行呼吸焉。呼吸资于宗气，然必自阴阳合辟而为之机。于是呼出者，心肺主之。吸入者，肾肝主之。心肺阳也，肾肝阴也，若中焦有邪实，则阻其升降。宗气因之不盛于上，吸气因之不达于下，中道即还宗气。不盛则吸微，中道即还，则往来速速则数，故吸而微数。泻中焦实，则升降行而吸即平矣。不因中焦实，即是肾肝之阴虚，根本不固，其气轻浮上走，脱阴之阳，宗气亦衰。若此者，

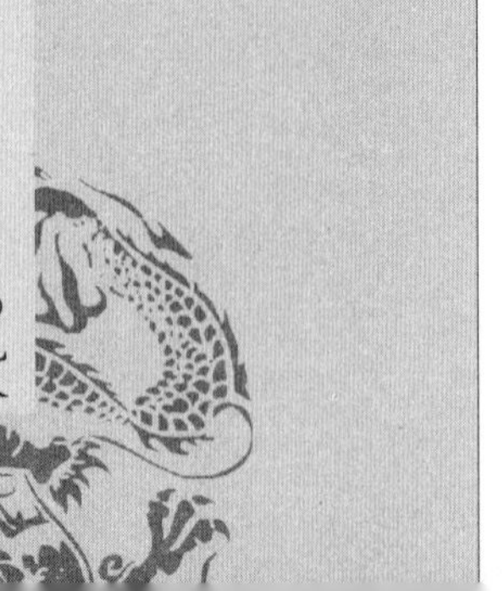

死日有期，尚可治乎？然则上焦固是主乎呼，下焦固是主乎吸。若阴阳之配，合则又未始有相离者，故上焦亦得而候其吸焉。而心肺之道近其真阴之虚者，则从阳火而升，不入乎下，故吸促肝肾之道，远其元阳之衰者，则因于阴邪所伏，卒难升上。故其吸，远此属真阴元阳之病，皆难以治。若夫人身之筋骨、血肉、脉络，皆藉阴气之所成，生气无所克，然后以镇静而为化生之宇。今阴气惫矣，生气索矣，器宇亦空矣。惟呼吸之气往来于其中，故振振动摇，不自禁也。若此者，即《内经》所谓出入废，则神机化灭是也，故针药无及矣。

问曰：阳病十八，何谓也？师曰：头痛，项腰脊臂脚掣痛。阴病十八，何谓也？师曰：欬上气喘哕咽，肠鸣胀满，心痛拘急，五藏病各有十八，合为九十。病人又有六微，微有十八病，合为一百八病。五劳七伤六极，妇人三十六病，不在其中。清邪居上，浊邪居下，大邪中表，小邪中里，谷饦之邪从口入者，宿食也。五邪中，

死日有期尚可治乎然則上焦固是主乎呼下焦固是主乎吸若陰陽之配合則又未始有相離者故上焦亦得而候其吸焉而心肺之道近其眞陰之虛者則從陽火而升不入乎下故吸促肝腎之道遠其元陽之衰者則因於陰邪所伏卒難升上故其吸遠此屬眞陰元陽之病皆難以治若夫人身之筋骨血肉脈絡皆藉陰氣之所成生氣無所尅然後以鎮靜而爲化生之宇今陰氣憊矣生氣索矣器宇亦空矣惟呼吸之氣往來於其中故振振動搖不自禁也若此者卽內經所謂出入廢則神機化滅是也故鍼藥無及矣

問曰陽病十八何謂也師曰頭痛項腰脊臂脚掣痛陰病十八何謂也師曰欬上氣喘噦咽腸鳴脹滿心痛拘急五藏病各有十八合爲九十病人又有六微微有十八病合爲一百八病五勞七傷六極婦人三十六病不在其中淸邪居上濁邪居下大邪中表小邪中裏穀飥之邪從口入者宿食也五邪中

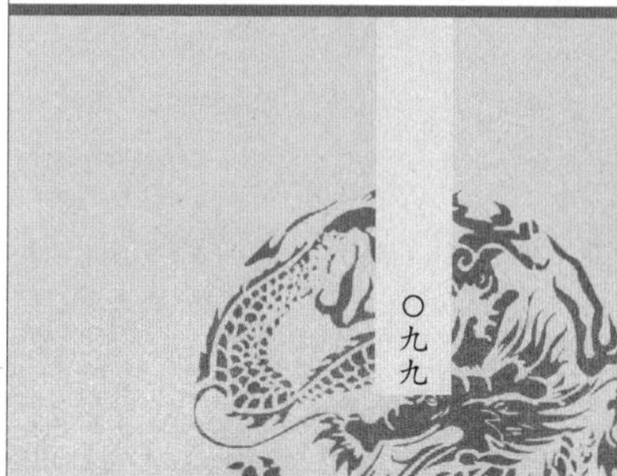

人各有法度風中於前寒中於後濕傷於下霧傷於上風令脈浮寒令脈急霧傷皮腠濕流關節食傷脾胃極寒傷經極熱傷絡

周氏揚俊補注曰此總內經所著之病而爲之分陰陽悉表裏合上下內外以立言庶幾經絡明府藏著所因顯不致散而難稽也如三陽在外病頭痛等六證則各有所行之經各顯本經之證三而六之非十八乎而三陰之在裏者亦然五藏各有十八合計爲九十病其爲病則於靈樞論心脈爲瘈瘲班班可考矣云云邪之所湊其氣必虛也

問曰熱在上焦者因欬爲肺痿肺痿之病從何得之師曰或從汗出或從嘔吐或從消渴小便利數或從便難(脈經又作數)又被快藥下利重亡津液故得之曰寸口脈數其人欬口中反有濁唾涎沫者何也師曰此爲肺痿之病若口中辟辟欬燥(脈經作燥欬)即胸中隱隱痛脈反滑數此爲肺癰欬

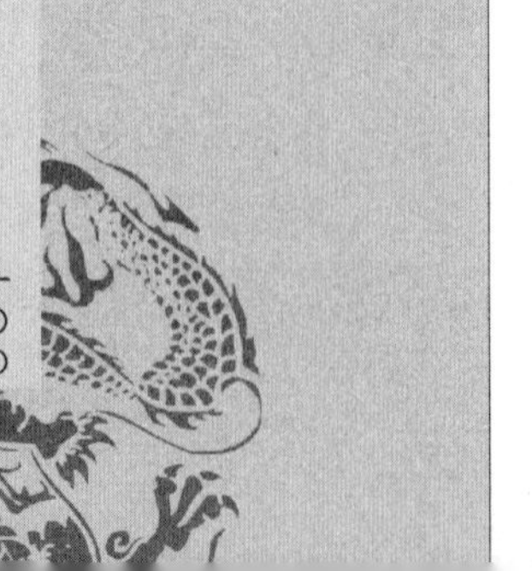

人各有法度。风中于前，寒中于后，湿伤于下，雾伤于上。风令脉浮，寒令脉急。雾伤皮腠，湿流关节，食伤脾胃，极寒伤经，极热伤络。

周氏扬俊补注曰：此总《内经》所著之病，而为之分阴阳，悉表里，合上下内外以立言。庶几经络明，府藏著，所因显，不致散而难稽也。如三阳在外，病头痛等六证，则各有所行之经，各显本经之证，三而六之，非十八乎？而三阴之在里者，亦然五藏各有十八，合计为九十病。其为病，则于《灵枢》论心脉为瘈疭，班班可考矣云云。邪之所凑，其气必虚也。

问曰：热在上焦者，因欬为肺痿，肺痿之病，从何得之？师曰：或从汗出，或从呕吐，或从消渴，小便利数，或从便难（《脉经》又作数）。又被快药下利，重亡津液，故得之曰寸口脉数。其人欬，口中反有浊，有唾涎沫者，何也？师曰：此为肺痿之病。若口中辟辟欬燥（《脉经》作燥欬），即胸中隐隐痛，脉反滑数，此为肺痈欬，唾脓血。脉数虚者，为肺痿，数实者为肺痈。

巢氏曰：肺痿，候肺主气，为五藏土。盖气主皮毛，故易伤于风邪。风邪伤于府藏，而血气虚弱。又因劳役大汗之后，或经大下，而亡津液。津液竭绝，肺气壅塞，不能宣通诸藏之气，因成肺萎也。其病欬唾而呕逆涎沫，小便数是也。欬唾咽燥欲饮者，必愈。欲欬而不能，欬唾干沫，而小便不利者，难治。诊其寸口，脉数，肺萎也。甚则脉浮弱。

周氏曰：按嘉言云，人生之气，禀命于肺，肺气清肃，则周身之气，莫不服从而顺行。肺气壅浊，则周身之气易致横逆而犯上。故肺痈者，肺气痈而不通也。肺痿者，肺气痿而不振也。才见久欬，先须防此两证。肺痈由五藏蕴崇（祟）之火，与胃中停蓄之热，上乘乎肺。肺受火热薰灼，血为之凝，痰为之裹，遂成小痈所结之形。渐长则肺日胀，而胁骨日昂，乃至欬声频，并痰浊如胶，发热畏寒，

唾膿血脈數虛者爲肺痿數實者爲肺癰

巢氏曰肺痿候肺主氣爲五藏上蓋氣主皮毛故易傷於風邪風邪傷於府藏而血氣虛弱又因勞役大汗之後或經大下而亡津液津液竭絕肺氣壅塞不能宣通諸藏之氣因成肺萎也其病欬唾而嘔逆涎沫小便數是也欬唾咽燥欲飲者必愈欲欬而不能欬唾乾沫而小便不利者難治診其寸口脈數肺萎也甚則脈浮弱

周氏曰按嘉言云人生之氣稟命於肺肺氣清肅則周身之氣莫不服從而順行肺氣壅濁則周身之氣易致横逆而犯上故肺癰者肺氣壅而不通也肺痿者肺氣痿而不振也纔見久欬先須防此兩證肺癰由五藏蘊崇之火與胃中停蓄之熱上乘乎肺肺受火熱薰灼血爲之凝痰爲之裹遂成小癰所結之形漸長則肺日脹而脇骨日昂乃至欬聲頻併痰濁如膠發熱畏寒

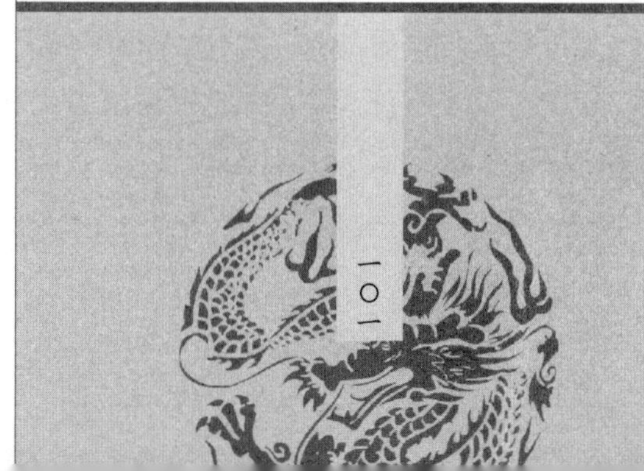

日晡尤甚面紅鼻燥胸生甲錯始先即能辨其脈證屬表屬裏極力開提攻下無不愈者迨至血化爲膿肺葉朽壞傾囊吐出始識其證十死不救嗟無及矣間有癰小氣壯胃强善食其膿不從口出或順趨肚門或旁穿脅肋仍可得生然不過十中二三耳仲景治法最精用力開提於未成膿之先今人施于既成膿之後其有濟乎肺痿者其積漸已非一日其寒熱不止一端總由胃中津液不輸於肺失其所養轉枯轉燥然後成之蓋肺金之生水精華四布者全藉胃土津液之富上供罔缺但胃中津液暗傷之竇最多粗工不知愛護或腠理素疏無故而大發其汗或中氣養餒頻吐以傾其囊或痺或消中飲水而渴不解泉竭自中或腸枯便秘强利以求其快漏卮難繼只此上供之津液坐耗岐途於是肺火日熾肺熱日深肺中小管日窒欬聲以漸不揚胸中脂膜日乾欬痰艱於上出行動數武氣即喘鳴冲擊連聲痰始

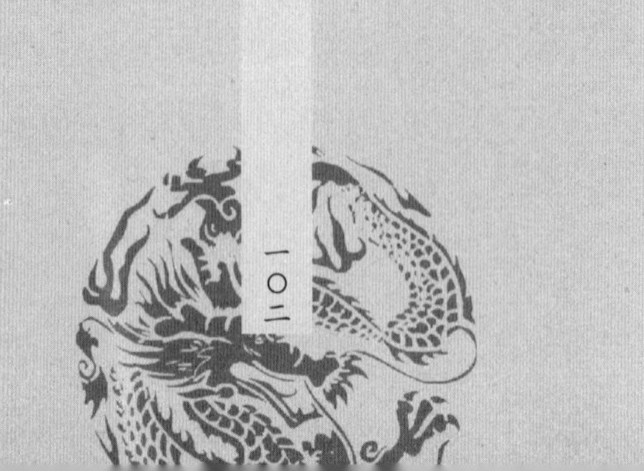

日晡尤甚。面红鼻燥，胸生甲错，始先即能辨其胀证，属表属里，极力开提，攻下无不愈者。迨至血化为脓，肺叶枯坏，倾囊吐出，始识其证十死不救，嗟无及矣。间有痈小，气壮骨强，善食。其脓不从口出，或顺趋肚门，或旁穿胁肋，仍可得生，然不过十中二三耳。仲景治法最精，用力开提于未成脓之先，今人施于既成脓之后，其有济乎？肺痿者，其积渐已非一日，其寒热不止一端，总由胃中津液不输于肺，失其所养，转枯转燥，然后成之。盖肺金之生水精华四布者，全藉胃土津液之富，上供罔缺。但胃中津液，暗伤之窦最多。粗工不知爱护，或腠理素疏，无故而大发其汗，或中气养馁，频吐以倾其囊，或痹，或消中。饮水而渴不解，泉竭自中，或肠枯便秘，强利以求其快。漏卮难继，只此上供之津液，坐耗岐（歧）途。于是肺火日炽，肺热日深，肺中小管日窒，欬声以渐不扬，胸中脂膜日干，欬痰艰于上出，行动数武，气即喘鸣，冲击连声，痰始

一应。《金匮》治法，贵得其精意大要，缓而图之，生胃津润，肺燥，下逆气，开积痰，止浊唾，补真气，以通肺之小管。散火热以复肺之清肃，如半身痿废，及手足痿软，治之得法，亦能复起。而肺近在胸中，呼吸所关，可不置力乎？肺痈，属在有形之血，血结，宜骤攻。肺痿属在无形之气，气伤宜徐理，故痈为实证。以肺痿，治之是为实，实痿为虚证。以肺痈治之，是为虚，虚此辨证用药之大略也。然两手寸口之脉，原为手太阴肺脉，此云寸口脉数，云滑数，云数实。数虚皆指左右三部统言，非如气口，独主右关之上也。其人欬，口中反有浊唾，涎沫顷之遍地者，为肺痿，言欬而口中不干燥也。若欬而口中辟辟，则是肺已结痈，火热之毒出现于口，欬声上下触动其痈，胸中即而隐隐而痛。其脉必见滑数有力，正邪气方盛之徵也。数虚数实之脉，以之分别肺痿肺痈，是则肺痿当补，肺痈当泻明矣。

一應金匱治法貴得其精意大要緩而圖之生胃津潤肺燥下逆氣開積痰止濁唾補眞氣以通肺之小管散火熱以復肺之淸肅如半身痿廢及手足痿軟治之得法亦能復起而肺近在胸中呼吸所關可不置力乎肺癰屬在有形之血血結宜驟攻肺痿屬在無形之氣氣傷宜徐理故癰爲實證以肺痿治之是爲實實痿爲虛證以肺癰治之是爲虛虛此辨證用藥之大略也然兩手寸口之脈原爲手太陰肺脈此云寸口脈數云滑數云數實數虛皆指左右三部統言非如氣口獨主右關之上也其人欬口中反有濁唾涎沫頃之徧地者爲肺痿言欬而口中不乾燥也若欬而口中辟辟則是肺已結癰火熱之毒出現於口欬聲上下觸動其癰胸中卽而隱隱而痛其脈必見滑數有力正邪氣方盛之徵也數虛數實之脈以之分別肺痿肺癰是則肺痿當補肺癰當瀉明矣

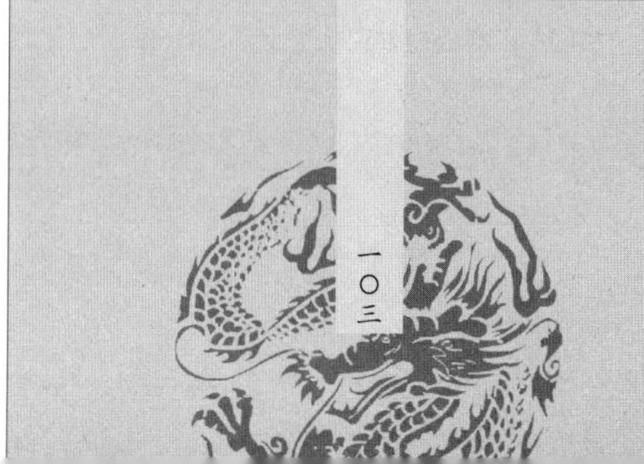

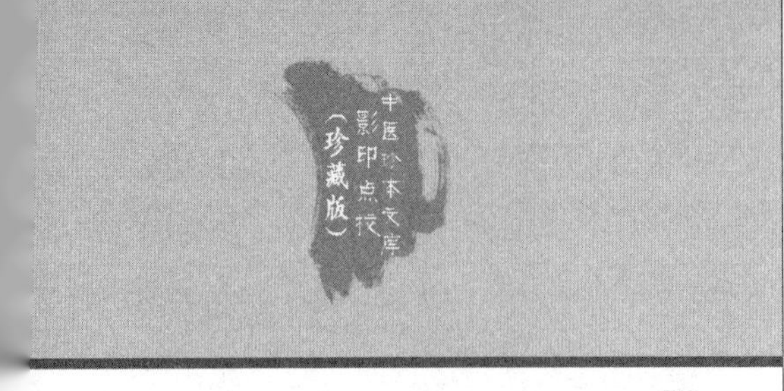

問曰病欬逆脈之何以知此爲肺癰當有膿血吐之則死其脈（脈經作吐之則死後竟吐膿血其脈何類）何類師曰寸口脈微而數微則爲風數則爲熱微則汗出數則惡寒風中於衛呼氣（脈經氣作吸）不入熱過於營吸而不出風傷皮毛熱傷血脈風舍於肺其人則欬口乾喘滿咽燥不渴多唾濁沫時時振寒熱之所過血爲之凝滯蓄結癰膿吐如米粥始萌可救膿成則死

巢氏曰肺癰候肺癰者由風寒傷於肺其氣結聚所成也肺主氣候皮毛勞傷血氣腠理則開而受風寒其氣虛者寒乘虛傷肺寒搏於血蘊結成癰熱又加之積熱不散血敗爲膿肺處胸間初肺傷於寒則微嗽肺癰之狀其人欬胸內滿隱隱痛而戰寒診其肺部脈緊爲肺癰又肺癰喘而脚滿又寸口脈數而實咽乾口內辟辟燥不渴時時出濁唾腥臭久久吐膿如粳米粥者

问曰：病欬逆脉之何以知此为肺痈，当有脓血吐之则死，其脉（《脉经》作吐之则死，后竟吐脓血，其脉何类）何类？师曰：寸口脉微而数，微则为风，数则为热，微则汗出，数则恶寒。风中于卫，呼气（《脉经》气作吸）不入，热过于营，吸而不出。风伤皮毛，热伤血脉。风舍于肺，其人则欬，口干喘满，咽燥不渴，多唾浊沫，时时振寒。热之所过，血为之凝滞，蓄结痈脓，吐如米粥，始萌可救，脓成则死。

巢氏曰：肺痈，候肺痈者，由风寒伤于肺，其气结聚所成也。肺主气，候皮毛劳伤血气腠理，则开而受风寒。其气虚者，寒乘虚伤肺，寒抟于血，蕴结成痈，热又加之积热不散，血败为脓。肺处胸间，初肺伤于寒，则微嗽，肺痈之状。其人欬，胸内满，隐隐痛而战寒。诊其肺部脉紧，为肺痈。又肺痈喘而脚满，又寸口脉数而实，咽干，口内辟辟，燥不渴，时时出浊唾，腥臭，久久吐脓如粳米粥者，难治也。又肺痈有脓而呕者，不须治其呕，脓止自愈。又寸口脉数，而数微则为风，数则为热，微则汗出，数则恶寒。风中于卫，呼气不入，数过于荣。吸而不出，风伤皮毛，热伤血，脉舍于肺，其入则呕，口干喘，有咽燥不渴，唾而浊沫，时时战寒。热之所过，血为凝滞，蓄结痈脓，吐如米粥，始萌可救，脓成则死。又欲有脓者，其脉紧数，脓为未成，其脉紧去但数，脓为已成。又肺病身当有热，饮嗽短气，唾出脓血，其脉当短涩而反浮大。其色当白而反赤者，此是火之克金，大逆，不治也。

周氏曰：按嘉言云，肺痈之脉，既云滑数，此复去微数者，非脉之有不同也。滑数者已成之，脉微数者，初起之因也。初起左右三部脉数，知为营吸其热而畏寒。然风初入卫，尚随呼气而出，不能深入所伤者，不过在于皮毛。皮毛者，肺之合也。风由所合，以渐舍于肺俞而欬唾振寒。兹时从外入者，从外出之

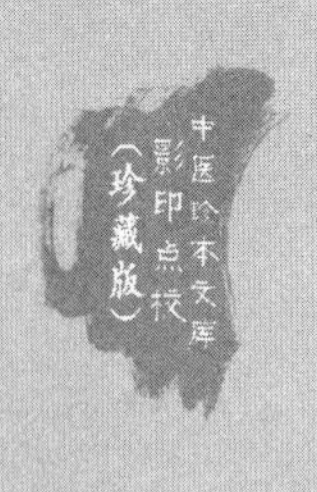

難治也又肺癰有膿而嘔者不須治其嘔膿止自愈又寸口脈微而數微則爲風數則爲熱微則汗出數則惡寒風中於衛呼氣不入數過於榮吸而不出風傷皮毛熱傷血脈舍於肺其入則嘔口乾喘有咽燥不渴唾而濁沫時時戰寒熱之所過血爲凝滯蓄結癰膿吐如米粥始萌可救膿成則死又欲有膿者其脈緊數膿爲未成其脈緊去但數膿爲已成又肺病身當有熱欬嗽短氣唾出膿血其脈當短濇而反浮大其色當白而反赤者此是火之尅金大逆不治也

周氏曰按嘉言云肺癰之脈既云滑數此復云微數者非脈之有不同也滑數者已成之脈微數者初起之因也初起左右三部脈數知爲營吸其熱而畏寒然風初入衛尚隨呼氣而出不能深入所傷者不過在於皮毛皮毛者肺之合也風由所合以漸舍於肺俞而欬唾振寒茲時從外入者從外出之

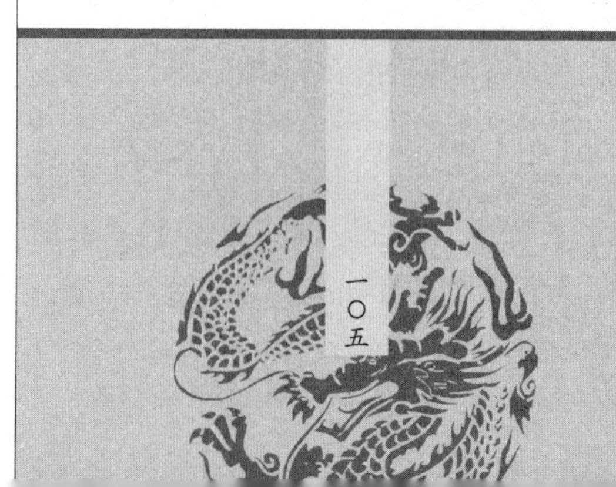

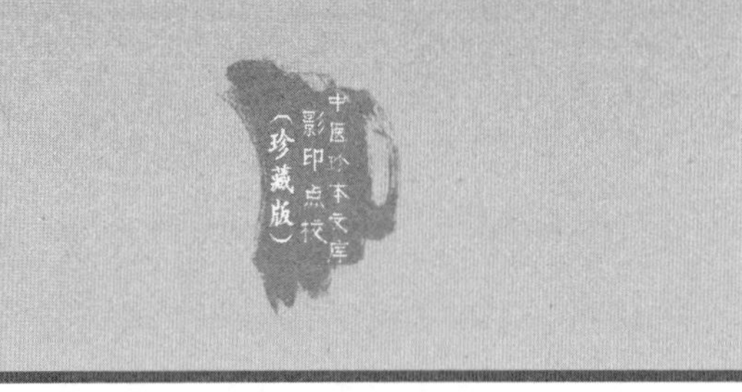

易易者若夫熱過於營卽隨吸氣所入不出而傷其血脈矣衛中之風得營中之熱留戀固結於肺葉之間乃致血爲凝滯以漸結爲癰膿是則有形之敗濁必從瀉法而下驅之使其邪毒隨驅下移入胃入腹入腸再一驅卽盡去不留矣安在始萌不救聽其膿成而腐敗耶

上氣面浮腫肩息其脈浮大不治又加利尤甚

周氏曰肺爲氣之總司主呼吸者也今云上氣至於面浮腫至爲息肩是其肺氣壅逆而肩爲動搖矣何也肺之所畏者入也設中焦邪實阻其升降而炎上之性有加無已則所呼之氣邪有以助之而所吸之氣不復下達遂使出入息肩矣加以脈浮大火勢方張本體既衰而邪削更甚又何法可令其內還而下趨乎故不治也然猶有可圖者庶幾中土尚培生氣未絕耳若加利爲尤甚也

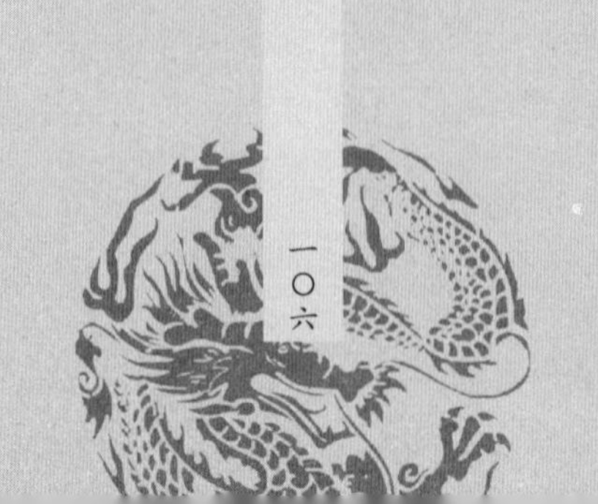

易。易者，若夫热过于营，即随吸气所入不出而伤其血脉矣。卫中之风，得营中之热，留恋固结于肺叶之间，乃致血为凝滞，以渐结为痈脓。是则有形之败浊必从泻法而下驱之，使其邪毒随驱下移入胃入腹入肠，再一驱即尽，云不留矣。安在始萌不救，听其脓成而腐败耶？

上气面浮肿肩息，其脉浮大，不治，又加利尤甚。

周氏曰：肺为气之总司，主呼吸者也。今云上气至于面浮肿，至为息肩，是其肺气壅逆而肩为动摇矣。何也？肺之所畏者入也，设中焦邪实，阻其升降，而炎上之性有加无已，则所呼之气邪有以助之，而所吸之气不复下达，遂使出入上息肩矣。加以脉浮大，火势方张，本体既衰，而邪削更甚，又何法可令其内还而下趋乎？故不治也。然犹有可图者，庶几中土尚培，生气未绝耳。若加利，为尤甚也。

上气喘而躁者，属肺胀欲作风水，发汗则愈。

周氏曰：同一上气也，此则作喘而不息肩，正以皮毛，乃肺之合为邪所蔽，遂令肺气不得外达。故寒伤营者，亦作喘也。彼躁阴也，上气何以复燥，肺气既塞，遂令下流不化，水既不化，又令木气不化疏，此皆以母病而兼及于子也。一其发汗，则塞者得以外通矣。逆者得以下达矣，故曰愈也。

肺痿吐涎沫而不欬者，其人不渴，必遗尿，小便数。所以然者，以上虚不能制下故也。此为肺中冷，必眩，多涎唾，甘草干姜汤以温之。若服汤已渴者，属消渴。

甘草干姜汤方

甘草四两，炙　干姜二两，炮

右二味，以水三升煮取一升五合，去滓，分温再服。

喻氏嘉言云：肺热则膀胱之气化亦热，小便必赤湿而不能多。若肺痿之候，但吐涎沫，而不欬，复不渴，反遗尿而小便数者，何其与本病相反也。必其人

上氣喘而躁者屬肺脹欲作風水發汗則愈

周氏曰同一上氣也此則作喘而不息肩正以皮毛乃肺之合爲邪所蔽遂令肺氣不得外達故寒傷營者亦作喘也彼躁陰也上氣何以復燥肺氣既塞遂令下流不化水既不化又令木氣不化疏此皆以母病而兼及於子也一其發汗則塞者得以外通矣逆者得以下達矣故曰愈也

肺痿吐涎沫而不欬者其人不渴必遺尿小便數所以然者以上虛不能制下故也此爲肺中冷必眩多涎唾甘草乾薑湯以溫之若服湯已渴者屬消渴

甘草乾薑湯方　甘草四兩炙　乾薑二兩炮

右二味以水三升煮取一升五合去滓分溫再服

喻氏嘉言云肺熱則膀胱之氣化亦熱小便必赤澀而不能多若肺痿之候但吐涎沫而不欬復不渴反遺尿而小便數者何其與本病相反也必其人

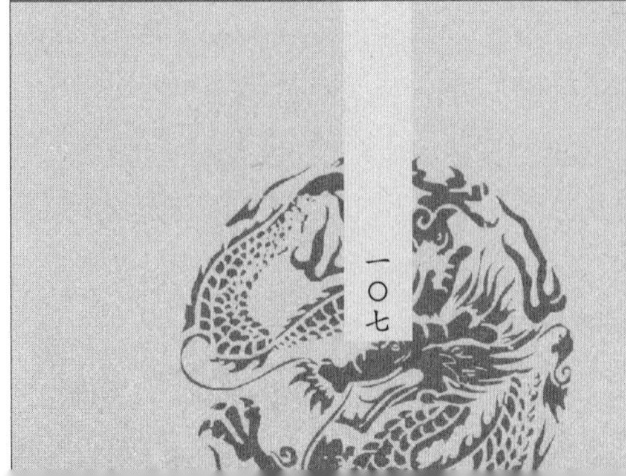

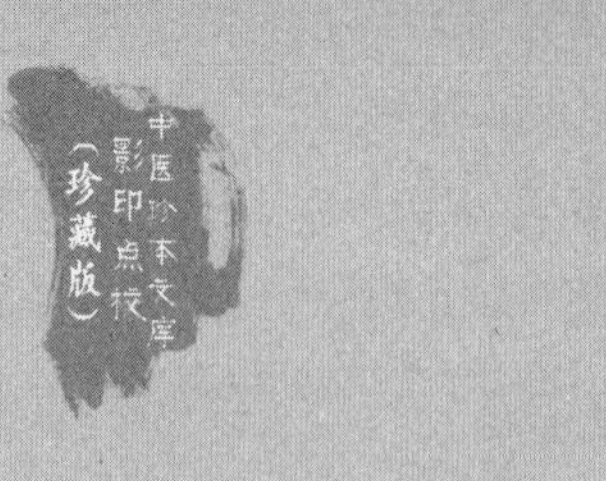

上虛不能制下以故小便無所收攝爾此爲肺中冷陰氣上巔侮其陽氣故必眩陰寒之氣凝滯津液故多涎唾若始先不渴服溫藥即轉渴者明是消渴飲一溲二之證更當消息之矣

周氏曰按肺寒上虛也便數下虛也聖人只溫其中豈非以補其母則子自安總司之地溫而膀胱亦溫下泉無洌彼之患乎

欬而上氣喉中水雞聲射干麻黃湯主之

射干麻黃湯方　射干三兩　麻黃四兩　生薑四兩　細辛三兩　紫菀三兩　款冬花三兩　五味子半升　大棗七枚　半夏半升洗

右九味以水一斗二升先煮麻黃二沸去上沫內諸藥煮取三升分溫三服

喻氏云上氣聲如水鷄明係痰阻其氣爾阻之務在去之而仲景不專於去痰者以肺受風寒主氣之司已爲邪困而不能自持莫若主於發表而佐以

上虚不能制下，以故小便无所收摄尔。此为肺中冷，阴气上巅，侮其阳气，故必眩。阴寒之气凝滞津液，故多涎唾。若始先不渴，服温药即转渴者，明是消渴，饮一溲二之证，更当消息之矣。

周氏曰：按肺寒上虚也，便数下虚也，圣人只温其中，岂非以补其母，则子自安。总司之地温而膀胱温，下泉无洌彼之患乎？

欬而上气，喉中水鸡声，射干麻黄汤主之。

射干麻黄汤方

射干三两　麻黄四两　生姜四两　细辛三两　紫苑（菀）三两　款冬花三两　五味子半升　大枣七枚　半夏半升洗

右九味，以水一斗二升，先煮麻黄二沸，去上沫，内诸药，煮取三升，分温三服。喻氏云：上气声如水鸡，明系痰阻其气尔。阻之务在去之，而仲景不专于去痰者，以肺受风寒，主气之司已为邪困，而不能自持。莫若主于发表，而佐以润燥下气开郁四法，聚于一方内。以分解其邪，不使之合，此因证定药大之法也。

欬逆上气，时时唾浊，但坐不得眠，皂荚丸主之。

皂荚丸方

皂荚八两，刮去皮，用酥炙。

右一味，末之蜜丸，如梧子大，以枣膏和汤服三丸，日三夜一服。

周氏曰：经谓上气者，阴气在下，阳气在上，诸阳气浮，无所依从也。今欬逆上气，是浊气上干，清虚之位反为浊阴所据，故虽时时唾而浊不为唾减也。皂荚性能驱浊，其刺又能攻坚，且得直达患处，用意神巧，诚不可思议者。嘉言云：大热之毒聚结于肺，表之温之，曾不少应坚而不可攻者，用此丸，豆大三粒，朝三服，暮一服，吞适病所。如棘针遍刺，四面还攻，如是多日，庶几无坚不入，聿成荡涤，功不可以药之微贱而少之也。胸中手不可入，即谓为代针丸

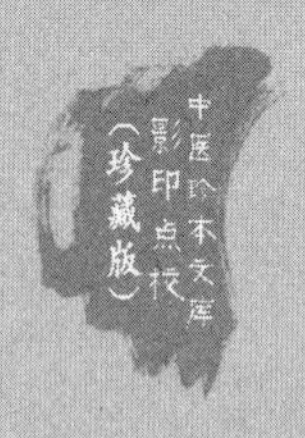

潤燥下氣開鬱四法聚於一方內以分解其邪不使之合此因證定藥大之法也

欬逆上氣時時唾濁但坐不得眠皂莢丸主之

皂莢丸方　皂莢八兩刮去皮用酥炙

右一味末之蜜丸如梧子大以棗膏和湯服三丸日三夜一服

周氏曰經謂上氣者陰氣在下陽氣在上諸陽氣浮無所依從也今欬逆上氣是濁氣上干清虛之位反爲濁陰所據故雖時時唾而濁不爲唾減也皂莢性能驅濁其刺又能攻堅且得直達患處用意神巧誠不可思議者嘉言云大熱之毒聚結於肺表之溫之曾不少應堅而不可攻者用此丸豆大三粒朝三服暮一服吞適病所如棘鍼徧刺四面還攻如是多日庶幾無堅不入聿成蕩滌功不可以藥之微賤而少之也胸中手不可入即謂爲代鍼丸

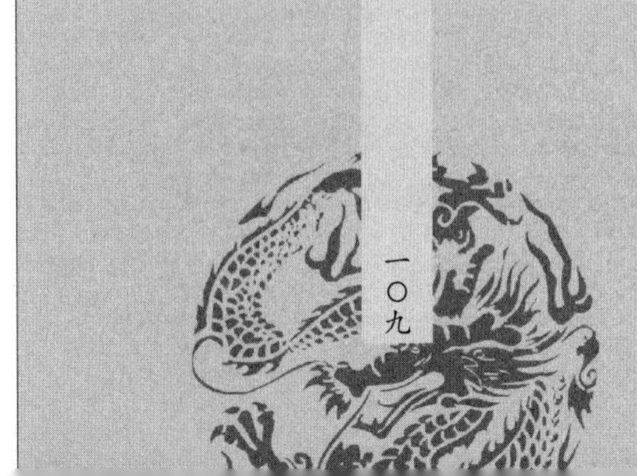

可矣

欬而脈浮者厚朴麻黃湯主之

厚朴麻黃湯方　厚朴五兩　麻黃四兩　石膏如雞子大　乾薑　細辛各二兩　杏仁　半夏　五味子各半升　小麥一升

右九味以水一斗二升先煮小麥熟去滓內諸藥煮取三升溫服一升日三服

周氏曰嘉言云若但欬而脈浮則外邪居多全以散邪爲主用法即於小青龍湯中去桂枝芍藥甘草加厚朴石膏小麥仍從肺病起見所以桂枝之熱芍藥之收甘草之緩概示不用而加厚朴以下其氣石膏以清熱小麥引入胃中助其升發之氣一舉而表解脈和於以置力於本病然後破竹之勢可成爾一經裁酌直使小青龍載肺病騰空而去神哉

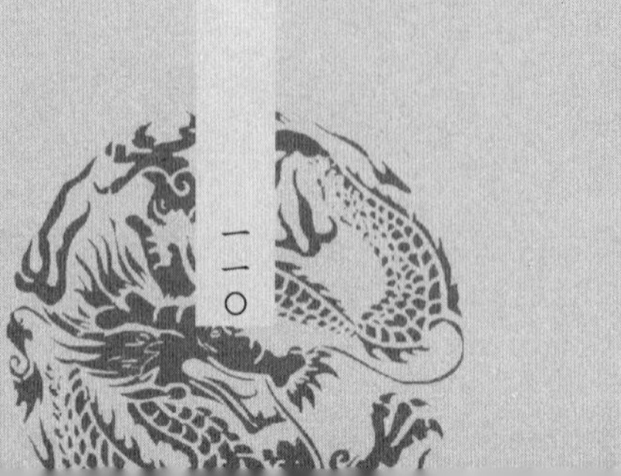

可矣

咳而脉浮者，厚朴麻黄汤主之。

厚朴麻黄汤方

厚朴五两　麻黄四两　石膏如锥子大　干姜　细辛各二两　杏仁　半夏　五味子各半升　小麦一升

右九味，以水一斗二升，先煮小麦，熟去滓，内诸药，煮取三升，温服一升，日三服。

周氏曰：嘉言云，若但欬而脉浮，则外邪居多，全以散邪为主，用法即于小青龙汤中去桂枝、芍药、甘草、加厚朴、石膏、小麦，仍从肺病起见。所以桂枝之热，芍药之收，甘草之缓，概示不用。而加厚朴以下其气，石膏以清热，小麦引入胃中，助其升发之气，一举而表解脉和于以置力于本病。然后破竹之势可成尔。一经裁酌，直使小青龙载肺病腾空而去，神哉！

欬而脉沈（沉）者，泽漆汤主之（《脉经》云：咳家其脉沈（沉）不可发其汗）。

泽漆汤方

半夏半升　紫参五两，一作紫苑（菀）　泽漆三升，以东流水五斗，煮取一斗五升　生姜　白前各五两　甘草　黄芩　人参　桂枝各三两

右九味㕮咀，内泽漆汁中，煮取五升，温服五合，至夜尽。

周氏曰：浮为在表，沈（沉）为在里，表里二字，与伤寒之表里大殊。表者，邪在卫，即肺之表也。里者，邪在营，即肺之里也。热过于营，吸而不出，其血必结，血结则痰气必为外裹，故用泽漆之破血为君，加入开痰下气，清热和营诸药，俾坚叠一宫，元气不损，制方之妙若此。

火逆上气，咽喉不利，止逆下气者，麦门冬汤主之。

麦门冬汤方

麦冬七升　半夏一升　人参　甘草各二两　粳米三合　大枣十二枚

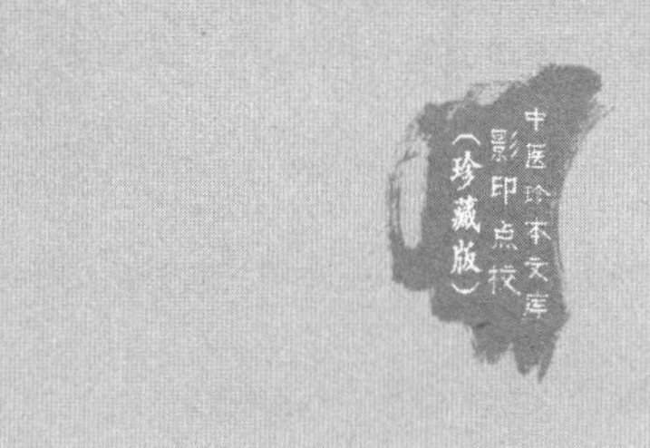

欬而脈沈者澤漆湯主之（脈經云欬家其脉沈不可發其汗）

澤漆湯方　半夏半升　紫參五兩一作紫菀　澤漆三升以東流水五斗煮取一斗五升　生薑　白前各五兩　甘草　黄芩　人參　桂枝各三兩右九味㕮咀內澤漆汁中煮取五升溫服五合至夜盡

周氏曰浮爲在表沈爲在裏表裏二字與傷寒之表裏大殊表者邪在衞即肺之表也裏者邪在營即肺之裏也熱過於營吸而不出其血必結血結則痰氣必爲外裹故用澤漆之破血爲君加入開痰下氣清熱和營諸藥俾堅疊一宮元氣不損製方之妙若此

火逆上氣咽喉不利止逆下氣者麥門冬湯主之

麥門冬湯方　麥冬七升　半夏一升　人參　甘草各二兩　粳米三合

大棗十二枚

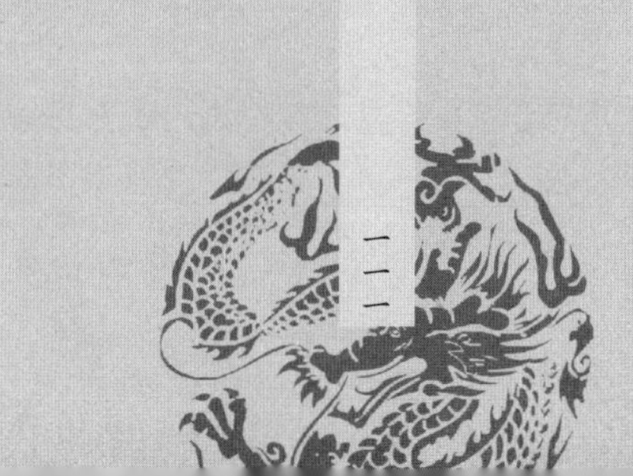

右六味以水一斗二升煮取六升溫服一升日三夜一服

周氏曰嘉言云胃中津液枯燥虛火上炎之證治本之良法也夫用降火之藥而火反升用寒涼之藥而熱轉熾者徒知與火熱相爭未思及必不可得之數不惟無益而反害之凡肺病有胃氣則生無胃氣即死胃氣者肺之母氣也本草有知母之名者謂肺藉其清涼知清涼爲肺之母也有貝母之名者謂肺藉其豁痰實豁痰爲肺之母也然屢施於火逆上氣咽喉不利之證而屢不應名不稱矣孰知仲景有此妙法於麥冬人參甘草粳米大補中氣大生津液隊中增入半夏之辛溫一味其利咽下氣非半夏之功實善用半夏之功擅古今未有之奇焉

肺癰喘不得臥葶藶大棗瀉肺湯主之

葶藶熬令色黃擣丸如彈子大　大棗十二枚

右六味，以水一斗二升，煮取六升，温服一升，日三夜一服。

周氏曰：嘉言云，胃中津液枯燥，虚火上炎之证，治本之良法也。夫用降火之药，而火反升；用寒凉之药而热转炽者，徒知与火热相争，未思及必不可得之数，不惟无益而反害之。凡肺病有胃气则生，无胃气即死。胃气者，肺之母气也。本草有知母之名者，谓肺藉其清凉，知清凉为肺之母也。有贝母之名者，谓肺藉其豁痰，实豁痰为肺之母也。然屡施于火逆上气，咽喉不利之证，而屡不应，名不称矣。孰知仲景有此妙法，于麦冬、人参、甘草、粳米大补中气，大生津液队中增入半夏之辛温一味，其利咽下气，非半夏之功，实善用半夏之功，擅古今未有之奇焉。

肺痈，喘不得卧，葶苈大枣泻肺汤主之。

葶苈熬令色黄，捣丸如弹子大　大枣十二枚

右先以水三升煮枣，取二升，去枣，内葶苈，煮取一升，顿服。

周氏曰：此治肺痈吃紧之方也。肺中生痈，不泻何待，恐日久痈脓已成，泻之无益。日久肺气已索，泻之转伤。惟血结而脓未成，当急以泻肺之法夺之，况喘不得卧，不云甚乎？

咳而胸满振寒，脉数咽干，不渴时浊吐（《脉经》作时时出振浊）腥臭，久久吐脓如米粥者，为肺痈，桔梗汤主之。

桔梗汤方

桔梗一两　甘草二两

右二味，以水三升，煮取一升，分温再服。

又方（此方系宋人所增，并录之以备用）

桔梗　贝母　当归　瓜蒌仁　枳壳　薏苡仁　桑白皮　百合各一钱五分　五味子　葶苈　地骨皮　甘草节　知母　防己　黄芪　杏仁各五分　用清水煎服。

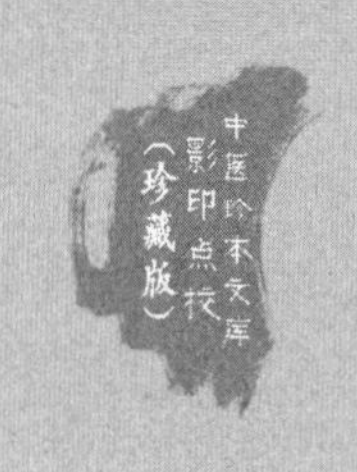

右先以水三升煮棗取二升去棗內葶藶煮取一升頓服

周氏曰此治肺癰喫緊之方也肺中生癰不瀉何待恐日久癰膿已成瀉之無益日久肺氣已索瀉之轉傷惟血結而膿未成當急以瀉肺之法奪之況喘不得臥不云甚乎

欬而胸滿振寒脈數咽乾不渴時濁吐(脈經作時時出振濁)腥臭久久吐膿如米粥者爲肺癰桔梗湯主之

桔梗湯方　桔梗一兩　甘草二兩

右二味以水三升煮取一升分溫再服

又方(此方係宋人所增並錄之以備用)　桔梗　貝母　當歸　瓜蔞仁

枳殼　薏苡仁　桑白皮　百合各一錢五分　五味子　葶藶　地骨皮

甘草節　知母　防己　黃芪　杏仁各五分用清水煎服

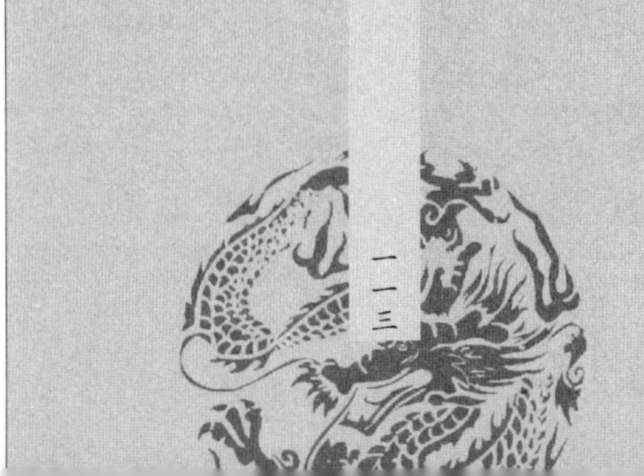

周氏曰肺癰由熱結而成其濁唾腥臭因熱瘀而致故欬而胸滿是肺不利也振寒陽鬱於裏也咽乾不渴阻滯津液也彼邪熱搏聚固結難散之勢用桔梗開之以散其毒甘草解之以消其毒庶幾可圖無使滋蔓即至久久吐膿之時亦仍可用此湯者一以桔梗可開之使下行亦可托之俾吐出一以甘草可以長血肉可以益金母也

欬而上氣此爲肺脹其人喘目如脫狀脈浮大者越婢加半夏湯主之

越婢加半夏湯方　麻黃六兩　石膏半斤　生薑三兩　大棗十五枚

甘草二兩　半夏半升

右六味以水六升先煮麻黃去上沫內諸藥煮取三升分溫三服

周氏曰欬而上氣則其氣之有衝而不下可知矣其欬之相連而不已可知矣此皆屬肺之脹使之也邪入於肺則氣壅肺壅則欲不喘不可得唯喘極

周氏曰：肺痈由热结而成，其浊唾腥臭，因热瘀而致故。欬而胸满，是肺不利也。振寒，阳郁于里也。咽干不渴，阻滞津液也。彼邪热抟聚固结，难散之势，用桔梗开之，以散其毒。甘草解之，以消其毒，庶几可图。无使滋蔓，即至久久吐脓之时，亦仍可用此汤者。一以桔梗可开之，使下行，亦可托之，俾吐出。一以甘草可以长血肉，可以益金母也。

欬而上气，此为肺胀，其人喘，目如脱状。脉浮大者，越婢加半夏汤主之。

越婢加半夏汤方

麻黄六两　石膏半斤　生姜三两　大枣十五枚　甘草二两　半夏半升

右六味，以水六升，先煮麻黄，去上沫，内诸药，煮取三升，分温三服。

周氏曰：欬而上气，则其气之有冲而不下可知矣。其欬之相连而不已可知矣。此皆属肺之胀使之也，邪入于肺，则气壅肺壅，则欲不喘不可得，唯喘极，

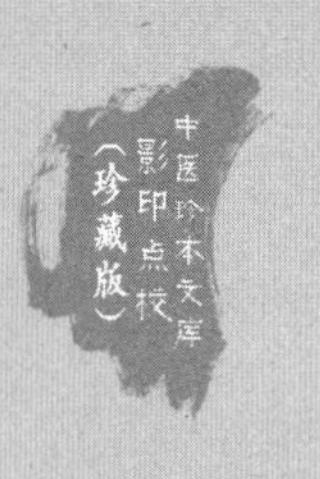

故目如脱所以状，胀与喘之至也。脉浮，邪也，兼火则邪实，而所以遗害于肺，正未有已。故必以辛热发之，亦兼以甘寒佐之，使久合之。邪涣然冰释，岂不快乎。然久蓄之饮，何由得泄，故特加半夏于越婢汤中，一定之法也。

肺胀，欬而上气，烦躁而喘。脉浮者，心下有水，小青龙加石膏汤主之。

小青龙加石膏汤方

麻黄　细辛　芍药　甘草　桂枝各三两　半夏　五味子各半升　石膏二两

右九味，以水一斗，先煮麻黄，减二升，去上沫，内诸药，煮取三升，去滓。强人服一升，羸者减之，日三服，小儿服四合。

周氏曰：此条证与上条无异，所异者加躁，脉但浮尔。然前条躁者，欲作风水。此条躁者，心下有水，可见躁为阴躁，而水为阴之至也。君主之地，水气上凌，岂细故也耶。故前方于麻黄，以杏仁易石膏，加姜枣发散之力微且缓，此于

故目如脫所以狀脹與喘之至也脈浮邪也兼火則邪實而所以遺害於肺正未有已故必以辛熱發之亦兼以甘寒佐之使久合之邪渙然冰釋豈不快乎然久蓄之飲何由得泄故特加半夏於越婢湯中一定之法也

肺脹欬而上氣煩躁而喘脈浮者心下有水小青龍加石膏湯主之

小青龍加石膏湯方　麻黃　細辛　芍藥　甘草　桂枝各三兩　半夏　五味子各半升　石膏二兩

右九味以水一斗先煑麻黃減二升去上沫內諸藥煑取三升去滓強人服一升羸者減之日三服小兒服四合

周氏曰此條證與上條無異所異者加躁脈但浮爾然前條躁者欲作風水此條躁者心下有水可見躁爲陰躁而水爲陰之至也君主之地水氣上淩豈細故也耶故前方於麻黃以杏仁易石膏加薑棗發散之力微且緩此於

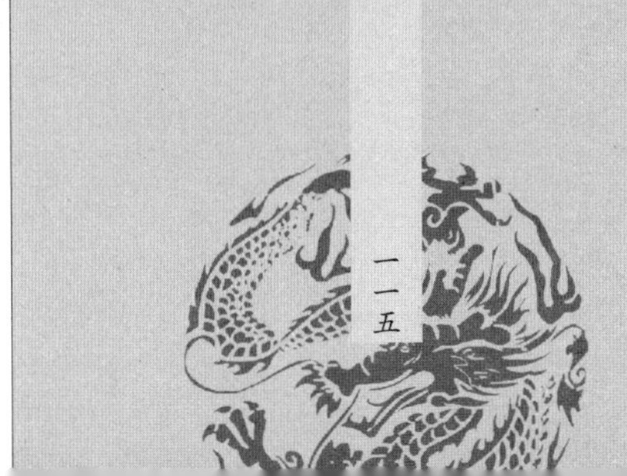

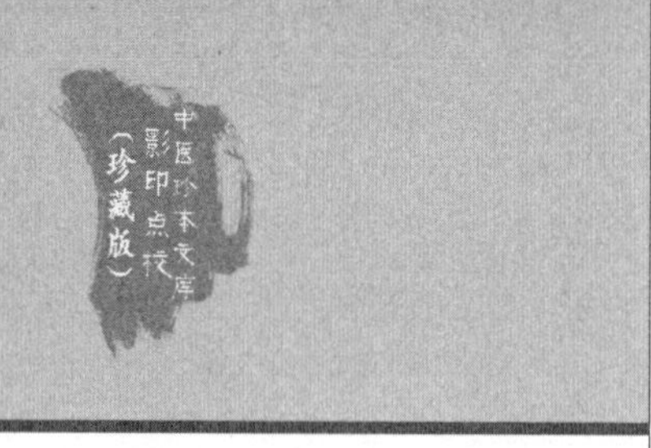

麻黃藥中加石膏其力轉猛然監以芍藥五味乾薑其熱下趨水道不至過汗也然後小青龍亦能翻江倒海引水潛藏不若大青龍之騰雲致雨也夫越婢湯有石膏無半夏小青龍方有半夏無石膏觀二方所加之意全重此二物協力建功石膏清熱藉辛溫亦能豁痰半夏豁痰藉辛凉亦能清熱不然石膏可無慮半夏不在所禁乎仲景加減一味已見因心化裁矣

肺癰胸滿脹一身面目浮腫鼻塞清涕出不聞香臭酸辛欬逆上氣喘鳴迫塞葶藶大棗瀉肺湯主之

周氏曰經云是動則病肺脹滿膨膨然而喘欬胃氣不升大腸之氣亦不降濕則鼻塞不聞香臭遂使周身浮腫有種種之證也然此表證尙多豈可專瀉不知肺癰始因邪由外入及其成癰則證復自內顯出故論其常當升散開提者且未可下奪論其亟當下奪者倘牽制於外反昧膿成則死之大戒

麻黄药中，加石膏，其力转猛。然监以芍药、五味、干姜，其热下趋水道，不至过汗也。然后小青龙亦能翻江倒海，引水潜藏，不若大青龙之腾云致雨也。夫越婢汤有石膏，无半夏。小青龙方有半夏，无石膏，观二方所加之意，全重此二物，协力建功。石膏清热，藉辛温，亦能豁痰。半夏豁痰，藉辛凉，亦能清热，不然石膏可无虑。半夏不在所禁乎？仲景加减一味已见，因心化裁矣。

肺痈胸满胀，一身面目浮肿，鼻塞，清涕出，不闻香臭酸辛，咳逆上气，喘鸣迫塞，葶苈大枣泻肺汤主之。

周氏曰：经云，是动则病，肺胀满，膨膨然而喘欬。胃气不升，大肠之气亦不降，湿则鼻塞，不闻香臭，遂使周身浮肿，有种种之证也。然此表证尚多，岂可专泻。不知肺痈，始因邪由外入，及其成痈，则证复自内显出，故论其常，当升散开提者，且未可下夺。论其亟当下夺者，倘牵制于外，反昧脓成则死之大戒，安得不审所轻重哉?!

附方

外台炙甘草汤治肺痿，涎唾多，心中温温液液者（一作《千金翼》炙甘草汤，治虚劳不足，汗出而闷，脉结悸，行动如常，不出百日，危急者，十一日死）。

甘草四两，炙　桂枝　生姜各三两　麦冬　麻仁各半升　人参　阿胶各二两　大枣三十枚　生地一斤

右九味，以酒七升，水八升，先煮八味，取三升，去滓，内胶，消尽，温服一升，日三服。

千金甘草汤

甘草一味，以水三升，煮减半，分温三服。

千金生姜甘草汤，治肺痿，欬唾涎沫不止，咽燥而渴。

生姜五两　人参三两　甘草四两　大枣十五枚

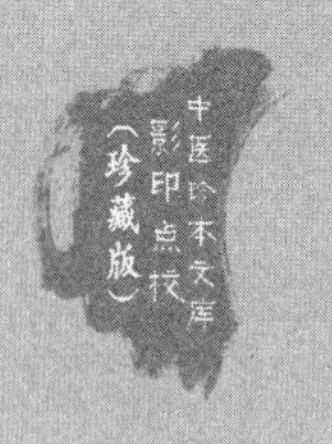

安得不審所輕重哉

附方

外臺炙甘草湯治肺痿涎唾多心中溫溫液液者（一作千金翼炙甘草湯治虛勞不足汗出而悶脈結悸行動如常不出百日危急者十一日死）

甘草四兩炙　桂枝　生薑各三兩　麥冬　麻仁各半升　人參　阿膠各二兩　大棗三十枚　生地一斤

右九味以酒七升水八升先煮八味取三升去滓內膠消盡溫服一升日三服

千金甘草湯　甘草一味以水三升煮減半分溫三服

千金生薑甘草湯治肺痿欬唾涎沫不止咽燥而渴　生薑五兩　人參三兩　甘草四兩　大棗十五枚

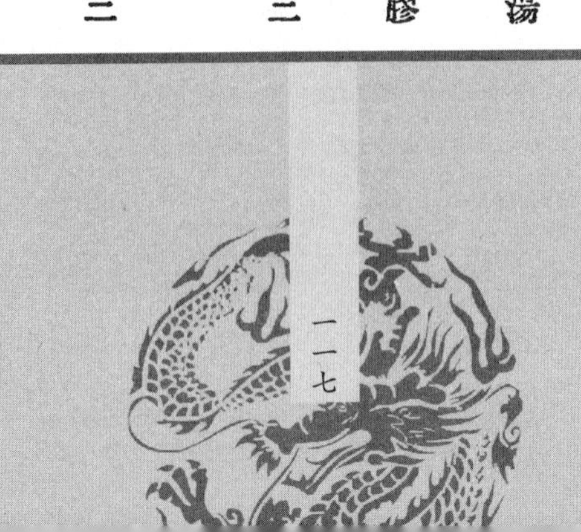

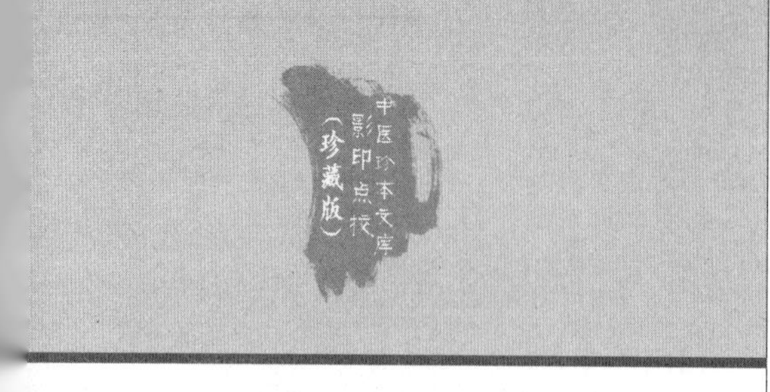

右四味以水七升煮取三升分溫三服

千金桂枝去芍藥加皂莢湯治肺痿吐涎沫　桂枝　生薑各三兩　甘草二兩　大棗十枚　皂莢一枚去皮子炙焦

右五味以水七升微火煮取三升分溫三服

周氏按已上諸方俱用辛甘溫藥以肺既枯痿非濕劑可滋者必生氣行氣以致其津蓋津生於氣氣生則津亦至也又方下俱云吐涎沫多不止則非無津液也乃有津液而不能收攝分布也故非辛甘溫藥不可加皂莢者兼有濁痰也

外臺桔梗白散治欬而胸滿振寒脈數咽乾不渴時出濁唾腥臭久久吐膿如米粥者為肺癰　桔梗　貝母各三兩　巴豆一分去皮熬研如脂

右三味為散强人飲服半錢匕羸者減之病在膈上者吐膿在膈下者瀉出

右四味，以水七升，煮取三升，分温三服。

千金桂枝去芍药，加皂荚汤，治肺痿吐涎沫。

桂枝　生姜各三两　甘草二两　大枣十枚　皂荚一枚，去皮子，炙焦

右五味，以水七升，微火煮取三升，分温三服。

【周氏按】已上诸方，俱用辛甘温药，以肺既枯痿，非湿剂可滋者，必生气行气，以致其津，盖津生于气，气生则津亦至也。又方，下俱云吐涎沫多不止，则非无津液也。乃有津液，而不能收摄分布也。故非辛甘温药，不可加皂荚者，兼有浊痰也。

外台桔梗白散，治欬而胸满，振寒，脉数，咽干，不渴时，出浊唾腥臭，久久吐脓如米粥者，为肺痈。

桔梗　贝母各三两　巴豆一分，去皮，熬研如脂

右三味为散，强人饮服半钱匕，羸者减之。病在膈上者，吐脓，在膈下者，泻出。

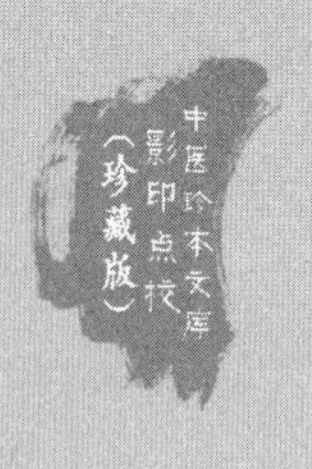

若下多不止，饮凉水一杯则定。

千金苇茎汤，治欬有微满，烦热，胸中甲错，是为肺痈。

苇茎二升　薏苡仁半升　桃仁五十粒　瓜瓣半斤

右四味，以水一斗，先煮苇茎，得五升去滓，内诸药，煮取二升，服一升，再服当吐如脓。

【周氏按】此方具下热散结，通瘀之力，而重不伤，峻缓不懈，可以补桔梗汤。桔梗白散二方之偏，亦良法也。

又曰：葶苈大枣泻肺汤治肺痈，胸满胀，一身面目浮肿，鼻塞，清涕出，不闻香臭酸辛，咳逆上气，喘鸣迫塞。按此方原治肺痈，喘不得卧，此兼面目浮，鼻塞清涕，则肺有表邪，宜散，故先服小青龙一剂乃进。

【又按】肺痈诸方，其于治效各有专长，如葶苈、大枣，用治痈之始萌，而未成者，

若下多不止飲涼水一杯則定
千金葦莖湯治欬有微滿煩熱胸中甲錯是爲肺癰　葦莖二升　薏苡仁半升　桃仁五十粒　瓜瓣半斤
右四味以水一斗先煮葦莖得五升去滓內諸藥煮取二升服一升再服當吐如膿
周氏按此方具下熱散結通瘀之力而重不傷峻緩不懈可以補桔梗湯桔梗白散二方之偏亦良法也
又曰葶藶大棗瀉肺湯治肺癰胸滿脹一身面目浮腫鼻塞清涕出不聞香臭酸辛欬逆上氣喘鳴迫塞按此方原治肺癰喘不得臥此兼面目浮鼻塞清涕則肺有表邪宜散故先服小青龍一劑乃進
又按肺癰諸方其於治效各有專長如葶藶大棗用治癰之始萌而未成者

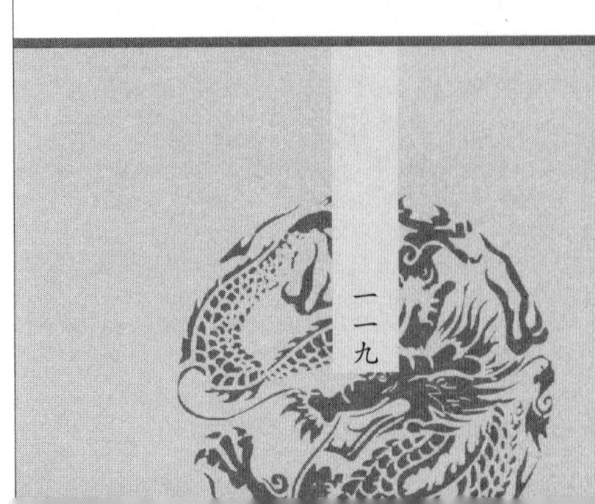

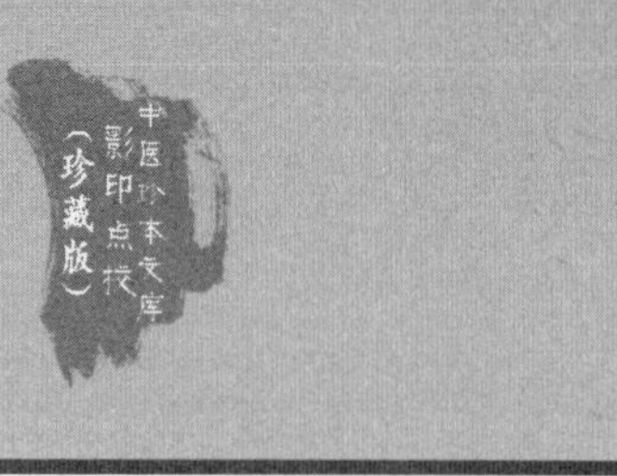

所謂乘其未集而擊之也其葦莖湯則因其亂而逐之者耳桔梗湯勦撫兼行而意在於撫洵爲王者之師桔梗白散則擣堅之銳師也比而觀之審而行之庶幾各當而無誤矣

周氏補論曰嘉言云金匱於肺痿肺癰二證則徹土綢繆治之於早然先從脈辨其數虛數實次從口辨其吐沫乾燥然更出一捷要之法謂欬嗽之初即見上氣喘急者乃外受風寒所致其脈必浮宜從越婢加半夏之法乃小青龍加石膏之法亟爲表散不爾即是肺癰肺痿之始基故以欬嗽上氣病證同敘於肺　肺痿之下而另立痰飲欬嗽本門原有深意見欬而至於上氣即是肺中壅塞逼迫難安尚何等待不急散邪下氣以清其肺乎然亦分表裏虛實爲治不當誤施轉增其困矣

再論肺癰肺痿之病皆燥病也肺稟清肅之令乃金寒水冷之藏火熱薰灼

所谓乘其未集而击之也。其苇茎汤，则因其乱而逐之者耳。桔梗汤，勦抚兼行，而意在于抚，洵为王者之师。桔梗白散，则捣坚之锐师之，比而观之，审而行之，庶几各当而无误矣。

周氏补论曰：嘉言云，《金匮》于肺痿、肺痈二证，则彻土绸缪，治之于早。然先从脉辨其数虚数实，次从口辨其吐沫干燥。然更出一捷要之法，谓欬嗽之初，即见上气喘急者，乃外受风寒所致，其脉必浮，宜从越婢加半夏之法，乃小青龙加石膏之法，亟为表散不尔，即是肺痈，肺痿之始基。故以欬嗽上气病证，同叙于肺。肺痿之下而另立痰饮欬嗽，本门原有深意，见欬而至于上气，即是肺中壅塞，逼迫难安，尚何等待不急，散邪下气，以清其肺乎。然亦分表里虚实，为治不当，误施转增其困矣。

再论肺痈、肺痿之病，皆燥病也。肺禀清肃之令，乃金寒水冷之藏，火热薰灼，

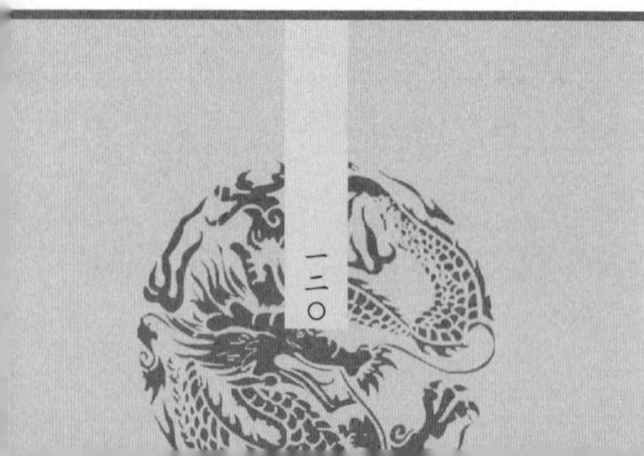

久久失其清肃而变为燥，肺中生痈，其津液全裹其痈，不溢于口，故口中辟辟然。干燥肺热成痿，则津液之上供者，悉从燥热化为涎沫浊唾证，多不渴，较胃中津液尽伤母病累子之痿，又大不同。只是津液之上输者，变为唾沫，肺不沾其惠泽尔。若夫痿病，津液不能灭火，反从火化。累年积岁，肺叶之间酿成一大火，聚以清凉，投之扞格不入矣。然虽扞格，固无害也。设以燥热投之，以火济火，其人有不坐斃者乎？半夏，燥药也，投入肺中，转增其患，自不待言。但清凉既不能入，惟燥与燥相得，乃能入之。故用半夏之燥，入清凉生津药中，则不但不燥，转足开燥，其浊沫随逆气下趋，久久津液之上输者，不结为涎沫。而肺得霑，其渍润，痿斯起矣。人但知半夏能燥津液，孰知善用之，即能驱所燥之津液乎？此精蕴也。

【总按】肺为娇藏，肺气素为形寒，饮冷而受伤，久久出汗过多而不差，气馁不

久久失其清肅而變爲燥肺中生癰其津液全裹其癰不溢於口故口中辟辟然乾燥肺熱成痿則津液之上供者悉從燥熱化爲涎沫濁唾證多不渴較胃中津液盡傷母病累子之痿又大不同祇是津液之上輸者變爲唾沫肺不沾其惠澤爾若夫痿病津液不能滅火反從火化累年積歲肺葉之間釀成一大火聚以清凉投之扞格不入矣然雖扞格固無害也設以燥熱投之以火濟火其人有不坐斃者乎半夏燥藥也投入肺中轉增其患自不待言但清凉旣不能入惟燥與燥相得乃能入之故用半夏之燥入清凉生津藥中則不但不燥轉足開燥其濁沫隨逆氣下趨久久津液之上輸者不結爲涎沫而肺得霑其漬潤痿斯起矣人但知半夏能燥津液孰知善用之卽能驅所燥之津液乎此精藴也

總按肺爲嬌藏肺氣素爲形寒飲冷而受傷久久出汗過多而不差氣餒不

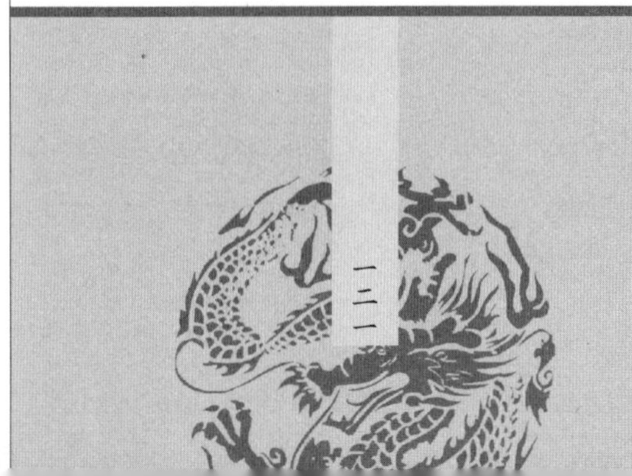

振卽爲肺痿其風傷皮毛熱傷血脈風熱相搏氣血稽留遂爲肺癰肺痿多涎沫乃至便下濁沫肺癰多膿血乃至便下膿積凡胃强能食而下傳者皆不死也夫血熱則肉敗營衛不行必將爲膿是以金匱以通行營衛爲第一義欲治其子先建其母胃中津液尤貴足以上供而無絕乏後世諸方錯出不一不明大意今閱金匱十五方固已用之不盡矣

師曰夫脈當取太過不及陽微陰弦卽胸痺而痛所以然者責其極虛也今陽虛知在上焦所以胸痺心痛者以其陰弦故也

周氏曰痺者痞悶而不通也經云通則不痛故惟痛爲痺而所以爲痺者邪入之其所以爲邪入者正先虛也故曰脈取太過不及不及爲陽微太過卽陰弦陽虛故邪痺於胸陰盛故心痛仲景已自申說甚明乃知此證總因陽虛故陰得以乘之設或不弦則陽雖虛而陰不上干可知也然胸痺有微甚

振，即为肺痿。其风伤皮毛，热伤血脉，风热相抟，气血稽留，遂为肺痈、肺痿，多涎沫，乃至便下浊沫。肺痈多脓血，乃至便下脓积。凡胃强能食，而下传者皆不死也。夫血热则肉败，营卫不行，必将为脓。是以《金匮》以通行营卫为第一义，欲治其子，先建其母。胃中津液尤贵，足以上供而无绝乏，后世诸方，错出不一，不明大意，今阅《金匮》十五方，固已用之不尽矣。

师曰：夫脉当取太过不及，阳微阴弦，即胸痹而痛。所以然者，责其极虚也。今阳虚知在上焦，所以胸痹心痛者，以其阴弦故也。

周氏曰：痹者，痞闷而不通也。经云：通则不痛，故惟痛为痹而所以为痹者，邪入之，其所以为邪入者，正先虚也。故曰脉取太过不及，不及为阳微，太过即阴弦。阳虚故邪痹于胸，阴盛故心痛。仲景已自申说甚明，乃知此证总因阳虚，故阴得以乘之。设或不弦，则阳虽虚，而阴不上干可知也。然胸痹有微甚之不同，则为治因亦异微者，但通上焦。不足之阳甚者，且驱其下焦。厥逆之阴通阳者，以薤白、白酒、半夏、桂枝、人参、杏仁之属，不但苦寒不入，即清凉尽屏。盖以阳通，阳阴分之，药不得预也。甚者用附子、乌头、蜀椒大辛热，以驱下焦之阴，惟阴退而阳可以渐复耳，可不留意乎？

平人无寒热，短气不足，以息者实也。

周氏曰：阳不足则阴上入而为寒；阴不足则阳下陷而为热。阴阳未尝偏胜，故无寒热如平人。然短气不足以息者，是邪痹于中，而滞其升降之气，不可信其中虚，而辄补之，以蹈实实之戒也。

胸痹之病，喘息欬唾，胸背痛，短气，寸口脉沈（沉）而迟，关上小紧数者，括蒌薤白白酒汤主之。

括蒌薤白白酒汤方

括蒌实一枚，捣　薤白半升　白酒七升

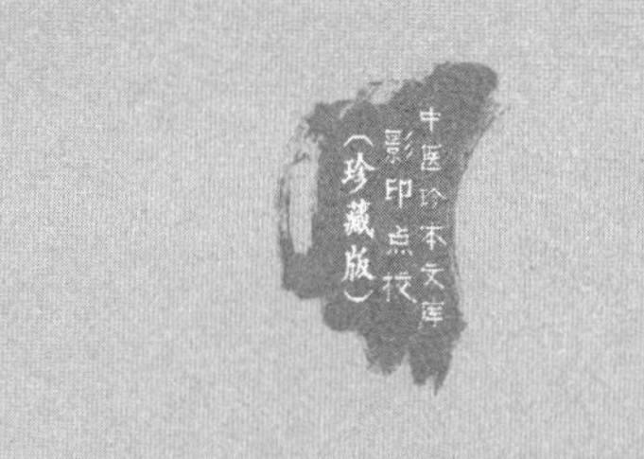

之不同則爲治因亦異微者但通上焦不足之陽甚者且驅其下焦厥逆之陰通陽者以薤白白酒半夏桂枝人參杏仁之屬不但苦寒不入即淸凉盡屏蓋以陽通陽陰分之藥不得預也甚者用附子烏頭蜀椒大辛熱以驅下焦之陰惟陰退而陽可以漸復耳可不留意乎

平人無寒熱短氣不足以息者實也

周氏曰陽不足則陰上入而爲寒陰不足則陽下陷而爲熱陰陽未嘗偏勝故無寒熱如平人然短氣不足以息者是邪痹於中而滯其升降之氣不可信其中虛而輒補之以蹈實實之戒也

胸痹之病喘息欬唾胸背痛短氣寸口脈沈而遲關上小緊數者括蔞薤白白酒湯主之

括蔞薤白白酒湯方　括蔞實一枚搗　薤白半升　白酒七升

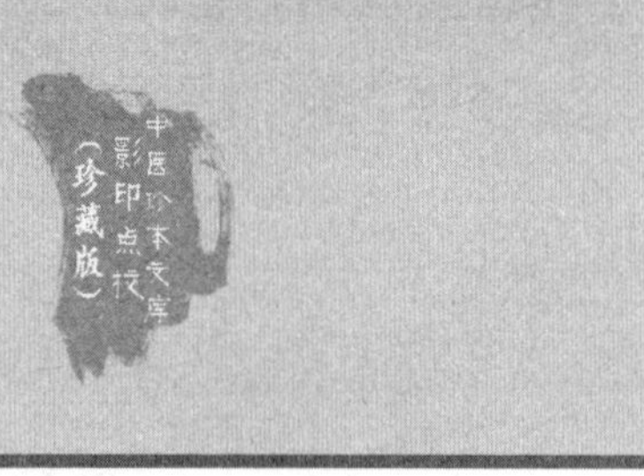

右三味同煮取二升分溫再服

周氏曰寒濁之邪滯於上焦則阻其上下往來之氣塞其前後陰陽之位遂令爲喘息爲欬唾爲痛爲短氣也陰寒凝泣陽氣不復自舒故沈遲見於寸口理自然也乃小緊數復顯於關上者何耶邪之所聚自見小緊而陰寒所積正足以遏抑陽氣故反形數然陽遏則從而通之括蔞實最足開結豁痰得薤白白酒佐之既辛散而復下達則所痺之陽自通矣

肺中風者口燥而喘身運而重冒而脛脹

趙氏曰肺者手太陰燥金與足太陰同爲濕化內主音聲外合皮毛屬上焦陰部行營衛在五行生尅畏火尅木今爲風中之夫風者內應肝木之氣得火反侮所不勝之金然木之子火也火必隨木而至風能勝濕熱能勝液故爲口燥風火皆陽二者合則搖動不寧動於肺則燥其所液之濕鼓其音聲

右三味同煮，取二升，分温再服。

周氏曰：寒浊之邪滞于上焦，则阻其上下往来之气，塞其前后阴阳之位，遂令为喘息，为欬唾，为痛，为短气也。阴寒凝泣，阳气不复自舒，故沈（沉）迟见于寸口，理自然也。乃小紧数，复显于关上者，何耶？邪之所聚自见，小紧而阴寒所积，正足以遏抑阳气，故反形数。然阳遏则从而通之，括蒌实最足开结豁痰，得薤白，白酒佐之，既辛散而复下达，则所痹之阳自通矣。

肺中风者，口燥而喘，身运而重冒而胫胀。

赵氏曰：肺者，手太阴燥金，与足太阴同为湿化，内主音声，外合皮毛，属上焦阴部行营卫。在五行生克，畏火克木。今为风中之，夫风者，内应肝木之气，得火反侮所不胜之金。然木之子火也，火必随木而至风，能胜湿热，能胜液，故为口燥。风火皆阳，二者合则摇动不宁，动于肺，则燥其所液之湿，鼓其音声，有出难入，而作喘鸣。动于营卫，鼓其脉络肌肉，则身运作肿胀。虽然此特风中于肺，失其运用之一证耳。若《内经》所论，肺风者，多汗恶风，色白时欬，昼差暮剧，是又叙其邪在肺作病，状如是，各立一义，以为例耳。然后人自此而推，皆可得之其在藏在舍，在经络。凡所见之病，不患其不备也，余藏皆然。

肺中寒，吐浊涕。

赵氏曰：肺者，阴也，居阳部，故曰阴中之阳。谓之娇藏，恶热，复恶寒，过热则伤，所禀之阴，过寒则伤所部之阳。为相传之官，布化气液，行诸内外阳，伤则气耗，阴伤则气衰，今寒中之则气液蓄于胸而成浊饮。唾出于口，蓄于经脉，乃成浊涕流出于鼻，以鼻是肺藏呼吸之门也。

肺死藏浮之虚，按之弱如葱叶，下无根者死。

赵氏曰：肺金主秋，当下，四十五日后，阴气微上，阳气微下之时。《内经》论其平

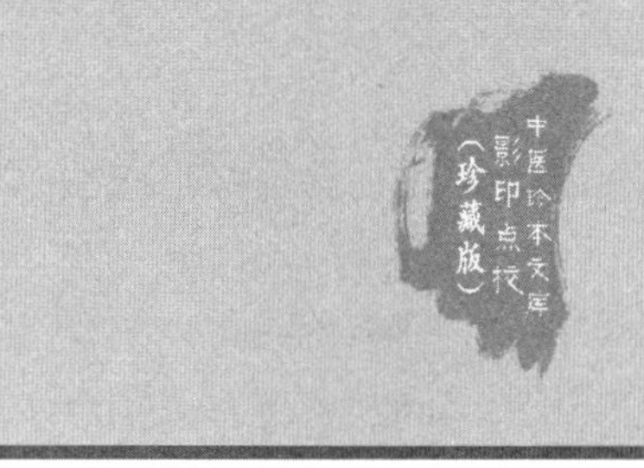

有出難入而作喘鳴動於營衞鼓其脈絡肌肉則身運作腫脹雖然此特風中於肺失其運用之一證耳若內經所論肺風者多汗惡風色白時欬晝差暮劇是又叙其邪在肺作病狀如是各立一義以爲例耳然後人自此而推皆可得之其在藏在舍在經絡凡所見之病不患其不備也餘藏皆然

肺中寒吐濁涕

趙氏曰肺者陰也居陽部故曰陰中之陽謂之嬌藏惡熱復惡寒過熱則傷所稟之陰過寒則傷所部之陽爲相傳之官布化氣液行諸內外陽傷則氣耗陰傷則氣衰今寒中之則氣液畜於胸而成濁飲唾出於口畜於經脈乃成濁涕流出於鼻以鼻是肺藏呼吸之門也

肺死藏浮之虛按之弱如葱葉下無根者死

趙氏曰肺金主秋當下四十五日後陰氣微上陽氣微下之時內經論其平

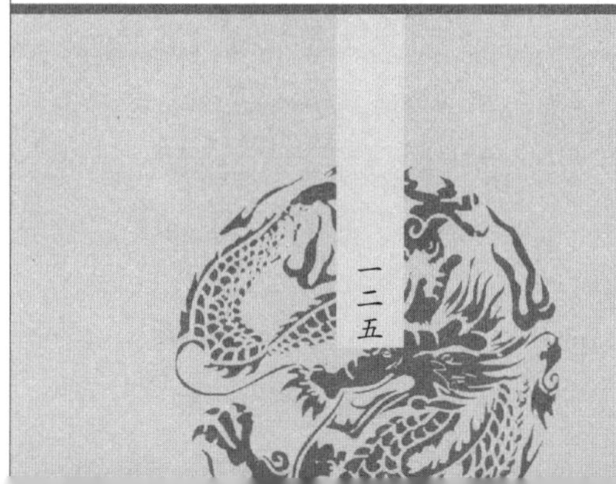

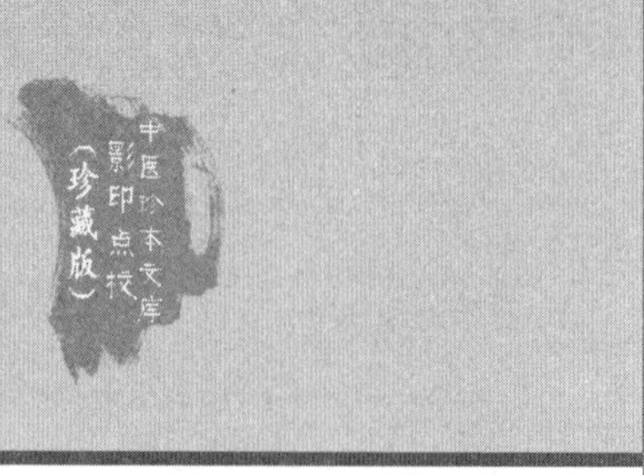

脈曰氣來輕虛以浮來急去散又曰微毛而有胃氣又曰厭厭聶聶如落楡葉狀其陰陽微上下之象如此又曰死脈則爲眞肺脈至大而虛如毛羽中人膚又曰來如物之浮如風吹毛又曰但毛無胃則是陽氣不下陰氣不上盛陽當變陰而不變既不收斂又不和緩唯欲浮死可知已因火尅金而陰亡內經謂其不過三日死正與此同蓋陰者陽之根浮者有之沈者亦有之根壯而後枝葉茂叙平脈性貴輕虛以浮非金無沈者但浮沈皆止三菽之重耳不欲其如石之沈也今浮之虛按之又弱如葱葉於三菽其有幾哉越人曰肝與肺有生熟浮沈之異生浮則熟沈生沈則熟浮蓋陽極生陰陰極生陽更始體用之氣在二藏故二藏之形亦如之緣肺居陽部故體輕浮主氣以象陽陽極變陰故用收斂以象陰肝居陰部故體重沈藏血以象陰陰

脉，曰气来轻虚，以浮来急去散。又曰：微毛而有胃气。又曰：厌厌聂聂如落榆叶状，其阴阳微上下之象如此。又曰：死脉则为真肺脉，至大而虚，如毛羽中人肤。又曰：来如物之浮，如风吹毛。又曰：但毛无胃，则是阳气不下，阴气不上，盛阳当变阴而不变，既不收敛，又不和缓，唯欲浮死可知已。因火克金而阴亡，《内经》谓其不过三日死，正与此同。盖阴者，阳之根浮者有之，沈（沉）者亦有之，根壮而后枝叶茂，叙平脉性贵轻虚以浮，非金无沈（沉）者但浮沈（沉），皆止三菽之重耳。不欲其如石之沈（沉）也。今浮之虚，按之又弱如葱叶，于三菽其有几哉。越人曰：肝与肺有生熟浮沈（沉）之异，生浮则熟沈（沉），生沈（沉）则熟浮。盖阳极生阴，阴极生阳，更始体用之气，在二藏，故二藏之形亦如之。缘肺居阳部，故体轻浮，主气以象阳，阳极变阴，故用收敛。以象阴肝居阴部，故体重沈（沉），藏血以象阴，阴极变阳，故用升发，以象阳浮沈（沉），正此耳。五藏阴阳各具一体，用不可不察。

问曰：夫饮有四何谓也。师曰：有痰饮（《脉经》痰作淡，一作留饮），有悬饮，有溢饮，有支饮。

巢氏曰：溢饮谓因大渴而暴饮水，水气溢于肠胃之外，在于皮肤之间，故言溢饮，令人身体疼重而多汗，是其候也。

巢氏曰：悬饮，谓饮水过多，留注胁下，令胁间悬痛，欬唾引胁痛，故云悬饮。治饮不治欬，当以温药通和之，病痰饮者，当以温药和之。

问曰：四饮何以为异？师曰：其人素盛，今瘦，水走肠间，淋漓有声，谓之痰饮。饮后水流在胁下，欬唾引痛，谓之悬饮。饮水流行，归于四肢，当汗出而不汗出，身体疼痛，谓之溢饮。欬逆倚息，气短不得卧，其形如肿，谓之支饮。

赵氏曰：水性走下，而高原之水流入于川，川入于海，塞其川，则洪水泛溢，而人之饮水，亦若是。《内经》曰：饮入于胃，游溢精气上输于脾，脾气散精，上归于

問曰夫飲有四何謂也師曰有痰飲（脈經痰作淡一作留飲）有懸飲有溢飲有支飲

巢氏曰溢飲謂因大渴而暴飲水水氣溢於腸胃之外在於皮膚之間故言溢飲令人身體疼重而多汗是其候也

巢氏曰懸飲謂飲水過多留注脇下令脇間懸痛欬唾引脇痛故云懸飲

治飲不治欬當以溫藥通和之病痰飲者當以溫藥和之

問曰四飲何以爲異師曰其人素盛今瘦水走腸間瀝瀝有聲謂之痰飲飲後水流在脇下欬唾引痛謂之懸飲飲水流行歸於四肢當汗出而不汗出身體疼重謂之溢飲欬逆倚息氣短不得臥其形如腫謂之支飲

趙氏曰水性走下而高原之水流入於川川入於海塞其川則洪水汎溢而人之飲水亦若是內經曰飲入於胃游溢精氣上輸於脾脾氣散精上歸於

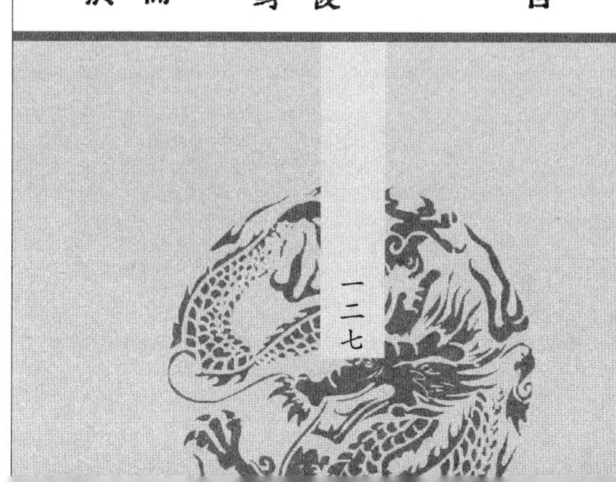

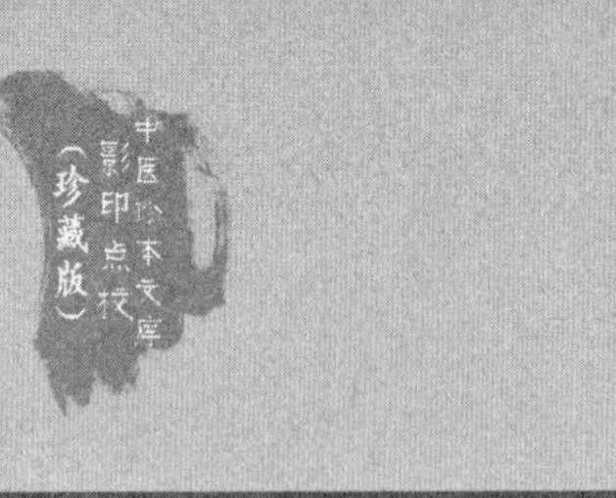

肺通調水道下輸膀胱水精四布五經並行今所飲之水或因脾土壅塞而不行或因肺氣澁滯而不通以致流溢隨處停積水入腸間者大腸屬金主氣小腸屬火水與火氣相摶氣火皆動故水入不得流走腸間瀝瀝有聲是名痰飲然腸胃與肌膚爲合素受水穀之氣長養而肥盛今爲水所病故肌肉消瘦也水入脇下者屬足少陽經脈從缺盆下胸中循脇裏過季脇之部分其經多氣屬相火今爲水所積其氣不利從火上逆胸中遂爲欬吐弔引脇下痛是名懸飲水泛溢於表表陽也流入四肢者四肢爲諸陽之本十二經脈之所起水至其處若不勝其表之陽則水散當爲汗出今不汗是陽不勝水反被阻碍經脈營衛之行故身體痛重是名溢飲水流入腸間宗氣不利陽不得升陰不得降呼吸之息與水迎逆於其間遂作欬逆倚息短氣不得臥營衛皆不利故形如腫也是名支飲

肺，能调水道，下输膀胱，水精四布，五经并行。今所饮之水，或因脾土壅塞而不行，或因肺气涩滞而不通，以致流溢，随处停积。水入肠间者，大肠属金，主气。小肠属火，水与火气相抟，气火皆动，故水入不得流走肠间，沥沥有声，是痰饮。然肠胃与肌肤为合，素受水谷之气长养而肥盛，今为水所病，故肌肉消瘦也。水入胁下者，属足少阳经脉从缺盆下胸中，循胁里过季胁之部，分其经多气，属相火。今为水所积，其气不利，从火上逆胸中，遂为欬吐，吊引胁下痛，是名悬饮。水泛溢于表，表阳也。流入四肢者，四肢为诸阳之本，十二经脉之所起，水至其处，若不胜其表之阳，则水散当为汗出。今不汗，是阳不胜水反补，阻碍经脉营卫之行。故身体痛重，是名溢饮。水流入肠间，宗气不利，阳不得升，阴不得降，呼吸之息，与水迎逆于其间，遂作欬逆倚息，短气不得卧，营卫皆不利，故形如肿也，是名支饮。

水在肺，吐涎沫欲饮水。

赵氏曰：仲景凡出病候，随其藏气变动而言之，不拘定于何邪也。如吐涎沫，属肺藏在肺痿证中者，上焦有热者，肺虚冷者，皆吐涎沫。今水在肺亦然，盖肺主气，行营卫，布津液，诸邪伤之，皆足以闭塞气道，故营卫不行，津液不布，气伤液聚，变成涎沫而吐出之。若欬若渴者，亦肺候也。皆无冷热之分，但邪与气相击，则欬不击，则不欬津液，充其元府，则不渴燥之，则渴随所变而出，其病亦不止于是也。而在他证，方后更立加减法，便见仲景之意。

夫心下有留饮，其人背寒冷如掌大（《脉经》作冷大如手）。

巢氏曰：留饮者，由饮酒后饮水多，水气停留于胸鬲之间，而不宣散。乃令人胁下痛，短气而渴，皆其候也。

赵氏曰：心中俞出于背，背阳也。心有留饮，则火气不行，唯是寒饮注其俞出

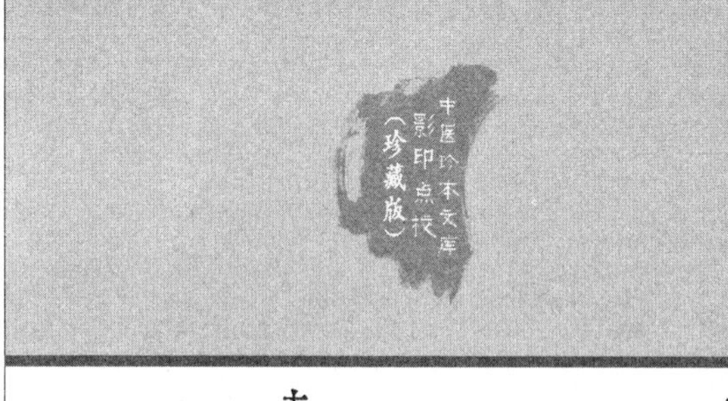

水在肺吐涎沫欲飲水

趙氏曰仲景凡出病候隨其藏氣變動而言之不拘定於何邪也如吐涎沫屬肺藏在肺痿證中者上焦有熱者肺虛冷者皆吐涎沫今水在肺亦然蓋肺主氣行營衛布津液諸邪傷之皆足以閉塞氣道故營衛不行津液不布氣傷液聚變成涎沫而吐出之若欬若渴者亦肺候也皆無冷熱之分但邪與氣相擊則欬不擊則不欬津液充其元府則不渴燥之則渴隨所變而出其病亦不止於是也而在他證方後更立加減法便見仲景之意

夫心下有留飲其人背寒冷如掌大（脈經作冷大如手）

巢氏曰留飲者由飲酒後飲水多水氣停留於胸鬲之間而不宣散乃令人脇下痛短氣而渴皆其候也

趙氏曰心中俞出於背背陽也心有留飲則火氣不行唯是寒飲注其俞出

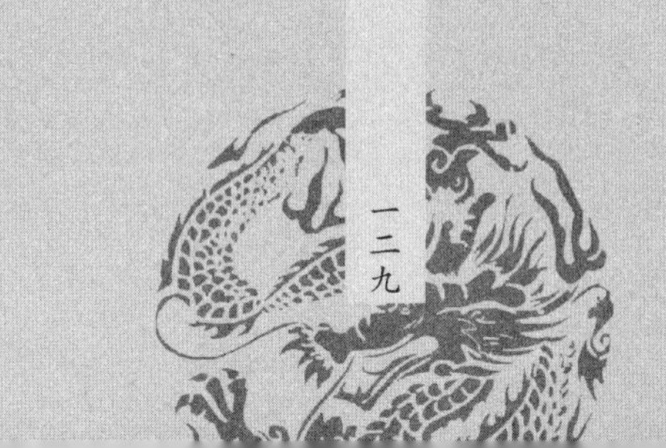

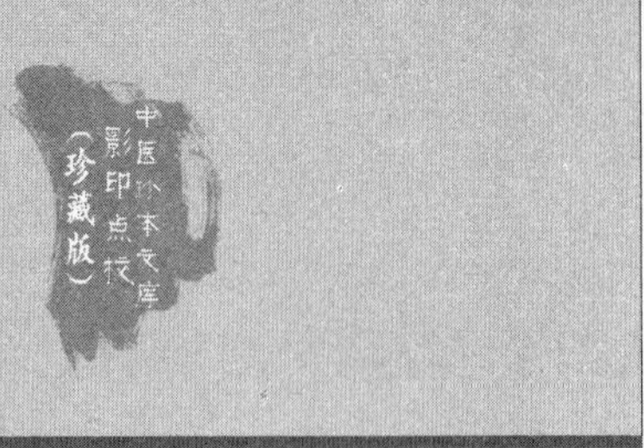

於背寒冷如掌大論其俞之處明其背之非盡寒也

留飲者脇下痛引缺盆欬嗽則輒已（一作轉甚）

趙氏曰脇下爲厥陰之支絡循胸出脅下足厥陰脈布脅肋而缺盆是三陽俱入然獨足少陽從缺盆過季脅便留脇下阻礙厥陰少陽之經絡不得疏通肝苦急氣不通故痛少陽上引缺盆故欬嗽則氣攻冲其所結者通而痛輒已一作轉甚如上條欬而痛同也

胸中有留飲其人短氣而渴四肢歷節痛脈沈者有留飲

趙氏曰胸中者肺部也肺主氣以朝百脈治節出焉飲留胸中宗氣呼吸難以布息故短氣氣不布則津液不化而膈燥是以渴也足厥陰肝藏之筋束骨而利關節其經脈上貫於膈而膽之經亦下胸中貫膈夫飲者卽濕也其濕喜流關節從經脈流而入之作四肢歷節痛留飲水類也所以脈亦沈也

于背寒冷；如掌大，论其俞之处，明其背之非尽寒也。

留饮者，胁下痛引缺盆，欬嗽则辄已（一作转甚）。

赵氏曰：胁下为厥阴之支络，循胸出胁下，足厥阴脉布胁肋，而缺盆是三阳俱入，然独足少阳从缺盆过季胁，便留胁下，阻碍厥阴。少阳之经络，不得疏通，肝苦急，气不通，故痛。少阳上引缺盆，故欬嗽则气攻冲，其所结者通而痛辄已，一作转甚，如上条欬而痛同也。

胸中有留饮，其人短气而渴，四肢历节痛，脉沈（沉）者，有留饮。

赵氏曰：胸中者，肺部也。肺主气，以朝百脉，治节出焉。饮留胸中宗气，呼吸难以布息。故短气，气不布，则津液不化，而膈燥，是以渴也。足厥阴肝，藏之筋束骨而利关节，其经脉上贯于膈，而胆之经亦下胸中贯膈。夫饮者，即湿也。其湿喜流关节，从经脉流而入之作，四肢历节痛，留饮水类也，所以脉亦沈（沉）也。

膈上病，痰满喘欬吐发则寒热，背痛腰疼，目泣自出，其人振振身瞤劇，必有伏饮。

赵氏曰：膈上表分也，病痰满喘欬乃在表之，三阳皆郁而不伸极，则化火冲动，膈上之痰吐发。然膈间之伏饮，则留而不出，因其不出，则三阳之气虽动，尚被伏饮所抑。足太阳经屈而不伸，乃作寒热，腰背疼痛，其经上至目内眦，故目泣自出。足少阳经气属风火之化，被抑不散，并于阳明，屈在肌肉之分，故振振身瞤而剧也。是条首以痰言，末以饮言，二者有阴阳水火之分。痰从火而上，熬成而浊，故名曰痰饮。由水湿留积不散而清，故名曰饮，亦是五行水清火浊之义。

欬家，其脉弦为有水，十枣汤主之。

十枣汤方

芫花熬　甘遂　大戟各等分

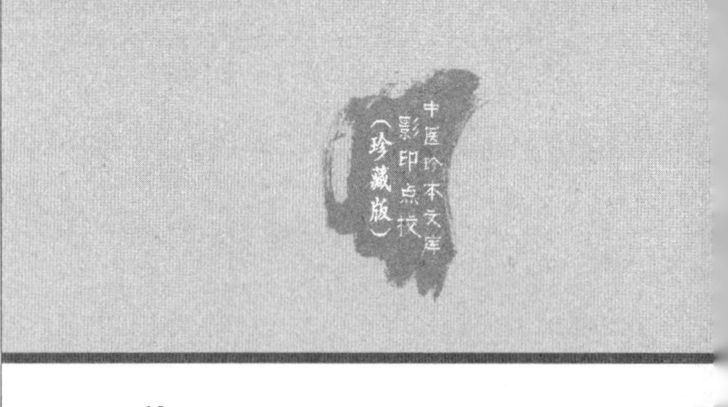

膈上病痰滿喘欬吐發則寒熱背痛腰疼目泣自出其人振振身瞤劇必有伏飲

趙氏曰膈上表分也病痰滿喘欬乃在表之三陽皆鬱而不伸極則化火冲動膈上之痰吐發然膈間之伏飲則留而不出因其不出則三陽之氣雖動尚被伏飲所抑足太陽經屈而不伸乃作寒熱腰背疼痛其經上至目內眥故目泣自出足少陽經氣屬風火之化被抑不散并於陽明屈在肌肉之分故振振身瞤而劇也是條首以痰言末以飲言二者有陰陽水火之分痰從火而上熬成而濁故名曰痰飲由水濕留積不散而清故名曰飲亦是五行水清火濁之義

欬家其脈弦爲有水十棗湯主之

十棗湯方　芫花熬　甘遂　大戟各等分

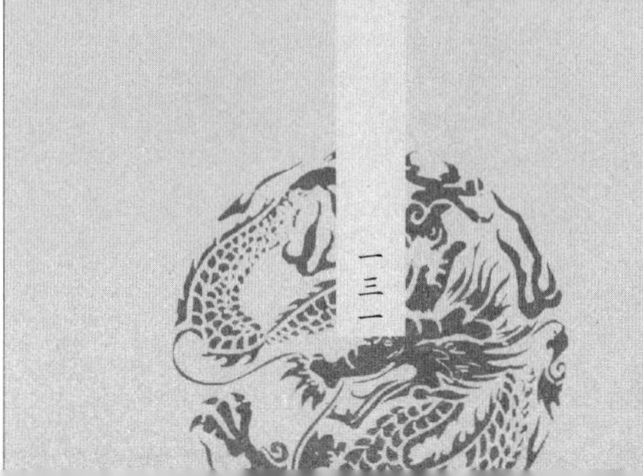

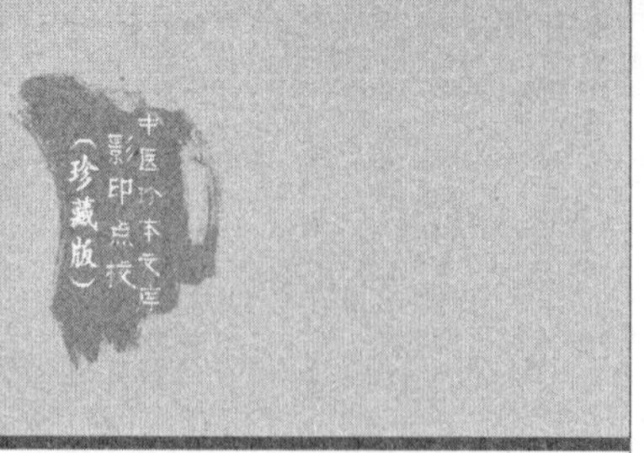

右三味搗篩以水一升五合先煮肥大棗十枚取八合去滓内藥末强人服一錢匕羸人服半錢平旦溫服之不下者明日更加半錢得快利后糜粥自養

趙氏曰脈經以弦爲水氣爲厥逆爲寒爲飲風脈亦弦若欬者如水氣如厥逆如寒如風皆能致欬欲於弦脈而分諸邪不亦難乎設謂水邪之弦稍異果何象乎前條懸飲者沈弦別論支飲者急弦二者有沈急之不同而欬脈之弦豈一字可盡仲景嘗論水蓄之脈曰沈潛今謂爲水其弦將彷彿有沈潛之象乎將有沈急之象乎凡遇是證是脈必察色聞聲問所苦灼然合脈之水象然後用是方下之獨據脈恐難憑也

夫有支飲家欬煩胸中痛者不卒死至一百日或一歲宜十棗湯

巢氏曰支飲謂水過多停積於胸膈之間支乘於心故云支飲其病令人

右三味，捣筛，以水一升五合，先煮肥大枣十枚，取八合，去滓，内药末，强人服一钱匕，羸人服半钱，平日温服之。不下者，明日更加半钱，得快利后，糜粥自养。

赵氏曰：《脉经》以弦为水气，为厥逆，为寒，为饮风，脉亦弦。若欬者，如水气，如厥逆，如寒如风，皆能致欬，欲于弦脉而分诸邪不亦难乎？设谓水邪之弦稍异，果何象乎？前条悬饮者，沈（沉）弦别论，支饮者急弦，二者有沈（沉）急之不同而欬，脉之弦，岂一字可尽。仲景尝论水蓄之脉曰：沈（沉）潜今谓为水，其弦将仿佛有沈潜之象乎？将有沈（沉）急之象乎？凡遇是证是脉，必察色闻声，问所苦，灼然合脉之水象，然后用是方下之，独据脉，恐难凭也。

夫有支饮家，欬烦胸中痛者，不卒死，至一百日或一岁，宜十枣汤。

巢氏曰：支饮谓水过多停积于胸膈之间，支乘于心，故云支饮。其病令人欬逆喘息，身体如肿之状，谓之支饮也。

赵氏曰：心肺在上，主胸中阳也。支饮乃水类，属阴，今支饮上入于阳动肺，则欬动心，则烦抟击膈气则痛。若阳虚不禁，其阴之所逼者，则营卫绝。而神亡为之卒死矣。不卒死，犹延岁月，则其阳不甚虚，乃水入于肺，子乘于母所致也。

久欬数载，其脉弱，有可治实大数者死。其脉作虚者，必苦冒，其人本有支饮在胸中故也，治属饮家。

赵氏曰：三脉固为支饮之欬，然而诸邪之病皆不越此。《内经》曰：久病脉弱者生，实大者死。又脉大则病进。盖弱脉乃邪气衰，实大乃邪气盛。久病者正气已虚，邪气亦衰，虽重可治。若邪盛，加之脉数，火复刑金，岂不死乎？其脉虚苦冒者，盖胸中乃发越阳气之地，支饮停积，阻其阳气，不得升于上，又不得充

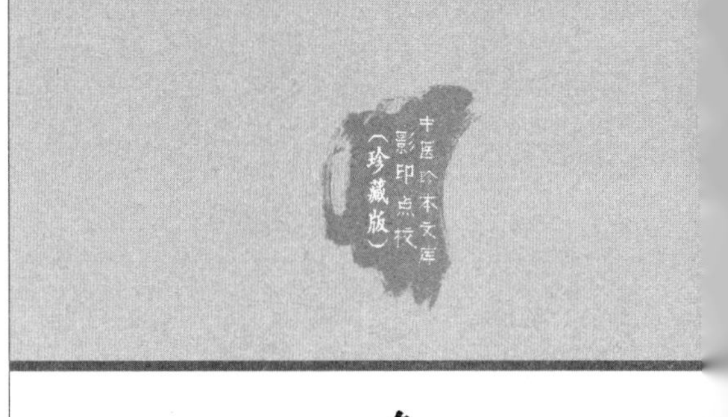

欬逆喘息身體如腫之狀謂之支飲也

趙氏曰心肺在上主胸中陽也支飲乃水類屬陰今支飲上入於陽動肺則欬動心則煩搏擊膈氣則痛若陽虛不禁其陰之所逼者則營衛絕而神亡爲之卒死矣不卒死猶延歲月則其陽不甚虛乃水入於肺子乘於母所致也

久欬數載其脈弱有可治實大數者死其脈虛者必苦冒其人本有支飲在胸中故也治屬飲家

趙氏曰三脈固爲支飲之欬然而諸邪之病皆不越此內經曰久病脈弱者生實大者死又脈大則病進蓋弱脈乃邪氣衰實大乃邪氣盛久病者正氣已虛邪氣亦衰雖重可治若邪盛加之脈數火復刑金豈不死乎其脈虛苦冒者蓋胸中乃發越陽氣之地支飲停積阻其陽氣不得升於上又不得充

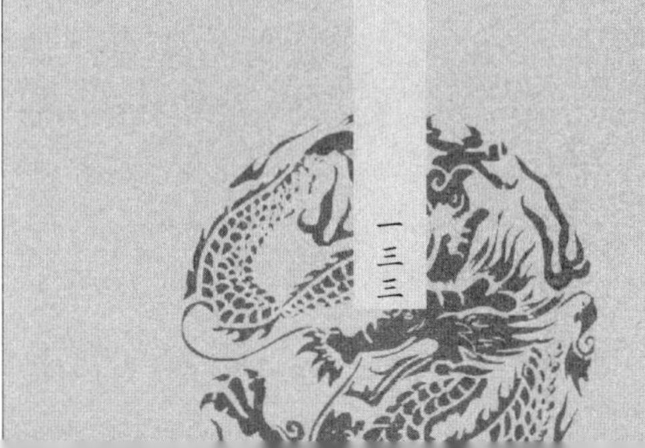

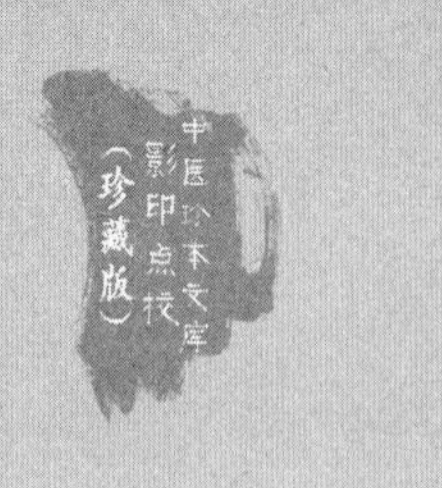

於下與陰接惟從支飲浮汎眩亂頭清道故苦冒也治其陰則陽氣行而可愈矣

欬逆倚息不得臥小青龍湯主之

小青龍湯方　麻黄去節三兩　芍藥三兩　五味子半升　乾薑三兩　甘草三兩炙　細辛三兩　桂枝去皮三兩　半夏半升湯洗

右八味以水一斗先煮麻黄減二升去上沫內諸藥煮取三升去滓溫服一升

青龍湯下已多唾口燥寸脈沉尺脈微手足厥逆氣從小腹上衝胸咽手足痺其面翕熱如酥狀因復下流陰股小便難時復冒者與茯苓桂枝五味甘草湯治其氣沖

于下，与阴接，惟从支饮浮泛，眩乱，头清道，故苦冒也。治其阴，则阳气行而可愈矣。

欬逆倚息不得卧，小青龙汤主之。

小青龙汤方

麻黄去节，三两　芍药三两　五味子半升　干姜三两　甘草三两，炙　细辛三两　桂枝去皮，三两　半夏半升，汤洗

右八味，以水一斗，先煮麻黄，减二升，去上沫，内诸药，煮取三升，去滓，温服一升。

青龙汤下已多唾，口燥，寸脉沉，尺脉微，手足厥逆，气从小腹上冲胸咽，手足痹。其面翕热如酥状，因复下流阴股，小便难，时复冒者，与茯苓桂枝五味甘草汤，治其气冲。

桂苓五味甘草汤方

桂枝去皮　茯苓各四两　甘草三两，炙　五味子

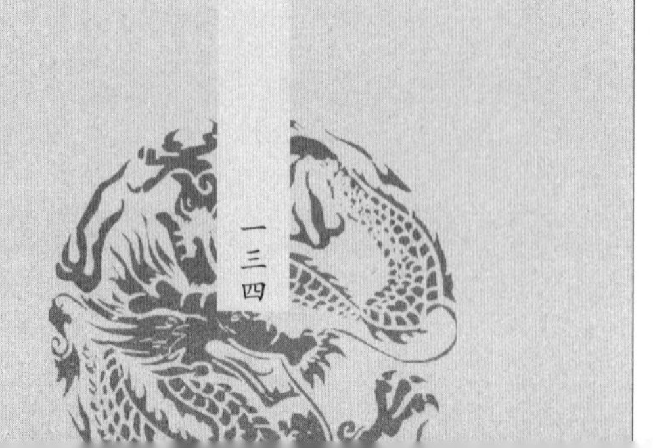

半升

右四味，以水八升，煮取三升，去滓，分温三服。

冲气即低，而反更欬，胸满者，用桂苓五味甘草汤，去桂，加干姜、细辛，以治其欬满

苓甘五味姜辛汤方

茯苓四两　甘草　细辛　干姜各三两　五味半升

右五味，以水八升，煮取三升，去滓，温服半升，日三服。

欬满即止，而更复渴，冲气复气复发者，以细辛、干姜为热药故也。服之当遂渴，而渴反止者，为支饮也。支饮者，法当冒，冒者，必呕，呕者，复内半夏，以去其水。

桂苓五味甘草去桂加干姜细辛半夏汤方

茯苓四两　甘草　细辛　干姜各二两　五味　半夏各半升

右六味，以水八升，煮取三升，去滓，温服半升，日三服。

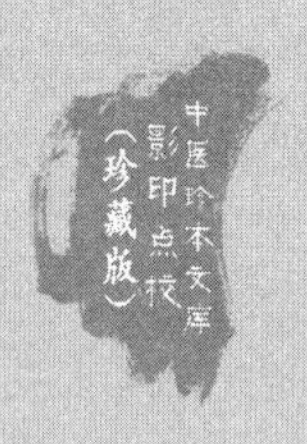

半升

右四味以水八升煮取三升去滓分溫三服

衝氣即低而反更欬胸滿者用桂苓五味甘草湯去桂加乾薑細辛以治其欬滿

苓甘五味薑辛湯方　茯苓四兩　甘草　細辛　乾薑各三兩　五味半升　右五味以水八升煮取三升去滓溫服半升日三服

欬滿即止而更復渴衝氣復氣復發者以細辛乾薑爲熱藥故也服之當遂渴而渴反止者爲支飲也支飲者法當冒冒者必嘔嘔者復內半夏以去其水

桂苓五味甘草去桂加乾薑細辛半夏湯方　茯苓四兩　甘草　細辛　乾薑各二兩　五味　半夏各半升

右六味以水八升煮取三升去滓溫服半升日三服

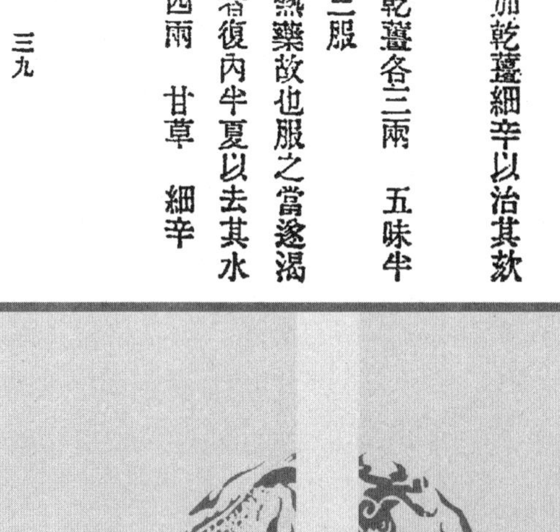

水去嘔止其人形腫者加杏仁主之其證應內麻黃以其人遂痺故不內之若逆而內之者必厥所以然者以其人血虛麻黃發生其陽故也

苓甘五味加薑辛半夏杏仁湯方　茯苓四兩　五味子　杏仁(去皮尖)　半夏各半升　甘草　乾薑　細辛各三兩

右七味以水七升煮取三升去滓溫服半升日三服

若面熱如醉此爲胃熱上衝薰其面加大黃以利之

苓甘五味加薑辛半杏大黃湯方　茯苓四兩　甘草　乾薑　細辛　大黃各三兩　五味　半夏　杏仁各半升

右八味以水一斗煮取三升去滓溫服半升日三服

趙氏曰此首篇支飲之病也以飲水水性寒下應於腎腎氣上逆入肺肺爲之不利肺主行營衛肺不利則營衛受病猶外感風寒心中有水證也故亦

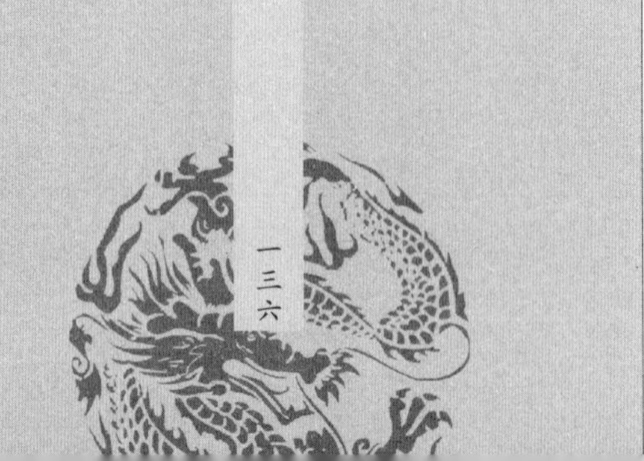

水去呕止，其人形肿者，加杏仁主之。其证应内麻黄，以其人遂痹，故不内之。若逆而内之者必厥，所以然者，以其人血虚，麻黄发生其阳故也。

苓甘五味加姜辛半夏杏仁汤方

茯苓四两　五味子　杏仁（去皮尖）　半夏各半升　甘草　干姜　细辛各三两

右七味，以水七升煮取三升，去滓，温服半升，日三服。

若面热如醉，此为胃热上冲，薰其面，加大黄以利之。

苓甘五味加姜辛半杏大黄汤方

茯苓四两　甘草　干姜　细辛　大黄各三两　五味　半夏　杏仁各半升

右八味，以水一斗，煮取三升，去滓，温服半升，日三服。

赵氏曰：此首篇支饮之病也。以饮水，水性寒，下应于肾，肾气上逆入肺。肺为之不利，肺主行营卫，肺不利则营卫受病，犹外感风寒，心中有水证也。故亦用小青龙汤治。服后未已，为水停未散，故多唾。津液未行，故口燥。水在膈上，则阳气衰，寸口脉沉，麻黄发阳，则阴血虚。故尺脉微，尺脉微，则肾气不得固守于下，冲任二脉相挟，从小腹冲逆而起矣。夫冲任二脉，与肾之大络同起肾下，出胞中，主血海冲脉上行者，至胸下行者，至足少阴入阴股；下抵足胻，上不动则厥逆。任脉至咽喉，上头循面，故气冲胸咽。营卫之行涩经络时，疏不通，手足不仁而痹，其面翕然如醉状，因复下流阴股，小便难，水在膈间。因火冲逆阳气，不得输上，故时复冒也。《内经》曰：诸逆冲上，皆属于火。又曰：冲脉为病，气逆里急，故用桂苓五味甘草汤洗，治冲气与肾燥。桂味辛热，散水寒之逆，开腠理，致津液以润之。茯苓、甘草行津液，渗蓄水，利小便，伐肾邪，为臣。甘草味甘温，补中土，制肾气之逆。五味酸平，以收肺气。《内经》曰：肺欲收，急食酸以收之。服此汤，冲气即止。因水膈间不散，故再变而更欬，胸满，即用前方，

用小青龍湯治服后未已爲水停未散故多唾津液未行故口燥水在膈上則陽氣衰寸口脈沉麻黄發陽則陰血虚故尺脈微尺脈微則腎氣不得固守於下衝任二脈相挾從小腹冲逆而起矣夫衝任二脈與腎之大絡同起腎下出胞中主血海冲脈上行者至胸下行者至足少陰入陰股下抵足胻上不動則厥逆任脈至咽喉上頤循面故氣衝胸咽營衛之行澀經絡時疏不通手足不仁而痺其面翕然如醉狀因復下流陰股小便難水在膈間因火冲逆陽氣不得輸上故時復冒也内經曰諸逆冲上皆屬於火又曰衝脈爲病氣逆裏急故用桂苓五味甘草湯洗治衝氣與腎燥桂味辛熱散水寒之逆開腠理致津液以潤之茯苓甘草行津液滲蓄水利小便伐腎邪爲臣甘草味甘温補中土制腎氣之逆五味酸平以收肺氣内經曰肺欲收急食酸以收之服此湯冲氣卽止因水膈間不散故再變而更欬胸滿卽用前方

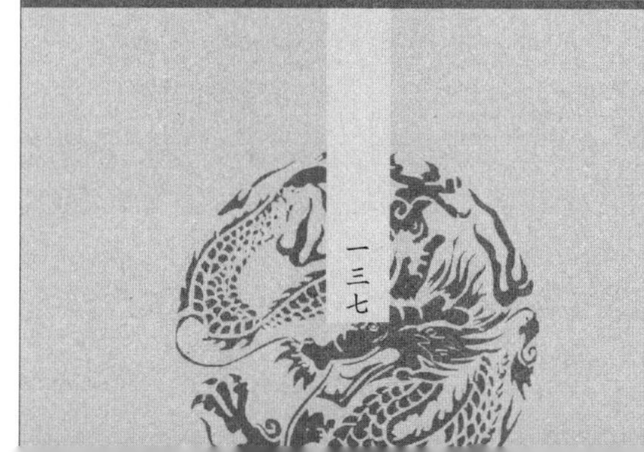

去桂加乾薑細辛散其未消之水寒通行津液服湯後欬滿卽止三變而更復渴衝氣復發以細辛乾薑乃熱藥服之當反不渴支飲之水蓄積胸中故也支飲在上阻遏陽氣不布於頭目故冒且衝氣更逆必從火炎而嘔也仍用前湯加半夏去水止嘔服湯后水去嘔止四變水散行出表表氣不利其人形腫當用麻黃發汗散水以其人遂痺且血虛麻黃發其陽逆而內之必厥故不內但加杏仁杏仁微苦溫腎氣上逆者得之則降下在表衞氣得之則利於行故腫可消也服湯后五變因胃有熱循脈上衝於面熱如醉加大黃以泄胃熱蓋支飲證其變始終不離小青龍之加減足爲萬世法也

寸口脈沈滑者中有水氣面目腫大有熱名曰風水視人之目窠（脈經作目裏）上微擁如蠶（脈經無蠶字）新臥起狀其頸脈動時時欬按其足上陷而不起者風水

去桂加干姜细辛散，其未消之水寒，通行津液。服汤后，欬满即止，三变而更复渴，冲气复发，以细辛、干姜。乃热药服之，当反不渴。支饮之水，蓄积胸中故也。支饮在上，阻遏阳气不布于头目，故冒。且冲气更逆，必从火炎而呕也。仍用前汤，加半夏去水止呕，服汤后，水去呕止。四变水散行出表，表气不利，其人形肿，当用麻黄发汗散水。以其人遂痹，且血虚，麻黄发其阳逆，而内之必厥。故不内，但加杏仁。杏仁微苦温，肾气上逆者，得之则降下，在表卫气得之，则利于行，故肿可消也。服汤后，五变因胃有热，循脉上冲于面，热如醉，加大黄以泄胃热。盖支饮证，其变始终不离小青龙之加减，足为万世法也。

寸口脉沈（沉）滑者中，有水气面目肿大，有热名曰风水，视人之目窠（《脉经》作目里），上微拥如蚕（《脉经》无蚕字）新卧起状，其颈脉动，时时欬，按其足上陷而不起者风水。

赵氏曰：《内经》脉沈（沉）曰水，脉滑曰风，面肿曰风目肿，如新卧起之状，曰水。颈脉动喘欬，曰水。又肾风者，面胕庞然，少气时热，其有胕肿者，亦曰本于肾，名风水，皆出《内经》也。

太阳病，脉浮而紧，法当骨节疼痛。反不疼，身体反重而酸，其人不渴，汗出即愈，此为风水。恶寒者，此为极虚发汗，得之渴而不恶寒者，此为皮水。身肿而冷状，如周痹，胸中室不能食，反聚痛，暮躁不得眠，此为黄汗。骨节痛，欬而喘不渴者，此为肺胀。其状如肿，发汗则愈。然诸病此者，渴而下利，小便数者，皆不可发汗。

赵氏曰：《伤寒论》：脉浮而紧者，为风寒，风伤卫，寒伤营，营卫俱病也。营卫者，胃之谷气所化，从手太阳所出，循行表里，在外则荣筋骨，温皮肉。在内则贯五藏，络六府，故浮沈（沉）。变脉皆见于寸口，此条首言太阳病，脉紧，为太阳属表，营

趙氏曰內經脈沈曰水脈滑曰風面腫曰風目腫如新臥起之狀曰水頸脈動喘欬曰水又腎風者面胕龐然少氣時熱其有胕腫者亦曰本於腎名風水皆出內經也

太陽病脈浮而緊法當骨節疼痛反不疼身體反重而酸其人不渴汗出即愈此爲風水惡寒者此爲極虛發汗得之渴而不惡寒者此爲皮水身腫而冷狀如周痺胸中窒不能食反聚痛暮躁不得眠此爲黃汗骨節痛欬而喘不渴者此爲肺脹其狀如腫發汗則愈然諸病此者渴而下利小便數者皆不可發汗

趙氏曰傷寒論脈浮而緊者爲風寒風傷衛寒傷營營衛俱病也營衛者胃之穀氣所化從手太陽所出循行表裏在外則榮筋骨溫皮肉在內則貫五藏絡六府故浮沈變脈皆見於寸口此條首言太陽病脈緊爲太陽屬表營

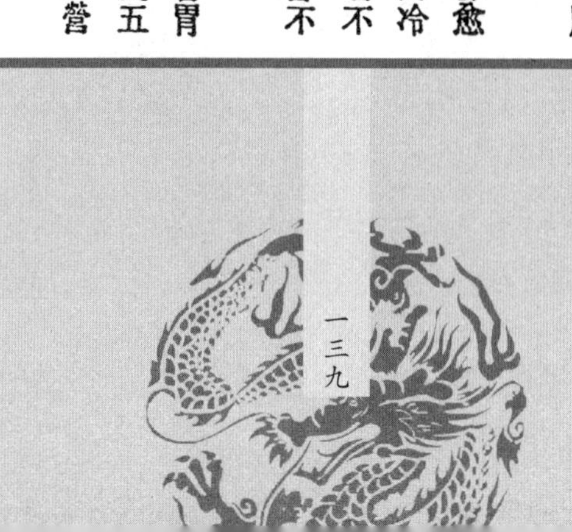

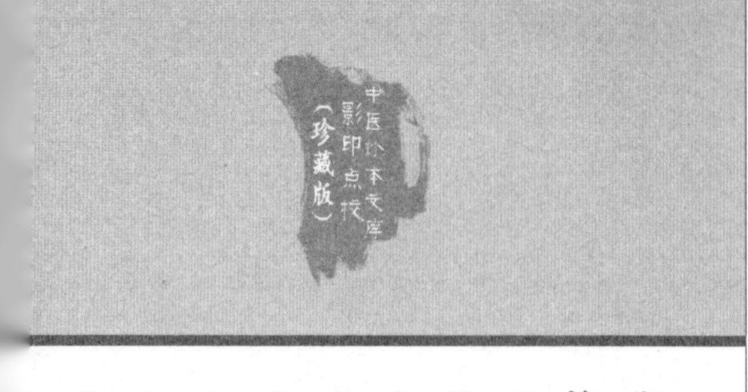

衛所受風水隨在諸經四屬隸於太陽之表者分出六等於肝藏所合則骨節痛若風水挾木尅土脾合肌肉則肌肉不利骨節反不痛身體重而酸內經曰土不及則體重而筋肉瞤酸也因不渴則可發汗汗則邪散乃愈此由風勝水也亦名風水其汗皆生於氣氣生於精精氣若不足輒發其汗風水未散而營衛之精先從汗散遂致虛極不能溫腠理故惡寒也若發汗辛熱之味上衝於肺亡其津液則肺燥而渴營衛不虛則不惡寒風水之邪從肺虛風入并於所合之皮毛遂爲皮水皮水久不解營衛與邪并外不得溫分肉至於身腫冷狀如周痺內窒胸脾胃氣鬱成熱故不能入胃熱復上與外入之水寒相擊故痛聚胸中暮躁不得眠也脾土之色發於外是謂黃汗若骨節疼痛而胕腫者是腎之候也欬而喘者是肺之候也二病俱見由腎脈上貫肝入肺乃標本俱病言脾脹恐肺字之誤靈樞曰肺是動病則肺脹滿

卫所受风水，随在诸经四属，隶于太阳之表者，分出六等，于肝藏所合，则骨节痛。若风水挟木克土，脾合肌肉，则肌肉不利，骨节反不痛，身体重而酸。《内经》曰：土不及，则体重而筋肉瞤酸也。因不渴，则可发汗，汗则邪散乃愈，此由风胜水也。亦名风水，其汗皆生于气，气生于精，精气若不足，辄发其汗，风水未散，而营卫之精先从汗散，遂致虚极，不能温腠理，故恶寒也。若发汗，辛热之味上冲于肺，亡其津液，则肺燥而渴。营卫不虚，则不恶寒，风水之邪从肺虚风入，并于所合之皮毛，遂为皮水。皮水久不解，营卫与邪并外，不得温分肉，至于身肿冷状，如周痹内室。胸脾胃气郁成热，故不能入胃。热复上，与外入之水寒相击，故痛聚胸中，暮躁不得眠也。脾土之色，发于外，是谓黄汗。若骨节疼痛而胕肿者，是肾之候也。欬而喘者，是肺之候也。二病俱见，由肾脉上贯肝入肺，乃标本俱病，言脾胀，恐肺字之误。《灵枢》曰：肺是动病，则肺胀满，膨膨而喘欬是也。然病虽变更不一，尽属在表，故浮紧之脉皆得汗之，但渴与下利，小便数，亡津液者，不可汗耳。

问曰：病者苦水面目身体，四肢皆肿，小便不利。脉之不言水，反言胸中痛，气上冲咽，状如炙肉，当微欬喘，审如师言，其脉何类？师曰：寸口脉沈（沉）而紧，沈（沉）为水，紧为寒，沈（沉）紧相搏，结在关元，始时尝（《脉经》作尚）微，年盛，不觉阳衰，之后营卫相干，阳损阴盛，结寒微动。肾气上冲，咽喉塞噎，胁下急痛，医以为留饮而大下之，气系不去，其病不除，复重吐之。胃家虚烦，咽燥，欲饮水，小便不利，水谷不化，面目手足浮肿，又与葶苈圆下水，当时如小差，食饮过度，肿复如前，胸胁苦痛，象若奔豚。其水扬溢，则欬喘逆（《脉经》作则浮欬喘逆）。当先攻击冲气，令止乃治欬，欬止，其喘自差。先治新病，病当在后（言当先治本病也。如治新病，则病难已）。

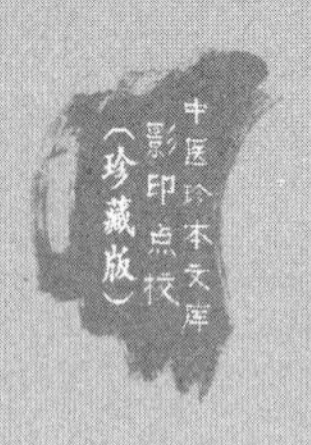

膨膨而喘欬是也然病雖變更不一盡屬在表故浮緊之脈皆得汗之但渴與下利小便數亡津液者不可汗耳

問曰病者苦水面目身體四肢皆腫小便不利脈之不言水反言胸中痛氣上衝咽狀如炙肉當微欬喘審如師言其脈何類師曰寸口脈沈而緊沈爲水緊爲寒沈緊相搏結在關元始時嘗(脈經作尙)微年盛不覺陽衰之後營衛相干陽損陰盛結寒微動腎氣上衝咽喉塞噎脇下急痛醫以爲留飲而大下之氣繫不去其病不除復重吐之胃家虛煩咽燥欲飲水小便不利水穀不化面目手足浮腫又與葶藶圓下水當時如小差食飲過度腫復如前胸脇苦痛象若奔豚其水揚溢則欬喘逆(脈經作則浮欬喘逆)當先攻擊衝氣令止乃治欬欬止其喘自差先治新病病當在後 (言當先治本病也如治新病則病難已)

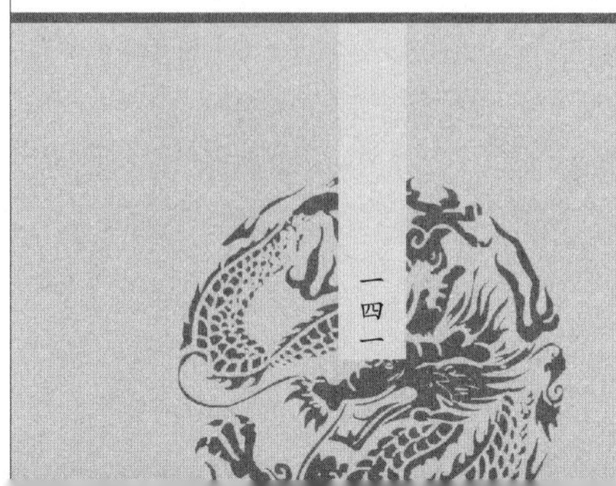

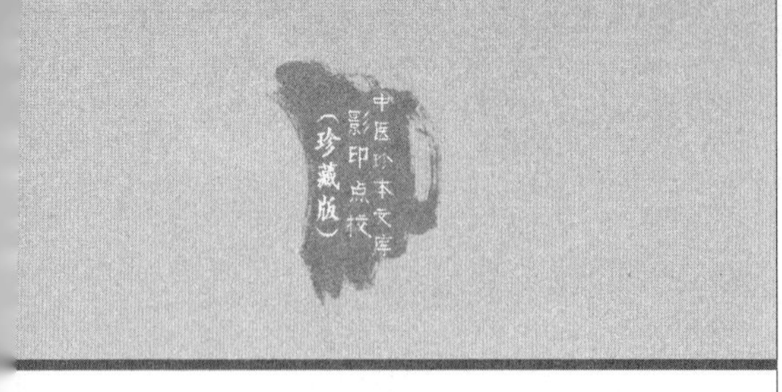

趙氏曰此水病脈之不言水反言胷中痛等病當時記其說者以爲異非異也是從色脈言耳脈沈爲水緊爲寒爲痛水寒屬於腎足少陰脈自腎上貫肝膈入肺中循喉嚨其支者從肺出絡心注胸中凡腎氣上逆必衝脈與之並行因作衝氣從其脈所過隨處與正氣相擊而爲病耳要知其病始由關元夫五藏六府在內有强弱榮悴盡見於面部分五官五色以辨之關元是下紀足三陰位脈所會寒結關元其腎部之色必微枯而黑知是久痺之證非一日也及陽衰之後營衛失常陰陽反作寒結之邪冲腎氣而上故作此證醫不治其沖氣反吐下之遂損其胃致水穀不化斯津液不行而渴欲飲水小便不利也由是揚溢於面目四肢浮腫並至沖氣承虛愈擊更有象若奔豚喘欬之狀必先治其衝氣之本衝氣止腎氣平則諸證自差未差者當補陽瀉陰行水扶胃疏通關元之久痺次第施治焉耳

赵氏曰：此水病脉之不言水，反言胸中痛等病。当时记其说者，以为异，非异也。是从色脉言耳，脉沈（沉）为水，紧为寒为痛，水寒属于肾。足少阴脉，自肾上贯肝膈，入肺中，循喉咙。其支者，从肺出络心，注胸中。凡肾气上逆，必冲脉与之并行，因作冲气，从其脉，所过随处与正气相击而为病耳。要知其病，始由关元。夫五藏六府在内，有强弱荣悴，尽见于面部，分五官五色，以辨之关元，是下纪足三阴位，脉所会，寒结关元，其肾部之色，必微枯而黑，知是久痹之证，非一日也。及肠衰之后，营卫失常，阴阳反作，寒结之邪，冲肾气而上，故作此证，医不治。其冲气，反吐下之，遂损其胃，致水谷不化，斯津液不行，而渴欲饮水，小便不利也。由是扬溢于面目，四肢浮肿，并至冲气承虚愈击更有象。若奔豚喘欬之状，必先治其冲气之本，冲气止，肾气平，则诸证自差。未差者，当补阳泻阴，行水扶胃，疏通关元之久痹，次第施治焉耳。

病人面无血色，无寒热，脉沈（沉）弦者衄，脉浮弱，手按之绝者，下血烦（《脉经》烦作频），欬者必吐血。

赵氏曰：面色者，血之华也。血充则华鲜，若有寒热，则损其血，致面无色也。今无寒热，则自上下去血而然矣。夫脉浮以候阳沈（沉），以候阴，只见沈（沉）弦浮之绝不见者，是无阳也。无阳知血之上脱，脉止见浮弱，按之绝无者，是无阴也。无阴知血之下脱，烦欬吐血者，心以血安，其神若火扰乱，则血涌神烦，上动于膈则欬。所涌之，血因欬而上越也。然则沈（沉）之无浮，浮之无沈（沉），何便见脱血之证乎？以其面无色，而脉弦弱也。衄血，阳固脱矣。然阴亦损，所以浮之亦弱。经曰：弱者，血虚脉者，血之府，宜其脱血之处，则无脉血损之处，则脉弦弱也。

夫吐血欬逆上气，其脉数而有热，不得卧者，死。

赵氏曰：此金水之藏不足故也。外不足，则火浮焰，火浮焰则金伤。夫阴血之

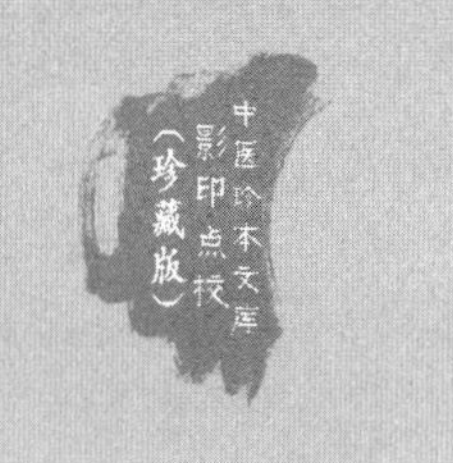

病人面無血色無寒熱脈沈弦者衄脈浮弱手按之絕者下血煩（脈經煩作頻）欬者必吐血

趙氏曰面色者血之華也血充則華鮮若有寒熱則損其血致面無色也今無寒熱則自上下去血而然矣夫脈浮以候陽沈以候陰只見沈弦浮之絕不見者是無陽也無陽知血之上脫脈止見浮弱按之絕無者是無陰也無陰知血之下脫煩欬吐血者心以血安其神若火擾亂則血湧神煩上動於膈則欬所湧之血因欬而上越也然則沈之無浮浮之無沈何便見脫血之證乎以其面無色而脈弦弱也衄血陽固脫矣然陰亦損所以浮之亦弱經曰弱者血虛脈者血之府宜其脫血之處則無脈血損之處則脈弦弱也

夫吐血欬逆上氣其脈數而有熱不得臥者死

趙氏曰此金水之藏不足故也外不足則火浮焰火浮焰則金傷夫陰血之

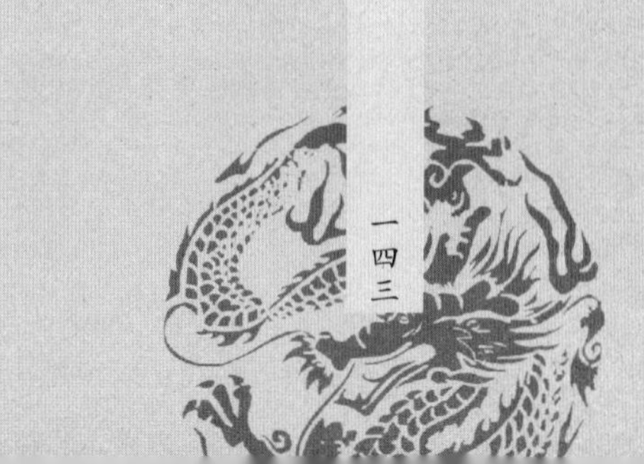

安養於內者腎水主之水虛不能安靜被火逼逐而血溢出矣血出則陽光燄熾有升無降炎爍肺金金受其害因欬逆而上氣金水子母也子衰不能救母母亦受害不能生子二者之陰有絕而復脈動身熱陽獨勝也不能臥陰已絕也陰絕陽豈獨生乎故曰死也若得臥者如內經於司天與陽明厥逆諸條悉有喘欬身熱嘔吐血等證未嘗言死蓋陰未絕也

夫酒客欬者必致吐血此因極飲過度所致也

趙氏曰酒性大熱客焉不散則肝氣不清胃氣不守亂於胸中中焦之血不布於經絡聚而洶洶因熱射肺為欬從其欬逆之氣溢出也此傷胃致吐血者

以上節金匱

欬論經旨卷三終

安养于内者，肾水主之，水虚不能安静，被火逼逐而血溢出矣。血出则阳光益炽，有升无降，炎烁肺金。金受其害，因欬逆而上气，金水子母也。子衰不能救母，母亦受害，不能生子二者之阴，有绝而复。脉动身热，阳独胜也。不能卧，阴已绝也。阴绝，阳岂独生乎？故曰：死也。若得卧者，如内经于司天，与阳明厥逆诸条，悉有喘欬身热，呕吐血等证，未尝言死，盖阴未绝也。

夫酒客欬者，必致吐血，此因极饮过度所致也。

赵氏曰：酒性大热，客焉不散，则肝气不清，胃气不守，乱于胸中。中焦之血不布于经络，聚而汹汹，因热射肺为欬，从其欬逆之气溢出也。此伤胃致吐血者。

以上节《金匮》

咳论经旨卷三终

欬论经旨卷四

浙湖凌嘉六先生遗著

男咏永言录存

后学裘庆元刊

欬而小便利，若失小便者，不可发汗，发汗则四肢厥冷。

方氏中行曰：小便利，失小便，肺肾二经俱病也。不可发汗，二经少血也。四肢厥冷，金水而上，亦同败也。

《脉经》曰：欬而小便利，若失小便，不可攻其表，汗出则厥逆，冷汗出多，坚发其汗亦坚。

周氏曰：欬为阳邪上壅，肺金受热也。肺为气之总司，肺热而一身之气焉有不热者乎？况膀胱气化，实禀清肃而行，今日利者，则是气壅于上而下相应也。此其人原是下焦素常虚寒，遂至欬而失小便，复发其汗，则所存之阳外

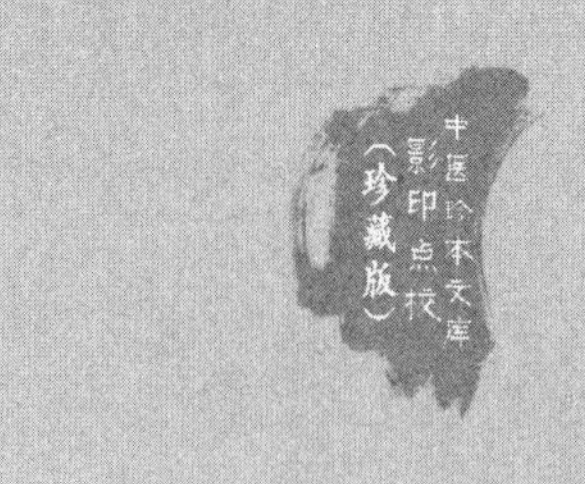

欬論經旨卷四

浙湖凌嘉六先生遺著　男詠永言錄存　後學裘慶元刊

欬而小便利若失小便者不可發汗發汗則四肢厥冷

方氏中行曰小便利失小便肺腎二經俱病也不可發汗二經少血也四肢厥冷金水而上亦同敗也

脈經曰欬而小便利若失小便不可攻其表汗出則厥逆冷汗出多堅發其汗亦堅

周氏曰欬爲陽邪上壅肺金受熱也肺爲氣之總司肺熱而一身之氣焉有不熱者乎況膀胱氣化實稟清肅而行今日利者則是氣壅於上而下相應也此其人原是下焦素常虛寒遂至欬而失小便復發其汗則所存之陽外

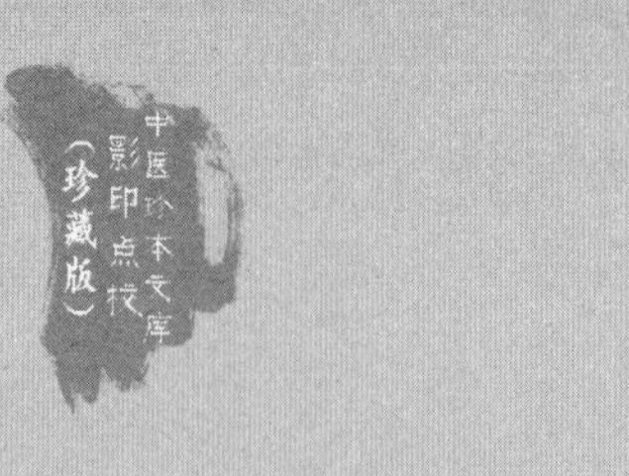

亡而四肢必至厥冷矣

傷寒表不解心下有水氣乾嘔發熱而欬或渴或利或噎或小便不利少腹滿或喘者小青龍湯主之

方氏曰水氣謂飲也欬與喘皆肺逆也蓋肺屬金金性寒水者金之子故水寒相搏則傷肺也或謂多證者水流行不一無所不之也夫風寒之表不解桂枝麻黃甘草所以解之水寒之相搏乾薑半夏細辛所以散之然水寒欲散而肺欲收芍藥五味子者酸以收肺氣之逆也然則是湯也乃直易於散水寒也其猶龍之不難於翻江倒海之謂歟夫龍一也於其翻江倒海也而小言之以其興雲致雨也乃大言之能大能小化物而不泥於物龍固如是夫白虎眞武雖無大小之可言其於主乎人身而爲四體之元神則不偏殊故在風寒之屬病皆有感而遂通之妙應若謂在天之主四時者期如此則

亡，而四肢必至厥冷矣。

伤寒表不解，心下有水气，干呕发热而欬，或渴或利，或噎或小便不利，少腹满，或喘者，小青龙汤主之。

方氏曰：水气谓饮也，欬与喘皆肺逆也。盖肺属金，金性寒，水者金之子，故水寒相搏，则伤肺也。或谓多证者，水流行不一，无所不之也。夫风寒之表不解，桂枝、麻黄、甘草所以解之。水寒之相搏，干姜、半夏、细辛所以散之。然水寒欲散，而肺欲收，芍药、五味子者，酸以收肺气之逆也。然则是汤也，乃直易于散水寒也。其犹龙之不难于翻江倒海之谓欤，夫龙一也，于其翻江倒海也，而小言之，以其与云致雨也，乃大言之能大能小，化物而不泥于物，龙固如是。夫白虎真武，虽无大小之，可言其于主乎人身，而为四体之元神，则不偏殊，故在风寒之属。病皆有感而遂通之妙应，若谓在天之主四时者，期如此，则

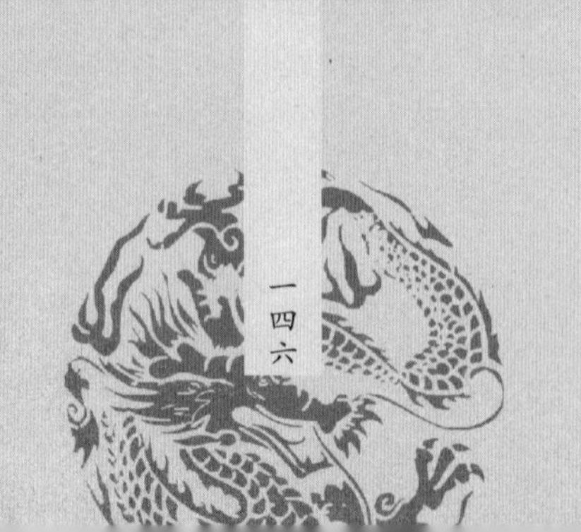

去道远矣。

柯氏韵伯曰：发热，是表未解，干呕而欬，是水气为患。水气者，太阳寒水之气也。太阳之化，在天为寒，在地为水，其伤人也。浅者，皮肉筋骨重者，害及五藏，心下有水气，是伤藏也。水气未入于胃，故干呕欬者，水气射肺也。皮毛者，肺之合表，寒不解，寒水已留其合矣。心下之水气，又上至于肺，则肺寒，内外合邪，故欬也。水性动其变多，水气下而不上，则或渴或利，上而不下，则或饲或喘，留而不行，则小便不利，而小腹因满也。制小青龙，以两解表里之邪，复立加减法以治，或然之症，此为太阳枢机之剂。〇水气畜于心下，尚未固结，故有或然之症。若误下，则硬满而成结胸矣。

小青龙汤

麻黄三两，去节　桂枝三两　芍药三两，酒洗　甘草三两，炙　干姜二两（一作三两）　细辛三两　半夏半升，洗　五味子半升，洗

去道遠矣

柯氏韻伯曰發熱是表未解乾嘔而欬是水氣爲患水氣者太陽寒水之氣也太陽之化在天爲寒在地爲水其傷人也淺者皮肉筋骨重者害及五藏心下有水氣是傷藏也水氣未入於胃故乾嘔欬者水氣射肺也皮毛者肺之合表寒不解寒水已留其合矣心下之水氣又上至於肺則肺寒內外合邪故欬也水性動其變多水氣下而不上則或渴或利上而不下則或飼或喘留而不行則小便不利而小腹因滿也製小青龍以兩解表裏之邪復立加減法以治或然之症此爲太陽樞機之劑〇水氣畜於心下尚未固結故有或然之症若悞下則硬滿而成結胸矣

小青龍湯　麻黃三兩去節　桂枝三兩　芍藥三兩酒洗　甘草三兩炙
乾薑二兩（一作三兩）　細辛三兩　半夏半升洗　五味子半升洗

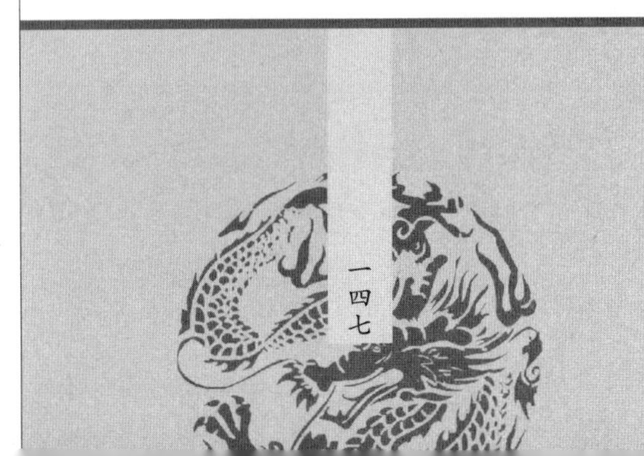

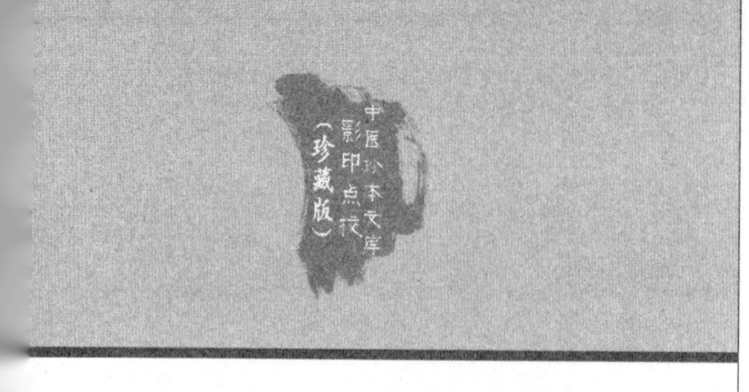

右八味以水一斗先煮麻黃減二升去上沫內諸藥煮取三升去滓溫服一升

若渴去半夏加括蔞根三兩若微利去麻黃加芫花如雞子大熬令赤色若饐者去麻黃加附子一枚炮若小便不利少腹滿者去麻黃加茯苓四兩若喘者去麻黃加杏仁半升去皮尖

喻氏曰按仲景設小青龍湯原為滌飲收陰散結分邪之妙用也故遇無形之感有形之痰互為膠漆其當胸窟宅適在太陽經位惟於麻黃桂枝方中倍加半夏五味以滌飲收陰加乾薑細辛以散結分邪合而用之令藥力適在痰邪綰結之處攻擊片時則無形之感從肌膚出有形之痰從水道出頃刻分解無餘而膺胸空曠矣若泥麻黃甘溫減去不用則不成其為龍矣將恃何物以為翻波鼓浪之具乎

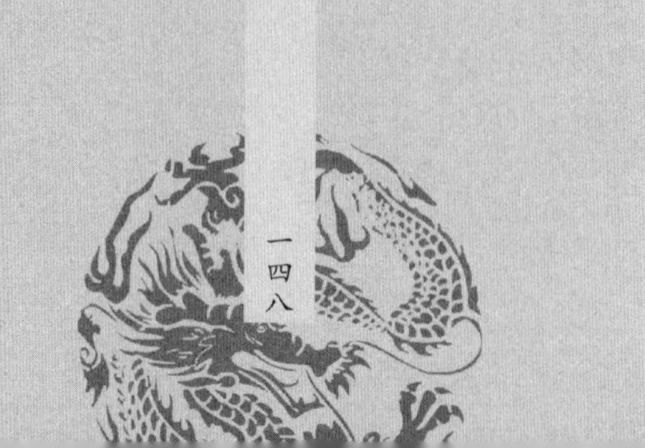

右八味，以水一斗，先煮麻黄，减二升，去上沫，内诸药，煮取三升，去滓，温服一升。

若渴，去半夏，加括蒌根三两。若微利，去麻黄，加芫花，如锥子大，熬令赤色。若饲者，去麻黄，加附子一枚炮。若小便不利，少腹满者，去麻黄，加茯苓四两。若喘者，去麻黄，加杏仁半升，去皮尖。

喻氏曰：按仲景设小青龙汤，原为涤饮，收阴散结，分邪之妙用也。故遇无形之感，有形之痰，互为胶漆，其当胸窟宅，适在太阳经位。惟于麻黄桂枝方中，倍加半夏、五味，以涤饮收阴，加干姜、细辛，以散结分邪，合而用之，令药力适在痰邪绾结之处。攻击片时，则无形之感从肌肤出。有形之痰，从水道出。顷刻分解无余，而膺胸空旷矣。若泥麻黄甘温，减去不用，则不成其为龙矣。将恃何物，以为翻波鼓浪之具乎？

周氏曰：小青龙汤，涤饮药也。人既风寒两受，乃以麻黄桂枝各半治之足矣。不知素常有饮之人，一感外邪，伤皮毛而蔽肺气，则便停于心下，而上下之气不利焉。于是喘满欬呕，相因而见尔。时竟一汗之外，邪未解，里证转增何也？为水气所持，不能宣越故也。况水饮停蓄者，中州必不健运，几兼外感，遂令上逆，尚可徒以风药上升作患乎？于是以五味子收金，干姜散阴，半夏祛饮，此不易之良法也。而尤妙在用细辛一味，为少阴经表药，且能走水人（入）之水气，大抵发源于肾，故少腹满，小便不利，因而作喘。安知少阴不为遗害，乃以细辛披豁伏邪。走而不留，而后已上主散之药，皆灵动也。然则龙之大者，善驾云泼水，荡天下郁蒸之气。龙之小者，不过赴江蹈海，收一时泛滥之波，使之潜消而弗扬也，不亦神乎？

柯氏曰：表虽未解，寒水之气已去营卫，故于桂枝汤去姜枣，加细辛、干姜、半

周氏曰小青龍湯滌飲藥也人既風寒兩受乃以麻黃桂枝各半治之足矣不知素常有飲之人一感外邪傷皮毛而蔽肺氣則便停於心下而上下之氣不利焉於是喘滿欬嘔相因而見爾時竟一汗之外邪未解裏證轉增何也爲水氣所持不能宣越故也況水飲停蓄者中州必不健運纔兼外感遂令上逆尚可徒以風藥上升作患乎於是以五味子收金乾薑散陰半夏祛飲此不易之良法也而尤妙在用細辛一味爲少陰經表藥且能走水人之水氣大抵發源於腎故少腹滿小便不利因而作喘安知少陰不爲遺害乃以細辛披豁伏邪走而不留而後已上主散之藥皆靈動也然則龍之大者善駕雲潑水蕩天下鬱蒸之氣龍之小者不過赴江蹈海收一時泛濫之波使之潛消而弗揚也不亦神乎

柯氏曰表雖未解寒水之氣已去營衛故於桂枝湯去薑棗加細辛乾薑半

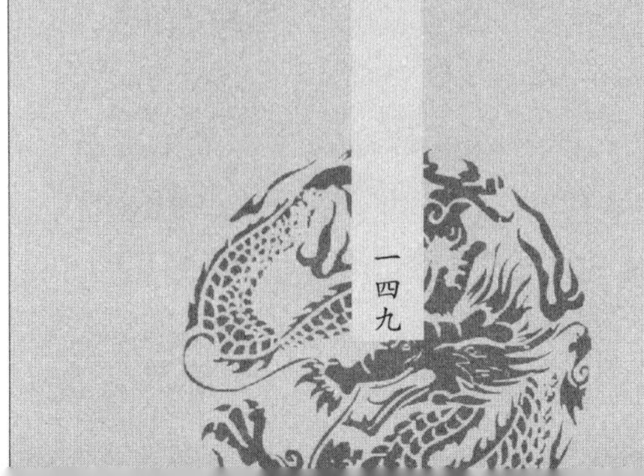

夏五味辛以散水氣而除嘔酸以收逆氣而止欬治理之劑多於發汗焉○小青龍與小柴胡俱爲樞機之劑故皆設或然症因各立加減法蓋表症既去其半則病機偏於向裏故二方之症多屬裏仲景多用裏藥少用表藥未離於表故爲解表之小方然小青龍主太陽之半表裏尚用麻黄桂枝還重視其表小柴胡主少陽之半表裏只用柴胡生薑但微解其表而已此緣太少之陽氣不同故用藥之輕重亦異○小青龍設或然五症加減法內即備五方小柴胡設或爲七症即具加減七方此仲景法中之法方外之方何可以三百九十七一百一十三拘之

傷寒心下有水氣欬而微喘發熱不渴服湯已渴者（脈經作服湯已而渴者）此寒去欲解（脈經作爲欲解）也小青龍湯主之

周氏曰其人痰飲素積一感風寒挾之上逆故水氣傷於心下肺金受邪因

夏五味，辛以散水气而除呕酸，以收逆气，而止欬治理之剂，多于发汗焉。○小青龙与小柴胡，俱为枢机之剂，故皆设或然症，因各立加减法。盖表症既去其半，则病机偏于向里，故二方之症多属里。仲景多用里药，少用表药，未离于表，故为解表之小方。然小青龙主太阳之半表里，尚用麻黄、桂枝，还重视其表。小柴胡主少阳之半表里，只用柴胡、生姜，但微解其表而已。此缘太少之阳气不同，故用药之轻重亦异。○小青龙设或然五症加减法，内即备五方。小柴胡设或为七症，即具加减七方，此仲景法中之法，方外之方，何可以三百九十七，一百一十三拘之。

伤寒，心下有水气，欬而微喘，发热不渴，服汤已渴者（《脉经》作服汤，已而渴者），此寒去欲表（《脉经》作为欲解）也，小青龙汤主之。

周氏曰：其人痰饮素积，一感风寒，挟之上逆，故水气伤于心下，肺金受邪，因而喘欬。外邪既盛，势必发热，然热未入府，且寒饮内溢，故为欬而不为渴也。正见邪一日未去，则一日不渴也。服汤已，即小青龙汤也。反渴者，寒饮与热邪未散，而津液未复故也。使不以小青龙为主治，岂遂至于欲解乎？小青龙汤主之句，是缴结上文之词，况服汤二字，明明指定他书，曾易经文，今仍古本读。

柯氏曰：水气在心下则欬，为必然之症，喘为或然之症，亦如柴胡汤症。但见一症，即是不必悉具欬与喘，皆水气射肺所致。水气上升，是以不渴，服汤已而反渴，水气内散，寒邪亦外散也。此涤正欲明服汤后渴者，是解候，恐人服止渴药，反滋水气，故先提不渴二字作眼。后提出渴者，以明之服汤，即小青龙汤。若寒既欲解，而更服之，不惟不能止，且重亡津液，转属阳明而成胃实矣。○能化胸中之热气而为汗，故名大青龙。能化心下之水气而为汗，故名

而喘欬外邪既盛勢必發熱然熱未入府且寒飲内溢故爲欬而不爲渴也正見邪一日未去則一日不渴也服湯已卽小青龍湯也反渴者寒飲與熱邪未散而津液未復故也使不以小青龍爲主治豈遂至於欲解乎小青龍湯主之句是繳結上文之詞况服湯二字明明指定他書曾易經文今仍古本讀

柯氏曰水氣在心下則欬爲必然之症喘爲或然之症亦如柴胡湯症但見一症卽是不必悉具欬與喘皆水氣射肺所致水氣上升是以不渴服湯已而反渴水氣内散寒邪亦外散也此條正欲明服湯後渴者是解候恐人服止渴藥反溢水氣故先提不渴二字作眼後提出渴者以明之服湯卽小青龍湯若寒既欲解而更服之不惟不能止且重亡津液轉屬陽明而成胃實矣○能化胸中之熱氣而爲汗故名大青龍能化心下之水氣而爲汗故名

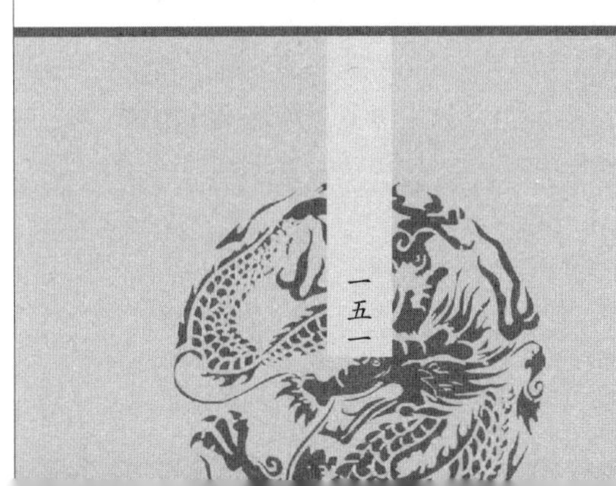

小青龍蓋大青龍表症多只煩躁是裏症小青龍裏症多只發汗是表症故有大小發汗之殊耳〇發汗利水是治太陽兩大法門發汗分形層之次第利水定三焦之淺深故發汗有五法麻黃湯汗在皮膚乃外感之寒氣桂枝湯汗在經絡乃血脈之精氣葛根湯汗在肌膚乃津液之清氣大青龍汗在胸中乃上擾之陽氣小青龍汗在心下乃内蓄之水氣其治水有三法乾嘔而欬是水在上焦在上者發之小青龍是也心下痞滿是水在中焦中滿者瀉之十棗湯是也小便不利是水在下焦在下者引而竭之五苓散是也其他壞症變症雖多而大法不外是矣

陽明病但頭眩不惡寒故能食而欬其人必咽痛若不欬者咽不痛

方氏曰眩風旋而目運也風故不惡寒能食欬逆氣咽門胃之系也胃熱而

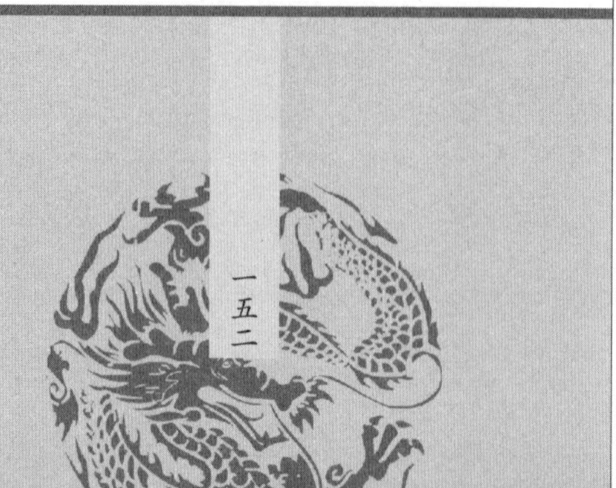

小青龙。盖大青龙表症，多只烦躁，是里症，小青龙里症，多只发汗，是表症，故有大小发汗之殊耳。〇发汗利水，是治太阳两大法门，发汗分形层之次，第利水定三焦之浅深，故发汗有五法。麻黄汤，汗在皮肤，乃外感之寒气，桂枝汤。汗在经络，乃血脉之精气，葛根汤。汗在肌肤，乃津液之清气，大青龙。汗在胸中，乃上扰之阳气，小青龙。汗在心下，乃内蓄之水气，其治水有三法，干呕而欬，是水在上焦，在上者发之，小青龙是也。心下痞满，是水在中焦，中满者泻之，十枣汤是也。小便不利，是水在下焦，在下者，引而竭之，五苓散是也。其他坏症，变症虽多，而大法不外是矣。

阳明病，但头眩不恶寒，故能食而欬，其人必咽痛。若不欬者，咽不痛。

方氏曰：眩，风旋而目运也。风，故不恶寒，能食，欬逆气咽门，胃之系也。胃热而气逆，攻咽则欬痛，咽伤也。

周氏曰：阳明病，何以头眩，以风主眩运，且挟痰饮上逆也。不恶寒者，辨非寒邪，而热势已衰，肺气受伤，故能食而欬。以能食，为伤风本候，而欬因痰热乘金也。欬甚，咽伤，故必作痛。不若少阴之不欬，而咽先痛也。仲景恐人误疑少阴，特申之曰：若不咳者，咽不痛，知不与阴火上炎，脉循喉咙者同年而语也。柯氏曰：不恶寒，头不痛但眩，是阳明之表已罢，能食而不呕不厥，但欬乃是欬为病本也。咽痛，因于欬，头眩亦因于欬，此邪结胸中，而胃家未实也，当从小柴胡加减法。

小柴胡汤

柴胡半斤　半夏半升　人参　甘草　黄芩　生姜各三两　大枣十二枚

以水一斗二升，煮取六升，去滓，再煎取三升，温服一升，日三服。若胸中烦而不呕者，去半夏、人参，加括蒌实一枚。若渴者，去半夏，加人参，合前成四两半，加括蒌根四两。若腹中痛者，去黄芩，加芍药三两。若胁下痞

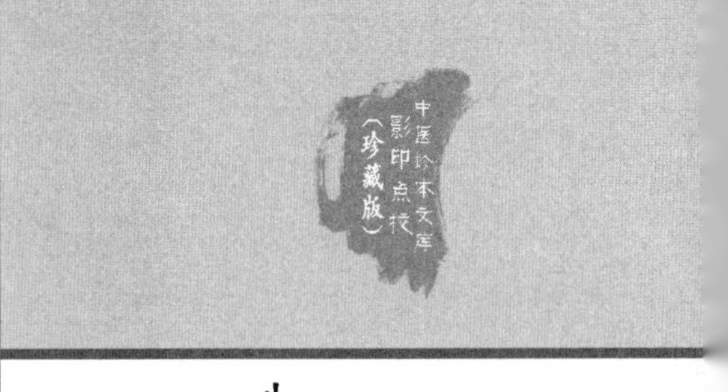

周氏曰陽明病何以頭眩以風主眩運且挾痰飲上逆也不惡寒者辨非寒
邪而熱勢已衰肺氣受傷故能食而欬以能食爲傷風本候而欬因痰熱乘
金也欬甚咽傷故必作痛不若少陰之不欬而咽先痛也仲景恐人悞疑少
陰特申之曰若不欬者咽不痛知不與陰火上炎脈循喉嚨者同年而語也
柯氏曰不惡寒頭不痛但眩是陽明之表已罷能食而不嘔不厥但欬乃是
欬爲病本也咽痛因於欬頭眩亦因於欬此邪結胸中而胃家未實也當從
小柴胡加減法

小柴胡湯　柴胡半斤　半夏半升　人參　甘草　黄芩　生薑各三兩
大棗十二枚　以水一斗二升煮取六升去滓再煎取三升温服一升日三
服若胸中煩而不嘔者去半夏人參加括蔞實一枚若渴者去半夏加人參
合前成四兩半加括蔞根四兩若腹中痛者去黃芩加芍藥三兩若脇下痞

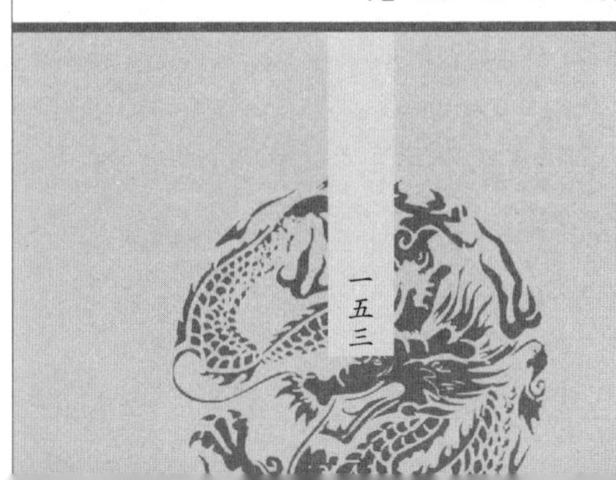

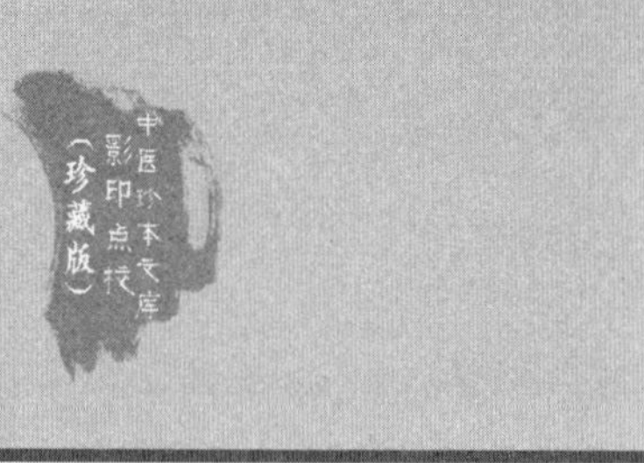

硬去大棗加牡蠣四兩若心下悸小便不利者去黄芩加茯苓四兩若不渴外有微熱者去人參加桂枝三兩溫服取微汗愈若欬者去人參大棗生薑加五味子半升乾薑二兩

柯氏曰柴胡感一陽之氣而生故能直入少陽引清氣上升而行春令爲治寒熱往來之第一品藥少陽表邪不解必需之〇半夏感一陰之氣而生故能開結氣降逆氣除痰飲爲嘔家第一品藥若不嘔而胸煩口渴者去之以其散水氣也〇黄芩外堅內空故能內除煩熱利胸膈逆氣腹中痛者是少陽相火爲害以其苦從火化故易芍藥之酸以瀉之心下悸小便不利者以苦能補腎故易茯苓之淡以滲之〇人參甘草補中氣和營衛使正勝則邪却內邪不留外邪勿復入也〇仲景於表證不用人參此因有半裏之無形證故用之以扶元氣使內和而外邪不入也身有微熱是表未解不可補心

硬，去大枣，加牡蛎四两。若心下悸，小便不利者，去黄芩，加茯苓四两。若不渴，外有微热者，去人参，加桂枝三两，温服，取微汗愈。若欬者，去人参、大枣、生姜，加五味子半升，干姜二两。

柯氏曰：柴胡感一阳之气而生，故能直入少阳，引清气上升，而行春令，为治寒热往来之第一品药。少阳表邪不解，必需之。〇半夏感一阴之气而生，故能开结气，降逆气，除痰饮，为呕家第一品药。若不呕，而胸烦口渴者，去之，以其散水气也。〇黄芩外坚内空，故能内除烦热，利胸膈逆气。腹中痛者，是少阳相火为害，以其苦从火化，故易芍药之酸，以泻之心下悸。小便不利者，以苦能补肾，故易茯苓之淡，以渗之。〇人参、甘草补中气，和营卫，使正胜则邪却，内邪不留，外邪勿复入也。〇仲景于表证，不用人参，此因有半里之无形证，故用之以扶元气，使内和而外邪不入也。身有微热，是表未解，不可补心。

中烦与欬，是逆气有余，不可益气，故去之。如太阳汗后，身痛而脉沉迟，下后胁热利而心下硬，是太阳之半表半里证也。表虽不解，因汗下后，重在里，故参桂兼用。○先辈论此汤，转旋在柴芩二味，以柴胡清表热，黄芩清里热也。卢氏以柴胡，半夏得二至之气，而生为半表半里之主治，俱似有理。然本方七味中，半夏、黄芩俱在可去之例。惟不去柴胡、甘草，当知寒热往来全赖柴胡解外，甘草和中，故大柴胡去甘草，便另名汤不入加减法。

阳明病，反无汗，而小便利，二三日呕而欬，手足厥者，必苦头痛。若不欬不呕，手足不厥者，头不痛。

喻氏曰：阳明证，本不头痛。若无汗，呕欬，手足厥者，得之寒，因而邪热深也。然小便利则邪热不在内而在外，不在下而在上，故知必苦头痛也。若不欬不呕，不厥而小便利者，邪热必顺水道而出，岂有逆攻巅顶之理哉？

中煩與欬是逆氣有餘不可益氣故去之如太陽汗後身痛而脈沉遲下後脇熱利而心下硬是太陽之半表半裏證也表雖不解因汗下後重在裏故參桂兼用○先輩論此湯轉旋在柴芩二味以柴胡清表熱黃芩清裏熱也盧氏以柴胡半夏得二至之氣而生爲半表半裏之主治俱似有理然本方七味中半夏黃芩俱在可去之例惟不去柴胡甘草當知寒熱往來全賴柴胡解外甘草和中故大柴胡去甘草便另名湯不入加減法

陽明病反無汗而小便利二三日嘔而欬手足厥者必苦頭痛若不欬不嘔手足不厥者頭不痛

喻氏曰陽明證本不頭痛若無汗嘔欬手足厥者得之寒因而邪熱深也然小便利則邪熱不在內而在外不在下而在上故知必苦頭痛也若不欬不嘔不厥而小便利者邪熱必順水道而出豈有逆攻巔頂之理哉

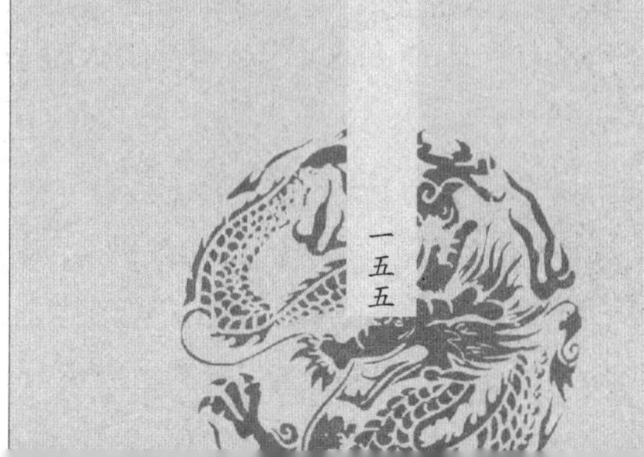

柯氏曰小便利則裏無瘀熱可知二三日無身熱汗出惡熱之表而卽見嘔欬之裏似乎熱發乎陰更手足厥冷又似病在三陰矣若頭痛又似太陽之陰症然頭痛必因欬嘔厥逆則頭痛不屬太陽欬嘔厥逆則必苦頭痛是厥逆不屬三陰斷乎爲陽明半表半裏之虛證也此胃陽不敷布於四肢故厥不上升於額顱故痛緣邪中於膺結在胸中致嘔欬而傷陽也當用爪蒂散吐之嘔欬止厥痛自除矣〇兩者字作時字看更醒

少陰病下利六七日欬而嘔渴心煩不得眠者豬苓湯主之

方氏曰下利固陰寒甚而水無制六七日欬而嘔渴心煩不得眠者水寒相搏蓄積不行內悶而不甯也豬苓湯者滲利以分清其水穀之二道也二道清則利無有不止者利止則嘔渴心煩不待治而自愈矣

周氏曰病下利而兼欬嘔與渴心煩不臥何取於豬苓湯耶不知證見下利

柯氏曰：小便利，则里无瘀热可知，二三日无身热汗出，恶热之表，而即见呕欬之里，似乎热发乎阴。更手足厥冷，又似病在三阴矣。若头痛，又似太阳之阴症，然头痛必因欬呕，厥逆，则头痛不属太阳，欬呕厥逆，则必苦头痛，是厥逆，不属三阴，断乎为阳明半表半里之虚证也。此胃阳不敷布于四肢，故厥不上升于额颅，故痛缘邪中于膺，结在胸中，致呕欬而伤阳也。当用爪蒂散吐之，呕欬、止厥、痛自除矣。〇两者字作时字看，更醒。

少阴病，下利六七日，欬而呕渴，心烦不得眠者，猪苓汤主之。

方氏曰：下利固阴寒甚，而水无制，六七日欬而呕渴，心烦不得眠者，水寒相搏，蓄积不行，内闷而不宁也。猪苓汤者渗利，以分清其水谷之二道也。二道清，则利无有不止者，利止则呕渴心烦，不待治而自愈矣。

周氏曰：病下利而兼欬呕与渴，心烦不卧，何取于猪苓汤耶？不知证见下利，则小便必不利矣。证见渴，则已移热于膀胱矣。且欬呕者，必有水饮停积，其势并趋大肠，漫无止期，不得不以猪苓分利前窍，而下利可已，呕欬与渴亦可已矣。心烦不眠，以本汤亦用阿胶故也。况此汤独汗多，便燥者宜禁，今下利无汗，岂非所宜乎？

柯氏曰：少阴病，但欲寐心烦，而反不得卧，是黄连阿胶证也。然二三日，心烦，是实热，六七日，心烦是虚烦矣。且处利而热渴，是下焦虚，不能制水之故，非芩连芍药所宜。欬呕烦渴者，是肾水不升，下利不眠者，是心火不降也。凡利水之剂，必先上升，而后下降，故用猪苓汤主之，以滋阴利水而升津液。断上焦如雾而渴，除中焦如沤而烦呕静，下焦如渎而利自止矣。

猪苓汤

猪苓去皮　茯苓　泽泻　滑石碎　阿胶各一两

右五味，以水四升，先煮四味，去渣，内阿胶，烊消，温服，合七日三服。

則小便必不利矣證見渴則已移熱於膀胱矣且欬嘔者必有水飲停積其勢并趨大腸漫無止期不得不以豬苓分利前竅而下利可已嘔欬與渴亦可已矣心煩不眠以本湯亦用阿膠故也況此湯獨汗多便燥者宜禁今下利無汗豈非所宜乎

柯氏曰少陰病但欲寐心煩而反不得臥是黃連阿膠證也然二三日心煩是實熱六七日心煩是虛煩矣且下利而熱渴是下焦虛不能制水之故非芩連芍藥所宜欬嘔煩渴者是腎水不升下利不眠者是心火不降也凡利水之劑必先上升而後下降故用豬苓湯主之以滋陰利水而升津液斷上焦如霧而渴除中焦如漚而煩嘔靜下焦如瀆而利自止矣

豬苓湯　豬苓去皮　茯苓　澤瀉　滑石碎　阿膠各一兩

右五味以水四升先煮四味去渣內阿膠烊消溫服合七日三服

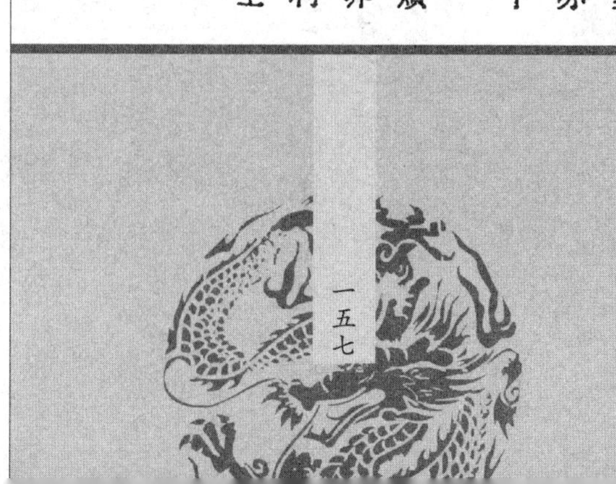

周氏曰下利而兼欬嘔渴與心煩明係熱邪挾水飲停於心下也水性下行去則熱消邪從水道出矣故取五苓散中之三以消熱利水乃復以阿膠易白朮者取其滋陰也以滑石易桂者以無太陽表證專去膀胱蓄熱也水去而諸證悉除矣

柯氏曰五味皆潤下之品爲少陰樞機之劑豬苓阿膠黑色通腎理少陰之本也茯苓滑石白色通肺滋少陰之源也澤瀉阿膠鹹先入腎壯少陰之體二苓滑石淡滲膀胱利少陰之用故能升水降火有治陰和陽通理三焦之妙

少陰病欬而下利譫語者被火氣刦故也小便必難以强責少陰汗也

喻氏曰少陰之脈從足入腹上循喉嚨縈繞舌根故多咽痛之證其支別出肺故間有欬證今以火氣强刦其汗則熱邪挾火力上攻必爲欬以肺金惡

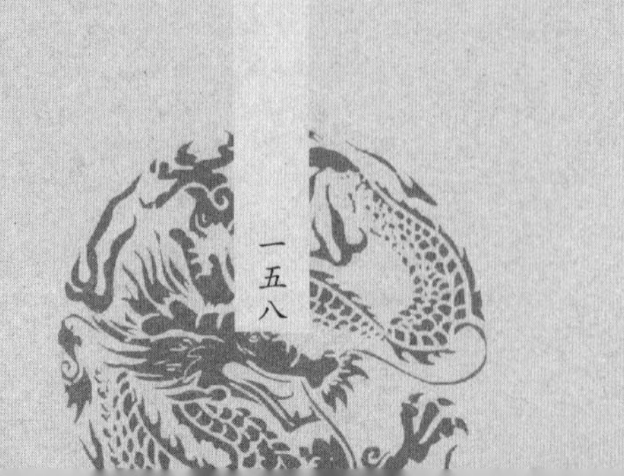

周氏曰：下利而兼欬呕，渴与心烦，明系热邪挟水饮停于心下也。水性下行，去则热消，邪从水道出矣。故取五苓散中之三以消热利水，乃复以阿胶易白术者，取其滋阴也。以滑石易桂者，以无太阳表证，专去膀胱蓄热也。水去而诸证悉除矣。

柯氏曰：五味皆润下之品，为少阴枢机之剂。猪苓、阿胶黑色，通肾，理少阴之本也。茯苓、滑石白色，通肺，滋少阴之源也。泽泻、阿胶咸先入肾，壮少阴之体。二苓、滑石淡渗膀胱，利少阴之用，故能升水降火，有治阴和阳，通理三焦之妙。

少阴病欬而下利，谵语者，被火气劫故也。小便必难，以强责少阴汗也。

喻氏曰：少阴之脉，从足入腹上，循喉咙，萦绕舌根，故多咽痛之证。其支别出肺，故间有欬证。今以火气，强劫其汗，则热邪挟火力上攻，必为欬，以肺金恶

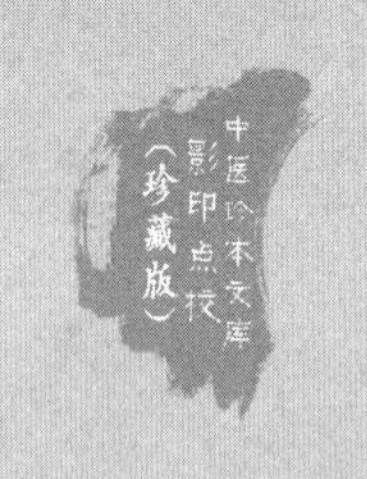

火故也。下攻必为利，以火势逼迫，而走空窍故也。内攻必评语，以火势燔焫而乱神识故也。小便必难者，见三证，皆妨小便。盖肺为火势所伤，则膀胱气化不行，大肠奔迫无度，则水谷并趋一路心胞，燔灼不已，小肠枯涸必至耳。少阴可强责其汗乎？

柯氏曰：上欬下利，津液丧亡而谵语，非转属阳明。肾主五液，入心为汗，少阴受病，液不上升，所以阴不得有汗也。少阴发热，不得已用麻黄发汗，即用附子，以固里，岂可以火气劫之而强发汗也。少阴脉入肺，出络心肺，主声。心主言，火气迫心肺，故欬而谵语也。肾主二便，治下焦，济泌别汁，渗入膀胱。今少阴受邪，复受火侮，枢机无主，大肠清浊不分，膀胱水道不利，故下利而小便难也。小便利者，其人可治，此阴虚，故小便难。

问曰：曾（曾，《脉经》作尝）为人所难，紧脉从何而来（《脉经》作何所从而来）。师曰：

火故也下攻必爲利以火勢逼迫而走空竅故也內攻必譫語以火勢燔焫而亂神識故也小便必難者見三證皆妨小便蓋肺爲火勢所傷則膀胱氣化不行大腸奔迫無度則水穀併趨一路心胞燔灼不已小腸枯涸必至耳少陰可强責其汗乎

柯氏曰上欬下利津液喪亡而譫語非轉屬陽明腎主五液入心爲汗少陰受病液不上升所以陰不得有汗也少陰發熱不得已用麻黃發汗卽用附子以固裏豈可以火氣劫之而强發汗也少陰脈入肺出絡心肺主聲心主言火氣迫心肺故欬而譫語也腎主二便治下焦濟泌別汁滲入膀胱今少陰受邪復受火侮樞機無主大腸淸濁不分膀胱水道不利故下利而小便難也小便利者其人可治此陰虛故小便難

問曰曾(曾脈經作嘗)爲人所難緊脈從何而來(脈經作何所從而來)師曰

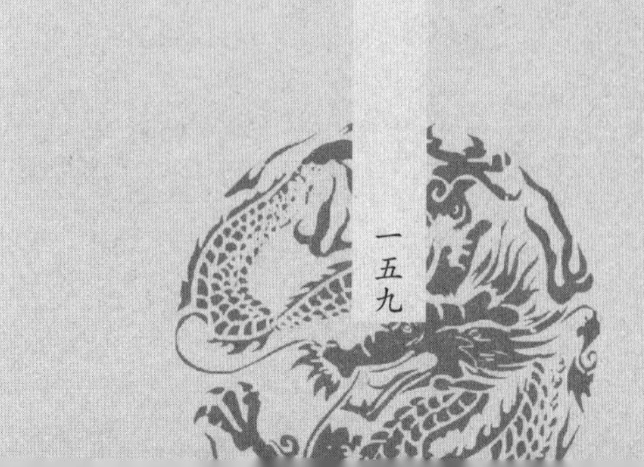

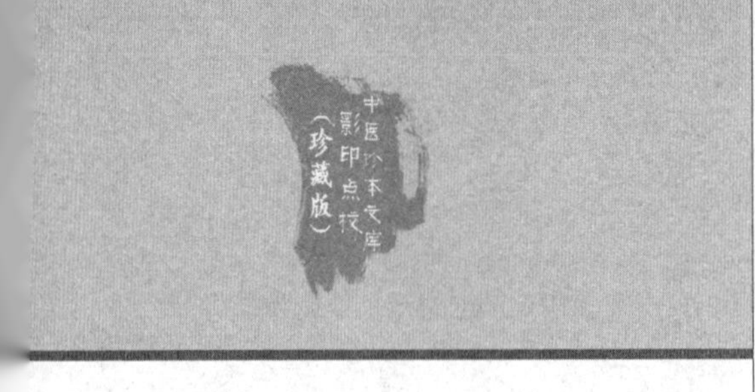

假令亡汗若吐以肺裏寒（脈經作若吐肺中寒）故令脈緊也假令欬者坐飲冷水故令脈緊也假令下利（脈經作下利者）以胃中虛冷故令脈緊也

方氏曰此條一問三答以揭緊之爲寒而有三因之不同以見脈非一途而可取之意

周氏曰脈緊爲寒仲景引此三段便可引伸無窮即可知傷寒寒在表必浮緊其在裏爲內傷之緊可知也然外感與內傷雖不同而脈之緊則總因於寒也

寸口脈微而濇微者衛氣衰濇者營氣不足衛氣衰面色黃營氣不足面色青營爲根衛爲葉營衛俱微則根葉枯槁而寒慄欬逆唾腥吐涎沫也

方氏曰氣爲衛色本白白屬金黃土色也金生於土金無氣色不顯故土之色反見也血爲營色本赤赤屬火青木色也火生於木火無氣色不明故木

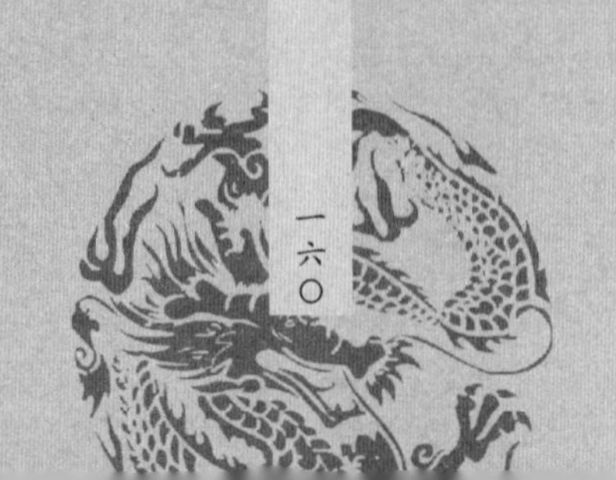

假令亡汗，若吐，以肺里寒（《脉经》作若吐，肺中寒），故令脉紧也。假令欬者，坐饮冷水，故令脉紧也。假令下利（《脉经》作下利者），以胃中虚冷，故令脉紧也。方氏：此条一问三答，以揭紧之为寒，而有三因之不同，以见脉非一途，而可取之意。

周氏曰：脉紧为寒，仲景引此三段，便可引伸无穷，即可知伤寒寒在表，必浮紧。其在里为内伤之紧，可知也。然外感与内伤虽不同而脉之紧，则总因于寒也。

寸口脉微而涩微者，卫气衰涩者，营气不足，卫气衰，面色黄，营气不足，面色黄。营为根，卫为叶，营卫俱微，则根叶枯槁，而寒慄欬逆，唾腥吐涎沫也。

方氏曰：气为卫，色本白，白属金，黄土色也。金生于土，金无气，色不显，故土之色反见也。血为营，色本赤，赤属火，青木色也。火生于木，火无气，色不明，故木色反见也。营为根者言，血营于人身之内，犹木之根本也。卫为叶者言，气卫于人身之外，犹木之枝叶也。寒慄，营不足以养，而卫亦不能外固也。欬逆唾腥，吐涎沫者，气不利而血亦不调也。

周氏曰：卫气盛于中，故卫衰则土色见。营血藏于肝，故营微则木色显。行于脉中者，为根行于脉外者为叶，营卫俱微，则根叶尽槁，阳气既衰，故寒慄，阴火上乘，故欬吐腥沫也。

伤寒欬逆上气，其脉散者死，谓其形损故也。

周氏曰：患证既笃而夏见克贼之脉者，谓之形损，今既伤于表矣。又欬逆上气，则热邪内入，而不外出，上乘而不下缓，已为危候，兼之脉散，则正气相离而元神随绝矣。欲无亡得乎？

柯氏曰：外寒伤形，内热伤气，欬逆不止，气升而不下，脉散而不朝心肺之气

色反見也營爲根者言血營於人身之內猶木之根本也衛爲葉者言氣衛於人身之外猶木之枝葉也寒慄營不足以養而衛亦不能外固也欬逆唾腥吐涎沫者氣不利而血亦不調也

周氏曰衛氣盛於中故衛衰則土色見營血藏於肝故營微則木色顯行於脈中者爲根行於脈外者爲葉營衛俱微則根葉盡槁陽氣既衰故寒慄陰火上乘故欬吐腥沫也

傷寒欬逆上氣其脈散者死謂其形損故也

周氏曰患證既篤而復見尅賊之脈者謂之形損今既傷於表矣又欬逆上氣則熱邪內入而不外出上乘而不下綏已爲危候兼之脈散則正氣相離而元神隨絕矣欲無亡得乎

柯氏曰外寒傷形內熱傷氣欬逆不止氣升而不下脈散而不朝心肺之氣

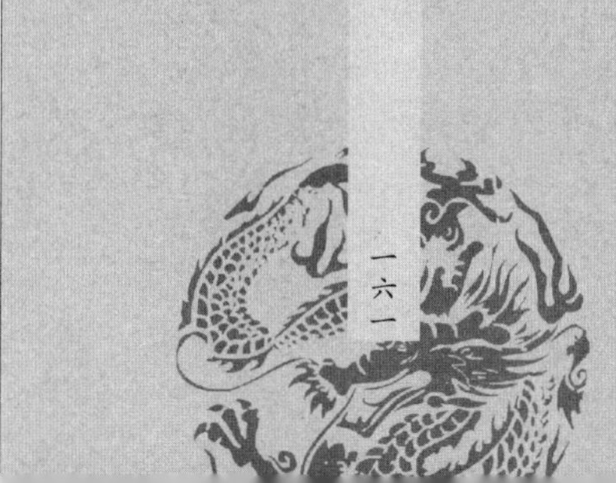

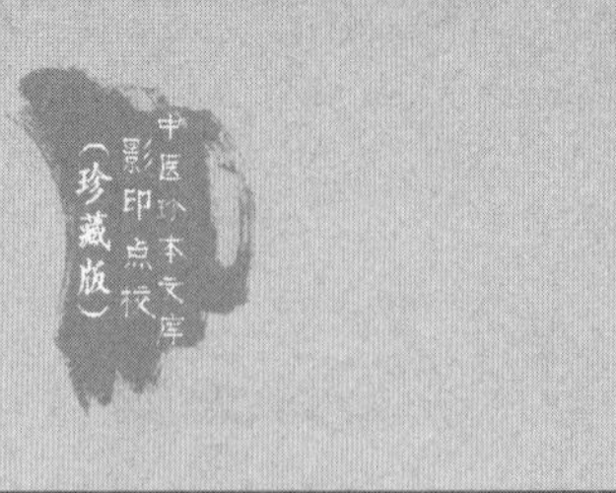

已絕矣原其欬逆之故因於寒傷形形氣不相保耳

脈濡而弱弱反在關濡反在巔弦反在上微反在下弦爲陽運微爲陰寒上實下虛意欲得溫微弦爲虛虛者不可下也

周氏曰虛家下之是謂虛虛豈有意欲得溫者而反與寒下之藥乎

微則爲逆(脈經逆作欬)欬則吐涎(脈經作吐涎沫)下之則欬止而利因不休利不休則胸中如蟲齧粥入則出小便不利兩脇拘急喘息爲難頸背相引(脈經作頸項相牽) 臂則不仁極寒反汗出身冷如冰眼睛不慧語言不休而穀氣多入此爲除中(脈經作中滿)口雖能言舌不得前

周氏曰正虛卽邪入故上實而肺受傷欬多痰飲設不知治而下之則上之實邪下陷雖欬止而利應不休下脫之勢已成中州之元盡削必腹痛吐逆膀光化塞肝木不榮三焦之路已傷筋節之間失養甚則衞虛極而愈寒愈

已绝矣。原其欬逆之故，因于寒伤形，形气不相保耳。

脉濡而弱，弱反在关，濡反在巅，弦反在上，微反在下。弦为阳运，微为阴寒，上实下虚，意欲得温。微弦为虚，虚者不可下也。

周氏曰：虚家下之，是谓虚虚，岂有意欲得温者而反与寒下之药乎？

微则为逆（《脉经》逆作欬），欬则吐涎（《脉经》作吐涎沫），下之则欬止而利因不休，利不休则胸中如虫啮，粥入则出小便不利，两胁拘急，喘息为难，颈背相引（《脉经》作颈项相牵），臂则不仁。极寒反汗出，身冷如冰，眼睛不慧，语言不休，而谷气多入，此为除中（《脉经》作中满），口虽能言，舌不得前。

周氏曰：正虚即邪入。故上实而肺受伤，欬多痰饮。设不知治而下之，则上之实邪下陷。虽欬止而利应不休，下脱之势已成，中州之元尽削，必腹痛吐逆，膀胱化塞，肝木不荣，三焦之路已伤，筋节之间失养。甚则卫虚极而愈寒，愈

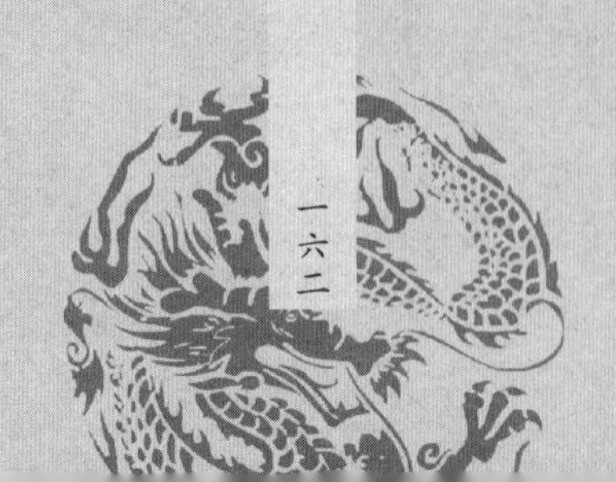

汗，阳尽去而体冷如冰。阴脱目盲，阳脱神乱，中气败极，不得已而求助于食，非能引也。及至除中，则前之言语无休者，今则欲言而舌已不前矣。嗟乎！误下之害，一至此欤。

脉微（《脉经》作濡）而弱，弱反在关，濡反在巅，弦反在上，微反在下。弦为阳运，微为阴寒，上实下虚，意欲得温。微弦为虚，不可发汗，发汗则寒慄不能自还。方氏曰：阳以风言，运动也，故曰上实，谓邪气实也。阴以里言，寒虚也，故曰下虚，谓里气虚也。微弦为虚，承上起下之词，寒慄不能自还，阳亡而阴独治也。周氏曰：濡弱之脉，概言正虚也。弱在关，则阳气虚于内，濡在巅，则阳气虚于表。况可弦复上见于寸微，复下见于尺乎弦，邪上运则为风寒表里，以阴虚之人受之，未有不欲温者也。虽得温，庶正气稍助，而邪可出不知者，设复汗以止其阳，则势必寒慄而不自复已。

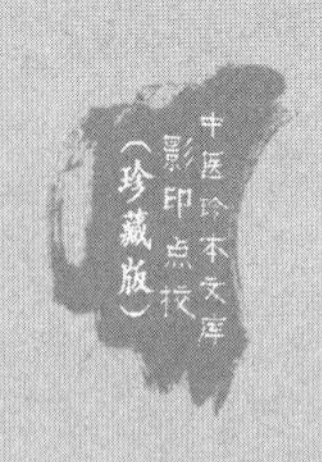

汗陽盡去而體冷如冰陰脫目盲陽脫神亂中氣敗極不得已而求助於食非能引也及至除中則前之言語無休者今則欲言而舌已不前矣嗟乎悞下之害一至此歟

脈微(脈經作濡)而弱弱反在關濡反在巔弦反在上微反在下弦爲陽運微爲陰寒上實下虛意欲得溫微弦爲虛不可發汗發汗則寒慄不能自還

方氏曰陽以風言運動也故曰上實謂邪氣實也陰以裏言寒虛也故曰下虛謂裏氣虛也微弦爲虛承上起下之詞寒慄不能自還陽亡而陰獨治也周氏曰濡弱之脈概言正虛也弱在關則陽氣虛於內濡在巔則陽氣虛於表况可弦復上見於寸微復下見於尺乎弦邪上運則爲風寒表襲以陰虛之人受之未有不欲溫者也雖得溫庶正氣稍助而邪可出不知者設復汗以止其陽則勢必寒慄而不自復已

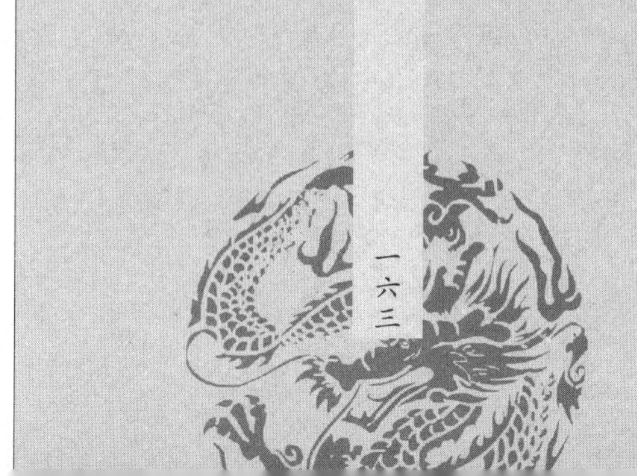

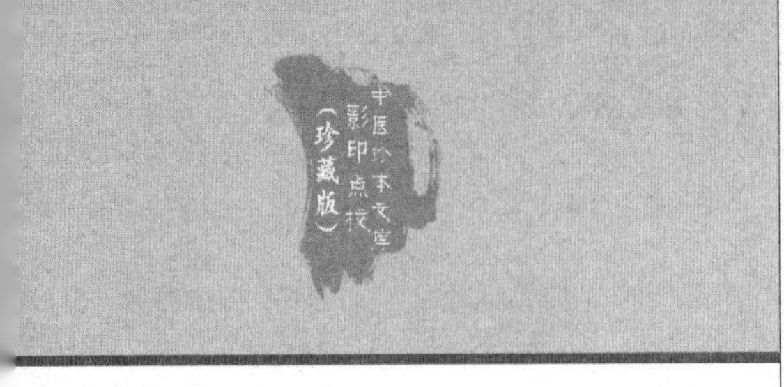

欬者則劇數吐涎沫咽中必乾小便不利心中飢煩晬時而發其形似瘧有寒無熱虛而寒慄欬而發汗踡而苦滿腹中復堅

方氏曰首句是承上而言欬爲病加劇之詞也數吐以下言劇之狀也有寒無熱二句中似瘧也咳而發汗亦承上起下之詞踡謂不伸欬屬肺肺金寒病則脹滿所以反堅也

周氏曰肺主氣亡陽則肺益寒而爲欬吐沫咽乾膀胱氣阻心若懸懸皆顯上實下虛之象晬時而發則有似寒熱而不痊皆見純陰無陽之象設因欬而更汗是一悞再悞必至踡臥而胸中苦滿腹中堅鞕更有何陽以宣布其中下之液也哉此始終悞汗之所致也

病不可發汗證曰傷寒頭痛翕翕發熱象中風常微汗出又自嘔者下之益煩心懊憹如飢發汗則致痓身彊難以屈伸熏之則發黃不得小便久則發欬

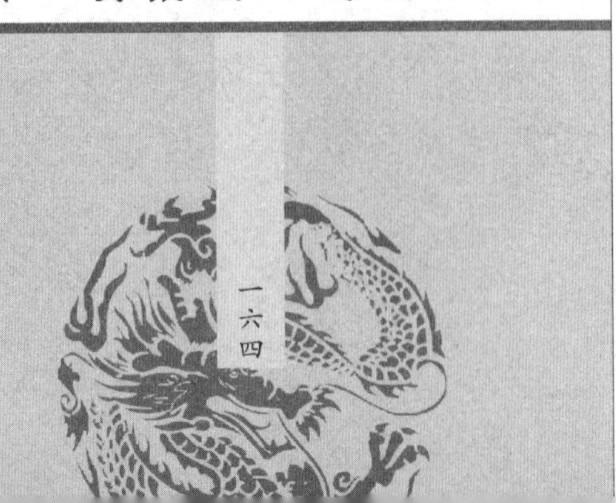

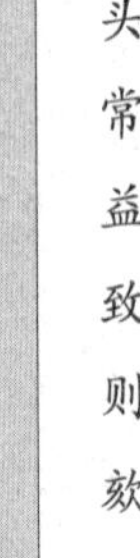

咳者则剧，数吐涎沫，咽中必干，小便不利，心中饥烦，晬时而发。其形似，疟有寒无热，虚而寒慄，欬而发汗，蜷而苦满，腹中复坚。

方氏曰：首句是承上而言，欬为病加剧之词也。数吐，以下言剧之状也，有寒无热二句中，似疟也。欬而发汗，亦承上起下之词，蜷谓不伸，欬属肺，肺金寒，病则胀满，所以反坚也。

周氏曰：肺主气，亡阳则肺益寒而为欬，吐沫咽干，膀胱气阻，心若悬悬，皆显上实下虚之象。晬时而发，则有似寒热而不痊，皆见纯阴无阳之象。设因欬而更汗，是一误再误，必至蜷卧而胸中苦满，腹中坚鞕。更有何阳以宣布其中下之液也哉！此始终误汗之所致也。

病不可发汗，证曰伤寒。头痛，翕翕头热，象中风，常微汗出。又自呕者，下之益烦，心懊侬如饥，发汗则致痓，身僵难以屈伸，熏之则发黄，不得小便，久则发欬唾。

以上节《伤寒论》。

平三关，阴阳二十四气脉篇曰：右手关前寸口阳绝者，无大肠脉也。苦少气，心下有水气，立秋节即欬，刺手太阴经，治阴在鱼际间（即太渊穴也）。

右手关前寸口阴绝者，无肺脉也。苦短气，欬逆，喉中塞，噫逆，刺手阳明经，治阳平人迎神门，气口前后脉篇曰肾实。〇左手尺中神门以后，脉阴实者，足少阴经也。病苦膀胱胀闭，少腹与腰脊相引痛苦，舌燥咽肿，心烦嗌干，胸胁时痛，喘欬汗出，小腹胀满，腰背僵急，体重骨热，小便赤黄，好怒好忌，足下热疼，四肞（肢）黑，耳聋。

大肠实。〇右手寸口气口以前脉阳实者，手阳明经也。病苦腹满，善喘欬，面赤身热，咽喉中如核状。

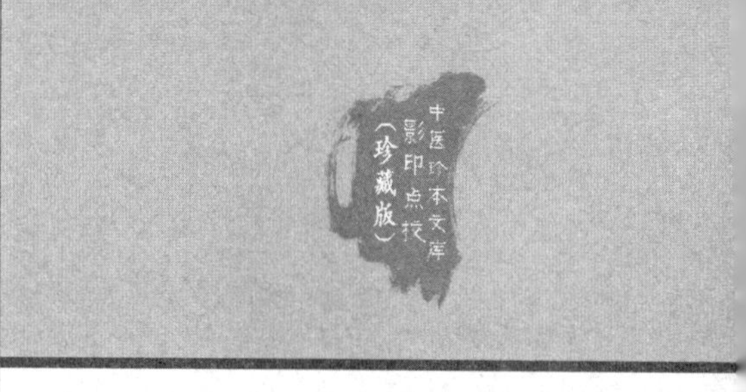

唾

以上節傷寒論

平三關陰陽二十四氣脈篇曰右手關前寸口陽絕者無大腸脈也苦少氣心下有水氣立秋節卽欬刺手太陰經治陰在魚際間(卽太淵穴也)

右手關前寸口陰絕者無肺脈也苦短氣欬逆喉中塞噫逆刺手陽明經治陽平人迎神門氣口前後脈篇曰腎實○左手尺中神門以後脈陰實者足少陰經也病苦膀胱脹閉少腹與腰脊相引痛苦舌燥咽腫心煩嗌乾胸脅時痛喘欬汗出小腹脹滿腰背强急體重骨熱小便赤黃好怒好忌足下熱疼四肞黑耳聾

大腸實○右手寸口氣口以前脈陽實者手陽明經也病苦腹滿善喘欬面赤身熱咽喉中如核狀

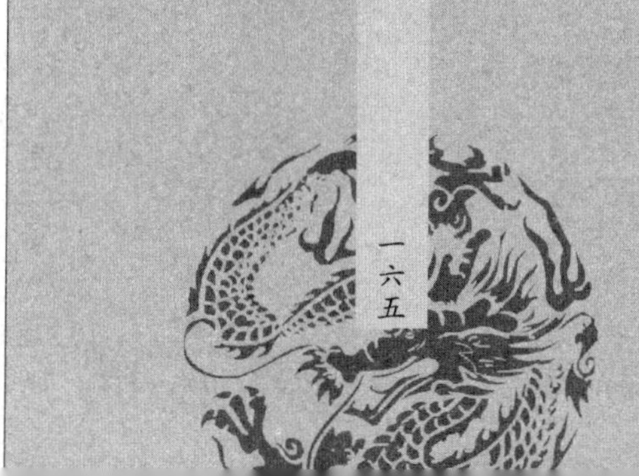

診百病死生訣篇曰欬嗽脈沈緊者死浮直者生浮耎者生小沈伏匿者死

欬嗽羸瘦脈形堅大者死

欬嗽脫形發熱脈小堅急者死肌瘦下脫形熱不去者死

欬而嘔腹脹且泄其脈弦急欲絕者死

吐血衄血脈滑小弱者生實大者死

唾血脈緊者死滑者生

吐血而欬上氣其脈數有熱不得臥者死

上氣脈數者死謂其形損故也

扁鵲陰陽脈法篇曰從二月至八月陽脈在表從八月至正月陽脈在裏附陽脈彊附陰脈弱至即驚實則瘈瘲細而沈不瘈瘲即泄泄即煩煩即渴渴即腹滿滿即擾擾即腸澼澼即脈代乍至乍不至大而沈即欬欬即上氣上氣

诊百病死生诀篇曰：咳嗽脉沈（沉）紧者死，浮直者生，浮耎者生，小沈（沉）伏匿者死，欬嗽羸瘦，脉形坚大者死。

欬嗽脱形，发热脉小坚急者死，肌瘦下脱，形热不去者死。

欬而呕，腹胀且泄，其脉弦急欲绝者死。

吐血衄血，脉滑小弱者生，实大者死。

唾血脉紧者死，滑者生。

吐血而欬上气，其脉数有热，不得卧者死。

上气脉数者死，谓其形损故也。

扁鹊阴阳脉法篇曰：从二月至八月，阳脉在表，从八月至正月，阳脉在里。附阳脉僵，附阴脉弱，至即惊实，则瘈疭，细而沈（沉），不瘈疭即泄，泄即烦，烦即渴，渴即腹满，满即扰，扰即肠澼，澼即脉代。乍至乍不至，大而沈（沉）即欬，欬即上气，上气甚则肩息。肩息则口舌血出，血出甚即鼻血出。

扁鹊脉法曰：若羸，长病如脉浮溢寸口，复有微热，此痓气病也。如复欬，又多热，乍剧乍差，难治也。又疗无剧者易差，不欬者易治也（疑有衍文）。

心手少阴经病证曰：心病烦闷，少气大热，热上荡心，呕吐欬逆，狂语，汗出如珠，身体厥冷，其脉当浮，今反沈濡而滑，其色当赤而反黑者，此是水之克火，为大逆，十死不治。

肺手太阴经病证曰：形寒，寒饮则伤肺，以其两寒相感，中外皆伤，故气逆而上行。肺伤者，其人劳倦则欬唾血气（《千金方》作其），脉细、紧、浮、数，皆吐血，此为燥扰嗔怒，得之肺伤气拥所伤。

又曰：肺胀者，虚而满喘，欬逆倚息，目如脱状，其脉浮（《千金方》作浮大）。肺水者，其人身体重（《千金方》作肿），小便难，时时大便鸭溏。

甚則肩息肩息甚則口舌血出血出甚卽鼻血出

扁鵲脈法曰若羸長病如脈浮溢寸口復有微熱此痓氣病也如復欬又多熱乍劇乍差難治也又瘵無劇者易差不欬者易治也(疑有衍文)

心手少陰經病證曰心病煩悶少氣大熱熱上盪心嘔吐欬逆狂語汗出如珠身體厥冷其脈當浮今反沈濡而滑其色當赤而反黑者此是水之尅火爲大逆十死不治

肺手太陰經病證曰形寒寒飲則傷肺以其兩寒相感中外皆傷故氣逆而上行肺傷者其人勞倦則欬唾血氣(千金方作其)脈細緊浮數皆吐血此爲燥擾嗔怒得之肺傷氣擁所傷

又曰肺脹者虛而滿喘欬逆倚息目如脫狀其脈浮(千金方作浮大)肺水者其人身體重(千金方作腫)而小便難時時大便鴨溏

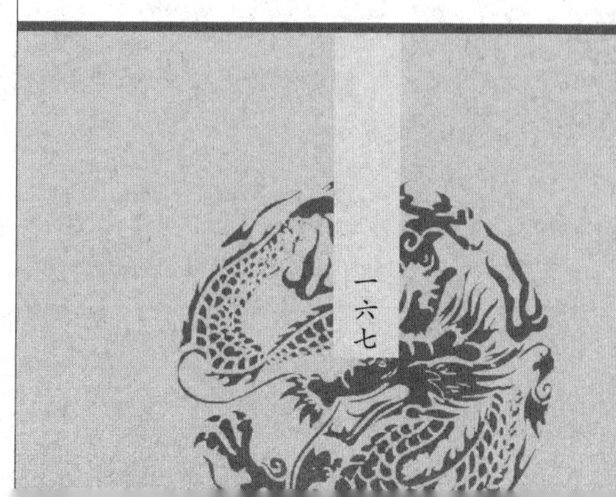

又曰肺病其色白身體但寒無熱時時欬其脈微遲爲可治宜服五味子大補肺湯瀉肺散春當刺少商夏刺魚際皆瀉之季夏刺大淵秋刺經渠冬刺尺澤皆補之又當灸膻中百壯背第三椎二十五壯

又曰肺病者必喘欬逆氣肩息背痛汗出尻陰股膝攣髀腨胻足皆痛虛則少氣不能報息耳聾嗌乾取其經手太陰足太陽之外厥陰內少陰血者

又曰邪在肺則皮膚痛寒熱上氣氣喘汗出欬動肩背取之膺中外輪背第三椎之傍以手痛按之快然乃刺之取之缺盆中以越之

又曰肺病身當熱欬嗽短氣唾出膿血其脈當短澀今反浮大其色當白而反赤者此是火之尅金爲大逆十死不治

腎足少陰經病證曰腎病者大腹必脛腫痛喘欬身重寢汗出憎風虛即胸中痛大腹小腹痛清厥意不樂取其經足少陰太陽血者

又曰：肺病，其色白，身体但寒无热，时时欬。其脉微迟，为可治，宜服五味子，大补肺汤，泻肺散。春当刺少商，夏刺鱼际，皆泻之。季夏刺大渊，秋刺经渠，冬刺尺泽，皆补之。又当灸膻中百壮，背第三椎二十五壮。

又曰：肺病者，必喘欬逆气，肩息背痛，汗出尻阴，股漆挛，髀腨胻足皆痛。虚则少气，不能报息，耳聋嗌干。取其经，手太阴，足太阳之外，厥阴内，少阴血者。

又曰：邪在肺，则皮肤痛，寒热上气，气喘汗出，欬动肩背，取之膺中外轮背第三椎之傍，以手痛按之快然，乃刺之取之缺盆中，以越之。

又曰：肺病，身当热，欬嗽短气，唾出脓血。其脉当短涩，今反浮大，其色当白而反赤者，此是火之克金，为大逆，十死不治。

肾足少阴经病证曰：肾病者，大腹心胫肿痛，喘欬身重，寝汗出，憎风，虚即胸中痛，大腹小腹痛，清厥，意不乐，取其经，足少阴太阳血者。

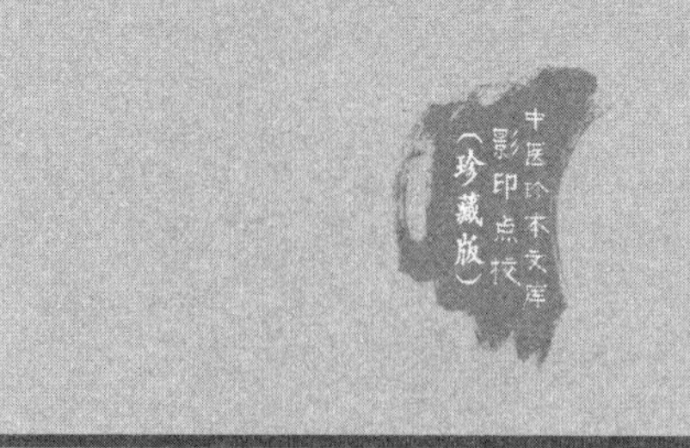

热病十逆死证曰：热痛欬喘，悸眩身热，脉小疾，夺形肉，五逆见死。

又曰：热病身热甚，脉转小，欬而便血，目眶陷，妄言，手循衣缝，口干，躁扰不得卧，八逆见一时死。

又曰：热病呕血，喘欬烦满，身黄，其腹鼓胀，泄不止，脉绝，十逆见一时死。

热病五脏气绝死日证曰：热病，肺气绝，喘逆，欬唾血，手足腹肿，面黄，振慄不能言语死。魄与皮毛俱去，故肺先死，丙日笃，丁日死。

又曰：热病心主气绝，烦满骨痛（一作瘦），嗌肿不可咽，欲欬不能欬，歌哭而笑，死神与荣脉俱去，故心先死。壬日笃，癸日死。

又曰：外见童子青，小爪甲，枯发堕，身涩齿挺而垢。人皮面厚，尘黑，欬而吐血。渴欲数饮，大满，此五藏绝，表病也。

平肺痿肺痈，欬逆上气，淡（痰）饮。脉证曰：寸口脉不出，反而发汗，阳脉早索，阴脉不

熱病十逆死證曰熱痛欬喘悸眩身熱脈小疾奪形肉五逆見死

又曰熱病身熱甚脈轉小欬而便血目眶陷妄言手循衣縫口乾躁擾不得臥八逆見一時死

又曰熱病嘔血喘欬煩滿身黃其腹鼓脹泄不止脈絕十逆見一時死

熱病五藏氣絕死日證曰熱病肺氣絕喘逆欬唾血手足腹腫面黃振慄不能言語死魄與皮毛俱去故肺先死丙日篤丁日死

又曰熱病心主氣絕煩滿骨痛(一作瘦)嗌腫不可咽欲欬不能欬歌哭而笑死神與榮脈俱去故心先死壬日篤癸日死

又曰外見童子青小爪甲枯髮墮身澀齒挺而垢人皮面厚塵黑欬而吐血渴欲數飲大滿此五藏絕表病也

平肺痿肺癰欬逆上氣淡飲脈證曰寸口脈不出反而發汗陽脈早索陰脈不

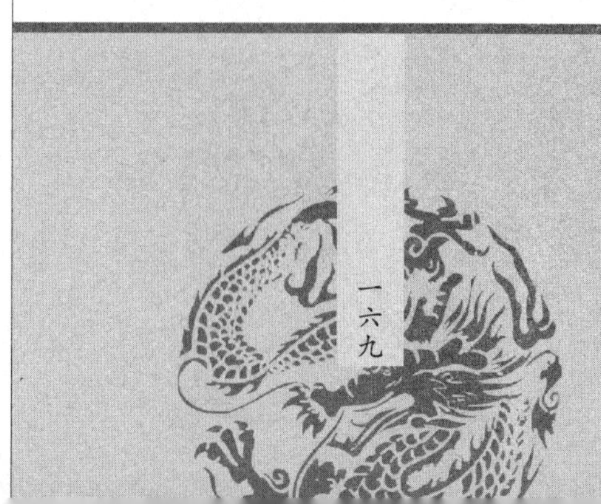

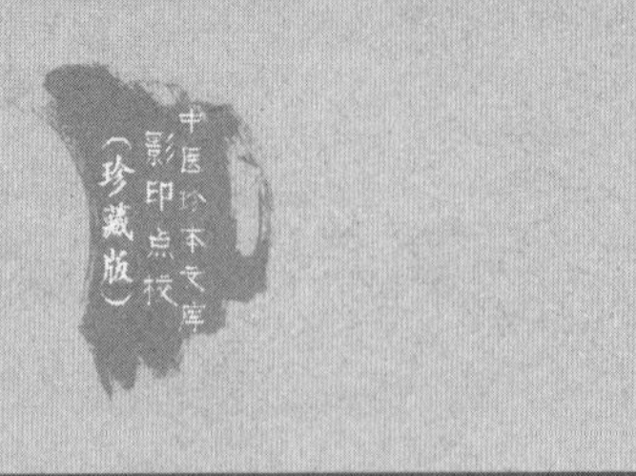

濕三焦踟躕入而不出陰脈不澀身體反冷其內反煩多吐唇燥小便反難此爲肺痿傷於津液便如爛瓜亦如豚腦但坐發汗故也

又曰肺痿其人欲欬不得欬欬則出乾沫久久小便不利甚則脈浮弱

又曰師曰肺痿欬唾咽燥欲飲水者自愈自張口者短氣也

又曰欬而口中自有津液舌上胎滑此爲浮寒非肺痿也

又曰寸口脈數趺陽脈緊寒熱相摶振寒而欬

又曰趺陽脈浮緩胃氣如經此爲肺癰

又曰問曰振寒發熱寸口脈滑而數其人飲食起居如故此爲癰腫病醫反不知而以傷寒治之病不愈因唾以知有膿膿之所在何以別知其處師曰假令痛在胸中者爲肺癰其人脈數咳唾有膿血設膿未成其脈自緊數緊去但數膿已成也

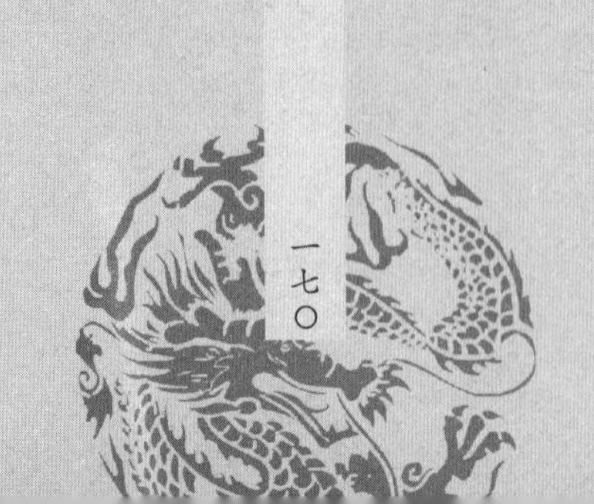

湿，三焦踟蹰，入而不出，阴脉不涩，身体反冷。其内反烦多吐，唇燥，小便反难，此为肺痿。伤于津液，便如烂瓜，亦如豚脑，但坐发汗故也。

又曰：肺痿，其人欲欬不得欬，欬则出干沫久久，小便不利甚利，甚则脉浮弱。

又曰：师曰：肺痿欬唾，咽燥欲饮水者，自愈。自张口者，短气也。

又曰：欬而口中自有津液，舌上胎滑，此为浮寒，非肺痿也。

又曰：寸口脉数，趺阳脉紧，寒热相抟，振寒而欬。

又曰：趺阳脉浮缓，胃气如经，此为肺痈。

又曰：问曰：振寒发热，寸口脉滑而数，其人饮食起居如故，此为痈肿病。医反不知，而以伤寒治之病不愈，因唾以知有脓，脓之所在，何以别知其处。师曰：假令痛在胸中者，为肺痈，其人脉数，欬唾有脓血。设脓未成，其脉自紧数。紧去，但数，脓已成也。

大病吐血，喘欬上气，其脉数，有热，不得卧者死。

欬而脉浮，其人不欬不食，如是四十日乃已（一云三十日）。

欬而时发热，脉平弦者，非虚也。此为胸中寒实所致，当吐之。

欬家其脉弦，行于吐药，当相人强弱而无热，乃可吐之。

膈上之病，满喘欬吐，发则寒热背痛，腰疼，目泣自出，其人振振身瞤剧，必有伏饮。

平妊娠，始动血分水分，吐下腹痛证曰：问曰，有一妇人，年二十许，其脉浮数发热，呕欬时下利不欲食。脉复浮，经水绝，何也？师曰：法当有娠，何以故？此虚家法当微弱而反浮数，此为戴阳，阴阳和合，法当有娠。到立秋，热当自去，何以知？然数则为热，热者是火，火是木之子死于未，未为六月，位土王火休发，阴气生，秋节气至，火气当罢。热自除去，其病即愈。

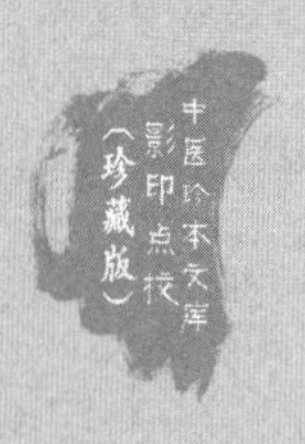

大病吐血喘欬上氣其脈數有熱不得臥者死

欬而脉浮其人不欬不食如是四十日乃已（一云三十日）

欬而時發熱脈卒弦者非虛也此爲胸中寒實所致當吐之

欬家其脈弦行於吐藥當相人强弱而無熱乃可吐之

膈上之病滿喘欬吐發則寒熱背痛腰疼目泣自出其人振振身瞤劇必有伏飲

平妊娠始動血分水分吐下腹痛證曰問曰有一婦人年二十許其脈浮數發熱嘔欬時下利不欲食脈復浮經水絕何也師曰法當有娠何以故此虛家法當微弱而反浮數此爲戴陽陰陽和合法當有娠到立秋熱當自去何以知然數則爲熱熱者是火火是木之子死於未未爲六月位土王火休廢陰氣生秋節氣至火氣當罷熱自除去其病卽愈

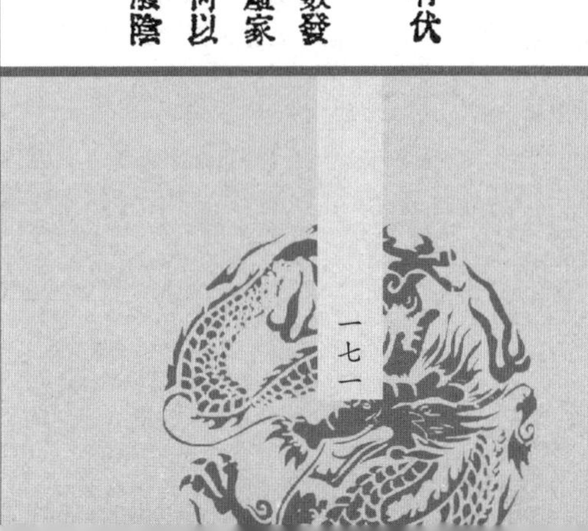

問曰婦人病苦氣上衝胸眩冒吐涎沫髀裏氣衝熱師脈之不名帶下其脈何類何以別之師曰寸口脈沈而微沈則衛氣伏微則營氣絕陽伏則爲疹陰絕則亡血病當小便不利津液閉塞今反小便通微汗出沈變爲寒欬逆嘔沫其肺成痿津液竭少亡血損經絡因寒爲血厥手足苦痺氣從丹田起上至胸脅沈寒怫鬱於上胸中窒塞氣歷陽部而翕如醉形體似肥此乃浮虛醫反下之長針復重虛營衛久發眩冒故知爲血厥也

平陰中寒轉絕陰吹陰生瘡脫下證

師曰脈得浮緊法當身軀疼痛設不痛者當射云何因當射言若腸中痛腹中鳴欬者因矢便婦人得此脈者法當陰吹

手檢圖云中央如內者足太陰也沈濇者苦身重四胑不動食不化煩滿不能臥足脛痛苦寒時欬血泄利黃針入六分卻至三分

问曰：妇人病苦，气上冲胸，眩冒，吐涎沫，髀里气冲，热师脉之不名，带下，其脉何类？何以别之？师曰：寸口脉沈（沉）而微，沈（沉）则卫气伏微，则营气绝阳，伏则为疹，阴绝则亡血，病当小便不利，津液闭塞。今反小便通，微汗出，沈（沉）变为寒，欬逆呕沫。其肺成痿，津液竭，少亡血，损经络。因寒为血厥，手足苦痹，气从丹田起，上至胸胁，沈（沉）寒怫郁于上，胸中窒塞，气历阳部，而翕如醉，形体似肥，此乃浮虚。医反下之，长针复重，虚营卫，久发眩冒，故知为血厥也。

平阳中寒，转绝阴吹阴，生疮脱下证。

师曰：脉得浮紧，法当身躯疼痛。设不痛者，当射，云何因当射言。若肠中痛，腹中鸣，欬者因矢便，妇人得此脉，法当阴吹。

手检图云：中央如内者，足太阴也。沈（沉）涩者，苦身重，四职（肢）不动，食不化，烦满不能卧，足胫痛。苦寒时欬血，泄利黄，针入六分，却至三分。

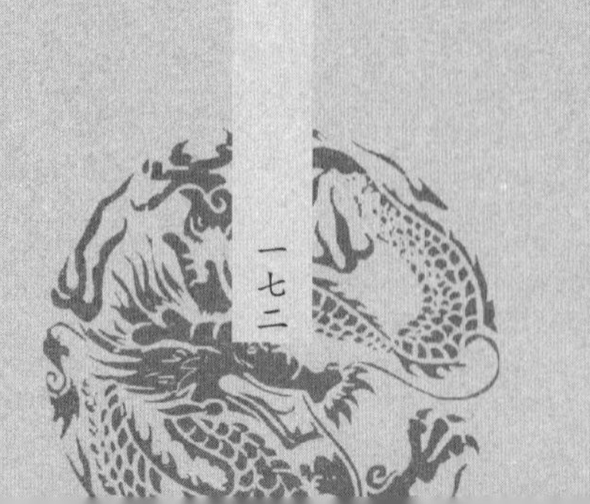

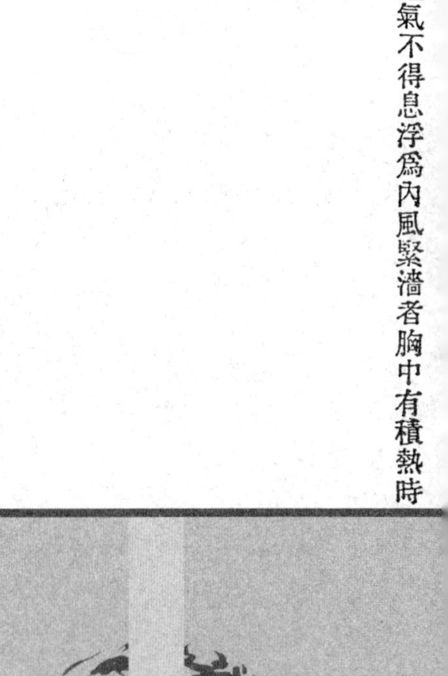

中央直復者手太陰也動苦欬逆氣不得息浮爲內風緊濇者胸中有積熱時欬血也有沈熱

以上節王氏脈經

欬論經旨卷四終

中央直复者，手太阴也。动苦欬，逆气不得息，浮为内风，紧涩者，胸中有积，热时欬血也，有沈（沉）热。

以上节王氏《脉经》

欬论经旨卷四终

治虫新方

清·路顺德 纂

序

昔大禹铸鼎象物，使民知神奸而为之备，后世赖焉。然此皆有形有质，故得按图而稽之。未若近世虫之害人，其为毒也无形。其中人也至烈，而其来也一发不可复制。呜呼！岂不痛哉。盖南方地气卑下，湿气薰蒸，秉其气者，毒每倍于他方，加以猺苗杂处，俗尚巫鬼。凡诸幻术，皆非意计所及，盖虫之由来久矣。余中年为亲负米，浮湘之粤，渡彭蠡以归。凡洞庭南北，象郡西东，及滇闽边界，足迹几遍，计自戊寅迄甲午十七年，往来蛮烟瘴雨中，无日不临深履薄。予虽幸免斯毒，而窃悲染此毒者，思有以治之而未得也。壬午春，道出南宁，于旅肆中得钞本，《治虫新方》一书。其言半杂融县土音，其所抄录亦鲁鱼殆半，猝猝未暇订正也。乙酉丙戌间，客博白之大岭埠，埠介山泽间，莠民之以虫流毒者，指不胜屈。其地荒僻，鲜医药，余心悯焉。为之按方施药，应手辄愈。乃取是书，通其语言，订其讹舛，由寄同人，广为流布。今已倦归故里，桑梓熙恬，民淳物阜，无复中虫之患。然回思前此求治诸人，呼号匍匐，如在目前。痛定思痛，愈滋疚焉。因复取而校之，而志其缘起如此。呜呼！毒之生于天者吾无如何矣。安得良有司者，取人之所为虫而禁之，而化之哉。是则所谓功不在禹下者矣。

道光乙未花朝后三日澄江渔者缪福照介夫氏序。

序

昔大禹鑄鼎象物。使民知神姦而爲之備。後世賴焉。然此皆有形有質。故得按圖而稽之。未若近世蠱之害人。其爲毒也無形。其中人也至烈。而其來也一發不可復制。嗚呼豈不痛哉。蓋南方地氣卑下。溼氣薰蒸。秉其氣者。毒每倍于他方。加以猺苗雜處。俗尚巫鬼。凡諸幻術。皆非意計所及。蓋蠱之由來久矣。余中年爲親負米。浮湘之粵。渡彭蠡以歸。凡洞庭南北。象郡西東。及滇閩邊界。足跡幾遍。計自戊寅迄甲午十七年。往來蠻烟瘴雨中。無日不臨深履薄。予雖幸免斯毒。而竊悲染此毒者。思有以治之而未得也。壬午春。道出南寧。於旅肆中得鈔本治蠱新方一書。其言半雜融縣土音。其所抄錄亦魯魚殆半。猝猝未暇訂正也。乙酉丙戌間。客博白之大嶺埠。埠介山澤間。莠民之以蠱流毒者。指不勝屈。其地荒僻。鮮醫藥。余心憫焉。爲之按方施藥。應手輒愈。乃取是書。通其語言。訂其譌舛。郵寄同人。廣爲流布。今已倦歸故里。桑梓熙恬。民淳物阜。無復中蠱之患。然回思前此求治諸人。呼號匍匐。如在目前。痛定思痛。愈滋疚焉。因復取而校之。而誌其緣起如此。嗚呼。毒之生于天者吾無如何矣。安得良有司者。取人之所爲蠱而禁之。而化之哉。是則所謂功不在禹下者矣。道光乙未花朝後三日澄江漁者繆福照介夫氏序。

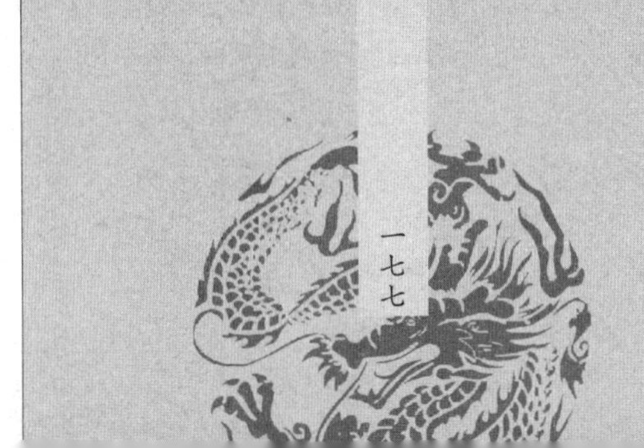

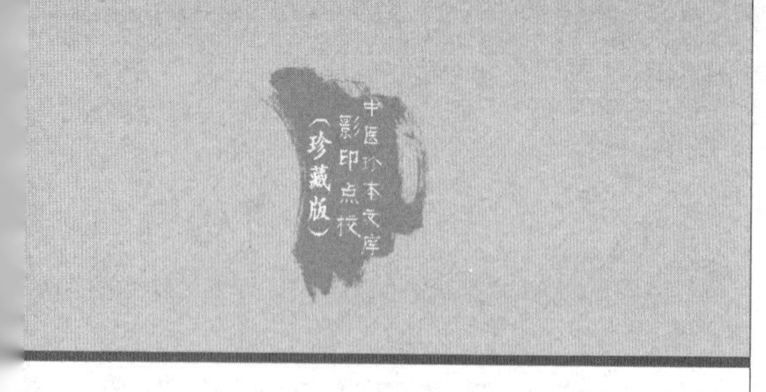

治蠱新方

清 路順德纂

繆福照重訂 順德字嘸侯融縣人 福照字介夫江陰人

蘇荷湯

能治一切蠱症 凡蛇蠱疳蠱腫脹癲狂癎症以及一切感冒咳嗽氣逆沖上肚皮緊急審係內伏實火小便黃赤或服補藥而病加重者用此湯方加減治之百發百中

紫蘇一兩 南薄荷一兩 條參八錢 連翹八錢 生黃芪七錢 當歸一兩

生首烏一兩 白芷一兩 川芎五錢 決明子五錢 槐花一兩 生白芍五錢

柴胡六錢 青蒿一兩 生元版八錢

右十五味爲一劑水煨服服三四劑後病漸減者加燒酒二兩同水久煨服取效更速 又此方每劑加田州三七二錢更驗 又初服藥不可太急急則內毒翻跳病人不安或大吐大瀉病愈固速而病人頗畏至服藥五六劑則無妨也

右服藥一二劑後內火炎上大便結祕口舌熱爛者去當歸白芷川芎紫蘇薄荷加黃柏黃芩茯苓元參天門冬澤瀉石膏各五錢酒一茶杯同水久煨服 小便赤火盛者加元參梔子茯苓各五錢 帶熱嗽或咳血者審係內有實火紫蘇薄荷暫停不用並除當歸白芷川芎加三七百合麥門冬各一兩

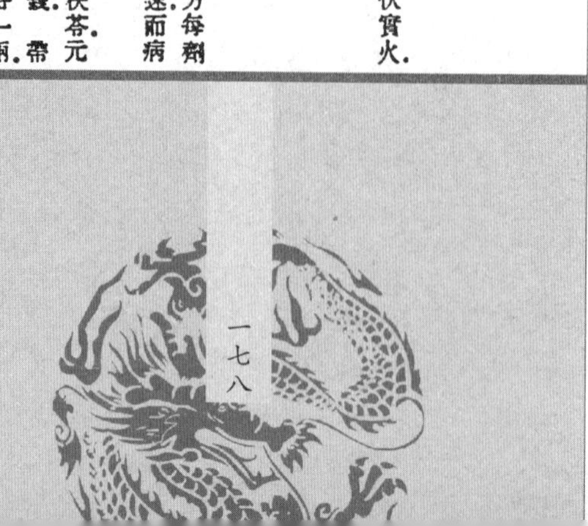

治虫新方

清 路顺德纂

缪福照重订

顺德字嘸候融县人

福照字介夫江阴人

苏荷汤

能治一切虫症。凡蛇虫疳虫，肿胀癫狂痫症，以及一切感冒咳嗽，气逆冲上，肚皮紧急。审系内伏实火，小便黄赤，或服补药而病加重者，用此汤方，加减治之，百发百中。

紫苏一两 南薄荷一两 条参八钱 连翘八钱 生黄芪七钱 当归一两 生首乌一两 白芷一两 川芎五钱 决明子五钱 槐花一两 生白芍五钱柴胡六钱 青蒿一两 生元版八钱

右十五味为一剂，水煨服，服三四剂后，病渐减者，加烧酒二两，同水久煨服，取效更速。又此方每剂加田州三七十钱，更验。又初服药不可太急，急则内毒翻跳，病人不安，或大吐大泻，病愈固速，而病人颇畏，至服药五六剂，则无妨也。

右服药一二剂后，内火炎上，大便结秘，口舌热烂者，去当归、白芷、川芎、紫苏、薄荷，加黄柏、黄芩、茯苓、元参、天门冬、泽泻、石膏各五钱。酒一茶杯，同水久煨服。小便赤，火盛者，加元参、栀子、茯苓各五钱。带热嗽，或咳血者，审系内有实火，紫苏、薄荷，暂停不用，并除当归、白芷、川芎，加三七、百合、麦门冬各一两。

水煨服。时而伤寒，带寒嗽者，仍用焦姜、陈皮、洋参、丁香、当归、川芎、杏仁、半夏、炙黄耆、首乌、炙甘草，寒在里，则加肉桂等药一二剂，以治其标。嗽渐愈，复用苏荷汤加减以治其本。或人弱带痾者，去条参、连翘、槐花、柴胡、生芪、青蒿、生地、紫苏、薄荷、决明子，加百合、附子、扁豆、淮山药、砂仁、白术、干姜各三钱，洋参、丁香、木香各一钱，水煨服。又服苏荷汤已久，虫毒将净，火退腰痛者，去条参、连翘、生黄芪、槐花、柴胡、青蒿、生地、决明子、生芍药、紫苏、薄荷，加广陈皮五钱，或加熟地五钱，肉桂二钱，焦姜五钱，丁香三钱，炙甘草三钱，杜仲二钱，炒白术三钱，酒炒芍药三钱，茯苓一钱，水煨服。或病人脾肾虚寒，后复中虫，或服苏荷汤已久，虫毒既净，五脏虚寒，则苏荷汤不可用，宜用温补行气之药，详见后篇。

忌吃诸物

狗肉、鸡鸭、雉鸡、鱼、蚌、螺、虾等物，愈后尚要戒一二年。川山甲有鳞等物，愈后要戒四年。蛤，戒十年。蛇，终身不可吃。糖、甘蔗、红枣、黑枣，一切生虫招痾之物，服药时宜戒，愈后可吃。萝蔔菜，萝蔔可吃，菜不可吃。又萝蔔菜，惟中痾者宜戒，愈后可吃。

以上宜戒之物，务要严为戒口，服药方验，稍不谨慎，病必复翻。

宜吃诸物

笋　豆腐　苋菜　青菜　白菜　菠菜　蒜　莲藕　紫苏　薄荷　芥蓝　芾荚　苦瓜　细粉　木耳　姜　茨菇　芋苗　豆角　笋水每飧放一茶杯，同菜煮吃妙。韭　茨菇菜夏月，田内有之，杀蛇，解毒，泻脾胃之火　龙眼宜成颗剥吃

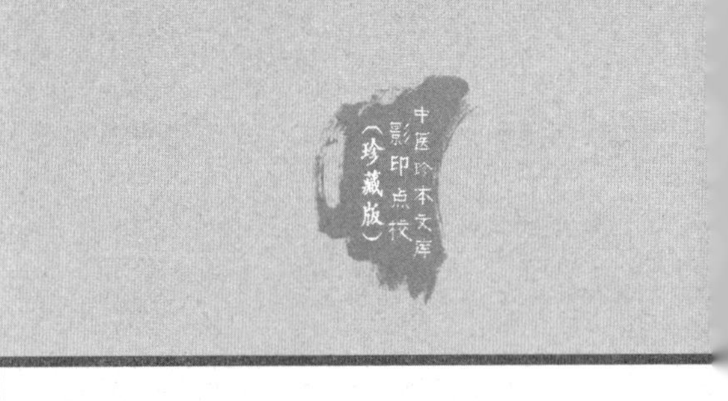

水煨服。時而傷寒。帶寒嗽者。仍用焦薑。陳皮。洋參。丁香。當歸。川芎。杏仁。半夏。炙黃耆。首烏。炙甘草。寒在裏。則加肉桂等藥一二劑。以治其標。嗽漸愈。復用蘇荷湯加減以治其本。或人弱帶痾者。去條參。連翹。槐花。柴胡。生芪。青蒿。生地。紫蘇。薄荷。決明子。加百合。附子。扁豆。淮山藥。砂仁。白朮。乾薑各三錢。洋參。丁香。木香各一錢。水煨服。又服蘇荷湯已久。蠱毒將淨。火退腰痛者。去條參。連翹。生黃芪。槐花。柴胡。青蒿。生地。決明子。生芍藥。紫蘇。薄荷。加廣陳皮。五錢。或加熟地五錢。肉桂二錢。焦薑五錢。丁香三錢。炙甘草三錢。杜仲二錢。炒白朮三錢。酒炒芍藥三錢。茯苓一錢。水煨服。或病人脾腎虛寒。後復中蠱。或服蘇荷湯已久。蠱毒既淨。五臟虛寒。則蘇荷湯不可用。宜用溫補行氣之藥。詳見後篇。

忌喫諸物

狗肉。雞鴨。雉雞。魚。蚌。螺。蝦。等物。愈後尚要戒一二年。川山甲有鱗等物。愈後要戒四年。蛤、戒十年。蛇。終身不可吃。糖。甘蔗。紅棗。黑棗。一切生蟲招痾之物。服藥時宜戒。愈後可喫。蘿蔔菜。蘿蔔可吃。菜不可喫。又蘿蔔菜惟中痾者宜戒。愈後可喫。

以上宜戒之物。務要嚴爲戒口。服藥方驗。稍不謹慎。病必復翻。

宜喫諸物

筍　豆腐　莧菜　青菜　白菜　菠菜　蒜　蓮藕　紫蘇　薄荷　芥藍　芾莢　苦瓜　細粉　木耳　薑　茨菇　芋苗　豆角　筍水每飧放一茶杯。同菜煮吃妙。　韭　茨菇菜夏月。田內有之。殺蛇。解毒。瀉脾胃之火。　龍眼宜成顆剝喫。

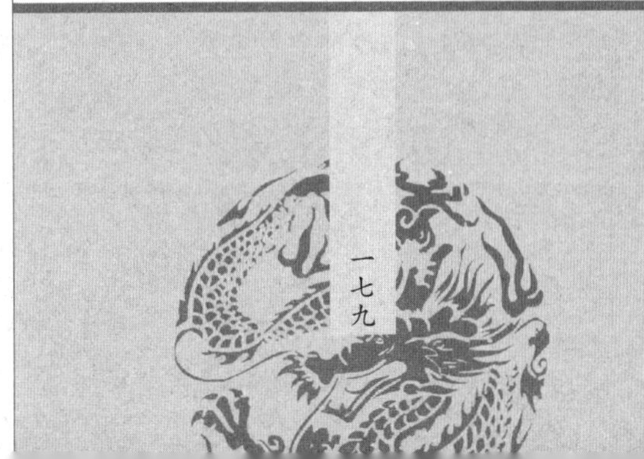

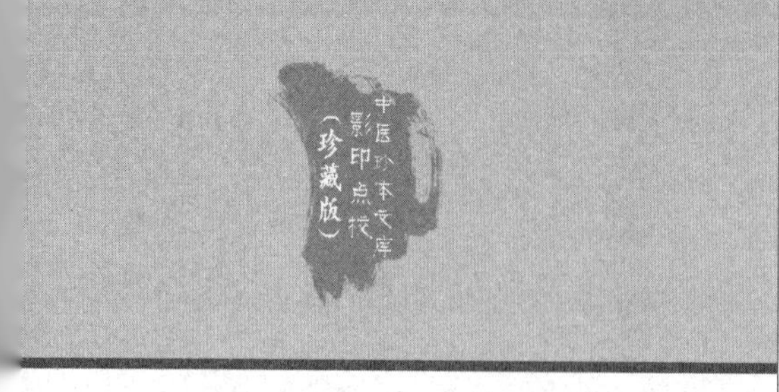

龍眼肉恐有糖。戒之。 荔子病重時。惟此二味可喫。 柑 柚 橙 橘 李 藕 棠梨 石榴 葛薯 西瓜 醋 茶

羊肉 猪肉 馬肉服藥後可喫。若未服藥前喫。恐作渴。 鱉水內之物。惟此可喫。 鵝

以上可吃之物。或一吃此物則病翻者。必在此物內中毒。暫戒之。愈後可喫。

浸筍水法

凡筍皆可浸。惟味苦而豔者尤妙。筍用淨刀淨砧板。切片。放瓦罐內。用午後水浸之。不可吃葷犯嫩糠。水將浸過筍。不可多。後添生筍則添生水。

巴豆驅毒散

凡中蛇蠱者。肚內或皮內既變蛇。或變肉鱉肉龜。或變蚘蟲。凡遇肚痛時。大便結祕。少出。治方用巴豆一味。八歲以上小兒用二粒。十二歲以上用三粒。大人用六粒。將巴豆研末。水煨菖蒲滾。斟其湯着茶杯內。俟其湯將涼。帶溫。放巴豆末入湯內。攪開。令病人連湯並末吞喫。靜坐片刻。作瀉俟。其肚內之物瀉盡。方可飲食。但此藥至奇。喫後有瀉十餘次者。最後屙出如雞蛋清。則不瀉矣。若未屙出雞蛋清。遽飲茶水。瀉即止。則毒未淨。後必復作。但服此藥。恐太虧人。先買真菉豆細粉四兩。煮熟。待瀉後。即將菉豆粉喫。此粉能解巴豆毒。或用滾水開蜂蜜喫更妙。若喫後又作吐。再調稀粥喫必愈。服此後。仍將蘇荷湯等方。加減服數劑。洗淨餘毒可也。愈後仍戒喫雞鴨魚蝦等物數年。

按巴豆一個剝開有三粒。兩頭尖者能殺人。不可用。此方楊先光熊世傳。醫愈蛇蠱者數十人。藥少價

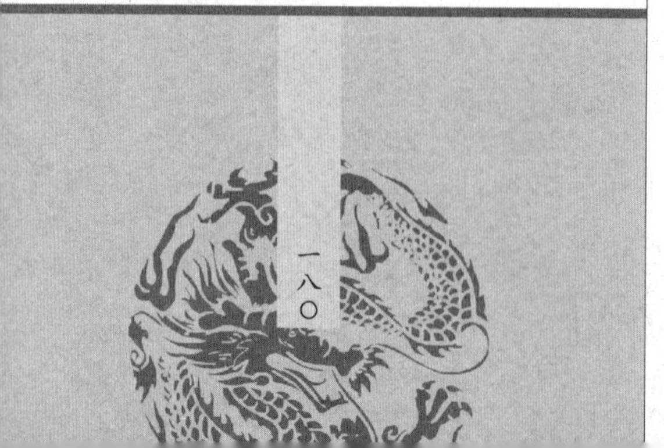

龙眼肉恐有糖，戒之。 荔子病重时，惟此二味可吃柑 柚 橙 橘 李 藕 棠梨 石榴 葛薯 西瓜 醋 茶 羊肉 猪肉 马肉服药后可吃，若未服药前吃，恐作渴 鳖水内之物，惟此可吃鹅

以上可吃之物，或一吃此物，则病翻者，必在此物内中毒，暂戒之，愈后可吃

浸笋水法

凡笋皆可浸，惟味苦而艳者尤妙。笋用净刀，净砧板，切片，放瓦罐内，用午后水浸之，不可吃荤犯嫩糠，水将浸过笋，不可多，后添生笋则添生水。

巴豆驱毒散

凡中蛇虫者，肚内或皮内既变蛇，或变肉鳖肉龟，或变蛔虫。凡遇肚痛时，大便结秘，少出，治方用巴豆一味。八岁以上小儿用二粒；十二岁以上用三粒，大人用六粒。将巴豆研末，水煨菖蒲滚，斟其汤，着茶杯内，俟其汤将凉，带温，放巴豆末入汤内，搅开，令病人连汤并末吞吃；静坐片刻，作泻俟。其肚内之物，泻尽，方可饮食。但此药至奇，吃后有泻十余次者，最后屙出如鸡蛋清，则不泻矣。若未屙出鸡蛋清，遽饮茶水，泻即止，则毒未净，后必复作。但服此药，恐太亏人，先买真绿豆细粉四两，煮熟，待泻后，即将绿豆粉吃，此粉能解巴豆毒，或用滚水开蜂蜜吃更妙。若吃后又作吐，再调稀粥吃必愈。服此后仍将苏荷汤等方，加减服数剂，洗净余毒可也。愈后仍戒吃鸡鸭鱼虾等物数年。

【按】巴豆一个剥开有三粒，两头尖者，能杀人，不可用。此方杨先光、熊世传，医愈蛇虫者数十人，药少价

廉，收效又速。又试蛇虫法。一凡身上皮肉刺痛，或腹内刺痛，吃筍水即暂愈者，或将马兜铃一两，水煨汤服，而病即减者，定是中虫，血气健旺者，用巴豆方治之，颇捷。人弱者，忌用。孕妇忌用此方。

加减苏荷汤

紫苏五钱　南薄荷五钱　当归七钱　川芎五钱　甘草五钱　泽兰二钱　白芷五钱　首乌五钱　生芪五钱　百合五钱　陈皮二钱　三棱二钱　莪术二钱　郁金一钱　木香一钱　丁香一钱　五茄皮五钱

以上十七味为一剂，生姜三片为引，水煨服。

凡中一切虫者，血气平和，不受得生地、元参、黄柏、连翘、槐花、青蒿、生芍药、柴胡等寒凉之剂，又不受得桂附等温热之味，用此方服验。若服此汤后，大便秘结者，仍服苏荷汤要。

蛇虫

蛇虫者，方书谓之桃生毒，传闻山谷间獞妇或歹人，于端午日，取毒蛇、蜈蚣、虾蚕，同放一器内，令其自相吞啮，用其生者研末，同黄泥作丸，包放竹筒内，其泥极腥，放出竹筒外，则见生蛇无数。能少能多，能短能长，能小能巨，能有形能无形，当用生鸡蛋饲之。收入则成泥，或将少许蛇泥放路上，人踏过则蛇上人身，或放于茶酒内，与人吃。若酒醉甚，中毒者，戒盐，服药可愈。

一曰生蛇虫

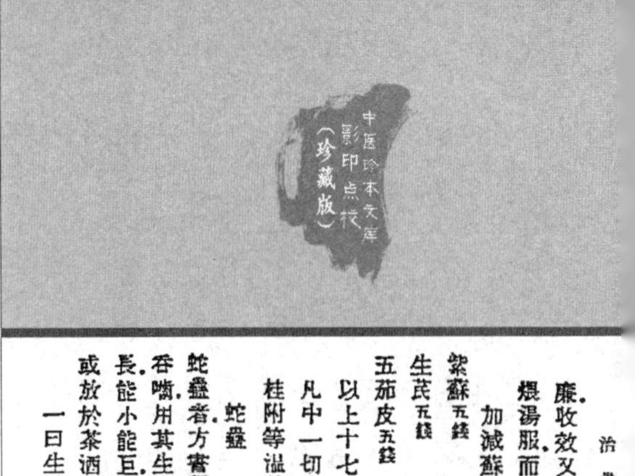

廉。收效又速。又試蛇蠱法。一凡身上皮肉刺痛。或腹內刺痛。喫筍水即暫愈者。或將馬兜鈴一兩。水煨湯服而病即減者定是中蠱。血氣健旺者用巴豆方治之。頗捷。人弱者忌用。孕婦忌用此方。

加減蘇荷湯

紫蘇五錢　南薄荷五錢　當歸七錢　川芎五錢　甘草五錢　澤蘭二錢　白芷五錢　首烏五錢
生芪五錢　百合五錢　陳皮二錢　三稜二錢　莪朮二錢　鬱金一錢　木香一錢　丁香一錢
五茄皮五錢

以上十七味爲一劑。生薑三片爲引。水煨服。

凡中一切蠱者。血氣平和。不受得生地。元參。黃栢。連翹。槐花。青蒿。生芍藥。柴胡等寒涼之劑。又不受得桂附等溫熱之味。用此方服驗。若服此湯後大便秘結者。仍服蘇荷湯較安。

蛇蠱

蛇蠱者。方書謂之桃生毒。傳聞山谷間獞婦或歹人。於端午日。取毒蛇。蜈蚣。蝦蟇。同放一器內。令其自相吞噉。用其生者研末。同黃泥作丸。包放竹筒內。其泥極腥。放出竹筒外。則見生蛇無數。能少能多。能短能長。能小能巨。能有形能無形。常用生雞蛋飼之。收入則成泥。或將少許蛇泥放路上。人踏過則蛇上人身。或放於茶酒內。與人喫。若酒醉甚中毒者。戒鹽服藥可愈。

一曰生蛇蠱

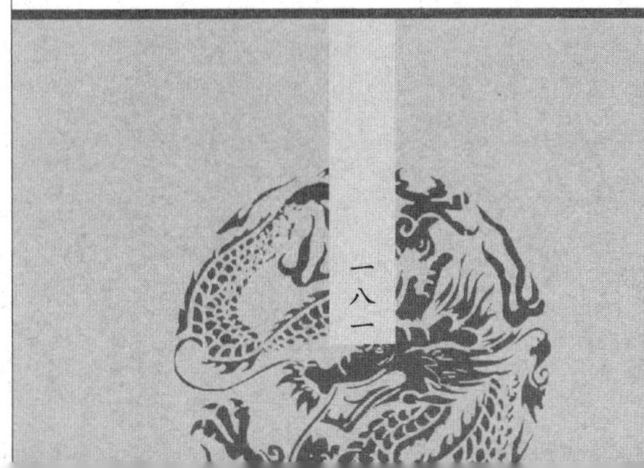

有初中蛇蠱如外感症。面帶青色。氣逆氣短。肚皮緊急。兼之咳嗽。小便黃赤。內伏實熱。大便秘結。夜不得臥者。有初中不覺。至數月後。或一年後。時而在兩脅皮內痛。時而在兩肩下皮內痛。或數月痛一次。或一月痛一次。或一月痛數次。永不出汗。怕寒。服蘇荷湯後。如有聲走入肚內者。

有在肚內痛。會動會移。痛時則氣欲絕者。

有遍身如風走竄。臥則手脚跳起。靜聽身上有如蝨行者。

有初積爲氣鬱不順。久而結爲血塊。久而成形。或爲蚘蟲。或爲肉蛇。肉鱉。肉龜。或爲有鱗有脚小蛇。或聚散無常。亦有終身止爲痞積。血積。食積。有常處者。

有夜臥忽然皮內。或背。或腹。或肩。時有一處微痛。會吸人氣。靜聽之氣。行至其處。則欲絕者。

有吐蚘蟲者。　按此症亦有因溼熱食積而生者。與蛇蠱同治。

有在心上脹。口涎出。痛而不移。常屙蚘蟲者。

有在路上踏著者。或即時肚痛極。或打冷顫。至數月後。小便常黃赤。人漸瘦弱。肚常作痛。凡遇肚痛時。行動則皮內或肚內有物堅實。夜臥以手按之。肚皮有物擁起長二三寸。微覺跳動。心煩涎溢。得喫肉則稍止。或移入左脅右脅。則飯食減少。或痛上心。則心脹欲作吐。又此毒在身。時有時無。至年餘。或四五年。則變成肉鱉肉龜肉蛇。以作咬者。至蛇老時。或在皮內肚內行咬。有日咬一二十次者。命在頃刻。此時內蛇翻動作咬。則額焦頭痛。通身發熱。如有髮刺蟻咬。夜則更甚。此乃蠱家之外蛇從風而至也。內蛇咬入臟

有初中蛇虫如外感症，面带青色，气逆气短，肚皮紧急，兼之咳嗽，小便黄赤，内伏实热，大便秘结，夜不得卧者。有初中不觉，至数月后，或一年后，时而在两胁皮内痛，时而在两肩下皮内痛，或数月痛一次，或一月痛一次，或一月痛数次，永不出汗，怕寒，服苏荷汤后，如有声走入肚内者。

有在肚内痛，会动会移，痛时则气欲绝者。

有遍身如风走窜，卧则手脚跳起，静听身上有如虱行者。

有初积为气郁不顺，久而结为血块，久而成形，或为蛔虫，或为肉蛇，肉鳖，肉龟，或为有鳞有脚小蛇，或聚散无常，亦有终身止为痞积，血积，食积，有常处者。

有夜卧忽然皮内，或背，或腹，或肩，时有一处微痛，会吸人气，静听之气，行至其处，则欲绝者。

有吐蛔虫者，按此症亦有因湿热食积而生者，与蛇虫同治。

有在心上胀，口涎出，痛而不移，常屙蛔虫者。

有在路上踏著者，或即时肚痛极，或打冷颤，至数月后，小便常黄赤，人渐瘦弱，肚常作痛。凡遇肚痛时，行动则皮内或肚内，有物坚实，夜卧以手按之，肚皮有物拥起，长二三寸，微觉跳动，心烦涎溢，得吃肉则稍止。或移入左胁右胁，则饭食减少，或痛上心，则心胀欲作吐。又此毒在身，时有时无，至年余，或四五年，则变成肉鳖，肉龟，肉蛇，以作咬者。至蛇老时，或在皮内肚内行咬，有日咬一二十次者，命在顷刻。此时内蛇翻动作咬，则额焦头痛，通身发热，如有发刺蚁咬，夜则更甚。此乃虫家之外蛇从风而至也。内蛇咬入脏

腑，外蛇入毛孔，其蛇无形亦无数，急用雄黄四斤分作四包，安于病人床上四角，病人卧则开此四包雄黄，以御外蛇，服药方应。

一曰阴蛇虫

初中时，或吐或泻，以后则肚腹膨胀，不想饮食，口极腥，头面上筋起，如虫行蚓行，鼻内如有一二虫，欲出不出，乃毒气冲上，非虫也。或耳内如有一虫，亦毒气也。或肚内如蛇翻有声，甚则额热面红，大便结秘。若酒醉后在酒中受毒者，不独肠脏青黑，即肺、肝、心、脾俱染黑气，急服解毒发毒之药，受毒重则屎黑，轻则屎蓝。若不知解药，则因黑气而变成黑星，黑星有十颗，则肚内跳动如针刺，有十余颗，便开成蛇口。如蛇咬状，咬上心，出恭泻血，命在旦夕。闻虫医云：中此毒者，若不知医，不出一月必死。又加以瘢药，则人多昏聩，又加以肿药，则一耳常满，塞一耳朵，头少红厚，如有虫行状，服解药，则黑气随屎出。但看食物全不变，如吃菜则屙菜，甚至吃饭，则屙成颗饭，则毒净矣。自此后食物仍变，出恭转黄，则全愈矣。又毒重头眩头痛者，戒荤盐半月，每飧用茶油清水，煮豆腐加笋水一茶杯，同煮熟，淘饭吃乃验。

病人有实火，俱用苏荷汤治之屡验，至服药病愈后，忽变内寒，须用十全大补汤加减治之。

炙黄耆三钱　杜仲三钱　当归五钱　炙甘草五钱　大熟地三钱　干姜三钱　茯苓一钱　川芎五钱

丁香一钱　制首乌三钱　陈皮三钱　生芍药二钱　白芷五钱　苏子三钱　炒白术三钱　木香一钱　附子二钱　肉桂一钱

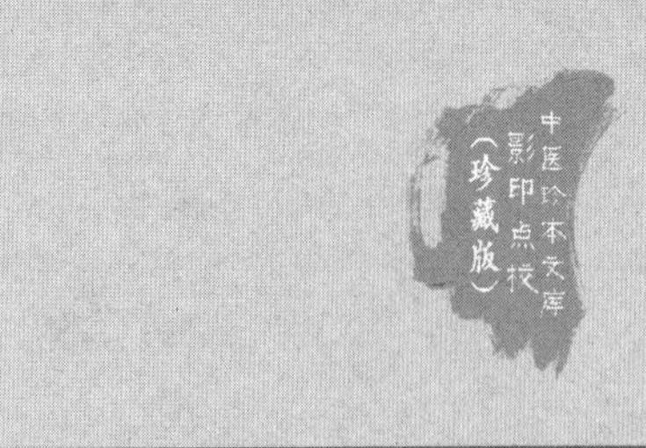

臟外蛇入毛孔其蛇無形亦無數急用雄黃四觔分作四包安於病人牀上四角病人臥則開此四包雄黃以禦外蛇服藥方應

一曰陰蛇蠱

初中時或吐或瀉以後則肚腹膨脹不想飲食口極腥頭面上筋起如蟲行蚓行鼻內如有一二蟲欲出不出乃毒氣沖上非蟲也或耳內如有一蟲亦毒氣也或肚內如蛇翻有聲甚則額熱面紅大便結祕若酒醉後在酒中受毒者不獨腸臟青黑即肺肝心脾俱染黑氣急服解毒發毒之藥受毒重則屎黑輕則屎藍若不知解藥則因黑氣而變成黑星黑星有十顆則肚內跳動如針刺有十餘顆便開成蛇口如蛇咬狀咬上心出恭瀉血命在旦夕聞蠱醫云中此毒者若不知醫不出一月必死又加以瀕藥則人多昏瞶又加以腫藥則一耳常滿塞一耳朵頭少紅厚如有蟲行狀服解藥則黑氣隨屎出但看食物全不變如喫菜則屙菜甚至喫飯則屙成顆飯則毒淨矣自此後食物仍變出恭轉黃則全愈矣　又毒重頭眩頭痛者戒葷鹽半月每飧用茶油清水煮豆腐加筍水一茶杯同煮熟淘飯喫乃驗

病人有實火俱用蘇荷湯治之屢驗至服藥病愈後忽變內寒須用十全大補湯加減治之

炙黃耆三錢　杜仲三錢　當歸五錢　炙甘草五錢　大熟地三錢　乾薑三錢　茯苓一錢　川芎五錢

丁香一錢　製首烏三錢　陳皮三錢　生芍藥二錢　白芷五錢　蘇子三錢　炒白朮三錢　木香一錢

附子二錢　肉桂一錢

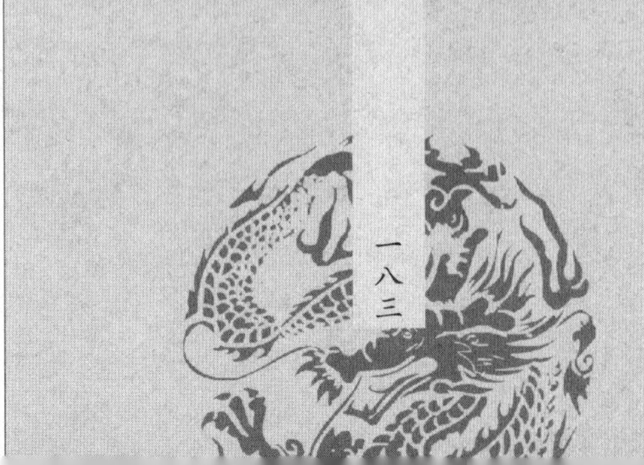

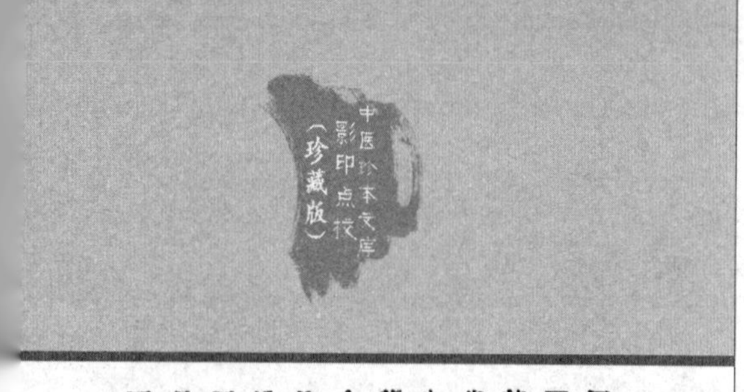

右十八味爲一劑.水煨服.

經驗

同姓某年二十餘.中蠱初中時.常在心口皮肉刺痛.繼又移上兩胸.上.兩肩.下.皮肉刺痛.繼又移下右脅腰間皮肉刺痛.初則數月痛一次.後則一月痛一次.歹人謂之剪刀蠱也.病處.其皮擁起.約四五寸長.痛甚時則兼肚脹.不出恭時而愈.則如無病.常怕寒.永不出汗.越三年餘.因喫雞鴨魚蛤等物.遂大痛.右邊半身刺痛.腰間皮內痛更甚.氣逆欲絕.予令其家人取筍水一碗.煮熟與之吃.吃後痛即止.予曰此中蠱也.彼疑而不信.予用蘇荷湯加酒一兩.同水久煨服.服藥後.通身發汗.其病如失.予復用雄黃五錢.研末.蒜子二三兩.菖蒲二三兩.搗爛.放滾水盆內.令病人用手巾自頭至脚.通身處處洗過.以防外蛇.是夜其人臥.靜聽如有蛇頭近身.伸舌舐之.以手摸之.則無所得.遂大驚而哭.次日變成瘧疾.身上又略痛.復用前藥煨服.則如有物會叫.自右脅腰間痛處.走入肚內.痛漸減.瘧疾亦愈.連服藥數日.小便鉢內.每夜洗淨.次早倒尿.則鉢底有小珠八九顆.大如栗.研開.珠內有血.再服藥.越二三日.則鉢內血珠止有三四顆.再照前方服藥.越數日則血珠全無.此乃毒氣積成惡血.服解藥.則毒隨小便出也.每兩日一劑.服藥一月而愈.後因同人歹人買肉醵飲.其病忽翻.肚內脹滿.通身刺痛.比前更甚.命在頃刻.照蘇荷湯取服.亦不見效.予思其故.或受歹人陰害.復中蠱也.因大加薄荷二兩.蘇子二兩.白芷二兩.田州三七二錢.當歸一兩.青蒿二兩.生地.生黃耆.柴胡.元參.川芎.槐花.條參.連翹.天門冬.天花粉.黃柏各五錢.丁香一錢.木香

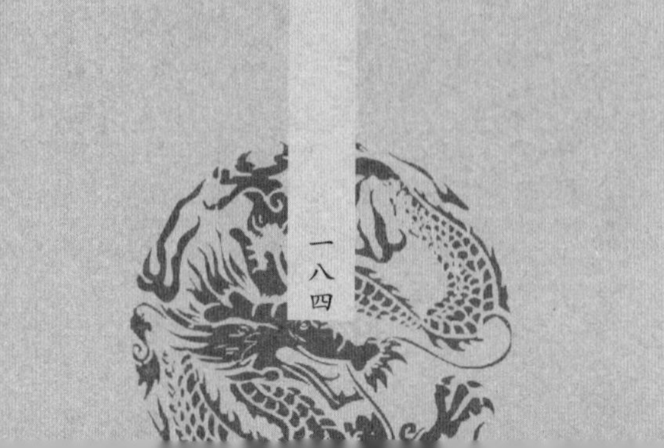

右十八味为一剂，水煨服。

经验

同姓某年二十余，中虫初中时，常在心口皮肉刺痛，继又移上两胸上，两肩下，皮肉刺痛。继又移下右胁腰间，皮肉刺痛，初则数月痛一次，后则一月痛一次，歹人谓之剪刀虫也。病处其皮拥起，约四五寸长，痛甚时则兼肚胀。不出恭时而愈，则如无病，常怕寒，永不出汗。越三年余，因吃鸡鸭鱼蛤等物，遂大痛。右边半身刺痛，腰间皮内痛更甚，气逆欲绝，予令其家人取筍水一碗，煮熟与之吃，吃后痛即止。予曰：此中虫也。彼疑而不信。予用苏荷汤加酒一两，同水久煨服，服药后，通身发汗，其病如失。予复用雄黄五钱，研末，蒜子二三两，菖蒲二三两，捣烂，放滚水盆内，令病人用手巾自头至脚，通身处处洗过，以防外蛇。是夜其人卧，静听如有蛇头近身，伸舌舐之。以手摸之，则无所得，遂大惊而哭。次日变成疟疾，身上又略痛，复用前药煨服，则如有物会叫，自右胁腰间痛处，走入肚内，痛渐减，疟疾亦愈。连服药数日，小便钵内，每夜洗净，次早倒尿，则钵底有小珠八九颗，大如栗，研开，珠内有血。再服药，越二三日，则钵内血珠止有三四颗。再照前方服药，越数日则血珠全无。此乃毒气积成恶血，服解药，则毒随小便出也。每两日一剂，服药一月而愈。后因同人歹人买肉醵饮，其病忽翻，肚内胀满，通身刺痛，比前更甚，命在顷刻。照苏荷汤取服，亦不见效。予思其故，或受歹人阴害，复中虫也。因大加薄荷二两，苏子二两，白芷二两，田州三七二钱，当归一两，青蒿二两，生地，生黄耆、柴胡、元参、川芎、槐花、条参、连翘、天门冬、天花粉、黄柏各五钱，丁香一钱，木香一钱，共十九味为一剂，酒一茶杯，同水煨服，一服而愈。此人年二十余，血气颇健，故用此重剂后，又将此十九味浸酒，加减两数，令其人每早晚饮药酒三四小杯，病遂全愈。

【按】若在酒内中虫，则宜吃水药，断不可用酒，犯酒必翻。

族子某，年十六，肚内左胁常痛，忽又移过肚内右胁痛，或五六日痛一次，或二三日痛一次，或一日痛二三次，或走上心痛，则心胀头热，满身发热，痛时则并不出汗，得吃肉则暂停半日。身上常有虱行，以手捉之，则无所得。予用苏荷汤加三七一钱，酒一两，同水煨服，兼服马兜铃二两，为一剂，水煨服。服一月，吐出黑星十余颗，次日屙下蛔虫数条。自后肚亦不痛，但身上之虱行仍然。予曰此蛇虫已愈，疳虫未尽净也。此后但服苏荷汤，一年全愈。

张某中阴蛇虫，初时如感冒风寒，四肢有蚓行蚁咬，气逆冲上，误听俗医，教其吃蛇一条，于是遍身有虫走窜，肉大跳，卧则手脚大跳，夜不得卧，危极，肚鸣肚痛。予授以苏荷汤，酒水煨服，夜即得睡，连服二剂，次夜病翻，不得卧。彼疑药味寒凉，不肯服，因取洋烟屎泡水吃。夜暂得睡，而病仍未愈。穷于治术，复将苏荷汤每剂加田州三七一钱，三日一剂，服药两月而愈。

李某子年八九岁，吐蛔虫不止，夜不得睡，用南薄荷、紫苏、白芷、当归、川芎、连翘、青蒿、槐花、生黄耆、柴胡、元参各二钱，丁香一钱，三七一钱，水煨服数剂而愈。

【按】凡老人幼儿中虫，常将三七一味，切碎，蒸猪肺，成（或）猪肉吃，甚妙。

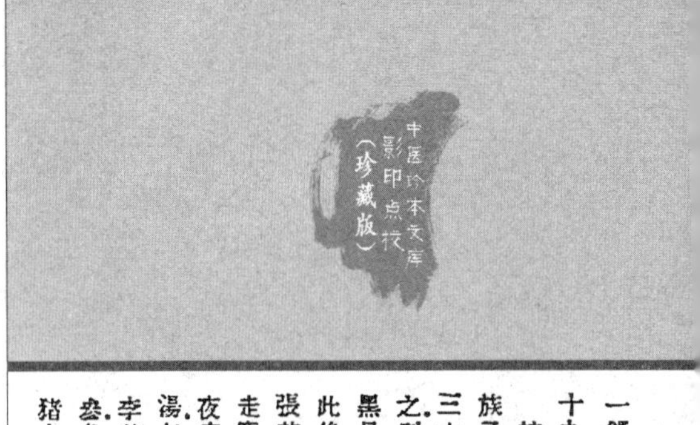

一錢。共十九味爲一劑。酒一茶杯。同水煨服。一服而愈。此人年二十餘。血氣頗健。故用此重劑後又將此十九味浸酒加減兩數令其人每早晚飲藥酒三四小杯。病遂全愈。

按若在酒內中蠱則宜喫水藥斷不可用酒。犯酒必翻。

族子某年十六。肚內左脅常痛。忽又移過肚內右脅痛。或五六日痛一次。或二三日痛一次。或一日痛二三次。或走上心痛。則心脹頭熱。滿身發熱。痛時則並不出汗。得喫肉則暫停半日。身上常有蝨行。以手捉之則無所得。予用蘇荷湯加三七一錢。酒一兩。同水煨服。兼服馬兜鈴二兩。爲一劑。水煨服。服一月。吐出黑星十餘顆。次日屙下蚘蟲數條。自後肚亦不痛。但身上之蝨行仍然。予曰此蛇蠱已愈。疳蠱未盡淨也。此後但服蘇荷湯。一年全愈。

張某中陰蛇蠱。初時如感冒風寒。四肢有蚓行蟻咬。氣逆沖上。誤聽俗醫。教其喫蛇一條。于是遍身有蟲走竄。肉大跳。臥則手脚大跳。夜不得臥。危極。肚鳴肚痛。予授以蘇荷湯。酒水煨服。夜即得睡。連服二劑。次夜病翻。不得臥。彼疑藥味寒涼。不肯服。因取洋烟屎泡水喫。夜暫得睡。而病仍未愈。窮於治術。復將蘇荷湯每劑加田州三七一錢。三日一劑。服藥兩月而愈。

李某子年八九歲。吐蚘蟲不止。夜不得睡。用南薄荷。紫蘇。白芷。當歸。川芎。連翹。青蒿。槐花。生黃耆。柴胡。元參各二錢。丁香一錢。三七一錢。水煨服數劑而愈。　按凡老人幼兒中蠱。常將三七一味。切碎蒸豬肺。成豬肉喫。甚妙。

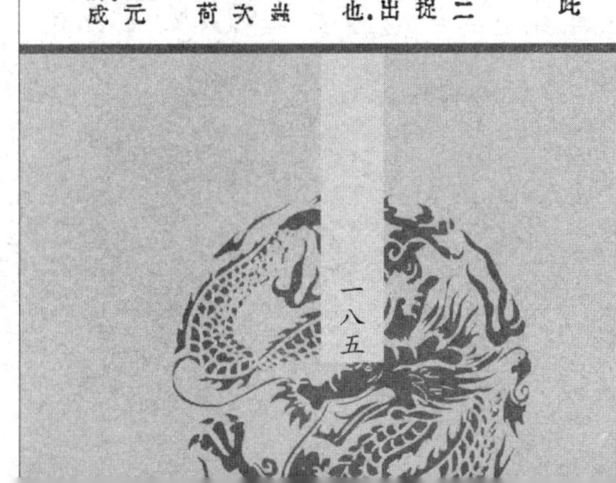

潘某妻年三十餘中蛇蠱肚痛極頃刻難忍其戚授以三七白芷菖蒲蒜子等生咬爛滚水送喫得吐與瀉而愈但毒未淨後仍常常肚痛人漸瘦黑積三四年肚內如有物會動會移時跳上心則心脹口涎出得喫肉則稍止予以紫蘇南薄荷元參生黄耆當歸白芷柴胡川芎青蒿槐花連翹條參等各三錢服藥二劑其毒如拳大走在左脅下跳動肛門如有蟲咬又服藥三劑其蟲亦化不見但其毒仍在左脅下跳動而通身四肢以及手足指盡皆脹痛此乃蘇荷二味藥氣到處追其惡血瀉下大腸將換新血故脹痛也又照前方服三劑痛愈而下身及兩脚浮腫其夫疑之予曰無妨也蘇荷湯大半皆消腫之藥但彼之受病已久通身皆受毒氣侵染變爲惡血今藥力追到通身之血瀉下再換新血其脹痛浮腫者乃惡血初瀉新血初生故也再服前藥三劑每劑加田州三七一錢而浮腫亦消但左脅之毒仍然跳動再照前方服藥其毒亦漸小漸化服藥十餘劑而愈愈後不戒口因吃鷄魚復變心口痛頭痛脹滿不思飲食予復用生甘草元參紫蘇南薄荷當歸川芎生黄耆連翹白芷白芍條參青蒿槐花各五錢三七生地各一錢二服而愈後因喫狗肉病翻復用前方治之愈

李某妻年四十餘中蛇蠱初中蠱時常在左邊脅下腰間皮內痛痛時其處擁起略跳動日間則捲如螺大夜則伸長約二三寸時而此物不見則其病如失時而痛移上心則心脹得喫肉則稍止至五六年變成一物有頭尾足在肚皮內日咬三四十次咬時則頭痛遍身發熱如有蟻咬皮內如有發刺夜不得臥予用紫蘇南薄荷生首烏柴胡槐花白芷當歸生黄耆連翹生芍川芎各一兩加燒酒二兩同水久煨服

潘某妻，年三十余，中蛇虫，肚痛极，顷刻难忍，其戚授以三七、白芷、菖蒲、蒜子等生咬烂，滚水送吃得吐与泻而愈。但毒未净，后仍常常肚痛，人渐瘦黑，积三四年，肚内如有物，会动会移，时跳上心，则心胀口涎出，得吃肉则稍止。予以紫苏、南薄荷、元参、生黄耆、当归、白芷、柴胡、川芎、青蒿、槐花、连翘、条参等各三钱。服药二剂，其毒如拳大，走在左胁下跳动，肛门如有虫咬。又服药三剂，其虫亦化不见，但其毒仍在左胁下跳动，而通身四肢，以及手足指尽皆胀痛。此乃苏荷二味药气到处，追其恶血，泻下大肠，将换新血，故胀痛也。又照前方服三剂，痛愈。而下身及两肢浮肿，其夫疑之。予曰：无妨也，苏荷汤大半皆消肿之药，但彼之受病已久，通身皆受毒气侵染，变为恶血，今药力追到，通身之血泻下，再换新血，其胀痛浮肿者，乃恶血初泻，新血初生故也。再服前药三剂，每剂加田州三七一钱，而浮肿亦消。但左胁之毒，仍然跳动，再照前方服药，其毒亦渐小渐化，服药十余剂而愈。愈后不戒口，因吃鸡鱼复变，心口痛，头痛、胀满、不思饮食，予复用生甘草、元参、紫苏、南薄荷、当归、川芎、生黄耆、连翘、白芷、白芍、条参、青蒿、槐花各五钱，三七、生地各一钱，二服而愈。后因吃狗肉病翻，复用前方治之愈。

李某妻，年四十余，中蛇虫初中虫时，常在左边胁下，腰间皮内痛，痛时其处拥起，略跳动，日间则卷如螺大，夜则伸长，约二三寸，时而此物不见，则其病如失。时而痛移上心，则心胀，得吃肉则稍止。至五六年，变成一物，有头尾足，在肚皮内，日咬三四十次，咬时则头痛，遍身发热，如有蚁咬，皮内如有发刺，夜不得卧。予用紫苏、南薄荷、生首乌、柴胡、槐花、白芷、当归、生黄耆、连翘、生芍、川芎各一两，加烧酒二两，同水久煨服。

服药后，此物走入肚，跳入喉咙，不能吐出，后复下肚皮内走窜，病人垂危之极。夜不得卧，常思自尽。因用雄黄，如法放于床上四角，以御邪气，病人得睡，内服前方，两日一剂，每飧用筍水一茶杯，煮菜吃，其物咬亦渐少，时而忽翻，复用巴豆驱毒散治之。其蛇渐缩小，再用前方，加郁金、木香各三钱，服药十余剂，其蛇遂化不见矣。愈后不肯戒口，肚腹复痛。又服前方一二剂而愈。越一年，因吃蛤，其夜病大翻，肚胀，身上刺痛不得卧，肚内如有蛤叫声，复依前方，加田州三七二钱，酒水煨服，二剂而愈。

龙某妻，年三十余，肚常痛，误服川山甲，肚遂大痛，吐出蛔虫十余条，不止，其乡无药。予急用紫苏、薄荷、陈皮、槐花、田州三七等味，水煨服，虫止不吐。令其家人出县市药，方用紫苏、南薄荷、白芷、当归、川芎、槐花、青蒿、连翘、生黄耆、柴胡、条参、元参、决明子、白芍各五钱，木香二钱，酒同水煨服，数剂而愈。

女子及笄后，当得肚痛症，痛甚则吐。予用田州三七五钱，洋参一钱，甘草一两，紫苏一两，南薄荷一两，酒一小杯，同水久煨服即愈。再用生首乌一两，白芷一两，当归一两，川芎一两，紫苏一两，南薄荷一两，三七二钱，槐花五钱，连翘五钱，条参五钱，生甘草一两，水煨服，十余剂而病愈，永不复作。

杨某者，年四十余，得外感症，面带青色，卧则气逆，冲上肚皮，紧急，兼之咳嗽，内有实热，小便黄赤，夜不得卧，误服补药，肚愈胀，气愈逆，嗽愈不止。予曰此初中生蛇虫也。用苏荷汤，服数剂，病大减。予嘱其常用田州三七，切碎，煨猪肺或猪肉吃，并常用苏荷加减服，服药二月余全愈。又凡中虫，气急气喘，胁痛，用洋参一味，生咬吃，亦验。

服藥後，此物走入肚，跳入喉嚨，不能吐出，後復下肚皮內，走竄，病人垂危之極，夜不得臥，常思自盡，因用雄黃，如法放于床上四角，以禦邪氣，病人得睡，內服前方，兩日一劑，每飧用筍水一茶杯，煮菜喫，其物咬亦漸少，時而忽翻，復用巴豆驅毒散治之，其蛇漸縮小，再用前方，加鬱金木香各三錢，服藥十餘劑，其蛇遂化不見矣，愈後不肯戒口，肚腹復痛，又服前方一二劑而愈，越一年，因喫蛤，其夜病大翻，肚脹，身上刺痛不得臥，肚內如有蛤叫聲，復依前方，加田州三七二錢，酒水煨服，二劑而愈。

龍某妻，年三十餘，肚常痛，誤服川山甲，肚遂大痛，吐出蚘蟲十餘條，不止，其鄉無藥，予急用紫蘇，薄荷，陳皮，槐花，田州三七等味，水煨服，蟲止不吐，令其家人出縣市藥，方用紫蘇，南薄荷，白芷，當歸，川芎，槐花，青蒿，連翹，生黃耆，柴胡，條參，元參，決明子，白芍各五錢，木香二錢，酒同水煨服，數劑而愈。

女子及笄後，常得肚痛症，痛甚則吐，予用田州三七五錢，洋參一錢，甘草一兩，紫蘇一兩，南薄荷一兩，酒一小杯，同水久煨服，即愈，再用生首烏一兩，白芷一兩，當歸一兩，川芎一兩，紫蘇一兩，南薄荷一兩，三七二錢，槐花五錢，連翹五錢，條參五錢，生甘草一兩，水煨服，十餘劑而病愈，永不復作。

楊某者，年四十餘，得外感症，面帶青色，臥則氣逆，沖上肚皮，緊急，兼之咳嗽，內有實熱，小便黃赤，夜不得臥，誤服補藥，肚愈脹，氣愈逆，嗽愈不止，予曰此初中生蛇蠱也，用蘇荷湯服數劑，病大減，予囑其常用田州三七，切碎，煨豬肺，或豬肉喫，並常用蘇荷加減服，服藥二月餘全愈。　又凡中蠱氣急氣喘，脅痛，用洋參一味，生咬喫，亦驗。

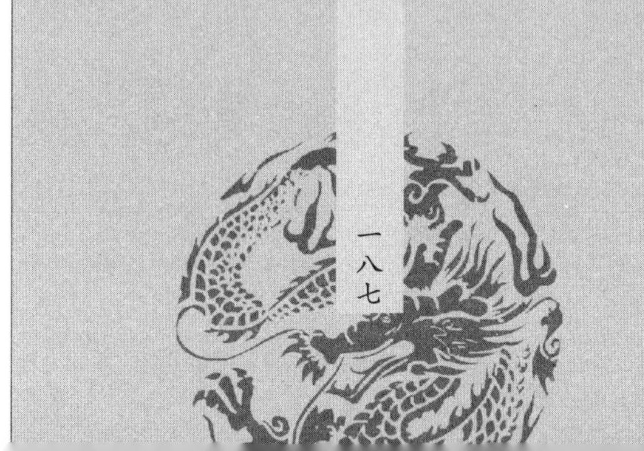

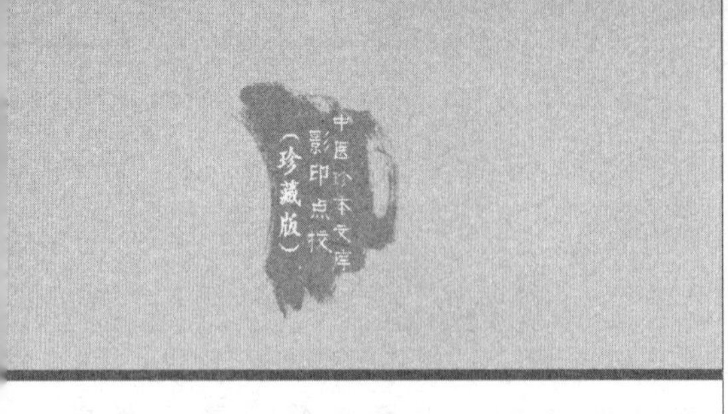

老嫗年七旬餘。先有氣弱咳嗽之症。忽加中蟲。年餘。肚常痛。會動會走。腹內翻攪。脹痛。上心。氣逆欲絕。不想飲食。夜不得眠。靜聽而止。如有蝨行。治方用百合五錢。蘇子三錢。南荷三錢。當歸三錢。茯苓三錢。白芷三錢。白芍三錢。麥冬三錢。連翹二錢。水煨服。照方服二劑。毒漸墜下。心上不脹痛。仍然在下部腹內走竄。如錐刺狀。再服藥四劑。瀉下黃泥水。次日瀉止。痛頗減。飲食稍加。再服藥三劑。變成痢疾。但此嫗血氣雖虛。不可用寒涼峻利之藥。亦不得十分溫補。予用百合五錢。蘇子。南荷。茯苓。白芍。麥冬各三錢。砂仁。白朮。各二錢。乾薑一錢。水煨服。服至七八劑。毒漸墜下。病大減。但飢時。則其毒仍在內走竄。因停藥五六日。毒忽跳起。心上脹痛。如有蟲咬。方用百合四錢。蘇子。南薄荷。當歸。茯苓。麥冬。連翹。白芷。白芍。川芎各二錢。水煨服。服後。即大瀉數次。病亟如前。予思老人血氣太弱。服藥宜緩。此方錢分太重。兼過於寒涼。改用蘇子三錢。當歸。三七。扁豆。川芎。廣陳皮。小茴香。蘿蔔子各一錢。水煨服。服後得吐而病退。是夜得臥。蓋毒在上部則吐。毒在下則瀉也。次日復病。用蘇子五錢。百合四錢。赤芍。陳皮各二錢。決明子。升麻各一錢。水煨服。服後刺痛頗減。但一至飢時。肚內如有物咬。但照前方加白芷五錢。當歸二錢。服藥數劑復變咳嗽。乃其常病也。依前方加減。蘇子五錢。百合四錢。升麻一錢。赤芍二錢。決明子一錢。白芷五錢。當歸二錢。麥冬一錢。去心。水煨服。一劑後。喉頗涼。仍然咳嗽。前方除麥冬。服二劑後。用前方。去升麻。赤芍。麥冬。加白芍二錢。陳皮二錢。芫花五錢。當歸五錢。用水煨服五六劑。病大減。人頗康健。若停藥數日。則肚內如蛇微翻狀。但不能跳上耳。新年誤犯雞湯。兼停藥數日。病復翻。氣逆沖上。咳嗽喉苦極辣。肚脹翻攪。用蘇子三錢。廣陳

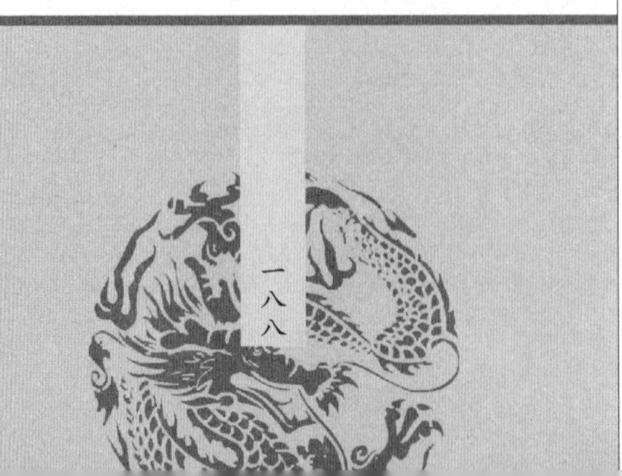

老妪，年七旬余，先有气弱咳嗽之症，忽加中虫，年余肚常痛，会动会走，腹内翻搅，胀痛上心，气逆欲绝，不想饮食，夜不得眠，静听而止，如有虱行。治方用百合五钱，苏子三钱，南荷三钱，当归三钱，茯苓三钱，白芷三钱，白芍三钱，麦冬三钱，连翘二钱，水煨服。照方服二剂，毒渐坠下，心上不胀痛，仍然在下部腹内走窜，如锥刺状。再服药四剂，泻下黄泥水。次日泻止，痛颇减，饮食稍加。再服药三剂，变成痢疾，但此妪血气虽虚，不可用寒凉峻利之药，亦不得十分温补。予用百合五钱，苏子、南荷、茯苓、白芍、麦冬各三钱，砂仁、白术各二钱，干姜一钱，水煨服。服至七八剂，毒渐坠下，病大减，但饥时则其毒仍在，内走窜。因停药五六日，毒忽跳起，心上胀痛，如有虫咬。方用百合四钱，苏子、南薄荷、当归、茯苓、麦冬、连翘、白芷、白芍、川芎各二钱，水煨服。服后，即大泻数次，病亟如前。予思老人血气太弱，服药宜缓，此方钱分太重，兼过于寒凉，改用苏子三钱，当归、三七、扁豆、川芎、广陈皮、小茴香、萝蔔子各一钱，水煨服，服后得吐而病退。是夜得卧，盖毒在上部则吐，毒在下则泻也。次日复病，用苏子五钱，百合四钱，赤芍、陈皮各二钱，决明子、升麻各一钱，水煨服，服后刺痛颇减。但一至饥时，肚内如有物咬，但照前方加白芷五钱，当归二钱，服药数剂，复变咳嗽，乃其常病也。依前方加减，苏子五钱，百合四钱，升麻一钱，赤芍二钱，决明子一钱，白芷五钱，当归二钱，麦冬一钱，去心，水煨服，一剂后，喉颇凉，仍然咳嗽，前方除麦冬，服二剂后，用前方，去升麻、赤芍、麦冬，加白芍二钱，陈皮二钱，芫花五钱，当归五钱，用水煨服五六剂，病大减，人颇康健。若停药数日，则肚内如蛇微翻状，但不能跳上耳。新年误犯鸡汤，兼停药数日，病复翻，气逆冲上，咳嗽喉苦极辣，肚胀翻搅，用苏子三钱，广陈

皮二钱，生首乌三钱，生甘草二钱，水煨服，一剂病略减，再服不甚效。转用苏子五钱，百合四钱，白芍二钱，广陈皮二钱，决明子一钱，白芷五钱，当归四钱，芫花二钱，常服此方，病大减而仍未全愈。盖老人血气既衰，而中虫又久，通身之血皆为毒气侵染，又不能受得苏、荷、槐、耆等重剂，故难全愈也。四月内停药不服，通身胀痛，肚内复有物动搅，方用苏子五钱，广陈皮三钱，生甘草三钱，川芎一钱，白芷五钱，羌活三钱，郁金一钱，三七一钱，水煨服，病减。服二剂，牙跟(龈)口唇热烂，如虫蚀状，以苏子、川芎性太发阳故也。改用三七一钱，百合三钱，当归二钱，生甘草五钱，白芷三钱，桔梗三钱，麦冬三钱，水煨服四五剂。又常食三七猪肺而病减。后停药，复气逆咳嗽，再加三七，照前方而不效。改用半夏三钱，当归三钱，茯苓二钱，木香一钱，五味子二钱，广陈皮三钱，生首乌三钱，生枣仁三钱，洋参一钱，服药三剂，颇效。复加苏子三钱，百合五钱，南荷一钱，服二剂，忽变白痢，且兼咳嗽，想此时虫毒已净，受得补药矣。因买鸭一只，苡米煨吃，病略减。改用炙黄耆五钱，炙甘草一钱，熟地三钱，小茴香一钱，白术二钱，杏仁四钱，去皮尖洋参一钱，姜汁炒首乌一钱，杜仲三钱，当归二钱，升麻五分，服药一剂，病大减，再将此方加减服而全愈矣。

男子年四十余，脾肾虚寒，常服桂、附、归、术、耆、地、姜、杞等药，忽又中虫，肚痛身上如蚤咬。予用温补兼行气散气之药治之，大熟地五钱，当归五钱，川芎三钱，炒白术五钱，炙黄耆五钱，杜仲三钱，枸杞三钱，干姜三钱，附子五钱，炙甘草五钱，陈皮二钱，丁香一钱，木香一钱，苏子五钱，肉桂一钱，水煨服数剂而愈。

【按】若心肝二经有伏火，照方加生芍三钱，茯苓三钱。又凡虚弱之人，中虫审系内寒无火，即用此方

皮二錢。生首烏三錢。生甘草二錢。水煨服。一劑。病略減。再服不甚效。轉用蘇子五錢。百合四錢。白芍二錢。廣陳皮二錢。決明子一錢。白芷五錢。當歸四錢。芫花二錢。常服此方。病大減而仍未全愈。蓋老人血氣既衰。而中蠱又久。通身之血皆爲毒氣侵染。又不能受得蘇荷槐耆等重劑。故難全愈也。四月內停藥不服。通身脹痛。肚內復有物動攪。方用蘇子五錢。廣陳皮三錢。生甘草三錢。川芎一錢。白芷五錢。羌活三錢。鬱金一錢。三七一錢。水煨服。病減。服二劑。牙跟口唇熱爛。如蟲蝕狀。以蘇子川芎性太發陽故也。改用三七一錢。百合三錢。當歸二錢。生甘草五錢。白芷三錢。桔梗三錢。麥冬三錢。水煨服四五劑。又常食三七豬肺。而病減。後停藥。復氣逆咳嗽。再加三七。照前方而不效。改用半夏三錢。當歸三錢。茯苓二錢。木香一錢。五味子二錢。廣陳皮三錢。生首烏三錢。生棗仁三錢。洋參一錢。服藥三劑。頗效。復加蘇子三錢。百合五錢。南荷一錢。服二劑。忽變白痢。且兼咳嗽。想此時蠱毒已淨。受得補藥矣。因買鴨一隻。苡米煨喫。病略減。改用炙黃耆五錢。炙甘草一錢。熟地三錢。小茴香一錢。白朮二錢。杏仁四錢。去皮尖。洋參一錢。薑汁炒首烏一錢。杜仲三錢。當歸二錢。升麻五分。服藥一劑。病大減。再將此方加減服。而全愈矣。

男子年四十餘。脾腎虛寒。常服桂附歸朮耆地薑杞等藥。忽又中蠱。肚痛。身上如蚤咬。予用温補兼行氣散氣之藥治之。大熟地五錢。當歸五錢。川芎三錢。炒白朮五錢。炙黃耆五錢。杜仲三錢。枸杞三錢。乾薑三錢。附子五錢。炙甘草五錢。陳皮二錢。丁香一錢。木香一錢。蘇子五錢。肉桂一錢。水煨服。數劑而愈。

按若心肝二經有伏火。照方加生芍三錢。茯苓三錢。　又凡虛弱之人中蠱。審係內寒無火。即用此方

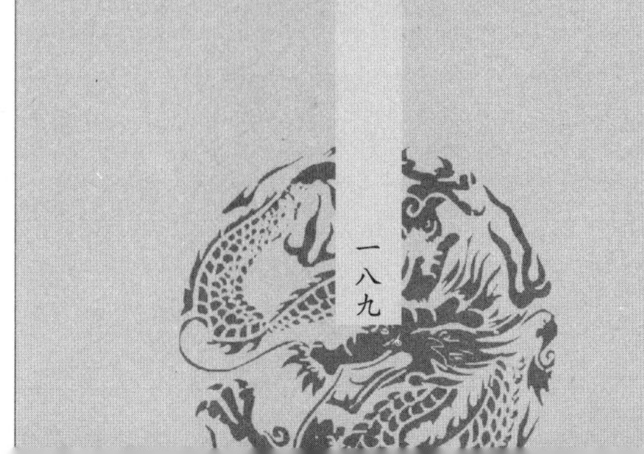

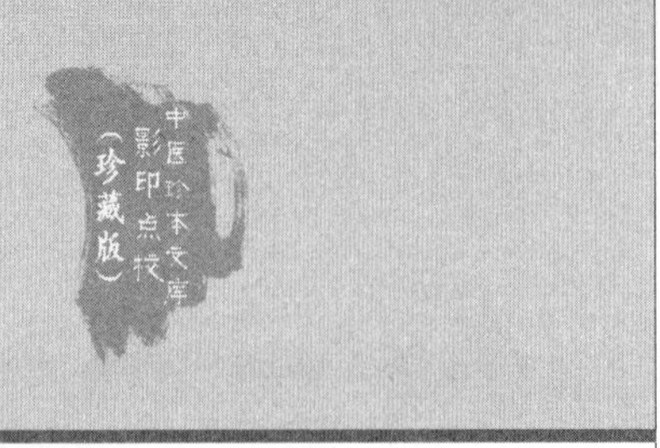

加減可也。若非脾腎虛寒。則附子肉桂二味。必不可用。孕婦忌用附子。

似蟲非蟲辨

有氣不順而非蟲者

童子十一歲。因先年冬染感冒。病愈後。次年得氣脫症。肚內氣走動不痛。行急則略痛。氣不順。氣少不接。飲食減少。口不渴。審係氣血兩虛。其父疑爲蟲病。服蘇荷湯不愈。忽變通身皮熱如火。肚腹脹滿。不思飲食。予用大懷熟五錢。製首烏五錢。炙黃耆五錢。製白朮五錢。北五味一錢。廣陳皮二錢。炙甘草二錢。全當歸三錢。炒山藥五錢。北枸杞五錢。杜仲五錢。附子五錢。乾薑五錢。水煨滾。加邊桂一錢。研末入湯調勻服。十餘劑而愈。

男子年四十餘。命門無火。寒極作嗽。口鼻流血。臥則肚內有物隱隱升上。稍脹上心。此乃血脫氣脫之侯。前方加杏仁一錢。服數十劑而愈。

童子十五歲。先得蟲症。既愈後。時而背心忽寒。或頂心忽寒。口不渴而口唇起泡。右手食指將指及無名指生疥瘡。經年腐爛不愈。亦服上方。附子。加至七錢。數劑疥瘡暫愈。後又復翻。仍然手指腐爛。兼之氣短促不順。此氣血兩虛。兼之蟲病餘毒不盡。前方加田州三七一錢。白芷三錢。丁香一錢。數劑而愈。 按果係脾腎虛寒。方用得此方。

有肚痛而非蟲者

加减可也。若非脾肾虚寒，则附子、肉桂二味必不可用，孕妇忌用附子。

似虫非虫辨

有气不顺而非虫者

童子十一岁，因先年冬染感冒，病愈后，次年得气脱症。肚内气走动不痛，行急则略痛，气不顺，气少不接，饮食减少，口不渴，审系气血两虚。其父疑为虫病，服苏荷汤不愈，忽变通身皮热如火，肚腹胀满，不思饮食。予用大怀熟五钱，制首乌五钱，炙黄耆五钱，制白术五钱，北五味一钱，广陈皮二钱，炙甘草二钱，全当归三钱，炒山药五钱，北枸杞五钱，杜仲五钱，附子五钱，干姜五钱，水煨滚，加边桂一钱，研末入汤，调匀服，十余剂而愈。

男子年四十余，命门无火，寒极作嗽，口鼻流血，卧则肚内有物隐隐升上，稍胀上心，此乃血脱气脱之侯（候），前方加杏仁一钱，服数十剂而愈。

童子十五岁，先得虫症，既愈后，时而背心忽寒，或顶心忽寒，口不渴，而口唇起泡，右手食指将指及无名指生疥疮，经年腐烂不愈，亦服上方。附子加至七钱，数剂疮疥暂愈后，又复翻。仍然手指腐烂，兼之气短促不顺，此气血两虚，兼之虫病余毒不尽，前方加田州三七一钱，白芷三钱，丁香一钱，数剂而愈。

【按】果系脾肾虚寒方用得此方。

有肚痛而非虫者

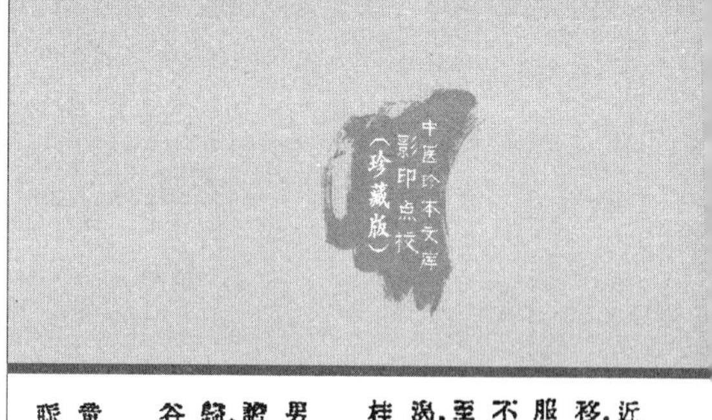

近日有酒顶病，七日必愈，双顶十四日愈。将起，病前二三日，手脚酸胀，次则在肚脐下痛，痛在一处不移，大便气绝不通，小便黄赤，饮食百物皆不下，气力如常。行动则稍快，日夜不得卧，至七日，则必愈。不用服药，愈后二三日不可下水，下水则病复翻。亦有病后寒积食积作胀作痛，亦非虫。

【按】酒顶病，大便不通，用槐花四两，研末，同水熬，酒煨热，泡药末吃，得泻即愈。若系病后寒积，则槐花决不可用。

至亲秦某，得虚寒惊悸之证，命门无火，常将炙黄耆、白术、当归、熟地、肉桂等药浸酒吃而愈。后因出外口渴，误吃凉水，遂变寒嗽。用熟地、首乌、当归、白术、杏仁、干姜炙、黄耆、山药、附子、杜仲、枸杞各五钱，北五味、肉桂各一钱，水煨服而嗽大减，忽然出恭尽带蓝色，此乃脾肾无火，不能速化饮食也，再服数剂而愈。

有心口痛而非虫者

男子李某，先数日生一病于肾囊下，谷道前，并不发起，忽然身躯沉重，欲作吐，四肢皆麻，兼之冷颤神昏，谵语，心头有一块大如碗口作痛，先日好吃滚热之茶，次日茶亦不喜吃。予曰：此必内寒也，用大熟地、当归炙、黄耆、川芎各五钱，干姜炙、甘草各四钱，肉桂一钱，研末，水煨服，服药后即不冷颤，心头亦不痛，忽然谷道前之病发起，一炷香久即穿脓，再服数剂，前病全愈矣。

有肚鸣叫而非虫者

童子年十三，手脚常酸胀，脚底常冷，肚鸣叫，叫时则肚痛，大便溏泄，易饥，一吃茶则肚作叫。予诊其六脉无力，血气虚也。大熟地六钱，生甘草三钱，生山药三钱，丹皮二钱，杜仲四钱，山萸肉三钱，炒白术三钱，

近日有酒頂病。七日必愈。雙頂十四日愈。將起。病前二三日。手脚酸脹。次則在肚臍下痛。痛在一處不移。大便氣絕不通。小便黃赤。飲食百物皆不下。氣力如常。行動則稍快。日夜不得臥。至七日。則必愈。不用服藥。愈後二三日不可下水。下水則病復翻。亦有病後寒積食積。作脹作痛。亦非蠱。按酒頂病。大便不通。用槐花四兩。研末。同水熬。酒煨熱。泡藥末喫。得瀉即愈。若係病後寒積。則槐花決不可用。

至親秦某。得虛寒驚悸之證。命門無火。常將炙黃耆。白朮。當歸。熟地。肉桂等藥。浸酒喫。而愈。後因出外口渴。誤喫涼水。遂變寒嗽。用熟地。首烏。當歸。白朮。杏仁。乾薑。炙黃耆。山藥。附子。杜仲。枸杞。各五錢。北五味。肉桂各一錢。水煨服。而嗽大減。忽然出恭盡帶藍色。此乃脾腎無火。不能運化穀食也。再服數劑而愈。

有心口痛而非蠱者

男子李某。先數日生一癤於腎囊下。谷道前。並不發起。忽然身體沉重。欲作吐。四肢皆麻。兼之冷顫。神昏譫語。心頭有一塊。大如碗口。作痛。先日好喫滾熱之茶。次日茶亦不喜吃。予曰此必內寒也。用大熟地。當歸。炙黃耆。川芎各五錢。乾薑。炙甘草各四錢。肉桂一錢。研末。水煨服。服藥後。即不冷顫。心頭亦不痛。忽然谷道前之癤發起。一炷香久。即穿膿。再服數劑。前病全愈矣。

有肚鳴叫而非蠱者

童子年十三。手脚常酸脹。脚底常冷。肚常鳴叫。叫時則肚痛。大便溏泄。易飢。一喫茶則肚作叫。予診其六脈無力。乃血氣虛也。大熟地六錢。生甘草三錢。生山藥三錢。丹皮二錢。杜仲四錢。山萸肉三錢。炒白朮三錢。

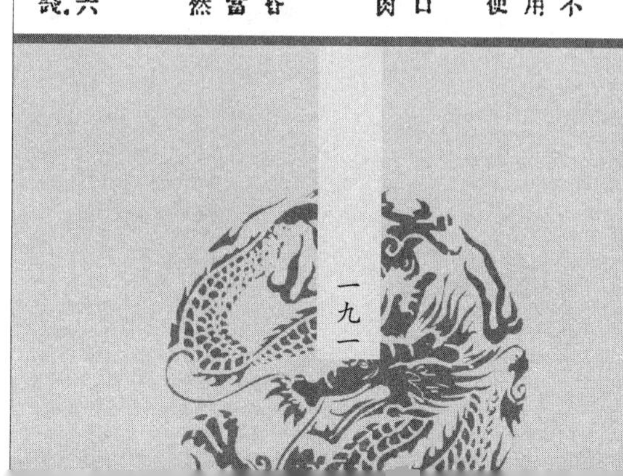

木瓜二錢。澤瀉二錢。當歸二錢。生首烏三錢。廣陳皮二錢。茯苓一錢。懷牛膝三錢。附子二錢。水煨滾。入肉桂末一錢和勻服每月服二三劑數月而愈

一婦人年四旬餘腰常酸痛。肚常鳴大便溏泄。此乃脾腎虛寒。血虛氣脫之症。方用熟地。枸杞。當歸。炙黃耆白朮炙甘草乾薑山藥首烏附子肉桂巴戟各五錢水煨服數劑而愈

有腹寒作痛而非蠱者

男子某腹常痛口不渴大便時或溏泄。雖夏月必穿夾襖。用布帶緊紮其腹。或以炒熱嫩糠。放布袋內熨之而痛愈後仍復作用大熟地製首烏當歸乾薑焦朮各五錢。川芎炙甘草各二錢。肉桂一錢。水煨服數劑痛愈永不復作　按亦有肚寒痛而兼蠱者照方加丁香木香蘇子各一錢水煨服驗

癲狂蠱論

聞蠱俗埋蛇土中。俟其出菌。取菌毒。人受其毒者。或癲或狂或痫　有心昏頭眩。笑罵無常。肚常鳴叫。大便結祕者　有赤身出外持器械毆打人者　有毒甚則額必焦口必腥神昏性躁目見邪鬼形耳聞邪鬼聲。如犯大辟。如見惡役持練鎖至。如有刀兵健卒追趕。常思自盡者　有初中毒。肚內作痛者　有輕而時發羊痫豬痫者。以上諸病皆用蘇荷湯治之。服藥時宜戒葷鹽。每飧用茶油或芝麻油清水煮豆腐加筍水一杯煮飯滾泡數日服藥方效

經驗

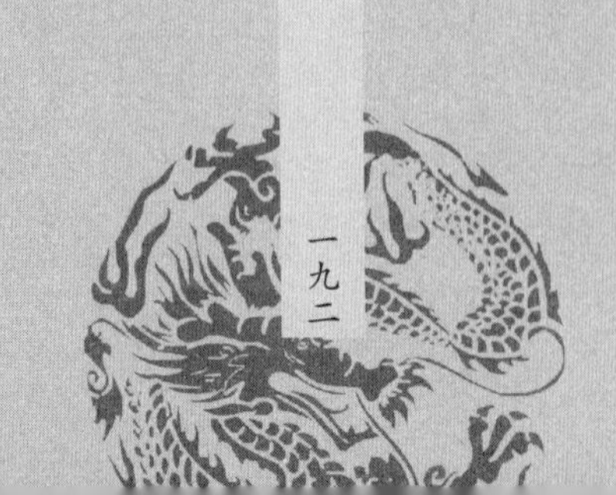

木瓜二钱，泽泻二钱，当归二钱，生首乌三钱，广陈皮二钱，茯苓一钱，怀牛膝三钱，附子二钱，水煨滚，入肉桂末一钱，和匀服。每月服二三剂，数月而愈。

一妇人年四旬余，腰常酸痛，肚常鸣，大便溏泄，此乃脾肾虚寒，血虚气脱之症。方用熟地、枸杞、当归、炙黄耆、白术、炙甘草、干姜、山药、首乌、附子、肉桂、巴戟各五钱，水煨服，数剂而愈。

有腹寒作痛而非虫者

男子某，腹常痛，口不渴，大便时或溏泄，虽夏月必穿夹袄，用布带紧扎其腹，或以炒热嫩糠，放布袋内，熨之而痛愈。后仍复作，用大熟地、制首乌、当归、干姜、焦术各五钱，川芎、炙甘草各二钱，肉桂一钱，水煨服，数剂痛愈，永不复作。

【按】 幼儿肚寒痛而兼虫者，照方加丁香、木香、苏子各一钱，水煨服，验。

癫狂虫论

闻虫俗埋蛇土中，俟其出菌，取菌毒，人受其毒者，或癫或狂或痫。有心昏头眩，笑骂无常，肚常鸣叫，大便结秘者。有赤身出外，持器械殴打人者。有毒甚则额必焦，口必腥，神昏性躁，目见邪鬼形，耳闻邪鬼声，如犯大辟，如见恶役，持練锁至，如有刀兵健卒追赶，常思自尽者。有初中毒，肚内作痛者。有轻而时发羊癫猪痫者，以上诸病，皆用苏荷汤治之。服药时宜戒荤盐，每飧用茶油或芝麻油，清水煮豆腐，加笥水一杯，煮饭滚，泡数日，服药方效。

经验

某生得癫症，时发时止，发则眼赤不出恭，狠不能制，自脚肿上肾囊，时而毒气至于手，则一手肿。时而一脚肿，时而两脚皆肿，时而忽消，肚内常叫，如在脏外皮内叫。服苏荷汤，追其毒入脏内，叫从大便化下。再专用苏荷汤酒一茶杯，同水久煨服，数剂而愈。仍戒荤盐，数日每飧用茶油清水，煮豆腐，加笋水一杯，泡饭吃。

蓝姓妇，身有胎孕，兼得癫症，发则面赤，喜笑无常，赤身出外，人不能阻用苏荷汤，去柴胡、生元板、决明，加生甘草、元参各一两，田州三七二钱，一剂而愈。

莫胡妇，得羊痫症，作则连发一二日，眼白涎出 ，不省人事，兼之身有孕胎，用前方，一剂而愈。

有癫狂而非虫者

一按大伤寒一症，实则火邪内郁，脉强色厉，登高骂詈，狂呼躁扰，用苏荷汤治之，亦可取效，若脉细无力，谵语，撮空寻衣，摸席，此阳虚神脱之症，宜用附子、肉桂、熟地、当归、川芎、山药、炙黄耆、炙甘草、首乌、干姜、枸杞、杜仲等味，加减治之。

中闷香癫虫症

有头热如火，头眩头痛，心神烦躁，起坐一用心，则目昏暗，手软，颈软，嗜睡，卧时静听，其头如一把火炎上，人昏嗜睡，得卧则暂愈者。又或头不昏眩，并无别病，惟遍身发热，口渴欲作吐，嗜睡得卧则愈者。有头痛，脑内有声，口欲作吐者。三症俱宜戒荤盐三四日，每飧用笋水一杯，冲清水同茶油，或芝麻油，煮

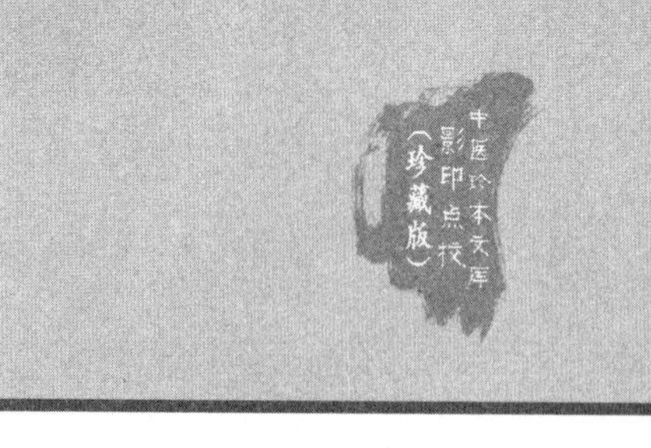

某生得癲症．時發時止．發則眼赤．不出恭．狠不能制．自脚腫上腎囊．時而毒氣至於手．則一手腫．時而一脚腫．時而兩脚皆腫．時而忽消．肚內常叫．如在臟外皮內叫．服蘇荷湯．追其毒入臟內．叫從大便化下．再專用蘇荷湯酒一茶杯．同水久煨服．數劑而愈．仍戒葷鹽數日．每飧用茶油清水．煮豆腐．加筍水一杯．泡飯喫．

藍姓婦．身有胎孕．兼得癲症．發則面赤．喜笑無常．赤身出外．人不能阻．用蘇荷湯．去柴胡．生元板．決明．加生甘草．元參各一兩．田州三七二錢．一劑而愈．

莫姓婦．得羊癇症．作則連發一二日．眼白涎出．不省人事．兼之身有孕胎．用前方．一劑而愈．

有癲狂而非蠱者

按大傷寒一症．實則火邪內鬱．脈強色厲．登高罵詈．狂呼躁擾．用蘇荷湯加減治之．亦可取效．若脈細無力．譫語．撮空尋衣．摸席．此陽虛神脫之症．宜用附子．肉桂．熟地．當歸．川芎．山藥．炙黃耆．炙甘草．首烏．乾薑．枸杞．杜仲等味．加減治之．

中悶香癲蠱症

有頭熱如火．頭眩頭痛．心神煩躁．起坐一用心．則目昏暗．手軟．頸軟．嗜睡臥．時靜聽．其頭如一把火炎上．人昏嗜睡．得臥則暫愈者．又或頭不昏眩．並無別病．惟遍身發熱．口渴欲作吐．嗜睡．得臥則愈者．有頭痛．腦內有聲．口欲作吐者．三症俱宜戒葷鹽三四日．每飧用筍水一杯．沖清水同茶油．或芝麻油．煮

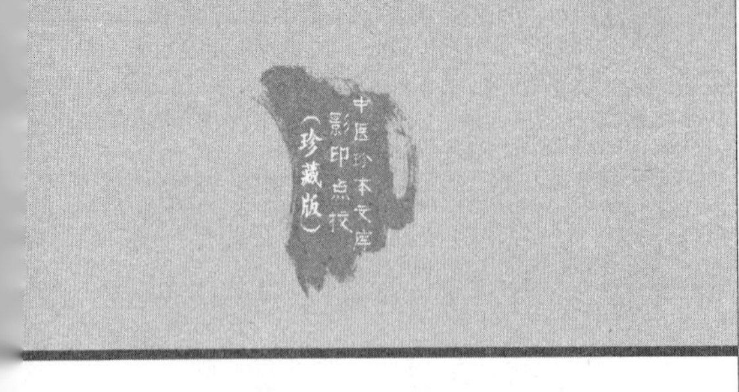

豆腐喫。或煮菜喫。必愈。不用喫別藥。屢驗。 中毒輕者。卽喫橙子。橄子。橘柚。棠梨李。一切水果。隨喫隨愈。

經驗

宦家子得感冒症。頭痛欲作吐。服蘇子。荊芥。陳皮。半夏。白芍。川芎。桔梗。茯苓。炙甘草。當歸。蒼朮。枳殼。薑棗等藥。加減不愈。延余治之。余診其兩尺脈微細無力。疑其寒邪伏於腎與命門。改用白朮。杜仲。炙黃耆。乾薑。首烏。當歸。川芎。茯苓。附子。炙甘草。肉桂。服藥一劑。而口渴作躁。因用大熟地。連翹。生芍。條參。柴胡。生甘草。茯苓。桔梗。麥冬。服藥一劑而病略減。口不作嘔。並無別病。惟頭痛如故。腦內咚咚有聲。窮於治術。因囑其戒葷鹽。用茶油清水煮豆腐。加笋水一杯。煮滾泡飯喫。次早卽愈。又如法喫二三日。遂全愈。

按感冒頭痛。則四肢必沉重。若中悶香毒。則氣力如常。只是頭痛頭眩。毒重則欲吐。 又按有感冒頭痛欲作吐者。臥床上轉身不得。轉身則吐。方用陳皮一兩。薑一塊。搗碎。水煨滾服。卽愈。

腫蠱

腫蠱者。蠱俗謂之放腫。其病一也。 有會走會移者。毒氣至手則手腫。至腳則腳腫。至頭則頭腫。肚內鳴叫。如在臟外叫。服解藥後。則追其毒入臟內叫。小便黃赤。大便秘結。 有通身浮腫刺痛。肚大如鼓。火鬱於內。口出熱氣。小便黃赤大便秘結者。 有頭面浮腫。一耳常塞。大便秘結者。

一切腫症。果係中蠱。用蘇荷湯治之。一服。病必大減。久服必愈。 又凡腫與癲狂二蠱。病人夜不得安臥者。必用雄黃如前法。以禦外邪。服藥方效。

豆腐吃，或煮菜吃必愈。不用吃别药，屡验。中毒轻者，即吃橙子、橄子、橘柚、棠梨李，一切水果，随吃随愈。

经验

宦家子得感冒症，头痛欲作吐，服苏子、荆芥、陈皮、半夏、白芍、川芎、桔梗、茯苓、炙甘草、当归、苍术、枳壳、姜、枣等药，加减不愈。延余治之。余诊其两尺脉微细无力，疑其寒邪伏于肾与命门。改用白术、杜仲、炙黄耆、干姜、首乌、当归、川芎、茯苓、附子、炙甘草、肉桂，服药一剂，而口渴作躁，因用大熟地、连翘、生芍、条参、柴胡、生甘草、茯苓、桔梗、麦冬，服药一剂而病略减，口不作呕，并无别病。惟头痛如故，脑内咚咚有声，穷于治术，因嘱其戒荤盐，用茶油清水煮豆腐，加笋水一杯，煮滚泡饭吃，次早即愈。又如法吃二三日，遂全愈。

【按】感冒头痛，则四肢必沉重，若中闷香毒，则气力如常，只是头痛头眩，毒重则欲吐。

【又按】有感冒头痛欲作吐者，卧床上转身不得，转身则吐，方用陈皮一两，姜一块，捣碎，水煨滚服，即愈。

肿虫

肿虫者，虫俗谓之放肿，其病一也。有会走会移者，毒气至手则手肿，至脚则脚肿，至头则头肿，肚内鸣叫，如在脏外叫，服解药后，则追其毒入脏内叫。小便黄赤，大便秘结。有通身浮肿刺痛，肚大如鼓，火郁于内，口出热气，小便黄赤，大便秘结者。有头面浮肿，一耳常塞，大便秘结者。

一切肿症，果系中虫，用苏荷汤治之，一服病必大减，久服必愈。又凡肿与癫狂二虫，病人夜不得安卧者，必用雄黄如前法，以御外邪，服药方效。

经验

同姓某通身浮肿，刺痛，口出热气，腹大如鼓，肚脏外肚皮内叫，用苏荷汤重剂，加茯苓、陈皮、三七，用烧酒二两，同水久煨服。服后，皮内不叫，走入肚内鸣，俄而泻下恶水数钵，通身肿胀皆消。再服一剂，即全愈。

某氏年近六旬，得肿症，自脚肿上到头，约三四个月。其戚嘱伊吃蜈蚣一条，肿益甚，遍身冷极，口亦不渴。其子问予。予曰：病者大便结秘否？内火盛否？其子答曰：无也。予曰：大便不结，内火不盛，则寒凉勿用也。方用紫苏、南荷、生首乌、川芎各五钱，白芷、当归各七钱，广陈皮三钱，三七一钱，酒五钱，同水煨服。服药后，即从脚消起，数剂自脚消至头，复自头赶下脚，惟脚膝下尚肿，冷极。后听一女医，取草药汤洗，停药不服，未获全功。若依此方加减，去紫苏、南荷，重加三七三钱，五加皮、炙黄耆、附子各五钱、木瓜、杜仲、白术、炙甘草、熟地各三钱，怀牛膝、肉桂、木香各一钱，必可愈也。

有浮肿而非虫者

卢生祖，年七旬，余手足头面，遍身浮肿，腹大如鼓，生亦知医道，审系脾肾虚寒，气血两虚之症，方用大熟地、当归、制首乌、炙黄耆、杜仲各一两，炒山药、焦术、干姜、枸杞各七钱，木瓜、五加皮各五钱，川芎、陈皮各三钱，炙甘草、肉桂各二钱，附子一两五钱，鹿茸一钱，虎骨一钱，水煨服，十余剂而愈。

【按】附子不可妄用，必可辨得果系命门无火，方可用之。又或附子太多，咽干无涎，烦躁不安，用生甘草五钱，水煨服，毒即解，或用生甘草一节，放入口嚼烂，咽之亦可。

經驗

同姓某通身浮腫。刺痛。口出熱氣。腹大如鼓。肚臟外肚皮內叫。用蘇荷湯重劑。加茯苓。陳皮。三七。用燒酒二兩。同水久煨服。服後。皮內不叫。走入肚內鳴。俄而瀉下惡水數鉢。通身腫脹皆消。再服一劑。即全愈。

某氏年近六旬。得腫症。自脚腫上到頭。約三四個月。其戚囑伊喫蜈蚣一條。腫益甚。遍身冷極。口亦不渴。其子問予。予曰病者大便結祕否。內火盛否。其子答曰。無也。予曰大便不結。內火不盛。則寒涼勿用也。方用紫蘇。南荷。生首烏。川芎各五錢。白芷。當歸各七錢。廣陳皮三錢。三七一錢。酒五錢。同水煨服。服藥後。即從脚消起。數劑自脚消至頭。復自頭趕下脚。惟脚膝下尚腫。冷極。後聽一女醫。取草藥湯洗。停藥不服。未獲全功。若依此方加減。去紫蘇。南荷。重加三七三錢。五茄皮。炙黃耆。附子。各五錢。木瓜。杜仲。白朮。炙甘草。熟地各三錢。懷牛膝。肉桂。木香。各一錢。必可愈也。

有浮腫而非蠱者

盧生祖。年七旬餘。手足頭面。遍身浮腫。腹大如鼓。生亦知醫道。審係脾腎虛寒。氣血兩虛之症。方用大熟地。當歸。製首烏。炙黃耆。杜仲。各一兩。炒山藥。焦朮。乾薑。枸杞。各七錢。木瓜。五加皮各五錢。川芎陳皮各三錢。炙甘草肉桂各二錢。附子一兩五錢。鹿茸一錢。虎骨一錢。水煨服。十餘劑而愈。

按附子不可妄用。必要辨得果係命門無火。方可用之。又或附子太多。咽乾無涎。煩躁不安。用生甘草五錢。水煨服。毒即解。或用生甘草一節。放入口。嚼爛。嚥之亦可。

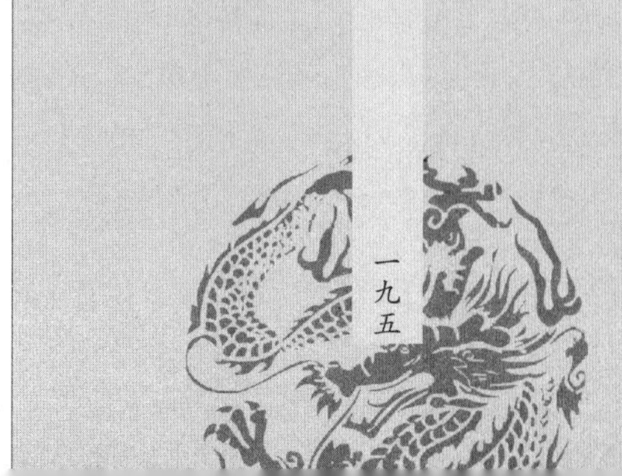

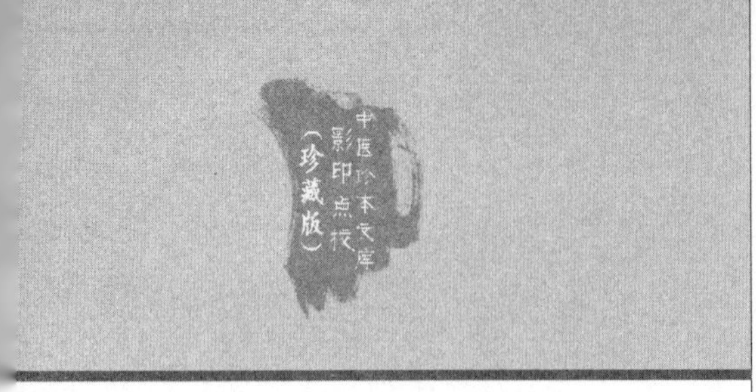

疳蠱論

疳蠱者歹人謂之放蛋又謂之放疳又謂之放蜂方書所謂金蠶蠱大麻風瘋風者即疳蠱也此千古不破之術傳聞蠱俗於端午日取蜈蚣與各小蛇馬蟻蟬蚓蜒蚰蟲頭髮等研末其人常刻一小五瘟神像在房內或箱內奉之常將毒藥置於神前若將蛇蟲等末放肉菜酒飯內與人喫則藥末粘於腸臟之上初喫輕則肚略脹肚微叫乃藥未化也如粥滾狀如欲瀉狀乃藥氣行也而出恭仍結實若受毒重則肚痛肚常鳴毒氣沖上或鼻內如有一二蟲或耳內如有一蟲臥則肚大鳴如蛇翻狀出恭漸少或一日一次或二日一次出亦不多人必瘦黑久或靜坐頭髮內如有蟻咬以手搓之則無或夜臥靜聽面上如蟲行如髮纏如蚤咬或肉忽跳或身上如蟻咬搓之則無或肛門如有小蟲小蛆三四隻動或身上如蚓行或口旁如有涎蚰蟲粘上拭之又無跡可尋或忽然一手麻極一脚麻極或半手麻極半脚麻極此皆蠱毒到處則然或初受毒不知至一二月後或因出外動作或因洗身或因靜坐於外如有蜂飛來咬靜聽片刻身上如有數十蟻咬着搓之則氣散不見或受蠱毒重者即時肚痛身上如有蚤咬蟻咬蚓行此必喫着歹人蠱藥但此蠱藥在內治不得方斷不瀉出其藥化一點染在臟腑之上則藥氣行於週身氣到處即如蟲咬非眞蟲也氣降於肛門則如蟲動蛆動氣隨屎出非黑即藍亦有不黑藍而黃者皆非眞蟲也至七八月藥未化盡肚鳴不歇其氣沖上如蛇翻狀週身如蟲行蟻咬頂心髮極涼如有蟲出入肉內如有蟲行蟻行髮刺蟬飛小蜈蚣行而蠱家平日所毒死之冤鬼與其陰蛇陰蟲陰附之病者如聞有飛

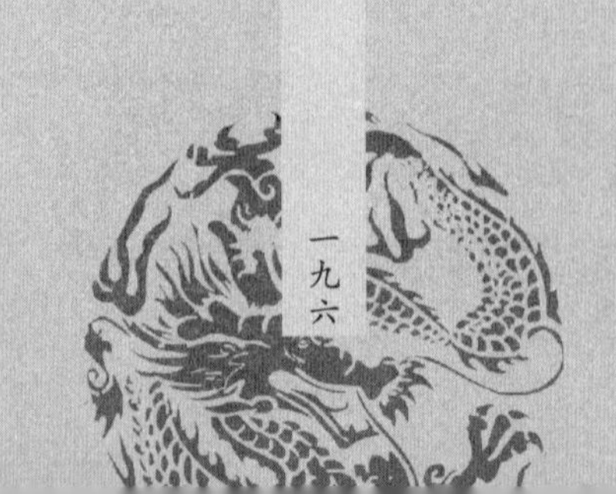

疳虫论

疳虫者，歹人谓之放蛋，又谓之放疳，又谓之放蜂。方书所谓金蚕虫，大麻风，疠风者，即疳虫也。此千古不破之术，传闻虫俗于端午日，取蜈蚣，与各小蛇、马蚁、蝉蚓、蜒蚰虫、头发等，研末，其人常刻一小五瘟神像，在房内，或箱内奉之。常将毒药置于神前，若将蛇虫等末，放肉菜酒饭内，与人吃，则药末粘于肠脏之上。初吃，轻则肚略胀，肚微叫，乃药未化也。如粥滚状，如欲泻状，乃药气行也。而出恭仍结实。若受毒重，则肚痛，肚常鸣，毒气冲上，或鼻内如有一二虫，或耳内如有一虫，卧则肚大鸣，如蛇翻状，出恭渐少。或一日一次，或二日一次，出亦不多，人必瘦黑，久或静坐，头发内如有蚁咬，以手搓之则无。或夜卧静听，面上如虫行，如发缠，如蚤咬。或肉忽跳，或身上如蚁咬，搓之则无。或肛门如有小虫小蛆三四只动，或身上如蚓行，或口旁如有涎蚰虫粘上，拭之又无，亦可寻。或忽然一手麻极，一脚麻极，或半手麻极，半脚麻极，此皆虫毒到处则然。或初受毒不知，至一二月后，或因出外动作，或因洗身，或因静坐于外，如有蜂飞来咬，静听片刻，身上如有数十蚁咬着，搓之则气散不见。或受虫毒重者，即时肚痛，身上如有蚤咬虫咬蚓行，此必吃着歹人虫药。但此虫药有内，治不得方，断不泻出，其药化一点，染有脏腑之上，则药气行于周身，气到处即如虫咬，非真虫也。气降于肛门，则如虫动蛆动，气随屎出，非黑即蓝，亦有不黑蓝而黄者，皆非真虫也。至七八月，药未化尽，肚鸣不歇，其气冲上，如蛇翻状，周身如虫行蚁咬，顶心发极凉，如有虫出入肉内，如有虫行蚁行，发刺，蝉飞，小蜈蚣行，而虫家平日所毒死之冤鬼，与其阴蛇阴虫阴附之，病者如闻有飞气之声，而旁人不闻者，一见风则更甚。如虫出入毛孔鼻门，如有数十虫均飞来集，甚则下阴脚底如蚁咬者，此皆药气行走于周身，非真虫也。至此时则手脚麻木，周身如麻布通风，腠理，毛孔皆开，或手指脚指扯开，或唇掀，或身上肉跳，或面起紫泡，又加以肿药，则一耳常满，一耳朵头少焦，红厚，乃药气冲上也。又加以癫药，则头眩心昏，肚胀。凡中此虫者，必要戒口戒色。若不知戒色，小便一见白浊，则秽毒引入膀胱，变成五痞，则痞虫先生于下部。两内肾中，此时则实有虫矣。早则数月，迟则两三年，通身皮肉皆有崩塌，必死。若止知戒色，而不知药方治服，小便虽未见白浊，终死于肿。此皆得之虫医之言，屡经验者。

一痞虫有在路上踏着者，或在山谷间感着者，踏着感着时，或打一冷颤，或昏迷倒地，或鼻血忽出，因而上身者，究之外感者易治。惟吃着人虫药，则难愈。然踏着者，十中一二。

一痞虫身上如虱行蚁咬发刺，或身上作痒，以手搔之，则皮烂出汁者。

一痞虫有遍身如癣，腐烂塌损，面红脚肿，眉毛脱落者。

一痞虫有手指脚指腐烂塌损者，有通身如鹅眼小钱数百个，腐烂塌损者，有毒在脚面脚底，腐烂塌损如虫啮成窟者。

一痞虫重时，有日发一次，夜发一次者，有日发二次，夜发二次者，发时则遍身如有虫行走，或有蜂数百飞集者。

一痞虫重时，毒气走在头，则如失其头。走在手，则如失其手。走在脚，则如失其脚。毒气在脑，则脑内有声。

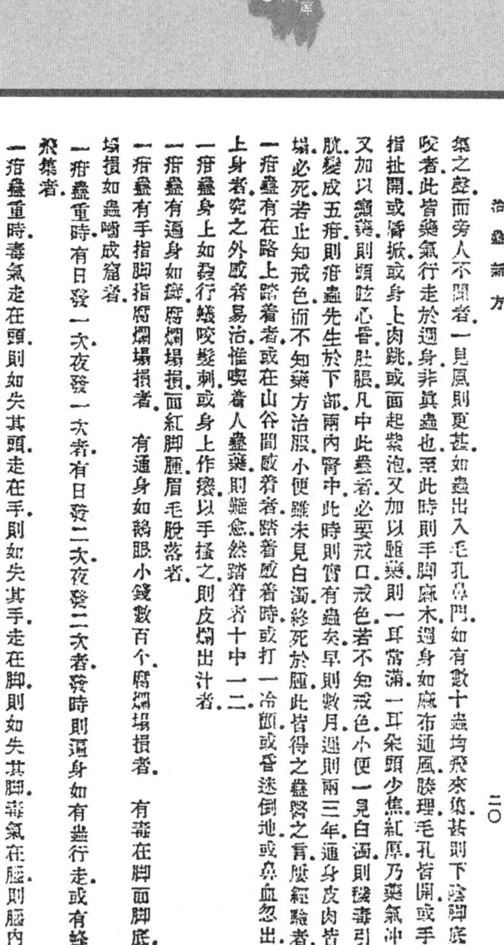

治蠱新方　二〇

氣之聲而旁人不聞者一見風則更甚如蟲出入毛孔鼻門如有數十蟲均飛來集甚則下陰脚底如蟻咬者此皆藥氣行走於週身非眞蟲也至此時則手脚麻木週身如麻布通風腠理毛孔皆開或手指脚指扯開或唇掀或身上肉跳或面起紫泡又加以腫藥則一耳常滿一耳朵頭少焦紅厚乃藥氣沖上也又加以癲藥則頭眩心昏肚脹凡中此蠱者必要戒口戒色若不知戒色小便一見白濁則穢毒引入膀胱變成五痞則痞蠱先生於下部兩內腎中此時則實有蟲矣早則數月遲則兩三年通身皮肉皆有崩塌必死者止知戒色而不知藥方治服小便雖未見白濁終死於腫此皆得之蠱醫之言屢經驗者

一痞蠱有在路上踏着者或在山谷間感着者踏着感着時或打一冷顫或昏迷倒地或鼻血忽出因而上身者究之外感者易治惟喫着人蠱藥則難愈然踏着者十中一二

一痞蠱身上如蝨行蟻咬髮刺或身上作癢以手搔之則皮爛出汁者

一痞蠱有遍身如癬腐爛塌損面紅脚腫眉毛脫落者

一痞蠱有手指脚指腐爛塌損者　有通身如鵝眼小錢數百个腐爛塌損者　有毒在脚面脚底腐爛塌損如蟲嚙成窟者

一痞蠱重時有日發一次夜發一次者有日發二次夜發二次者發時則遍身如有蟲行走或有蜂數百飛集者

一痞蠱重時毒氣走在頭則如失其頭走在手則如失其手走在脚則如失其脚毒氣在腦則腦內有聲

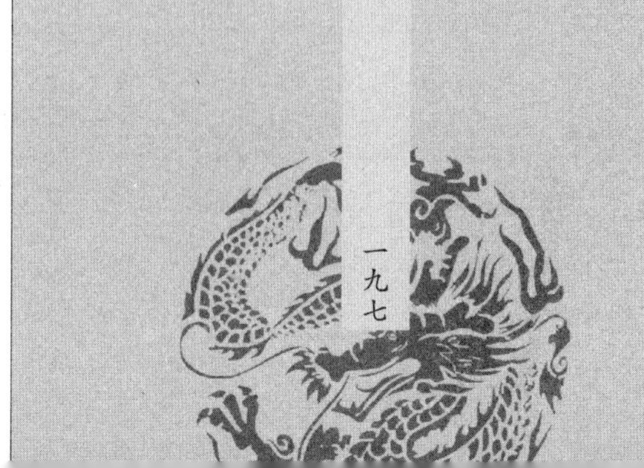

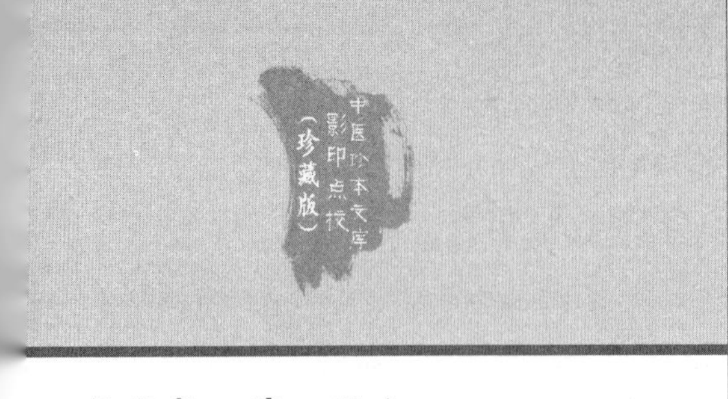

一痡蟲初服蘇荷湯方一二劑。而頭面或通身發紅紫疹塊者。多服十餘劑自愈。
一痡蟲有通身麻木。肉大跳者。
一痡蟲有頭面上血。忽開忽合者。血開時。其頭面如失去一半狀。
一痡蟲行時。如有蛛絲纏於空中。或如有芭蕉絲纏於空中。視之不見。身行至其處。靜聽其絲自斷者。
一痡蟲有通身生皮癬。久而腐爛變痡者。
一痡蟲服解藥後。病必大減。或時而其病如失。時而病忽翻者。無妨。但照方服藥。戒口。自然病退。
一痡蟲之症。怪異多般。不可盡述。總之輕則蝨行蚤咬。重則蚓行發刺。蟻咬。蜂咬。此則斷不可案者。以上諸症。但審病人小便未曾見白濁。用蘇荷湯治之。或用加減蘇荷湯治之。必愈。若大便結秘者。槐花加至三兩。
一痡蟲或身上腐爛。或下部玉莖旁溼爛。外用槐花一兩。白礬膽草各二錢。煎水洗之。週身雖如蟻蚤行咬。乃藥氣行走。不必疑懼。凡飲食起居。同室之人斷不傳染。
一蟲毒甚時。則心肺肝脾皆受傷。帶黑氣。週身之血皆被毒藥染黑。故宜靜養服藥。先瀉大腸脾胃之毒氣。後瀉肺肝心上之毒氣。最後則週身血液瀝入肺肝心脾。由肺肝心脾瀝入胃與大腸。隨屎而出。于是臟腑復生。惡血瀉盡。新血充滿。自愈。而紫蘇薄荷尤爲要品。二味皆殺蛇。且表其毒氣出於外。筍水亦殺蛇。但筍水止及腸胃。而紫蘇薄荷二味。追及心肺肝脾。要之三味皆不可缺一者。無力者。每飧菜用茶油。

一痡虫初服苏荷汤方一二剂，而头面或通身发红紫疹块者，多服十余剂自愈。

一痡虫有通身麻木，肉大跳者。

一痡虫有头面上血，忽开忽合者，血开时，其头面如失去一半状。

一痡行时，如有蛛丝缠于空中，或如有芭蕉丝缠于空中，视之不见，身行至其处，静听其丝自断者。

一痡虫有通身生皮癣，久而腐烂变痡者。

一痡虫服解药后，病必大减，或时而其病如失，时而病忽翻者无妨，但照方服药，戒口，自然病退。

一痡虫之症，怪异多般，不可尽述。总之轻则虱行蚤咬，重则蚓行发刺，蚁咬，蜂咬，此则断不可紊者。以上诸症，但审病人小便未曾见白浊，用苏荷汤治之，或用加减苏荷汤治之必愈。若大便结秘者，槐花加至三两。

一痡虫或身上腐烂，或下部玉茎旁湿烂，外用槐花一两，白矾、胆草各二钱，煎水洗之，周身虽如蚁蚤行咬，乃药气行走，不必疑惧。凡饮食起居，同室之人断不传染。

一虫毒甚时，则心、肺、肝、脾皆受伤，带黑气，周身之血皆被毒药染黑，故宜静养服药。先泻大肠、脾、胃之毒气，后泻肺、肝、心上之毒气，最后则周身血液沥入肺、肝、心、脾，由肺、肝、心、脾，沥入胃，与大肠随屎而出，于是脏腑复生，恶血泻尽，新血充满，自愈。而紫苏、薄荷尤为要品，二味皆杀蛇，且表其毒气出于外，笋水亦杀蛇。但笋水止及肠胃，而紫苏、薄荷二味，追及心、肺、肝、脾，要之三味皆不可缺一者，无力者，每飧菜用茶油，或芝麻油，煎开水，放生紫苏、薄荷叶，及笱水一茶杯，同各品菜煮吃，即是要药。无生叶，即取根梗煎水，同笱水茶油，煮菜吃亦妙。若无紫苏、薄荷，即用笱水煮菜吃，亦验。又广西田州三七，尤为治虫要药。若无三七，即重用泽兰、郁金各一两代之。

一紫苏、薄荷二味，固治虫要药，但性太发扬，专服此二味，因而实火炎上，口舌牙根热烂，大便结秘，则此二味暂停。可用生地、石膏、连翘、生芍、条参、茯苓、天花粉、生黄耆、酒炒黄芩、黄柏各五钱，槐花二两，加烧酒一两，同水久煨，服屡验。

一痞虫服解毒败毒发毒之药，则大便结秘者，盖虫毒在身，逢解药则降下大肠。毒甚者初出恭黑，次出恭青，次出恭蓝，或出恭有恶物如烂木耳者，此乃身上之恶血，随肠脏沥出也。亦有服药二三剂，而泻血二三日者，病愈更速。盖虫毒在身，其毒气周流，通身之血皆黑，服药之后旧血泻尽，新血自生，不足畏也。亦有服药月余，毒气大减，时而屎黄，时而屎转黑，或蓝者。盖恶血不泻，则屎黄，恶血一泻，则屎蓝，恶血一点未净，则出恭，尚时带蓝色。然受毒虽极重，依方持戒，服药至四五个月后，屎虽不净黄，开盐近色无妨，仍要服药。一二年无力者，常将紫苏、薄荷、茨菇菜三味，煨水当茶吃可也。

【又按】亦有虫毒虽极重，而出恭仍黄者。

一服药将愈之时，一遇饭飧，通身发痒，此乃饭气到处，新血与旧血战也。食毕气静如常，此时齐戒盐荤则然。

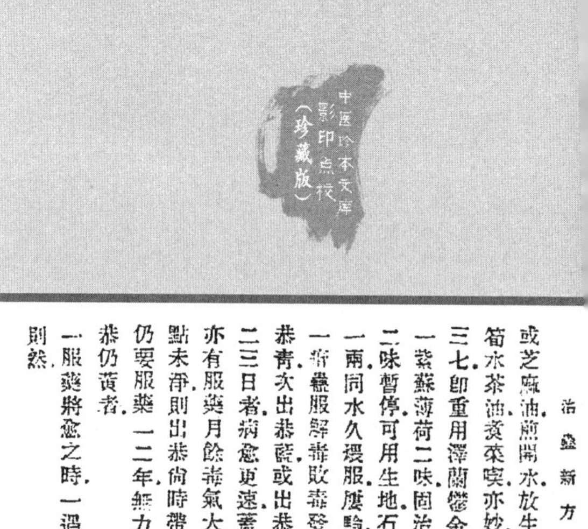

或芝麻油煎開水放生紫蘇薄荷葉及筍水一茶杯同各品菜煮喫即是要藥無生葉即取根梗煎水同筍水茶油煮菜喫亦妙若無紫蘇薄荷即用筍水煮菜喫亦驗　又廣西田州三七尤為治蠱要藥若無三七即重用澤蘭鬱金各一兩代之

一紫蘇薄荷二味固治蠱要藥但性太發揚專服此二味因而實火炎上口舌牙根熱爛大便結秘則此二味暫停可用生地石膏連翹生芍條參茯苓天花粉生黃耆酒炒黃芩黃柏各五錢槐花二兩加燒酒一兩同水久煨服屢驗

一痞蠱服解毒敗毒發毒之藥則大便結秘者蓋蠱毒在身逢解藥則降下大腸毒甚者初出恭黑次出恭青次出恭藍或出恭有惡物如爛木耳者此乃身上之惡血隨腸臟瀝出也亦有服藥二三劑而瀉血二三日者病愈更速蓋蠱毒在身其毒氣週流通身之血皆黑服藥之後舊血瀉盡新血自生不足畏也亦有服藥月餘毒氣大減時而屎黃時而屎轉黑或藍者蓋惡血不瀉則屎黃惡血一瀉則屎藍惡血一點未淨則出恭尚時帶藍色然受毒雖極重依方持戒服藥至四五個月後屎雖不淨黃開鹽近色無妨仍要服藥一二年無力者常將紫蘇薄荷茨菇菜三味煨水當茶喫可也　又按亦有蠱毒雖極重而出恭仍黃者

一服藥將愈之時一遇飯飧通身發癢此乃飯氣到處新血與舊血戰也食畢氣靜如常此時齊戒鹽葷則然

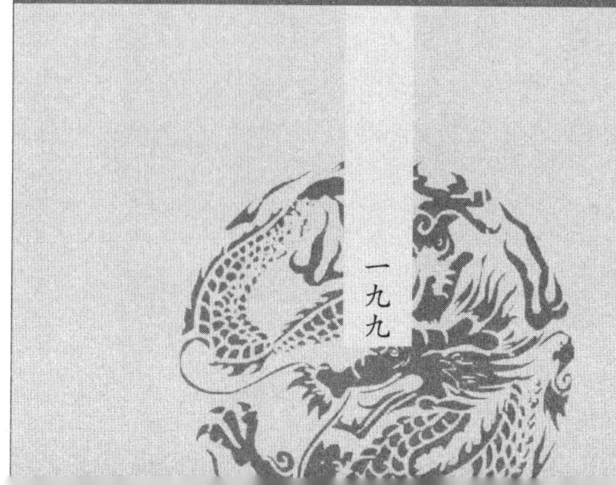

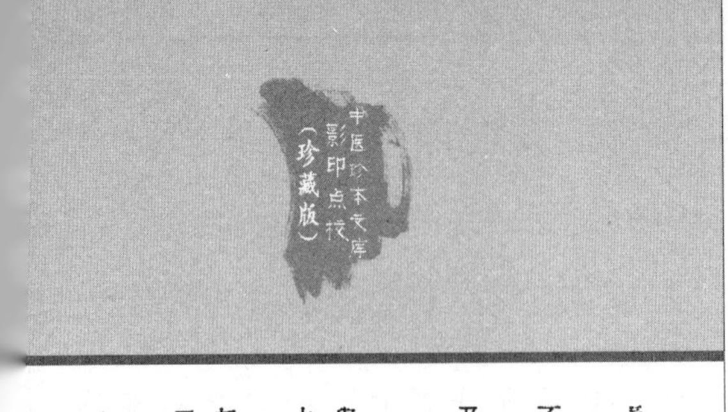

一將愈之時凡所食之物出恭半不變或肛門常脹者此乃蟲毒將淨不用服補藥俟至食物全不變則毒淨或用補藥收功以後出恭必黃而病愈矣

一凡出恭如有蟲三五隻隨恭出視之不見者其屎不黑則藍否則必帶血絲此乃毒藥之氣非真蟲也不必疑懼

一凡蟲毒既淨脾胃虛寒宜服補藥然既服補藥之後時而大便結秘蟲毒復翻身上復有蚤蟻咬者此乃餘毒未淨仍取蘇荷湯隨時加減煨服可也

一疳蟲脚腫腐爛照蘇荷湯加鬱金澤蘭各一兩服藥後惡血從爛處流出者無妨

一酒醉後在酒中喫著蟲毒肺肝心脾受毒太重照方服藥月餘蟲毒既退酒毒忽發口舌熱爛則笋水與蘇荷等暫停半月宜用連翹生黃耆甘草生地柴胡槐花黃柏黃連元參石膏等藥加酒同水煨服俟火退後仍照前方調治

一凡老幼喫着人疳蟲多次或因喫魚蛤腥物而毒發於身成癬者或毒發於脚成臁瘡者或毒發于下部溼熱潰爛者或毒發於手背虎口手指間如疥瘡出汁經年不愈者或因喫馬肉發毒之品表其毒出于鼻門出汁者或時而脚麻時而肚痛時而脚酸者但果中其毒人多瘦黑身上必有如蚤咬蟲行

一婦有中疳蟲者識者即為提醒彼亦不信不知小人詭計百出其包藏禍心誠非易測亦有付其藥與人以毒人者又受此毒者每有蠱家之冤鬼附之故與之言別事了然不迷一語及其病則偏疑為天災

一将愈之时，凡所食之物，出恭半不发，或肛门常胀者，此乃虫毒将净，不用服补药。俟至食物全不变，则毒净，或用补药收功，以后出恭必黄，而病愈矣。

一凡出恭如有虫三五只随恭出，视之不见者，其屎不黑则蓝，否则必带血丝，此乃毒药之气，非真虫也，不必疑惧。

一凡虫毒既净，脾胃虚寒，宜服补药。然既服补药之后，时而大便结秘，虫毒复翻，身上复有蚤蚁咬者，此乃余毒未净，仍取苏荷汤，随时加减煨服可也。

一疳虫脚肿腐烂，照苏荷汤，加郁金、泽兰各一两，服药后，恶血从烂处流出者，无妨。

一酒醉后，在酒中吃著虫毒，肺、肝、心、脾受毒太重，照方服药，月余，虫毒既退，酒毒忽发，口舌热烂，则笋水与苏荷等暂停半月，宜用连翘、生黄耆、甘草、生地、柴胡、槐花、黄柏、黄连、元参、石膏等药，加酒同水煨服，俟火退后，仍照前方调治。

一凡老幼吃着人疳虫多次，或因吃鱼蛤腥物，而毒发于身，成癣者，或毒发于脚成臁疮者，或毒发于下部，湿热溃烂者，或毒发于手背，虎口手指间，如疥疮出汁，经年不愈者，或因吃马肉发毒之品，表其毒出于鼻门，出汁者，或时而脚麻，时而肚痛，时而脚酸者。但果中其毒，人多瘦黑，身上必有如蚤咬虫行。

一妇有中疳虫者，识者即为提醒，彼亦不信，不知小人诡计百出，其包藏祸心，诚非易测，亦有付出药与人以毒人者。又受此毒者，每有虫家之冤鬼附之。故与之言别事，了然不迷，一语及其病，则偏疑为天灾。

又似得之数年前，或十余年者，世有受此毒者，但看与某编内之论病相合，请照方戒口，暂医一月。若病不减，不信也可。

一中痡或一二人，或三五人，同在一处受虫药，或各在一处受虫药，其一人受毒重者，先发，先发作一二月，或先发作半年，诸人渐此方知者，人或疑为传染，此决不可信。予盖得之虫医之言，兼历试之于中虫之人者，至一切方书之论虫论病者，皆不得其详，不足信也。

一痡虫受毒重时，夜则身热头痛，不得眠，用雄黄安床四角。又用雄黄研末二两，蒜子四斤，生菖蒲一斤，切碎，三味同捣烂，分作四大碗，凉水泡之，用粗碗盖住两碗安于病人床上，内边两碗，用独凳两只，放于病人床旁，外边将碗安凳上。病人卧时，则揭开上四粗碗，其气冲上，邪不能侵，但水侵药味易败。或六日一换，或十日一换，所换之药，聚放一器，留着病人房内，时时用柴搅之，其气升腾，邪不能侵。

一痡虫服药后，病必大减，或时而如无病，或时而病忽翻者无妨，但照方服药，自然病退。

一中痡之人，脾肾虚寒，时常作泄，作泻，则用温补而兼行气散血等药，熟地、制首乌、枸杞、炙黄耆、炙甘草、生白芍、白术、干姜、当归、附子、茯苓、苏子、川芎各五钱，陈皮、丁香、木香、肉桂、三七各一钱，水煨服，照此加减，亦可取效。

一中痡之人，内有实火，兼之咳血咳嗽，则宜用滋阴而兼散血之药，连翘、条参、生白芍、百合、槐花、青蒿、生黄耆、生首乌、生甘草、茯苓、生元版、麦门冬各三钱，田州三七二钱，西洋参一钱，水煨服。

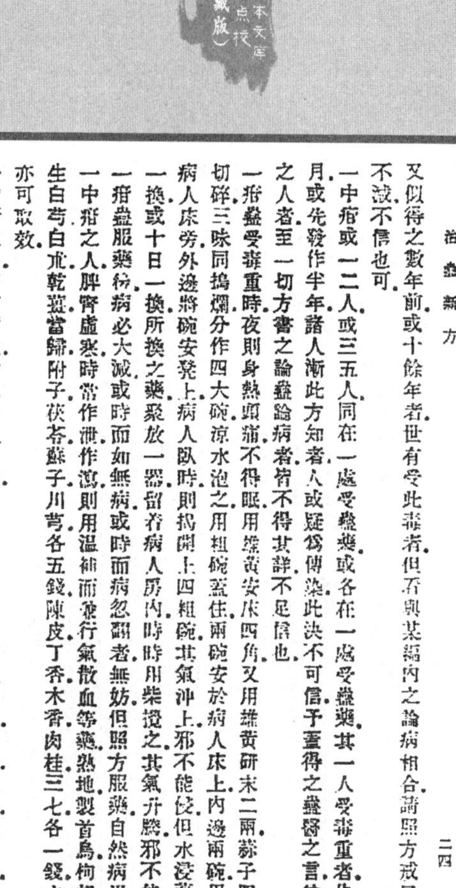

治蠱新方　二四

又似得之數年前或十餘年者世有受此毒者但看與某編內之論病相合請照方戒口暫醫一月若病不減不信也可

一中痧或一二人或三五人同在一處受蠱藥或各在一處受蠱藥其一人受毒重者先發先發作一二月或先發作半年諸人漸此方知者人或疑爲傳染此決不可信予蓋得之蠱醫之言兼歷試之于中蠱之人者至一切方書之論蠱論病者皆不得其詳不足信也

一痧蠱受毒重時夜則身熱頭痛不得眠用雄黃安床四角又用雄黃研末二兩蒜子四斤生菖蒲一斤切碎三味同搗爛分作四大碗涼水泡之用粗碗蓋住兩碗安於病人床上內邊兩碗用獨凳兩隻放於病人床旁外邊將碗安凳上病人臥時則揭開上四粗碗其氣沖上邪不能侵但水浸藥味易敗或六日一換或十日一換所換之藥聚放一器留着病人房內時時用柴攪之其氣升騰邪不能侵

一痧蠱服藥後病必大減或時而如無病或時而病忽翻者無妨但照方服藥自然病退

一中痧之人脾腎虛寒時常作泄作瀉則用溫補而兼行氣散血等藥熟地製首烏枸杞炙黃耆炙甘草生白芍白朮乾薑當歸附子茯苓蘇子川芎各五錢陳皮丁香木香肉桂三七各一錢水煨服照此加減亦可取效

一中痧之人內有實火兼之咳血咳嗽則宜用滋陰而兼散血之藥連翹條參生白芍百合槐花青蒿生黃耆生首烏生甘草茯苓生元版麥門冬各三錢田州三七二錢西洋參一錢水煨服

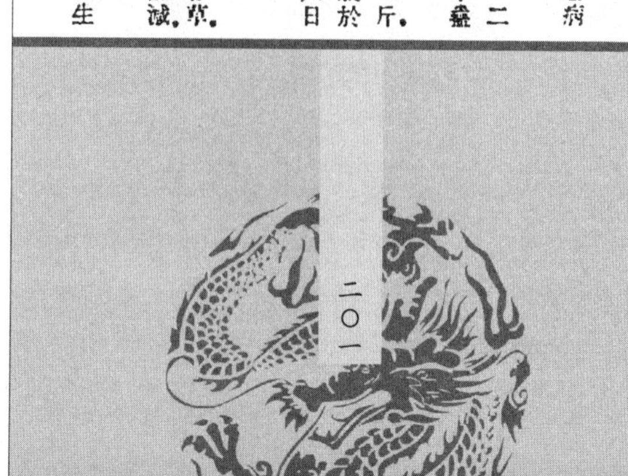

經驗

某生年近四旬。中痱約一年。手足常麻。頂心發涼。如蟲出入。肚常痛叫。遍身如蟻咬。或如蚓行。頃刻不安。面上常有發纏夜臥靜聽。其惡血所至。肢體如失。時而頭腦內有聲。或如蜂飛來咬者。出恭瀉血。予詢其小便尚未白濁。因授以蘇荷湯去決明生元板。加五加皮大生地元參黃柏各五錢。酒一兩。同水久煨服。每二日一劑。服月餘。並戒鹽。病大減。但時止時作。至六個月。忽然小便帶綠色。予曰。此腎經濁氣瀉下也。照蘇荷湯加減服。小便轉清。踰年忽大瀉。問補藥可喫否。予曰。服藥至十八個月。甚毒已淨。可補矣。用大熟地製首烏杜仲當歸乾薑炒山藥白朮炒扁豆各五錢。炙甘草丁香各二錢。木香一錢。水煨服。方數劑。驗。但脾腎二經忽變虛寒之極。以後每劑必加附子五錢。肉桂二錢。方收全功。而蘇荷翹芍等發表寒涼之味。毫不可犯矣。

甘某夜往別村回。半路忽然打一冷顫。遍身麻木。畏風怕寒。通身肉跳。時而如有蜂飛來咬。以手搓之。則無。予舍親用蘇荷湯加燒酒一兩。同水煨服。初作吐。再服遂大瀉。其家人大驚。欲打壞藥罐。予舍親令其上床靜臥。至次早。其病十減七八。舍親曰。昨所服藥錢數太重。一日兩劑。服藥太急。故吐瀉並作耳。復如前方每日一劑。一月而愈。

按凡各蟲放在路上者。人踏過則上身。又聞蟲醫云。放在路上之蟲。秀才、道士、鬼師、斷不能染。惟放在茶酒菜肉內喫着。則無可避耳。

经验

某生，年近四旬，中痱约一年，手足常麻，顶心发凉，如虫出入，肚常痛叫，遍身如蚁咬，或如蚓行，顷刻不安，面上常有发缠夜卧静听，其恶血所至，肢体如失，时而头脑内有声，或如蜂飞来咬者，出恭泻血。予询其小便，尚未白浊，因授以苏荷汤，去决明、生元板，加五加皮、大生地、元参、黄柏各五钱，酒一两，同水久煨服，每二日一剂，服月余，并戒盐，病大减，但时止时作，至六个月，忽然小便带绿色。予曰：此肾经浊气泻下也。照苏荷汤加减服，小便转清，逾年忽大泻，问补药可吃否？予曰：服药至十八个月，甚（其）毒已净，可补矣。用大熟地、制首乌、杜仲、当归、干姜、炒山药、白术、炒扁豆各五钱，炙甘草、丁香各二钱，木香一钱，水煨服。方数剂，验。但脾肾二经，忽变虚寒之极，以后每剂必加附子五钱，肉桂二钱，方收全功，而苏、荷、翘、芍等发表寒凉之味，毫不可犯矣。

甘某，夜往别村回，半路忽然打一冷颤，遍身麻木，畏风怕寒，通身肉跳，时而如有蜂飞来咬，以手搓之，则无。予舍亲用苏荷汤加烧酒一两，同水煨服，初作吐，再服遂大泻，其家人大惊，欲打坏药罐。予舍亲令其上床静卧，至次早，其病十减七八。舍亲曰：昨所服药，钱数太重，一日两剂，服药太急，故吐泻并作耳。复如前方，每日一剂，一月而愈。

【按】凡各虫放在路上者，人踏过则上身，又闻虫医云：放在路上之虫，秀才、道士、鬼师，断不能染，惟放在茶酒菜肉内吃着，则无可避耳。

西乡某人中疳，身上如蚁咬，先用草药煎水洗，而血聚成瘢，如云片者，但小便尚未白浊，后遇谢某，令服苏荷汤数剂，其血瘢多走无定处，疑而问予。予曰：此乃苏荷汤之药力，追其毒降下大肠也，但照方多服，恶血泻净自愈。嘱其依法戒口，复服十余剂，血瘢尽消，再服三个月而愈。

粟某，年三十余，遍身生牛皮癣，约二十年，遇夏秋则发，交冬则渐愈。其癣发痒时，如有百余蚤虱，聚于癣处，后因嗜饮酒，并吃鸡鱼等物太多，至冬亦不愈。身上与两手两腿，皆腐烂变疳，大便结秘，少出，小便黄赤，通身发热，夜卧不可盖被，因而感冒作嗽。予询其小便尚未见白浊，则毒未曾传至肾经也。苏荷汤，去首乌、决明、生元板，加茯苓七钱，生地一两，每二日一剂，烧酒二两，同水久煨，服七八剂而烂平。嘱其戒口，照方加减，数月而愈。

谢某，中疳数年，因吃马肉，毒发于外，左右手指皮俱起小微泡，发痒，抓去微泡，则皮破，皮肉损塌，两脚亦然。身上如蚤蚁咬，时而如有蜂飞集肚内，鸣叫，出恭结实，头痛额极热，小便黄赤。用苏荷汤加酒一两，同水煨服，二剂，皮破处结疤矣，两月而愈。

罗某，年六旬余，中疳虫，惟左手有蚤蚁咬极多，头上身上亦有。医令吃狗肉，病愈重，夜不得卧，小便尚未白浊，授以苏荷汤一剂，毒表于手背上，如红云片，大小十余朵。再服二剂，通身皆发红云块，而蚤咬蚁咬颇少。一进每二日一剂，复十余剂，而红血块尽消。复三十余剂，而蚤蚁咬俱无。但觉头眩腰痛，此身上毒将净，服凉药太多，故肾寒腰痛耳。用制首乌、当归、白芷各一两，干姜、大熟地、炙黄耆、杜仲、炙甘草、川芎、百

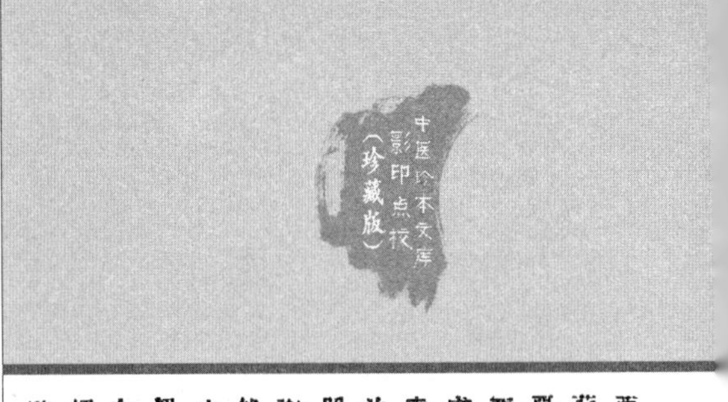

西鄉某人中疳。身上如蟻咬。先用草藥煎水洗。而血聚成瘢。如雲片者。但小便尚未白濁。後遇謝某。令服蘇荷湯數劑。其血瘢移走無定處。疑而問予。予曰。此乃蘇荷湯之藥力。追其毒降下大腸也。但照方多服。惡血瀉淨自愈。囑其依法戒口。復服十餘劑。血瘢盡消。再服三个月而愈。

粟某年三十餘。遍身生牛皮癬。約二十年。遇夏秋則發。交冬則漸愈。其癬發痒時。如有百餘蚤虱。聚於癬處。後因嗜飲酒。並喫雞魚等物太多。至冬亦不愈。身上與兩手兩腿。皆腐爛變疳。大便結祕。少出。小便黃赤。通身發熱。夜臥不可蓋被。因而感冒作嗽。予詢其小便尚未見白濁。則毒未曾傳至腎經也。蘇荷湯。去首烏。決明。生元板。加茯苓七錢。生地一兩。每二日一劑。燒酒二兩。同水久煨。服七八劑。而爛平。囑其戒口。照方加減。數月而愈。

謝某中疳數年。因喫馬肉。毒發于外。左右手指皮。俱起小微泡。發痒。抓去微泡。則皮破。皮肉損塌。兩脚亦然。身上如蚤蟻咬。時而如有蜂飛集肚內。鳴叫。出恭結實。頭痛額極熱。小便黃赤。用蘇荷湯加酒一兩。同水煨服。二劑。皮破處結疤矣。兩月而愈。

羅某年六旬餘。中疳蟲。惟左手有蚤蟻咬極多。頭上身上亦有。醫令喫狗肉。病愈重。夜不得臥。小便尚未白濁。授以蘇荷湯一劑。毒表于手背上。如紅雲片。大小十餘朵。再服二劑。通身皆發紅雲塊。而蚤咬蟻咬頗少。於是每二日一劑。復十餘劑。而紅血塊盡消。復三十餘劑。而蚤蟻咬俱無。但覺頭眩腰痛。此身上毒將淨。服涼藥太多。故腎寒腰痛耳。用製首烏。當歸。白芷各一兩。乾薑。大熟地。炙黃耆。杜仲。炙甘草。川芎。百

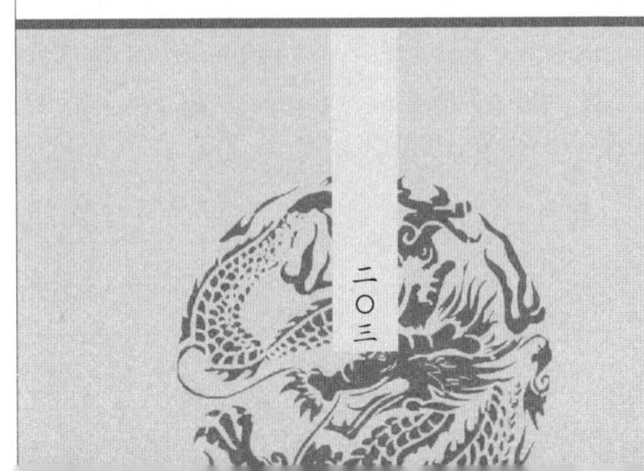

合各五錢。丁香一錢。水煨服。二劑而愈。
韋某年三十餘。中癘數年。身上如蚤蟻咬。俗醫用草藥湯淨洗盡不愈。左脚指崩塌。落去二指。其脚腫皮厚。筋縮如蛇鱗。如雲片。舉步維艱。耳厚面紅。眉毛盡落。後遇舍親秦集大。詢其小便尚未白濁。用蘇荷湯治之。服藥一劑。其夜卽得睡。次夜病雖重。不得睡。用雄黃蒜子二斤。如法安放。仍服前方。令戒口戒色。自三月起至十月。全愈。脚筋復伸。眉毛復出。
按世必無癘風不可醫之證。其所云癘風者。卽中歹人之癘蠱耳。喫着蠱毒者。則從肚痛起。踏著蠱毒者。則從肉跳起。世之受毒者。果照此篇內服藥戒口。無有不愈。
覃某年三十餘。中癘數年。時醫用草藥湯洗。並針砭各法。皆不愈。又令將硫黃泡酒喫。日甚一日。面紅耳厚。遍身如癬。如紅雲朵甚多。毒墜於下。左右兩脚靑腫。每脚落一指。縮一指。時時流汁。身上如蟻咬蚓行。兩脚更甚。後遇秦某。詢伊小便未曾白濁。令戒色。戒鹽。戒口。用雄黃如法。以禦外邪。先用蘇荷湯加三七二錢。酒水煨服。二劑。瀉下惡血。病漸輕。再服二劑。大便結秘。病翻重。蟻咬更多。夜不得臥。予謂恐火伏于內。宜純靜清涼之藥。改用生地。生芪。茯苓。生芍。連翹。條參。柴胡。元參。生甘草。茜草。各六錢。槐花。靑蒿。決明子。各一兩。加燒酒二兩。同水久煨滾。入田州三七末五錢。調勻服。每二日一劑。二劑。頭面眼與下身發腫。而蚤蟻咬漸少。再服二三劑。腫消病減。又服藥四月而愈。
按脚爛處。用紫蘇。薄荷。茨菇菜。三味。煎水湯洗。後用此三味。烘乾。研末。撒上爛處。亦不痛癢作咬。而汁

合各五钱，丁香一钱，水煨服，二剂而愈。

韦某，年三十余，中疠数年，身上如蚤蚁咬，俗医用草药汤净洗尽不愈。左脚指崩塌，落去二指，其脚肿皮厚，筋缩如蛇鳞，如云片，举步维艰，耳厚而红，眉毛尽落，后遇舍亲秦集大，询其小便尚未白浊，用苏荷汤治之，服药一剂，其夜即得睡。次夜病虽重，不得睡，用雄黄蒜子二斤，如法安放，仍服前方，令戒口戒色，自三月起至十月，全愈。脚筋复伸，眉毛复出。

【**按**】世必无疠风不可医之证，其所云疠风者，即中歹人之疠虫耳。吃着虫毒者，则从肚痛起，踏著虫毒者，则从肉跳起。世之受毒者，果照此篇内服药戒口，无有不愈。

覃某年三十余，中疠数年，时医用草药汤洗，并针砭各法，皆不愈。又令将硫黄泡酒吃，日甚一日，面红耳厚，遍身如癣，如红云朵甚多，毒坠于下，左右两脚青肿，每脚落一指，缩一指，时时流汁，身上如蚁咬蚓行，两脚更甚。后遇秦某，询伊小便未曾白浊，令戒色、戒盐、戒口，用雄黄如法，以御外邪，先用苏荷汤，加三七二钱，酒水煨服，二剂泻下恶血，病渐轻再服二剂，大便结秘，病翻重，蚁咬更多，夜不得卧。予谓恐火伏于内，宜纯净清凉之药，改用生地、生芪、茯苓、生芍、连翘、条参、柴胡、元参、生甘草、茜草各六钱，槐花、青蒿、决明子各一两，加烧酒二两，同水久煨滚，入田州三七末五钱，调匀服。每二日一剂，二剂，头面眼与下身发肿，而蚤蚁咬渐少。再服二三剂，肿消病减。又服药四月而愈。

【**按**】脚烂处，用紫苏、薄荷、茨菇菜三味煎水汤洗。后用此三味，烘干研末，撒上烂处，亦不痛痒作咬，而汁

干结疤矣。

潘某，背心两腿，各生牛皮癣一块，夏秋则发，冬则消，发时身如蚤蚁咬，背间更甚。予用苏荷汤，重加苏荷二味各一两五钱，烧酒二两，同水久煨服。其背上患处，反痛极不痒，此药气追至受毒处也。再服十余剂而愈。

闽客林某女，约八岁，两臂两脚，身上皆生疳，皮肤塌损，如铜钱大者，数十处。予视其必系胎毒，幸未传至肾经，用苏子、南荷、柴胡、白芷、槐花、青蒿、连翘、条参、白芍、当归、生地各二钱，元参、金银花、田州三七各一钱，加烧酒五钱，同水久煨，空心服十余剂而愈。

一幼孩才一岁，左耳根常腐烂出汁，脚生一疮，既结疤，复烂出汁，口舌蚀烂，似属胎毒，用苏子、南薄荷、生黄耆、川芎、白芷、百合、桔梗、槐花、青蒿、泽兰、郁金、生甘草、生首乌、五加皮、连翘、当归各一钱，烧酒一钱，同水煨服，二剂而愈。乳母仍戒口十日。凡幼孩头面生疮毒似疳，出汁，服此方经验。

陈某夫妻皆生疥疮，两年余缠绵不愈，其妻两脚已腐烂变疳，其夫通身及手足，亦皆似疥非疥，似疳非疳，艰于举步，询小便尚未白浊，用紫苏、薄荷、生黄耆、青蒿、当归、川芎、槐花、白芷、连翘、条参、白芍、生地各五钱，元参、茯苓各三钱，黄柏二钱，加烧酒一两，同水煨服，各五剂而愈。

有先中虫而后兼咳血者

龚某中疳数月，通身虱行蚁咬，手脚时而麻极，有楚人授以黑药末，用鸡蛋同猪油炒熟，研生韭菜汁，和

乾結疤矣。

潘某背心兩腿。各生牛皮癬一塊。夏秋則發。冬則消。發時身如蚤蟻咬。背間更甚。予用蘇荷湯。重加蘇荷二味各一兩五錢。燒酒二兩。同水久煨服。其背上患處反痛極不癢。此藥氣追至受毒處也。再服十餘劑而愈。

閩客林某女。約八歲。兩臂兩脚。身上皆生疳。皮膚塌損。如銅錢大者。數十處。予視其必係胎毒。幸未傳至腎經。用蘇子南荷柴胡白芷槐花青蒿連翹條參白芍當歸生地各二錢。元參金銀花田州三七各一錢。加燒酒五錢。同水久煨空心服十餘劑而愈。

一幼孩纔一歲。左耳根常腐爛出汁。脚生一瘡。既結疤。復爛出汁。口舌蝕爛。似屬胎毒。用蘇子南薄荷。生黃耆川芎白芷百合桔梗槐花青蒿澤蘭鬱金生甘草。生首烏五加皮連翹當歸各一錢。燒酒一錢。同水煨服。二劑而愈。乳母仍戒口十日。凡幼孩頭面生瘡毒。似疳出汁。服此方經驗。

陳某夫妻皆生疥瘡。兩年餘纏綿不愈。其妻兩脚已腐爛變疳。其夫通身及手足。亦皆似疥非疥。似疳非疳。艱於舉步。詢小便尚未白濁。用紫蘇薄荷生黃耆青蒿當歸川芎槐花白芷連翹條參白芍生地各五錢。元參茯苓各三錢。黃柏二錢。加燒酒一兩。同水煨服。各五劑而愈。

有先中蠱而後兼咳血者

龔某中疳數月。通身蝨行蟻咬。手脚時而麻極。有楚人授以黑藥末。用雞蛋同豬油炒熟。研生韭菜汁。和

匀。夜搽身上。晨起皮内出蟲。如虱大。脚多如百脚蟲形。每早床上得蟲數百。有吳某者。不問其詳。概以平日酒風病醫之。治以炙黃耆桂枝補血去風之藥。遂變爲咳血。咳嗽神昏。狂言譫語。大便少出。危極。予詢其小便尚未白濁。但既吐血。則蘇荷自宜暫停。囑伊飲食間宜親自檢點。防左右有歹人暗加蠱毒。則藥難取效。方用槐花決明子百合青蒿各一兩。生地六錢。元參條參連翹白芍貝母黃柏生甘草各五錢。三七三錢。水煨服。一劑即得出恭。狂言咳血俱止。再服四劑。則如無病矣。但身上癢尚未全愈。又兼兩脚風痛。蓋此人平時亦有脚痛病。予改用殺蛇解蠱去風止痛等味。方紫蘇南薄荷各七錢。生黃耆柴胡各六錢。白芍條參連翹各五錢。生地元參黃柏各三錢。田州三七二錢。茜草三錢。加燒酒一兩。同水久煨服。數月而愈。

有先咳血而後中蠱者

某生年二十餘。先得陰虛咳血之症。内有實火。服藥年餘。忽得蠱症。腹内痛。身上如蚤蟻咬。用紫蘇薄荷等發表藥以治蠱。則實火愈盛。仍然咳血。兼之遺精。欲專用純靜清涼之藥以治陰虛火盛之病。則蠱毒復作。予診其脈。惟腎與命門肝經有實火。囑伊戒口。用大生地一兩。女貞子槐花地骨皮天門冬各五錢。知母六錢。元參青蒿決明子田州三七各一兩。茜草桑白皮柴胡生黃耆各三錢。連翹麥門冬去心各二錢。黃柏六錢。水煨服。蠱毒仍不退。後每劑加田州三七一兩。此味乃殺蛇解蠱之藥。數服而病大減。但藥重價昂。五日服一劑。服五个月。而蠱病愈。忽又變通身發熱。如火嗜臥。恐又中別毒。囑伊戒葷鹽五六日。

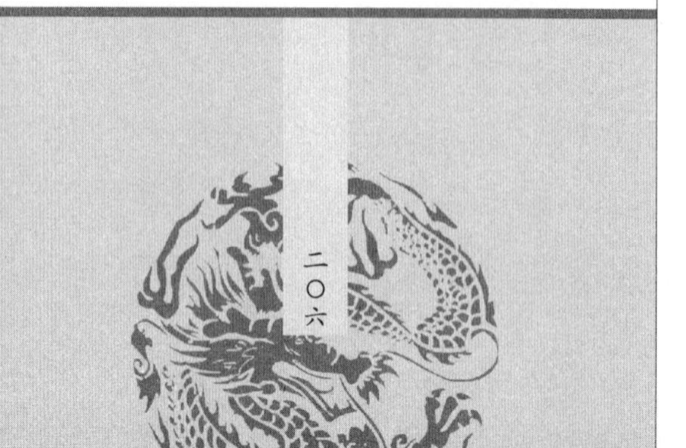

匀，夜搽身上，晨起皮内出虫如虱大，脚多如百脚虫形，每早床上得虫数百。有吴某者，不问其详，概以平日酒风病医之，治以炙黄耆、桂枝，补血去风之药，遂变为咳血，咳嗽，神昏，狂言谵语，大便少出，危极。予询其小便尚未白浊，但既吐血，则苏荷自宜暂停，嘱伊饮食间，宜亲自检点，防左右有歹人，暗加虫毒，则药难取效。方用槐花、决明子、百合、青蒿各一两，生地六钱，元参、条参、连翘、白芍、贝母、黄柏、生甘草各五钱，三七三钱，水煨服，一剂即得出恭。狂言咳血俱止。再服四剂，则如无病矣。但身上痒，尚未全愈。又兼两脚风痛，盖此人平时亦有脚痛病。予改用杀蛇解虫，去风止痛等味，方紫苏、南薄荷各七钱，生黄耆、柴胡各六钱，白芍、条参、连翘各五钱，生地、元参、黄柏各三钱，田州三七二钱，茜草三钱，加烧酒一两，同水久煨服，数月而愈。

有先咳血而后中虫者

某生年二十余，先得阴虚咳血之症，内有实火，服药年余，忽得虫症，腹内痛，身上如蚤蚁咬，用紫苏、薄荷等发表药，以治虫则实火愈盛，仍然咳血，兼之遗精，欲专用纯静清凉之药，以治阴虚火盛之病，则虫毒复作。予诊其脉，惟肾与命门肝经有实火，嘱伊戒口，用大生地一两，女贞子、槐花、地骨皮、天门冬各五钱，知母六钱，元参、青蒿、决明子、田州三七各一两，茜草、桑白皮、柴胡、生黄耆各三钱，连翘、麦门冬去心各二钱，黄柏六钱，水煨服，虫毒仍不退。后每剂加田州三七一两，此味乃杀蛇解虫之药，数服而病大减。但药重价昂，五日服一剂，服五个月，而虫病愈。忽又变通身发热，如火，嗜卧，恐又中别毒，嘱伊戒荤盐五六日，每飧用茶油，或芝麻油，同清水煮菜，加笋水一茶杯，煮熟饭吃，数日愈。仍照原方服药月余而虫毒已净，虚火未退，因用清补之味，大生地、元参、条参、枸杞、白术、生首乌、当归、桑白皮、生白芍各三钱，服十余剂全愈。越半年，忽变脾肾虚寒，后用十全大补汤，加减服，大熟地、制首乌、杜仲、炒白术、炒山药、炙黄耆、枸杞、当归、附子、茯苓、生白芍各五钱，炙甘草、陈皮、丁香、川芎、肉桂各一钱，服十余剂，遂收全功。

有内寒无火而兼中虫者

有妇人年四十余，脾肾虚寒，当服桂、附、参、茸、归、耆、地、术、姜、枣、木瓜、虎骨等药酒，忽中痡，身上如有蚤咬虱行，夜卧不安，肚常痛，而大便仍溏泄。予用十全大补汤，加减治之，大熟地、制首乌、炙黄耆、干姜、陈皮、炒白术各三钱，杜仲、当归、川芎、白芷、炙甘草各五钱，茯苓、白芍、丁香各二钱，苏子、附子各五钱，水煨滚，入肉桂末一钱，搅匀服之，二剂而愈。

有内有实火，虫毒难退，实火炎上者

某生素患阴虚，当服滋阴清凉之药，后因饮酒中毒，酒醉已极，虫毒甚重。生蛇、阴蛇、巅肿、痡虫、五毒兼受，遍请虫医服药不效，命在顷刻。夜不得卧，垂危之至。予令买雄黄四斤，如法挂床四维，复研雄黄末四两，同蒜子四斤，生菖蒲一斤，碓烂，分作四碗，用凉水泡之，安置于床之四角，上用四粗碗盖住。病人卧则揭开上四粗碗，其气冲上，邪不能染，每十日一换，夜得安卧，复嘱戒荤戒盐戒色，用茶油或芝麻油，同清水煮豆腐，加笋水一茶杯，无笋水，则将笋同豆腐清水煮滚泡饭吃。询其小便尚未见白浊，毒未传至肾经，

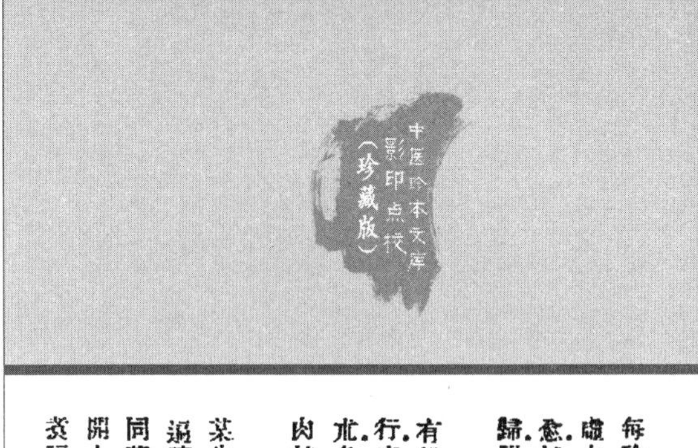

每飧用茶油或芝麻油同清水煑菜加筍水一茶杯煑熟飯喫數日愈仍照原方服藥月餘而蠱毒已淨虛火未退因用清補之味大生地元參條參枸杞白朮生首烏當歸桑白皮生白芍各三錢服十餘劑全愈越半年忽變脾腎虛寒後用十全大補湯加減服大熟地製首烏杜仲炒白朮炒山藥炙黃耆枸杞當歸附子茯苓生白芍各五錢炙甘草陳皮丁香川芎肉桂各一錢服十餘劑遂收全功

有內寒無火而兼中蠱者

有婦人年四十餘脾腎虛寒常服桂附參茸歸耆地朮薑棗木瓜虎骨等藥酒忽中痡身上如有蚤咬蝨行夜臥不安肚常痛而大便仍溏泄予用十全大補湯加減治之大熟地製首烏炙黃耆乾薑陳皮炒白朮各三錢杜仲當歸川芎白芷炙甘草各五錢茯苓白芍木香丁香各二錢蘇子附子各五錢水煨滾入肉桂末一錢攪勻服之二劑而愈

有內有實火蠱毒難退實火炎上者

某生素患陰虛常服滋陰清涼之藥後因飲酒中毒酒醉已極蠱毒甚重生蛇陰蛇顛肿痡蟲五毒兼受遍請蠱醫服藥不效命在頃刻夜不得臥垂危之至予令買雄黃四斤如法掛床四維復研雄黃末四兩同蒜子四斤生菖蒲一斤碓爛分作四碗用涼水泡之安置於床之四角上用四粗碗蓋住病人臥則揭開上四粗碗其氣沖上邪不能染每十日一換夜得安臥復囑戒葷戒鹽戒色用茶油或芝麻油同清水煑豆腐加筍水一茶杯無筍水則將筍同豆腐清水煑滾泡飯喫詢其小便尚未見白濁毒未傳至腎經

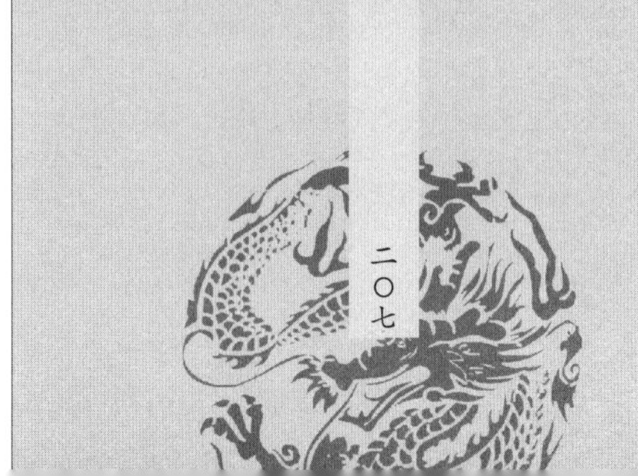

因授以蘇荷湯。去生元版。加生地。元參。各六錢。水煨服。月餘蟲毒大退。酒毒忽發。實火炎上。口舌熱爛。大便秘結。改用槐花二兩。青蒿。生黃耆。柴胡。生首烏。連翹。生白芍。生地。各七錢。元參。黃柏。條參。天門冬。決明子。知母。生甘草。酒炒黃芩。茯苓。各五錢。加酒二兩。同水久煨。服藥十餘劑而病愈。越四個月。方開葷鹽。以後不得犯酒。一飲酒則病翻。惟煨藥必用酒。同水煨服。收效更捷。一遇病翻。實火炎上。大便秘結。口舌熱爛。必用後一方加減。服十餘劑方驗。

有脾土虛而兼中蟲者

某生年二十餘。中瘠蟲。惟下半身如蚓行蚤咬。脾土素屬虛寒。兼有心痛症。不受寒涼之劑。而心肝肺三經。又有微火。亦不受熱劑。予用加減蘇荷湯。不用生薑。水煨服。十餘劑。蟲症及心痛俱愈。惟脾腎虛寒。常常作瀉。而心與肝仍有微火。因改用熟地。附子。炙黃耆。酒炒白芍。焦朮。炙甘草。製首烏。炒山藥。各五錢。乾薑一兩。廣陳皮。白芷各二錢。當歸三錢。丁香。木香各一錢。水煨服。數十劑而愈。

有中蟲餘毒未淨忽變瀉痢者

某生中瘠蟲。愈後。餘毒未盡。實火炎上。口舌熱爛。常服槐花。生白芍。連翹。生黃耆。柴胡。茯苓。黃柏。知母。元參。條參。生地等味。酒水同煨。服一二年。忽變瀉痢。下部寒甚。上部有火。口舌熱爛。兩尺脈無力。脾腎虛寒。肝與心經有伏火。方用焦朮。炙黃耆各一兩。焦薑二兩。製首烏。炙甘草。生白芍。茯苓。各五錢。附子五錢。炒扁豆。炒山藥。杜仲各三錢。豆蔻丁香木香各一錢。水煨服。數劑而愈。　前十味逐脾腎命門之寒。生白芍。

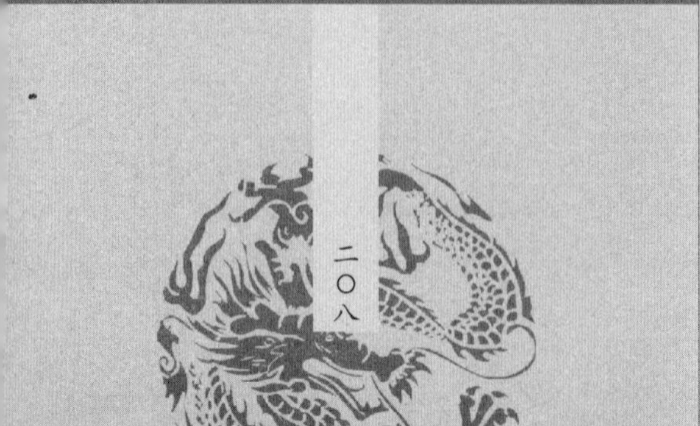

因授以苏荷汤，去生元版，加生地、元参各六钱，水煨服。月余虫毒大退，酒毒忽发，实火炎上，口舌热烂，大便秘结，改用槐花二两，青蒿、生黄耆、柴胡、生首乌、连翘、生白芍、生地各七钱，元参、黄柏、条参、天门冬、决明子、知母、生甘草、酒炒、黄芩、茯苓各五钱，加酒二两，同水久煨。服药十余剂而病愈。越四个月，方开荤盐，以后不得犯酒，一饮酒则病翻。惟煨药必用酒，同水煨服，收效更捷。一遇病翻，实火炎上，大便秘结，口舌热烂，必用后一方加减服，十余剂方验。

有脾土虚而兼中虫者

某生年二十余，中瘠虫，惟下半身如蚓行蚤咬，脾土素属虚寒，兼有心痛症，不受寒凉之剂，而心、肝、肺三经，又有微火，亦不受热剂。予用加减苏荷汤，不用生姜，水煨服，十余剂，虫症及心痛俱愈。惟脾肾虚寒，常常作泻，而心与肝仍有微火，因改用熟地、附子、炙黄耆、酒炒白芍、焦术、炙甘草、制首乌、炒山药各五钱，干姜一两，广陈皮、白芷各二钱，当归三钱，丁香、木香各一钱，水煨服，数十剂而愈。

有中虫余毒未净，忽变泻痢者

某生中瘠虫，愈后，余毒未尽，实火炎上，口舌热烂，常服槐花、生白芍、连翘、生黄耆、柴胡、茯苓、黄柏、知母、元参、条参、生地等味，酒水同煨。服一二年，忽变泻痢，下部寒甚，上部有火，口舌热烂，两尺脉无力，脾肾虚寒，肝与心经有伏火。方用焦术、炙黄耆各一两，焦姜二两，制首乌、炙甘草、生白芍、茯苓各五钱，附子五钱，炒扁豆、炒山药、杜仲各三钱，豆蔻、丁香、木香各一钱，水煨服，数剂而愈。前十味逐脾肾命门之寒，生白芍、茯苓清心肝之火，丁香、木香温中散寒，止泻痢，杀虫。

【按】凡中虫愈，余毒未净，犯一切寒痢症。有全用桂、附、姜、术、耆、乌、芎、归、甘、陈、丁木香等味者。有肉桂不可用，止用附子、姜、术、耆、乌、甘、东、丁香、茯苓、白芍者。有附子不可用，止用肉桂、甘、陈、姜、术、耆、乌、芎、归、丁香、吴萸、茯苓、白芍者。有桂、附不可用，止用甘、姜、耆、术、乌、山药、白芷、陈皮、丁香、川芎者。有用桂附，不用茯苓、白芍者，总之因人随时加减，原不可泥。

【又按】中虫余毒未净，感冒头痛，四肢沉重，作呕作吐，口不渴者，多系虚寒，照前方加当归五钱，川芎二钱，服，经验。若先感暑，而后感寒，前方一剂，既去其寒，即宜服清热之药。

【按】疳虫一证，有七八年小便未白浊者，有终身小便未白浊，并不服药戒口，亦无妨者。有一二年小便白浊者，其受毒必重。

【按】凡中疳，吃著人虫毒者居多，出外踏著者十中一二。但虫毒在路上踏著，何以上身。盖虫家平日所毒死之人，人死则其鬼受役于虫家，其虫毒放在路上，必有冤鬼守之，人踏过则重者必昏迷一刻。轻者亦打一冷颤，乃冤鬼与恶蛇之邪气，附于其人身上。所以通身麻木肉跳，或如蚤蚁咬，或如蜂咬，或如风走窜，不知持戒服药，则邪气日进，正气日减。故受毒者，小便未白浊，必宜服发散药。如紫苏、薄荷、川芎、柴胡、生姜等味是也。必宜服解毒药，如连翘，甘草等是也。必宜服杀虫药，如槐花、青蒿等是也。必宜服杀蛇药，如三七、白芷、丁香、木香、紫苏、薄荷等是也。必宜服清热药，如生地、天门冬、元参、连翘、条参、槐花、青蒿、决明

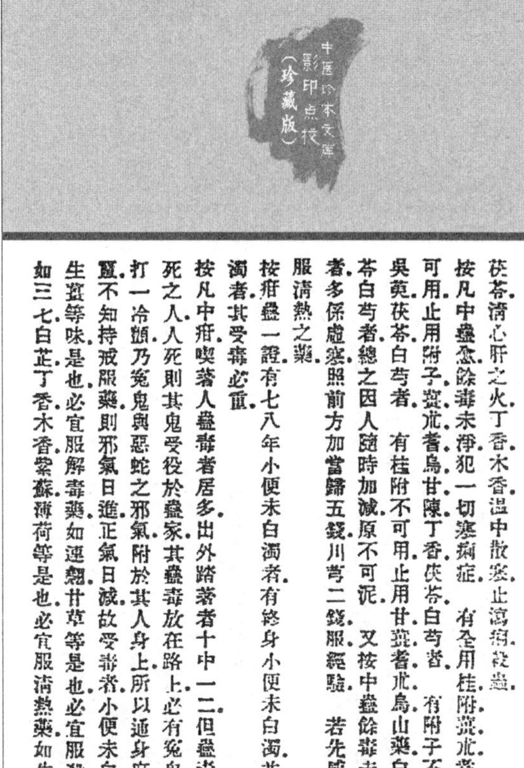

治蠱新方　　三二

茯苓清心肝之火丁香木香温中散寒止瀉痢殺蟲
按凡中蠱愈餘毒未淨犯一切寒痢症　有全用桂附薑朮耆烏芎歸甘陳丁木香等味者　有肉桂不可用止用附子薑朮耆烏甘陳丁香茯苓白芍者　有附子不可用止用肉桂甘陳薑朮耆烏芎歸丁香吳萸茯苓白芍者　有桂附不可用止用甘薑耆朮烏山藥白芷陳皮丁香川芎者　有用桂附不用茯苓白芍者總之因人隨時加減原不可泥　又按中蠱餘毒未淨感冒頭痛四肢沉重作嘔作吐口不渴者多係虛寒照前方加當歸五錢川芎二錢服經驗　若先感暑而後感寒服前方一劑旣去其寒卽宜服清熱之藥
按疳蠱一證有七八年小便未白濁者有終身小便未白濁並不服藥戒口亦無妨者有一二年小便白濁者其受毒必重
按凡中疳喫著人蠱毒者居多出外踏著者十中一二但蠱毒在路上踏著何以上身蓋蠱家平日所毒死之人人死則其鬼受役於蠱家其蠱毒放在路上必有冤鬼守之人踏過則重者必昏迷一刻輕者亦打一冷顫乃冤鬼與惡蛇之邪氣附於其人身上所以通身麻木肉跳或如蚤蟻咬或如蜂咬或如風走竄不知持戒服藥則邪氣日進正氣日減故受毒者小便未白濁必宜服發散藥如紫蘇薄荷川芎柴胡生薑等味是也必宜服解毒藥如連翹甘草等是也必宜服殺蠱藥如槐花青蒿等是也必宜服殺蛇藥如三七白芷丁香木香紫蘇薄荷等是也必宜服清熱藥如生地天門冬元參連翹條參槐花青蒿決明

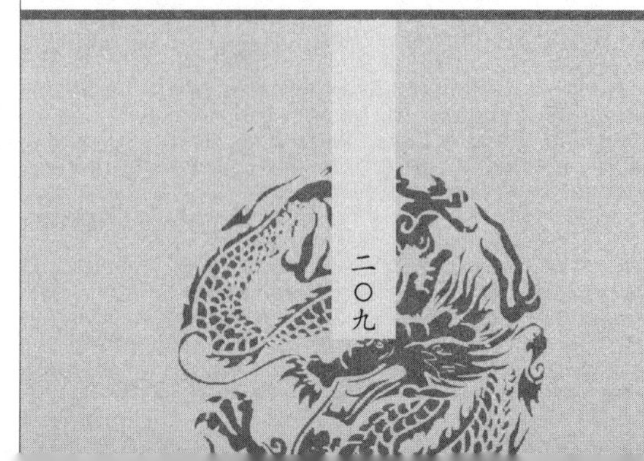

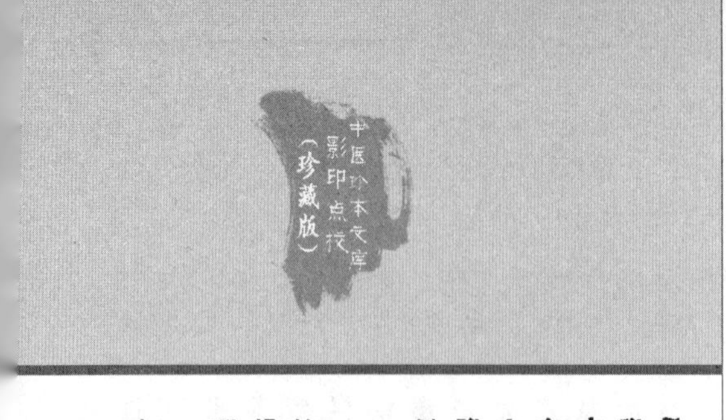

子生黄耆黄柏知母茯苓生芍等是也必宜服降氣藥如紫蘇薄荷木香陳皮藿香等是也必宜服滲降藥如茯苓澤瀉等是也必宜服消腫藥如紫蘇薄荷生白芍條參連翹等是也必宜服散血行血藥如蘇木生首烏當歸茜草鬱金三稜莪朮澤蘭五加皮等是也斷不可喫補藥恐補其邪氣深入而不出然亦有不可泥者或其人脾腎虛寒大便溏泄或腹寒作痛命門無火宜大補氣血如熟地炙黄耆製首烏炒山藥當歸杜仲焦朮乾薑附子肉桂等以治其本兼用蘇子丁香木香三七澤蘭五加皮鬱金三稜莪朮陳皮白芷茯苓生白芍等味以治其標可也

又按凡被蛇咬毒復入內照蘇荷湯加木香丁香各二錢燒酒一兩同水煨空心服必愈

一中疳身癢外用苦楝樹皮椿樹皮搗爛同浮萍加鹽一撮煎水洗甚驗

變疳論

按中疳蟲受毒既重不知持戒小便一見白濁遂變五疳先從下部左右兩內腎腐蝕生蟲後至皮外塌損腐爛生蟲而蟲毒在身一見風來如有羣蟲飛集通身如髮刺蟲咬到此時則五臟受傷一切發表之藥斷不可喫一切發毒之物斷不可喫亦不可服補藥然亦難挽回矣

擬中疳既變疳後所用藥品

大生地 槐花 元參 條參 連翹 百合 白芍 青蒿 茜草 決明子 澤瀉 茯苓 花粉

黄連 麥門冬 梔子 黄柏 丹參 川貝母 知母 三稜 天門冬 龍胆草 莪朮 犀角

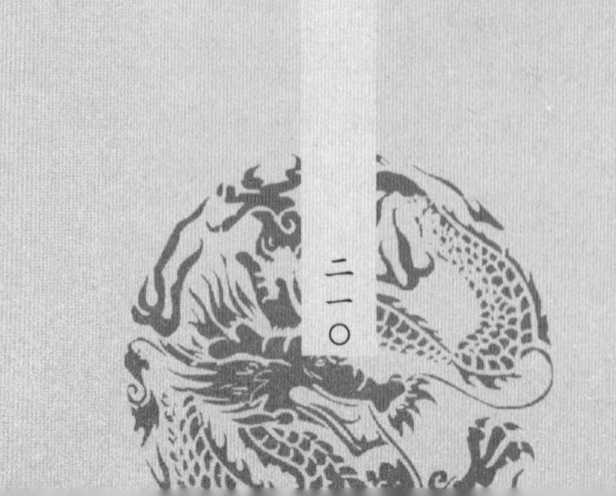

子、生黄耆、黄柏、知母、茯苓、生芍等是也。必宜服降气药，如紫苏、薄荷、木香、陈皮、藿香等是也。必宜服渗降药，如茯苓、泽泻等是也。必宜服消肿药，如紫苏、薄荷、生白芍、条参、连翘等是也。必宜服散血行血药，如苏木、生首乌、当归、茜草、郁金、三棱、莪术、泽兰、五加皮等是也。断不可吃补药，恐补其邪气，深入而不出，然亦有不可泥者，或其人脾肾虚寒，大便溏泄，或腹寒作痛，命门无火，宜大补气血，如熟地、炙黄耆、制首乌、炒山药、当归、杜仲、焦术、干姜、附子、肉桂等，以治其本，兼用苏子、丁香、木香、三七、泽兰、五加皮、郁金、三棱、莪术、陈皮、白芷、茯苓、生白芍等味，以治其标可也。

【又按】凡被蛇咬，毒复入内，照苏荷汤，加木香、丁香各二钱，烧酒一两，同水煨，空心服必愈。

一中疳身痒，外用苦楝树皮，椿树皮，捣烂，同浮萍，加盐一撮，煎水洗，甚验。

变疳论

按中疳虫受毒既重，不知持戒，小便一见白浊，遂变五疳，先从下部左右两内肾，腐蚀生虫，后至皮外塌损，腐烂，生虫而虫毒在身。一见风来，如有群虫飞集，通身如发刺，虫咬，到此时，则五脏受伤，一切发表之药断不可吃。一切发毒之物，不可吃，亦不可服补药，然亦难挽回矣。

拟中疳既变疳后所用药品

大生地 槐花 元参 条参 连翘 百合 白芍 青蒿 茜草 决明子 泽泻 茯苓 花粉 黄连 麦门冬 栀子 黄柏 丹参 川贝母 知母 三棱 天门冬 龙胆草 莪术 犀角

茯神　黄芩　羚羊角　生洋参　生首乌　地骨皮　大熟地　金银花　车前子　广西田州三七　大黄大便秘结者加此味一钱

以上诸品，皆可酌用，倘若病人脾肾虚寒，不能受寒凉等味。在用药者，因人随时变通，斟酌加减，神而明之可也。

经验

有妇人年四十余，中痗，受病既重，不知持戒，小便已见白浊。予徒不问其详，令单用紫苏、薄荷二味，煨汤服。伊又误烧狗骨，泡酒吃，忽然病大翻重，通身如有虫咬，两鼻孔内如有两蛇出，伸舌舔面颧，手指脚指，如有虫出入，两肩两胁腰间，足膝，处处皆有虫行蚓蟠，夜卧床上，如有千万虫，惊惧昏迷，眯眼自想，如有火星闪躍，自思其头如脚盆大，其身如谷囤大，身常冷颤，喜近火，顷刻难安。予曰小便已见白浊，肾经必生痗虫，不得复用苏荷等发表之物，仍要戒盐戒色戒口，或可医也。用槐花、青蒿、决明子各一两，生白芍、生地、元参、连翘、条参各八钱，茯苓、黄柏、知母各六钱，田州三七二钱，加烧酒一两，同水久煨，空心服，服十余剂，病遂大减，月余变红白痢，此乃恶血泻下也。已无蚤蚁咬，但肚常痛，肚内心头常有物翻搅，时而作咬。予照原方，加三七、三棱、莪术各三钱，酒同水煨服，至九月，肾经痗毒已尽，惟虫毒未愈，十月内吃发表等药，照前方加紫苏、薄荷、五加皮、当归、川芎、生首乌、甘草各七钱，木香二钱，服数月而病全愈。

附泥鳅虫论

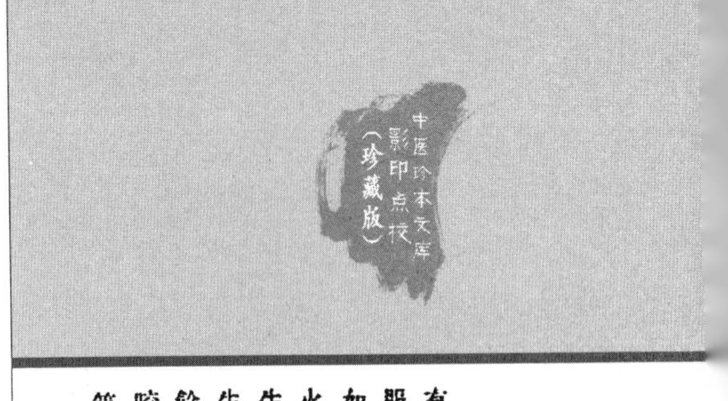

茯神　黄芩　羚羊角　生洋參　生首烏　地骨皮　大熟地　金銀花　車前子　廣西田州三七　大黄大便秘結者加此味一錢。

以上藥品皆可酌用。倘若病人脾腎虛寒。不能受寒涼等味。在用藥者。因人隨時變通。斟酌加減。神而明之可也。

經驗

有婦人年四十餘。中痗。受病既重。不知持戒。小便已見白濁。予徒不問其詳。令單用紫蘇薄荷二味。煨湯服。伊又誤燒狗骨。泡酒喫。忽然病大翻重。通身如有蟲咬。兩鼻孔內如有兩蛇出。伸舌舔面顴。手指脚指。如有蟲出入。兩肩兩脅腰間足膝處處皆有蟲行蚓蟠。夜臥床上。如有千萬蟲。驚惧昏迷。眯眼自想。如有火星閃躍。自思其頭如脚盆大。其身如穀囤大。身常冷顫。喜近火。頃刻難安。予曰小便已見白濁。腎經必生痗蟲。不得復用蘇荷等發表之物。仍要戒鹽戒色戒口。或可醫也。用槐花青蒿決明子各一兩。生白芍生地元參連翹條參各八錢。茯苓黄柏知母各六錢。田州三七二錢。加燒酒一兩。同水久煨。空心服。服十餘劑。病遂大減。月餘變紅白痢。此乃惡血瀉下也。已無蚤蟻咬。但肚常痛。肚內心頭常有物翻攪。時而作咬。予照原方。加三七三稜莪朮各三錢。酒同水煨服。至九月。腎經痗毒已盡。惟蟲毒未愈。十月內喫發表等藥。照前方加紫蘇薄荷五加皮當歸川芎生首烏甘草各七錢。木香二錢。服數月而病全愈。

附泥鰍蟲論

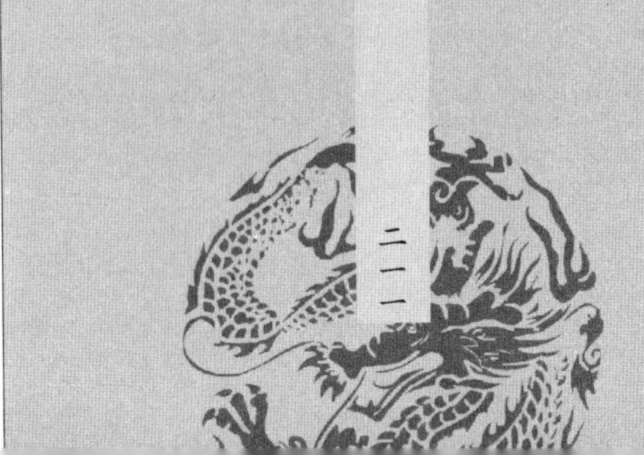

聞蠱家用竹葉放水中。同蠱藥浸之。即變泥鰍魚。煮與客喫。食畢肚內脹滿。如有泥鰍三五條行走。痛不可忍。時而冲上喉嚨。時而走下肛門。大便不通。不知治。必死。

附石頭蠱論

聞蠱俗將石頭一塊。放於路上。結茅標一二个。人行過。則石跳上人身。或入肚內。初中肚內。硬實作痛。至三四个月。則會動。肚鳴。大便結秘。人漸瘦黑。時而此石飛入兩手。時而飛入兩脚。痛不可忍。不出三五年。其人必死。

附篾片蠱論

聞蠱俗將竹篾一片。約四五寸。放于路上。人行過則此篾跳上脚腿。痛不可忍。久則此篾入于膝蓋。脚漸小如鶴膝。不出四五年。其人必死。又或篾跳上身。肚內作痛。如蚘蟲在肚內翻攪。痛不可忍。走下肛門。則作脹欲出恭。恭亦不出。如有小刀在肛門。不上不下。不知醫。數日即死。

以上三症。得之風聞。未及親見。或用加減蘇荷湯治之必愈。

附鴉片烟四耗論

一鴉片烟耗神。凡人夜喫鴉片烟。則通宵不寐。乃神散也。夫晝作夜息。人之常情。然或先天稟賦健旺。夜亦少眠者。神足也。或良朋聚談。通宵不眠者。神喜也。或事變之來。寢不安枕者。神驚也。或氣血虛寒。心腎不交。或火熾痰鬱。陽亢於陰。夜不得寢者。神脫也。乃本倦而欲眠。竟強以鴉片烟提升之。使其神散而不

闻虫家用竹叶放水中，同虫药浸之，即变泥鳅鱼，煮与客吃，食毕肚内胀满，如有泥鳅三五条行走，痛不可忍，时而冲上喉咙，时而走下肛门，大便不通，不知治，必死。

附石头虫论

闻虫俗将石头一块，放于路上，结茅标一二个，人行过，则石跳上人身，或入肚内。初中肚内，硬实作痛。至三四个月，则会动，肚鸣，大便结秘，人渐瘦黑，时而此石飞入两手，时而飞入两脚，痛不可忍，不出三五年，其人必死。

附篾片虫论

闻虫俗将竹篾一片，约四五寸，放于路上，人行过则此篾跳上脚腿，痛不可忍，久则此篾入于膝盖，脚渐小如鹤膝，不出四五年，其人必死。又或篾跳上身，肚内作痛，如蛔虫在肚内翻搅，痛不可忍，走下肛门，则作胀欲出恭。恭亦不出，如有小刀在肛门，不上不下，不知医，数日即死。

以上三症，得之风闻，未及亲见，或用加减苏荷汤治之必愈。

附鸦片烟四耗论

一鸦片烟耗神，凡人夜吃鸦片烟，则通宵不寐，乃神散也。夫昼作夜息，人之常情，然或先天禀赋健旺，夜亦少眠者，神足也。或良朋聚谈，通宵不眠者，神喜也。或事变之来，寝不安枕者，神惊也。或气血虚寒，心肾不交，或火炽痰郁，阳亢于阴，夜不得寝者，神脱也。乃本倦而欲眠，竟强以鸦片烟提升之，使其神散而不

聚，不得成寝，此乃助长之术，其初似亦无损。至其浸久神愈散，则人愈弱，以夜为昼，而躁动不安，俾昼作夜，而长寝不起，百事废弛，职由此乎？

一鸦片烟耗气，凡人之生，皆阴阳二气，周流于一身，无时或息，乃吃鸦片烟者，烟之气增一分于身上，则我身之元气减一分。烟之气增五分于身上，则我身之元气减五分。久之则烟气胜，元气少，遂变烟痢。故半日不得吃烟，则旧流涕出，腰间如鸡啄，如针刺，顷刻不安，三日不得吃烟，则屙痢不止。百药不效，得吃烟则稍止，其所以泻痢者，元气脱也。元气既脱，惟借烟气以提升之，薰灼之，得吃烟，则稍止也。然虽稍止，究之客气日胜，正气牿亡，欲求如不吃烟者之自适也得乎？

一鸦片烟耗精，凡吃鸦片烟之人，精液消耗，多不育子。至上瘾既久，变成烟痢，停一日不得烟吃，夜卧，则精液从小便流出，不止，得烟吧则稍愈。除烟则百药不效。此非烟之能把持乎精液也。盖得烟之气，则提其精液上行，而精液内耗，犹可暂延。不得烟之气，则元气已经剥削，精液自脱，下流而不止也。夫至于精液日涸，不亦危矣乎？

一鸦片烟耗血，凡人一身血脉健旺，则颜色光润。若吃鸦片烟之人，渐久则阳缩，而颜色青，血亏也。再久则痢作，而颜色黑，血枯也。又久则四肢筋缩，如龟鳖形，血消已尽，不能养筋也。至于四肢筋缩，则精亡血涸，虽生如死矣。况血既消耗，肺枯虫生，多变劳瘵，咳嗽，至其甚时，喉咙内虫欲出不出，终日咳嗽不止。此时一日不得烟吃，则命在顷刻，即时时不断烟，亦不过苟延旦夕耳，尚忍言哉？尚可问哉？

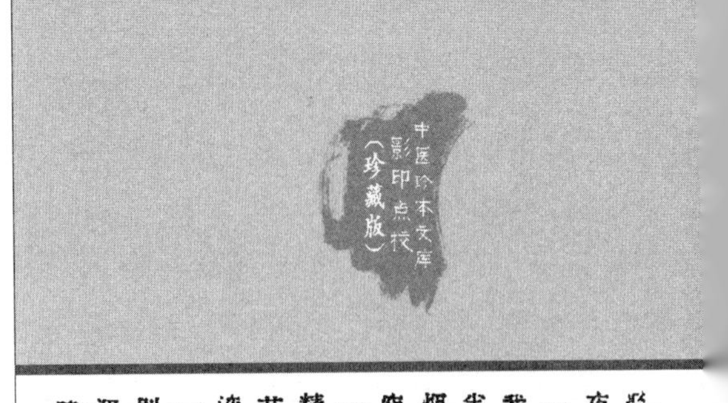

聚。不得成寢。此乃助長之術。其初似亦無損。至其浸久神愈散。則人愈弱。以夜爲晝。而躁動不安。俾晝作夜。而長寢不起。百事廢弛。職由此乎。

一鴉片烟耗氣。凡人之生。皆陰陽二氣。周流於一身。無時或息。乃喫鴉片烟者。烟之氣增一分于身上。則我身之元氣減一分。烟之氣增五分于身上。則我身之元氣減五分。久之則烟氣勝。元氣少。遂變烟痢。故半日不得喫烟。則涙流涕出。腰間如雞啄。如針刺。頃刻不安。三日不得喫烟。則屙痢不止。百藥不效。得喫烟。則稍止。其所以瀉痢者。元氣脫也。元氣既脫。惟借烟氣以提升之。薰灼之。得喫烟。則稍止也。然雖稍止。究之客氣日勝。正氣牿亡。欲求如不喫烟者之自適也得乎。

一鴉片烟耗精。凡喫鴉片烟之人。精液消耗。多不育子。至上癮既久。變成烟痢。停一日不得烟喫。夜臥則精液從小便流出不止。得烟喫。則稍愈。除烟則百藥不效。此非烟之能把持乎精液也。蓋得烟之氣。則提其精液上行。而精液內耗。猶可暫延。不得烟之氣。則元氣已經剝削。精液自脫。下流而不止也。夫至於精液日涸。不亦危矣乎。

一鴉片烟耗血。凡人一身血脈健旺。則顏色光潤。若喫鴉片烟之人。漸久則陽縮。而顏色青。血虧也。再久則痢作。而顏色黑。血枯也。又久則四肢筋縮。如龜鱉形。血消已盡。不能養筋也。至於四肢筋縮。則精亡血涸。雖生如死矣。況血既消耗。肺枯蟲生。多變勞瘵咳嗽。至其甚時。喉嚨內蟲欲出不出。終日咳嗽不止。此時一日不得烟喫。則命在頃刻。即時時不斷烟。亦不過苟延旦夕耳。尚忍言哉。尚可問哉。

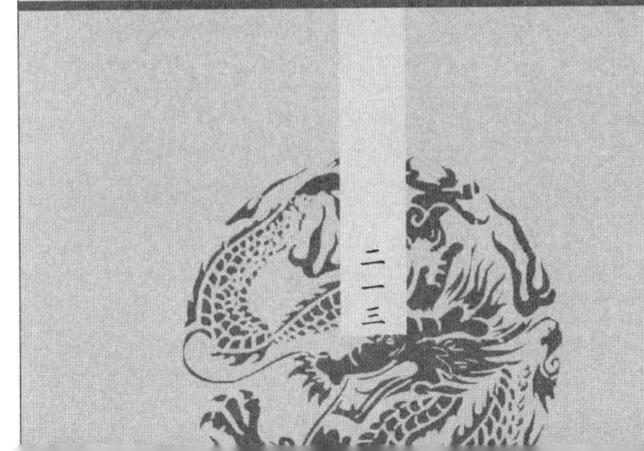

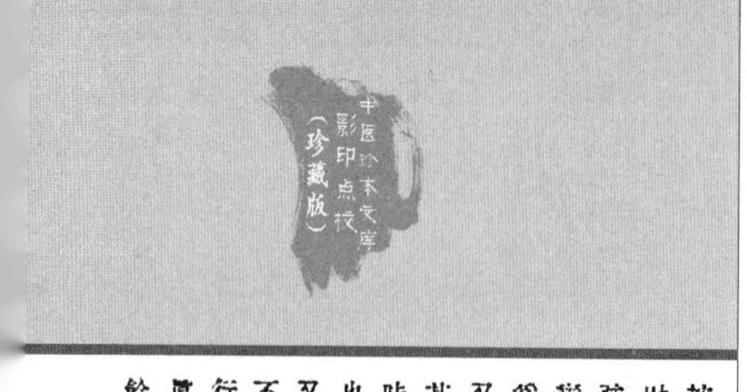

按鴉片烟既有四耗。則壽必不長。而喫烟之人。亦未見遽死者何也。蓋既上癮之後。惟以烟爲命。祖宗財產皆不顧恤至家產既盡。不顧品行。凡可以得烟者。無不爲之。或計窮智屈。烟無所出。不得已而勉強戒烟。任其淚流涕出。瀉痢遺精。或間日以生烟少許。泡水喫。以稍止其癮。或以烟屎泡水喫。以止其癮。從此忍烟至年餘。雖我身之元精正氣。漸漸復充。而烟癮之發。瀕死者已數十次矣。外人不知。遂以爲吸烟無害。亦安知此中之閱歷苦楚乎。况戒烟一方。惟強壯之年。方能行之。若老年血氣既衰。烟癮又深。卽重用人參白朮炙黃耆懷山藥肉桂附子等味。以補其氣。鹿茸鹿膠當歸首烏龜膠等味。以補其血。熟地枸杞兎絲子牛膝蒺藜等味。以補其精。虎骨五加皮杜仲等味。以壯其筋。肉蔻扁豆吳萸等味以止其痢。麥冬連翹條參白芍甘草茯苓犀角玉竹百合等味。以殺蟲降火解毒而止嗽。亦難挽回也。戒之哉。凛之哉。

又鴉片烟對日對時。連喫三日。則上癮者何也。凡人之元氣。周流於一身者。若日月之行於天焉。晝夜不息。如本日亥時。其氣行至尾閭。此時喫烟。則提其氣上行。而尾閭之眞氣減一分。明日亥時。其氣復行至尾閭。此時又喫烟。則尾閭之眞氣又減一分。又明日亥時復喫烟。則尾閭之眞氣。又減一分。於是眞氣已虧。至其時不得喫烟。則尾閭酸脹。坐臥不安。蓋眞氣已空。又無烟氣以充之也。舉一時言。其餘可以類推。

今世俗之吸烟。昉自明天啓間。其時守邊士卒多中寒死。非烟不治。故嚴禁之亦不止。今則三尺童

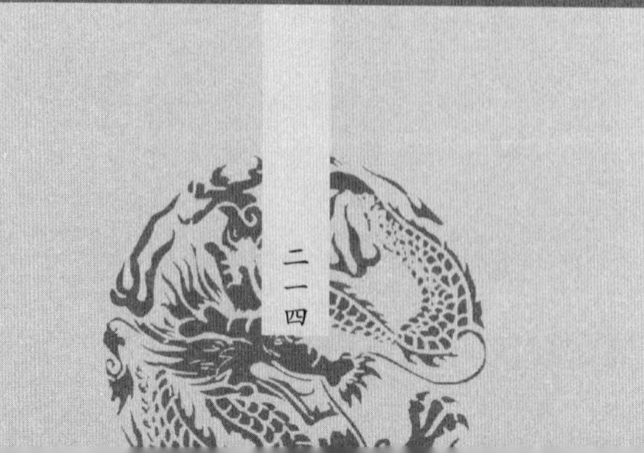

按鸦片烟既有四耗，则寿必不长。而吃烟之人，亦未见遽死者何也。盖既上瘾之后，惟以烟为命，祖宗财产皆不顾恤，至家产既尽，不顾品行。凡可以得烟者，无不为之，或计穷智屈，烟无所出，不得已而勉强戒烟。任其泪流涕出，泻痢遗精，或间日以生烟少许，泡水吃，以稍止其瘾，或以烟屎泡水吃，以止其瘾。从此忍烟至年余，虽我身之元精正气，渐渐复充，而烟瘾之发，濒死者已数十次矣。外人不知，遂以为吸烟无害，亦安知此中之阅历苦楚乎？况戒烟一方，惟强壮之年，方能行之。若老年血气既衰，烟瘾又深，即重用人参、白术、炙黄耆、怀山药、肉桂、附子等味，以补其气。鹿茸、当归、首乌、龟胶等味，以补其血。熟地、枸杞、菟丝子、牛膝、蒺藜等味，以补其精。虎骨、五加皮、杜仲等味，以壮其筋。肉蔻、扁豆、吴萸等味，以止其痢。麦冬、连翘、条参、白芍、甘草、茯苓、犀角、玉竹、百合等味，以杀虫。降火解毒而止嗽，亦难挽回也。戒之哉！凛之哉！

又鸦片烟对日对时，连吃三日，则上瘾者何也？凡人之元气，周流于一身者。若日月之行于天焉，昼夜不息。如本日亥时，其气行至尾闾，此时吃烟，则提其气上行，而尾闾之真气减一分。明日亥时，其气复行，至尾闾，此时又吃烟，则尾闾之真气又减一分。又明日亥时复吃烟，则尾闾之真气，又减一分。于是真气已亏，至其时不得吃烟，则尾闾酸胀，坐卧不安。盖真气已空，又无烟气以充之也。举一时言，其余可以类推。

今世俗之吸烟，昉自明天启间，其时守边士卒多中寒死。非烟不治，故严禁之亦不止。今则三尺童

子，皆视吸烟为常事矣，然未有如鸦片之流毒深也。凡私贩鸦片之人，曰卖土。曰卖土，吸食鸦片之具，曰烟枪，曰墩，曰炮，语已不经。至吸食有一定时刻，稍迟即性命悬于呼吸，一似暗设机械，以束缚吾民之肢体，岂不痛哉。夫时俗之好尚，人心系焉。凡今日泉刀布币器皿颜色之属，无一不以称洋者为居奇，即鸦片亦美之曰洋烟。吾不知再阅数百年后，鸦片亦如今世之吸烟，竟不足为怪耶。抑天不惠此民，将耗尽其脂膏骨髓而后已耶。布衣野老，盖有不敢言不忍言者矣。姑就见闻所及，作鸦片四耗论，以附路氏治虫新方后，俾天下知鸦片之毒，不异于虫。而鄙人所论，亦庶几治虫之新方焉，此则区区所厚望者矣。

道光乙未九日澄江渔者书

子。皆視吸烟爲常事矣。然未有如鴉片之流毒深也。凡私販鴉片之人。曰賣土。曰買土。吸食鴉片之具。曰烟鎗。曰墩。曰炮。語已不經。至吸食有一定時刻。稍遲卽性命懸于呼吸。一似暗設機械以束縛吾民之肢體。豈不痛哉。夫時俗之好尚。人心係焉。凡今日泉刀布幣器皿顏色之屬。無一不以稱洋者爲居奇。卽鴉片亦美之曰洋烟。吾不知再閱數百年後。鴉片亦如今世之吸烟。竟不足爲怪耶。抑天不惠此民。將耗盡其脂膏骨髓而後已耶。布衣野老。蓋有不敢言不忍言者矣。姑就見聞所及。作鴉片四耗論。以附路氏治蠱新方後。俾天下知鴉片之毒。不異于蠱。而鄙人所論。亦庶幾治蠱之新方焉。此則區區所厚望者矣。道光乙未九日澄江漁者書

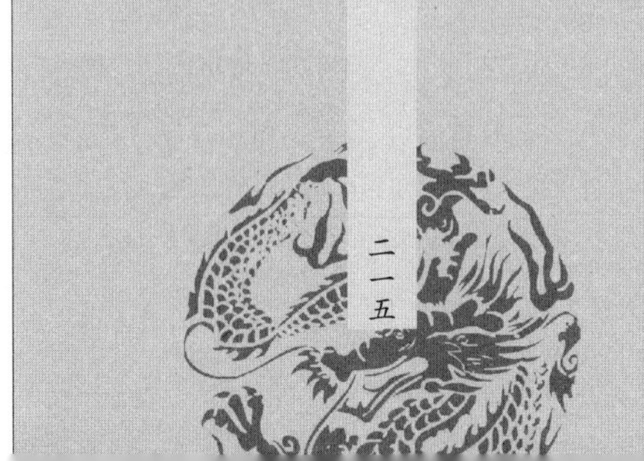

风劳鼓病论

恽树珏 著

风劳鼓病论卷一

武进恽铁樵著

受业江阴章巨膺参校

中风

古人不知中风之病理，仅就病状推测，发为种种议论。今日为时医所习知，而犹祖述其说者，曰东垣主虚，河间主火，丹溪主痰。自余明清医家，大都调和其说以为说。无有于三说之外，别有建树者，详东垣所以主虚，因中风之病，必三十五、四十以后，其五十以后者尤多。若三十五以前，罕有病中风者，然则以理推之，谓此病由虚而得，固未尝不可。丹溪主痰，则因中风之病，什九皆肥人，且中风之病症，什九皆见顽痰为梗，故毅然以痰为说。河间主火者，既患偏中，神经不能调节血行，血中炭养失其平衡，酸素自燃，而见血色殷红，急予大剂甘

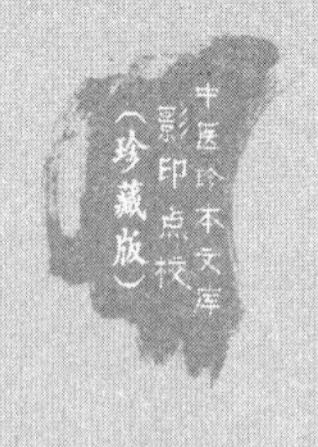

風勞鼓病論卷一

武進惲鐵樵著　受業江陰章巨膺參校

中風

古人不知中風之病理。僅就病狀推測。發爲種種議論。今日爲時醫所習知。而猶祖述其說者。曰。東垣主虛。河間主火。丹溪主痰。自餘明清醫家。大都調和其說以爲說。無有於三說之外別有建樹者。詳東垣所以主虛。因中風之病。必三十五四十以後。其五十以後者尤多。若三十五以前。罕有病中風者。然則以理推之。謂此病由虛而得。固未嘗不可。丹溪主痰。則因中風之病。什九皆肥人。且中風之病症。什九皆見頑痰爲梗。故毅然以痰爲說。河間主火者。既患偏中。神經不能調節血行。血中炭養失其平衡。酸素自燃。而見血色殷紅。急予大劑甘

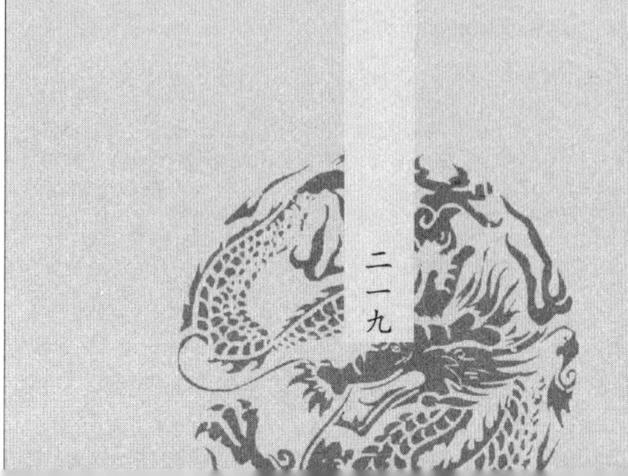

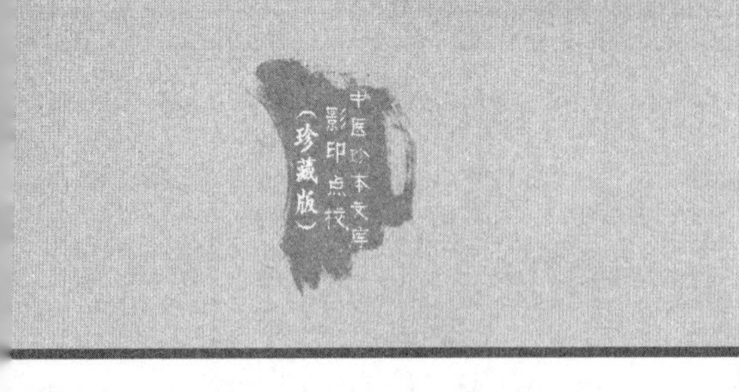

涼之藥。其熱象可以應手而減。是就藥效以求病因。主火不爲臆說也。三家對於中風之病。議論夥多。後世本此三說以爲書。無慮汗牛充棟。其實三說精義。不過如我所言。此外無非陰陽五行。引幾句內經。籠統說法。作勢翻騰而已。

虛何以不爲他病。而爲中風。火爲中風後一種病狀。痰實因既中之後。體工起變化而後有。非因有痰而中風。例如欬嗽亦有痰。不必見中風證狀。是痰火虛三說。未爲圓滿。甚屬顯明。而祖述三家者。迄未一措意何也。

讀者須知中風之爲病。是纖微神經斷絕之故。因所斷絕者。爲司運動之神經。故肢體不仁。而知識無恙。(而西醫則謂血管爆裂。按纖微神經斷絕。與血管爆裂。不能混爲一談。血管爆裂者。謂血管之壁破裂也。凡血管。皆有神經繞之。謂血管破裂。其纖微神經自無不斷。其說近是。然中風之輕者。治之得法。可以恢復如常人。豈血管已裂者能自再生乎。愚則以爲凡中風之輕者。治之可愈。

凉之药，其热象可以应手而减，是就药效以求病因，主火不为臆说也。三家对于中风之病，议论伙多，后世本此三说以为书。无虑汗牛充栋，其实三说精义，不过如我所言。此外无非阴阳五行，引几句《内经》，笼统说法，作势翻腾而已。

虚何以不为他病，而为中风，火为中风后一种病状，痰实因既中之后，体工起变化而后有，非因有痰而中风。例如欬嗽亦有痰，不必见中风证状，是痰、火、虚三说，未为圆满，甚属显明，而祖述三家者，迄今未一措意，何也？

读者须知中风之为病，是纤微神经断绝之故。因所断绝者，为司运动之神经，故肢体不仁，而知识无恙（而西医则谓血管爆裂，按纤微神经断绝，与血管爆裂，不能混为一谈。血管爆裂者，谓血管之壁破裂也。凡血管，皆有神经绕之，谓血管破裂，其纤微神经自无不断，其说近是。然中风之轻者，治之得法，可以恢复如常人。岂血管已裂者，能自再生乎？愚则以为凡中风之轻者，治之可愈，

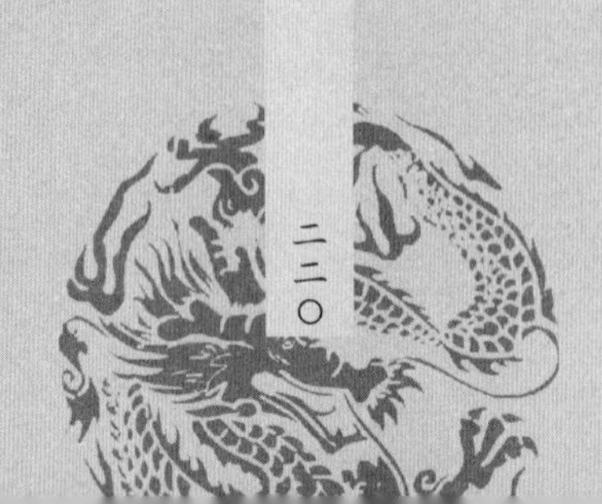

乃其神经原未断绝，不过钝麻。凡断之先一步，必为钝麻为变鞕，用风药使神经弛缓，硬者得柔。已钝麻者遂能自恢复，故可愈。似较血管破裂说为长，抑血管破裂说是否，仅为非医家言之。取其容易了解，余未尝学问，无从臆度）。若问何以神经有断绝之患，则吾亦将归咎于虚，不过此虚字颇耐人寻味。既不能谓之血虚，亦不能谓之气虚，直是细胞崩坏，内分泌失职之故。何以知是细胞崩坏，内分泌失职？此非可以空言说明者。请证之事实，余所治中风大证颇多，论成绩大约十愈其七，吾因之得尽见此病之变化，今详述如下：

民十，家眉卿先生邀治其老姨太太，其时为端午黄昏，病者年五十余，因食角黍，卒然不省人事，眼闭口开，舌缩手纵而遗尿，脉尚起落分明。余用苏合香丸一料，和开水灌之，尚能咽。须臾，更以多量淡盐汤予之，遂得吐。吐两次，而口闭目张，手亦微握，乃以胆星、竹沥、羌、独、秦艽煎汤，化大活络丹一粒，灌之。当时亦

乃其神經原未斷絕。不過鈍麻。凡斷之先一步必爲鈍麻爲變鞕。用風藥使神經弛緩。硬者得柔。已鈍麻者遂能自恢復。故可愈。似較血管破裂說爲長。抑血管破裂說是否。僅爲非醫家言之。取其容易了解。余未嘗學問。無從臆度）若問何以神經有斷絕之患。則吾亦將歸咎於虛。不過此虛字頗耐人尋味。既不能謂之血虛。亦不能謂之氣虛。直是細胞崩壞。內分泌失職之故。何以知是細胞崩壞。內分泌失職。此非可以空言說明者。請證之事實。余所治中風大證頗多。論成績。大約十愈其七。吾因之得盡見此病之變化。今詳述之如下。

民十。家眉卿先生邀治其老姨太太。其時爲端午黃昏。病者年五十餘。因食角黍。卒然不省人事。眼閉口開。舌縮手縱而遺尿。脈尙起落分明。余用蘇合香丸一粒。和開水灌之。尙能嚥。須臾。更以多量淡鹽湯予之。遂得吐。吐兩次。而口閉目張。手亦微握。乃以膽星竹瀝羌獨秦艽煎湯。化大活絡丹一粒。灌之。當時亦

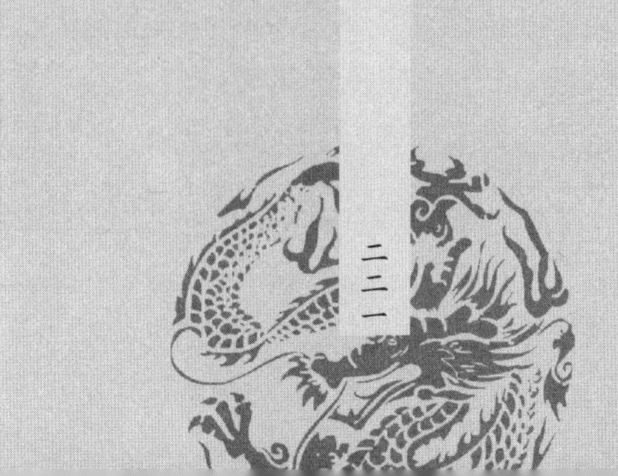

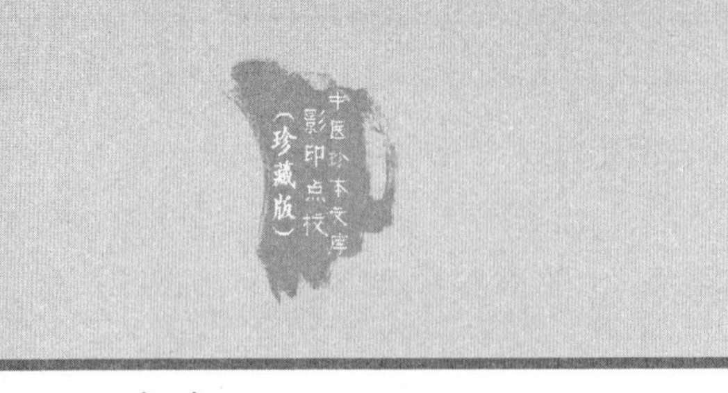

無所謂好歹。能進藥而已。明日再診。頗見熱象。乃於前方中加杭菊鉤尖鮮生地天冬。藥後目能視。右手能動。惟不能言。仍見熱象。乃加重諸涼藥。竹瀝自一兩加至二兩。鮮生地從五錢加至一兩。如是者七八日。病人知識。頗見恢復。能尋覓其最關心之儲藏首飾小箱。侍婢以箱進。渠更摸索貼身所佩之鎖鑰。既得鑰。始安心熟寐。惟仍不能言。余見其熱象雖減。舌色則糙。乃用鮮生地四兩。天冬四兩。搗汁。文火收膏。和前藥予服。其大活絡丹則改用回天再造丸。每日一劑。連進三五劑。舌轉潤。而神色較好。亦能進食。惟總不能言。然其舌伸縮自如。自中風日起。兩星期。始有大便。衡量病情。藥實中肯。乃不復更張。不過分量略有增損。直至六月六日。侍嫗進菜粥。病人啜之。忽曰鹹。從此便能言。而話甚多。久之。眠食如常。惟左手足拘攣日甚。如是五年。至去年臘月。舊病復發。進前藥無效而歿。五年中。曾有多次小感冒。其脈悉與常人同。用藥亦與尋常感冒

无所谓好歹，能进药而已。明日再诊，颇见热象，乃于前方中加杭菊、钩尖、鲜生地、天冬，药后目能视，右手能动，惟不能言，仍见热象。乃加重诸凉药，竹沥自一两加至二两，鲜生地从五钱加至一两，如是者七八日，病人知识，颇见恢复。能寻觅其最关心之储藏首饰小箱，侍婢以箱进，渠更摸索贴身所佩之锁钥，既得钥，始安心熟寐，惟仍不能言。余见其热象虽减，舌色则糙，乃用鲜生地四两，天冬四两，捣汁，文火收膏，和前药予服。其大活络丹则改用回天再造丸，每日一剂，连进三五剂，舌转润，而神色较好，亦能进食，惟总不能言。然其舌伸缩自如，自中风日起，两星期，始有大便，衡量病情，药实中肯，乃不复更张，不过分量略有增损，直至六月六日，侍妪进菜粥，病人啜之，忽曰咸。从此便能言，而话甚多。久之，眠食如常，惟左手足拘挛日甚。如是五年，至去年腊月，旧病复发，进前药无效而殁。五年中，曾有多次小感冒，其脉悉与常人同，用药亦与寻常感冒

同，其不遂之半身，肌肤爪甲，均不变色，惟四指皆拘挛，知识方面，亦无异徵。

余有族叔祖母，六十九而中风，病状与普通中风略同，惟既中之后半个月，病势已渐定，忽患脚肿，其肿之原因为误食碱水麦食。余以龟龄集疗之，尽龟集六钱而肿退，通常治此病，以增多血中液体，使不发热为主。故鲜生地、钩尖、菊花乃重要副药，惟此病不用甘凉，而用温补，乃例外者。

敝邑某绅，讳其名，年五十左右，患病多年不愈，去年延诊。其病状颊车唇胎喉舌不能动，食物须流质，灌入口中，听其自下。居恒以巾围项间及胸前，涎唾涔涔下，以唇舌皆不能动之故。目光直视，眼球亦不能动，健忘，手足与寻常人略同，惟异常衰弱而已。凡诊三次，第二次往诊，病人方与其眷属作叶子戏，可见局部虽病，知觉情感仍在。病家谓我病已八年，前后历医生无数，西医谓是脑病，中医谓是奇病，大约与少壮时色欲斲丧有关，按此病亦中风也。其所断绝

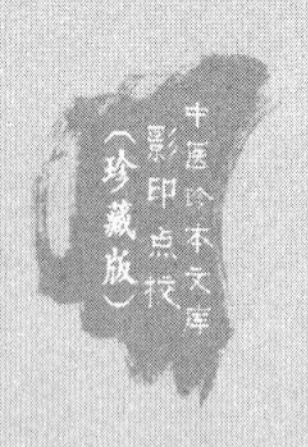

同。其不遂之半身。肌膚爪甲。均不變色。惟四指皆拘攣。知識方面。亦無異徵。
余有族叔祖母。六十九而中風。病狀與普通中風略同。惟既中之後半個月。病勢已漸定。忽患脚腫。其腫之原因。爲誤食碱水麪食。余以龜齡集療之。盡龜集六錢而腫退。通常治此病。以增多血中液體使不發熱爲主。故鮮生地鈎尖菊花。乃重要副藥。惟此病不用甘涼。而用溫補。乃例外者。
敝邑某紳。諱其名。年五十左右。患病多年不愈。去年延診。其病狀。頰車脣脂喉舌不能動。食物須流質。灌入口中。聽其自下。居恒以巾圍項間及胸前。涎唾涔涔下。以脣舌皆不能動之故。目光直視。眼球亦不能動。健忘。手足與尋常人略同。惟異常衰弱而已。凡診三次。第二次往診。病人方與其眷屬作葉子戲。可見局部雖病。知覺情感仍在。病家謂我病已八年。前後歷醫生無數。西醫謂是腦病。中醫謂是奇病。大約與少壯時色慾斲喪有關。按此病亦中風也。其所斷絕

者，爲顏面及舌咽運動神經。故眼皮頰輔之肌肉均不能動。喉舌眼球亦不能動。其病竈當在神經索。或中樞神經爲病。決非末梢神經爲病。故西醫謂是腦病。中醫奇病之說。固屬不識病。然謂與色慾斲喪有關。則甚眞確。此不須解釋。僅將多數病者比類而觀。便顯然可見。

族叔祖母四太太。年六十四。患中風。初起口眼喎邪。左半身不遂。不能言。其病狀不過普通中風症狀。初延余診治。第一日。脈帶數而鞕。予以大劑甘涼及回天丸。佐以風痰藥。二日夜後。脈頓軟緩。余知有希望。語其家人曰。是雖不能言。然病勢頓趨緩和。可以靜待開口。翌日。忽延西醫康科。則因獻殷勤者多。病家慌亂無主張。康科見病勢緩和。聲言能治。病家自不免貴耳賤目。以爲外國博士自較自家人爲優。遂决計延康治。惟仍一日兩次延余診脈。余乃悉心靜氣。詳覘病候。以外國博士之成績。與余向來治此病之成績。一相比較。病之第三

者，为颜面及舌咽运动神经，故眼皮颊辅之肌肉均不能动，喉、舌、眼球亦不能动。其病灶当在神经索，或中枢神经为病，决非末梢神经为病，故西医谓是脑病。中医奇病之说，固属不识病，然谓与色欲斲断丧有关，则甚真确，此不须解释，仅将多数病者比类而观，便显然可见。

族叔祖母四太太，年六十四，患中风，初起口眼㖞邪，左半身不遂，不能言，其病状不过普通中风症状。初延余诊治，每一日，脉带数而鞕，予以大剂甘凉及回天丸，佐以风痰药。二日夜后，脉顿软缓，余知有希望，语其家人曰：是虽不能言，然病势顿趋缓和，可以静待开口。翌日忽延西医康科，则因献殷勤者多，病家慌乱无主张，康科见病势缓和，声言能治，病家自不免贵耳贱目，以为外国博士，自较自家人为优，遂决计延康治，惟仍一日两次延余诊脉。余乃悉心静气，详觇病候。以外国博士之成绩，与余向来治此病之成绩，一相比较。病之第三

日，即康科接手诊治之第一日，病情色脉，无甚出入，不进亦不退。第二日之下午，脉微数，爪下及口唇，均作殷红色，此为阴液渐涸，酸素自燃，病入危境之最初一步也。病家问何如？余曰：就色脉论，实为病进。旋康科来诊已，病家问何如？康曰：药效尚未著，病无出入。第三日，即得病之第五日，上下午色脉均与前一日同，德医循例诊脉去，未有何说。病家问余，余曰：以今日与昨日较，可谓维持现状，以作日与前日较，则病进而色弊。以理衡之，此现状恐不能维持，明日其有变乎。病家大恐，家四叔祖欲舍康科而就余。余曰：此不能矣。余仅凭色脉言耳，若举棋不定，必促其生而无益。第四日，即得病之第六日，上午脉益硬，口角见白沫，呼气从口出，一目闭，一目微张，强启其眼帘，视之黑珠皆斜。余知病已无望。须臾医来诊已，病家问何如？康言病增重，且言所以增重之故。因此病不能断饮料，看护人不知常予水饮，故病变。余固心知其故，彼所言常予水饮，即

日卽康科接手診治之第一日病情色脈無甚出入不進亦不退第二日之下午。脈微數。爪下及口脣。均作殷紅色。此爲陰液漸涸。酸素自燃。病入危境之最初一步也。病家問何如。余曰。就色脈論。實爲病進。旋康科來診已。病家問何如。康曰。藥效尚未著。病無出入。第三日。卽得病之第五日。上下午色脈均與前一日同。德醫循例診脈去。未有何說。病家問余。余曰。以今日與昨日較。可謂維持現狀。以昨日與前日較。則病進而色弊。以理衡之。此現狀恐不能維持。明日其有變乎。病家大恐。家四叔祖欲舍康科而就余。余曰。此不能矣。余僅憑色脈言耳。若舉棋不定。必促其生而無益。第四日。卽得病之第六日。上午脈益硬。口角見白沫。呼氣從口出。一目閉。一目微張。强啓其眼簾視之。黑珠皆斜。余知病已無望。須臾醫來診已。病家問何如。康言病增重。且言所以增重之故。因此病不能斷飲料。看護人不知常予水飲。故病變。余固心知其故。彼所言常予水飲。卽

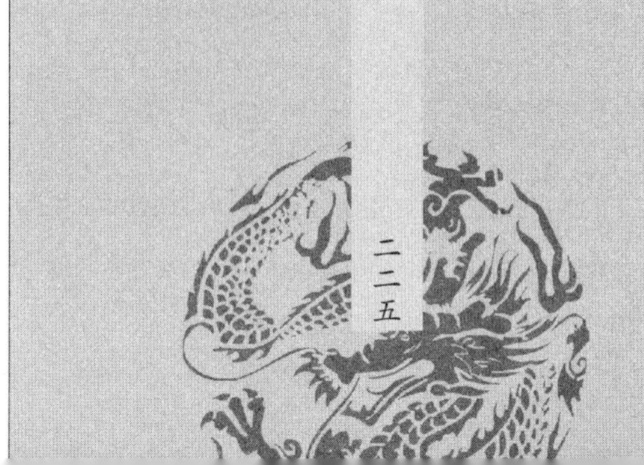

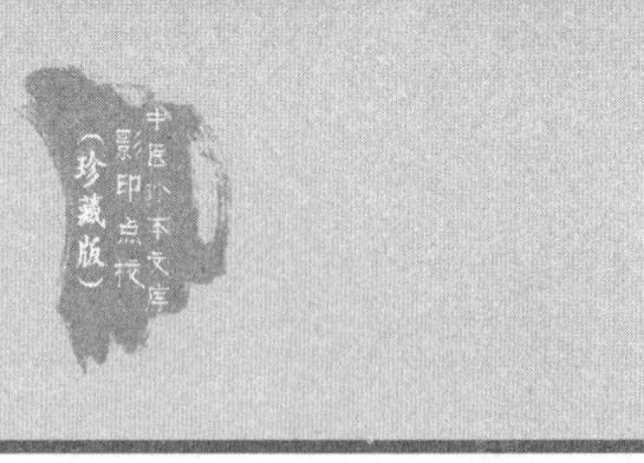

所以保存血中液體。不使酸素燃燒之謂。然何以不用鹽水針。使血液稀薄。以事挽救。豈康此時已知其無益。故不爲耶。若僅不斷水飲。則其法不爲健全。遠不如中法用大劑甘涼。是日下午病狀益劣。病者之手。頻頻自舉。爲不隨意之機械動作。口中白沫愈多。目光已如魚目。如是者又一晝夜。乃逝。

去年八月中。有一男子。年三十餘。來門診。其病爲舌顫。舌本掉運不靈。語言不清。他無所苦。據云。患此已數月。服藥無效。余以回天丸治之。凡來三次。服丸七八粒。病愈八九。此蓋舌面神經純麻爲病。亦中風之類也。

中風病。每月遇之。多乃不勝記憶。上述各節。取足以說明病理。故不及其他。

右第一案爲中風之正軌。如此者最多。古人謂舌縮爲心絕。遺尿爲腎絕。不可治。觀此。可證其說之非。但亦有說。大約得病即治。可以免除危險。若經過六點鐘乃至十點鐘不與藥。則危。予藥而不當。亦危。因可治之病機已逸也。然則此

所以保存血中液体，不使酸素燃烧之谓，然何以不用盐水针，使血液稀薄，以事挽救。岂康此时已知其无益，故不为耶。若仅不断水饮，则其法不为健全，远不如中法用大剂甘凉。是日下午病状益劣，病者之手，频频自举，为不随意之机械动作，口中白沫愈多，目光已如鱼目，如是者又了昼夜，乃逝。

去年八月中，有一男子，年三十余，来门诊，其病为舌颤，舌本掉运不灵，语言不清，他无所苦。据云患此已数月，服药无效。余以回天丸治之，凡来三次，服丸七八粒，病愈八九。此盖舌面神经纯麻为病，亦中风之类也。

中风病，每月遇之，多乃不胜记忆，上述各节取，足以说明病理，故不及其他。

右第一案为中风之正轨，如此者最多，古人谓舌缩为心绝，遗尿为肾绝，不可治。观此，可证其说之非，但亦有说。大约得病即治，可以免除危险。若经过六点钟乃至十点钟不与药，则危。予药面不当，亦危，因可治之病机已逸也。然则此

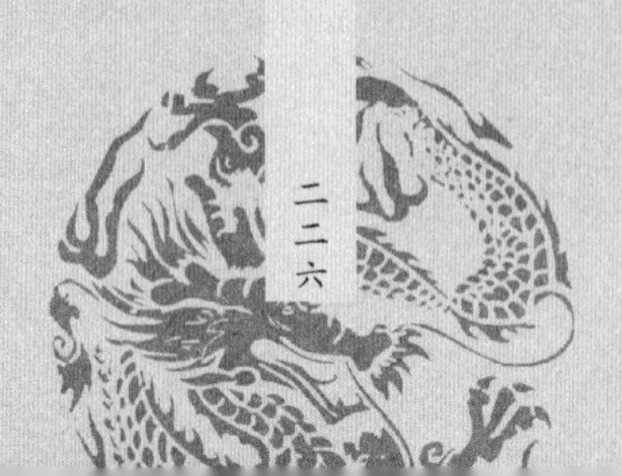

六点钟，可名为可治期。初中之时，其病猝然而来者，未病之时，神经未断，神经之断，乃俄顷间事，故病猝然而作。神经之断，体工不及救济，藏气则乱，其病灶在脑，则与各种神经，皆生连带关系，视神经床与各种神经连带关系为直接的，故病者眼必斜，舌咽神经受间接影响，则舌缩。此病有男子阳缩，妇人乳缩者，则其病之发源地恒在肝藏。因肝与脑连腺，双方有密切关系，他藏不如是也。若食中者，多半由饱食而起，则胃神经紧张为之病源。但所断者决不是胃神经，大约胃神经虽紧张，不致于断，而胃神经之紧张，却能为运动神经断绝之诱因。此中之因缘若何？不得而知。因神经断绝，影响极大，首当其冲者，为心与肺，肺气窒塞，各毛细管分泌多量之液体以事救济，则为痰涎。血液既变为痰涎，吸入之空气复少，酸素不足供应，本体贮藏者乃自燃以为救济，则见舌绛唇殷，口中液涸之火象。此所以痰火两种见证也。大约初一步猝然不能言，

六點鐘。可名爲可治期。初中之時。其病猝然而來者。未病之時。神經未斷。神經之斷。乃俄頃間事。故病猝然而作。神經之斷。體工不及救濟。藏氣則亂。其病竈在腦。則與各種神經皆生連帶關係。視神經床與各種神經連帶關係爲直接的。故病者眼必斜。舌咽神經受間接影響。則舌縮。此病有男子陽縮。婦人乳縮者。則其病之發源地恆在肝藏。因肝與腦連腺。雙方有密切關係。他藏不如是也。若食中者。多半由飽食而起。則胃神經緊張爲之病源。但所斷者决不是胃神經。大約胃神經雖緊張。不致於斷。而胃神經之緊張。却能爲運動神經斷絕之誘因。此中之因緣若何。不得而知。因神經斷絕。影響極大。首當其衝者。爲心與肺。肺氣窒塞。各毛細管分泌多量之液體以事救濟。則爲痰涎。血液既變爲痰涎吸入之空氣復少。酸素不足供應。本體貯藏者乃自燃以爲救濟。則見舌絳脣殷。口中液涸之火象。此所以痰火兩種見證也。大約初一步猝然不能言。

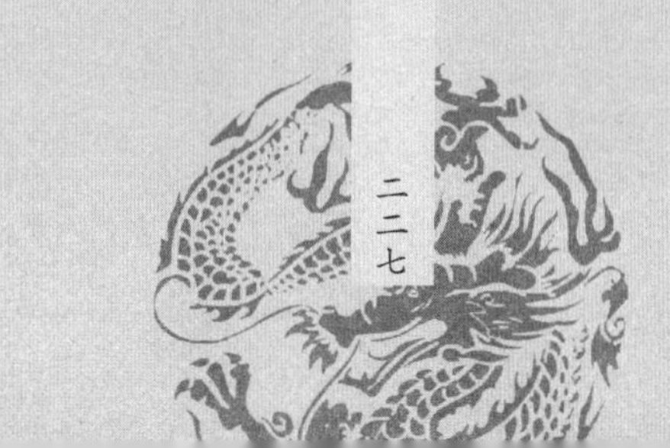

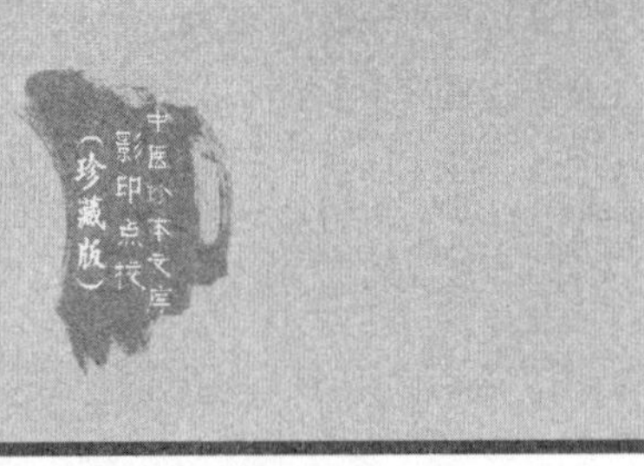

繼一步喉間有痰涎壅塞。後一步脣般舌燥。既至脣般舌燥。則可治之病機已逸。多不救矣。故治此病最正當之法。第一步吐其所食。使府氣先通。不能爲梗。第二步弛緩神經。兼用除痰清熱之藥。第三步用甘涼稀血。使不至於化火。如此維持至一星期以上。藏氣之亂者。乃漸自恢復。而局勢徐定。此一星期。可名之爲中風之危險時期。過此殆無生命之憂。調理得法。乃漸就平復。飲食起居如常。惟不遂之半身。無論如何。不能恢復。則斷者不能復續也。此病得最正當之治法。可以貞疾延年。惟貞疾延年。亦有限制。大約不出五年。此則因人之稟於天者。不過如此。既病之後。當然不能爲無限期之延長。其有例外延至九年者。則天事人事有特殊之關係使然。不可據爲定例矣。

右第二案。爲中風險證。因年事較高故也。脚腫爲虛。碱水麪食不過誘因。脾胃無權。氣不能攝。龜齡集是太原出品祕方。其中何藥不可知。惟知其性溫補腎。

继一步喉间有痰涎壅塞，后一步唇般舌燥。既至唇般舌燥，则可治之病机已逸，多不救矣。故治此病最正当之法，第一步吐其所食，使府气先通，不能为梗。第二步弛缓神经，兼用除痰清热之药。第三步用甘凉稀血，使不至于化火。如此维持至一星期以上，藏气之乱者，乃渐自恢复，而局势徐定。此一星期，可名之为中风之危险时期，过此殆无生命之忧。调理得法，乃渐就平复，饮食起居如常。惟不遂之半身，无论如何不能恢复，则断者不能复续也。此病得最正当之治法，可以贞（负）疾延年，惟贞疾延年，亦有限制，大约不出五年。此则因人之秉于天者，不过如此。即病之后，当然不能为无限期之延长。其有例外延年九年者，则天事人事有特殊之关系使然，不可据为定例矣。

右第二案，为中风险证，因年事较高故也。脚肿为虚，碱水麦食不过诱因，脾胃无权，气不能摄，龟龄集是太原出品秘方。其中何药不可知，惟知其性温补肾，

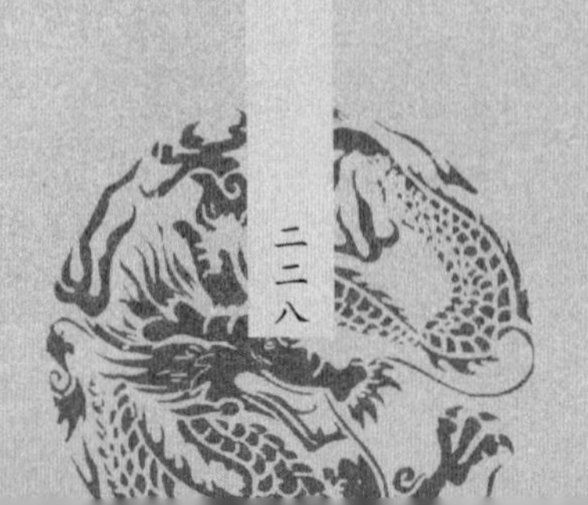

能治血亏气弱。照例虚肿，助其正气，气能摄，肿自退，此为中风病范围以外之事。此病愈后，迄今已八年，古稀高年，贞（负）疾延喘至如此之久，诚属例外者也。

右第三案，病人年龄不过五十余，据其家人自言，斲丧过当，则其人之多欲，已不待言。凡多欲之人，无不早衰，而早衰之见证，大多数见风病。其首先败坏者，必为腺体与神经，故吾谓中风之真因，为细胞崩坏，内分泌失职。至于何故断颜面舌咽神经，而不断四肢运动神经，则其理不可晓矣。

右第四案，乃失治证，可以证明可治时期与危险时期两时期定名之真确，至初中时，仅不省人事，必经过三数日失治，而后起不随意筋动作，此亦大可注意之一要点。其理由如何，将来总有证明之机会也。

右第五案，乃舌咽神经钝麻为病因，尚未断绝，故可以治之使愈。然三五年后必再发，此亦历验不爽者。再发则断，故医者皆谓中风第一次可治，第二次难

能治血虧氣弱。照例虛腫。助其正氣。氣能攝。腫自退。此爲中風病範圍以外之事。此病愈後。迄今已八年。古稀高年。貞疾延喘至如此之久。誠屬例外者也。

右第三案病人年齡不過五十餘。據其家人自言。斲喪過當。則其人之多慾。已不待言。凡多慾之人。無不早衰。而早衰之見證。大多數見風病。其首先敗壞者。必爲腺體與神經。故吾謂中風之眞因。爲細胞崩壞。內分泌失職。至於何故斷顏面舌咽神經。而不斷四肢運動神經。則其理不可曉矣。

右第四案。乃失治證。可以證明可治時期與危險時期兩時期定名之眞確。至初中時。僅不省人事。必經過三數日失治。而後起不隨意筋動作。此亦大可注意之一要點。其理由如何。將來總有證明之機會也。

右第五案。乃舌咽神經鈍痲爲病因。尚未斷絕。故可以治之使愈。然三五年後必再發。此亦歷驗不爽者。再發則斷。故醫者皆謂中風第一次可治。第二次難

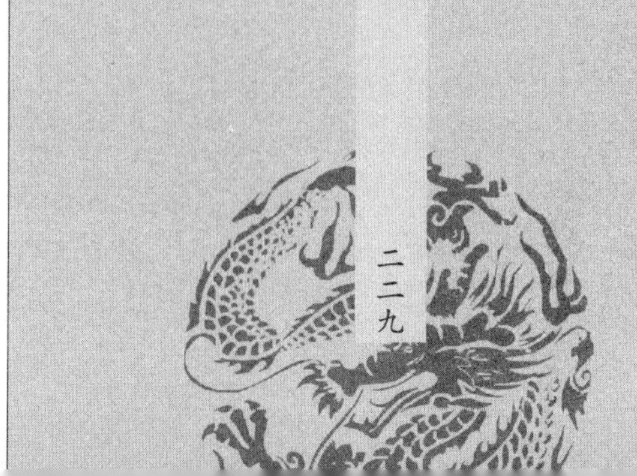

治。第三次不治。其實茍初次中風。卽神經斷絕者。初次卽難治。若復用藥不當。或治之太晚。可治時期已過。第一次卽不治耳。

前年江浙戰爭時。有蘇州彭姓。避難來申。延診。其人年可五十餘。其病爲兩脚不仁。不能行步。詢悉舊有此病。此次劇發。余用回天丸天麻虎骨等愈之。迨戰定返里時。躬自來謝。則步履如常人。此亦內風爲病。然不過是風痺。並非中風。故能治之全愈。鄙意凡半身不遂。或頰車舌咽不能動者。乃中樞神經爲病。若痺症。不過末梢神經鈍痲。當如此分別。較爲眞確。古人名一中卽死者爲眞中。半身不遂者爲類中。千金以瘖不能言者爲風痱。半身不遂。口眼喎邪者爲風懿。內經以風寒濕三氣。分行痺、着痺、痛痺。此種種名詞。頗嫌未能劃一。似當參考西國生理病理。重定名詞。乃爲妥當。例如着痺乃深在感覺神經鈍痲。死肌乃淺在感覺神經鈍痲。歷節痛風新陳代謝病。不得一例以風爲名也。

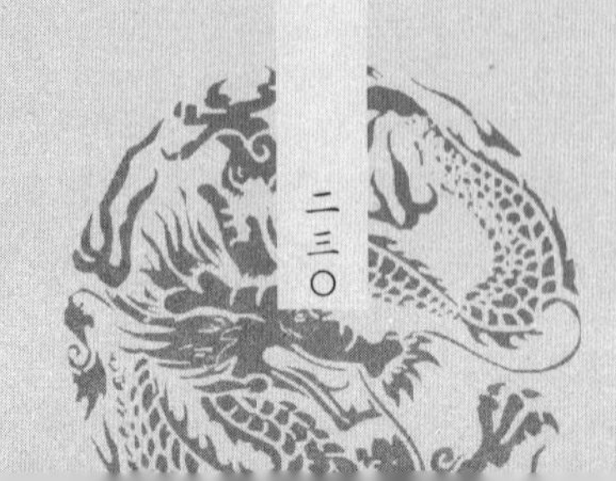

治，第三次不治。其实苟初次中风，即神经断绝者，初次即难治。若复用药不当，或治之太晚，可治时期已过，第一次即不治耳。

前年江浙战争时，有苏州彭姓，避难来申，延诊。其人年可五十余，其病为两脚不仁，不能行步，询悉旧有此病，此次剧发。余用回天丸、天麻、虎骨等愈之。迨战定返里时，躬自来谢，则步履如常人。此亦内风为病，然不过是风痹，并非中风，故能治之全愈。鄙意凡半身不遂，或颊车舌咽不能动者，乃中枢神经为病。若痹症，不过末梢神经钝麻，当如此分别，较为真确。古人名一中即死者，为真中。半身不遂者，为类中，《千金》以瘖不能言者为风痱。半身不遂，口眼㖞邪者为风懿。《内经》以风、寒、湿三气分，行痹、着痹、痛痹，此种种名词，颇嫌未能划一。似当参考西国生理病理，重定名词，乃为妥当。例如着痹乃深在感觉神经钝麻，死肌乃浅在感觉神经钝麻，历节痛风新陈代谢病，不得一例以风为名也。

风劳鼓病论卷二

武进恽铁樵著
受业江阴章巨膺参校

虚劳

痨病殆无有不咳者，旧说分五痨七伤。所谓五劳者，谓五藏皆有劳也。肺劳固欬、肝、肾、心、脾之劳，亦欬，故劳字所包含之意义，甚为广泛。精密言之，劳病云者，乃病至某程度之谓，不可认为一种病名。若病名则必于劳字之上，更加一限制词乃得，如童劳、蓐劳是也。

因劳病无有不欬，故通常以西医籍之肺病，当中国之劳病。然其中纠纷殊甚，西医籍中肺病自肺病，肾病自肾病，中医籍中言劳病，多数肺肾并为一谈。又童子发育障碍，多半属腺病，中医则谓之先天不足，概名为童劳。又如吐血肺

風勞鼓病論卷二

武進惲鐵樵著　受業江陰章巨膺參校

虛勞

癆病殆無有不咳者。舊說分五癆七傷。所謂五勞者。謂五藏皆有勞也。肺勞固欬。肝腎心脾之勞亦欬。故勞字所包含之意義。甚爲廣泛。精密言之。勞病云者。乃病至某程度之謂。不可認爲一種病名。若病名則必於勞字之上。更加一限制詞乃得。如童勞蓐勞是也。

因勞病無有不欬。故通常以西醫籍之肺病。當中國之勞病。然其中糾紛殊甚。西醫籍中肺病自肺病。腎病自腎病。中醫籍中言勞病。多數肺腎幷爲一談。又童子發育障礙。多半屬腺病。中醫則謂之先天不足。概名爲童勞。又如吐血。肺

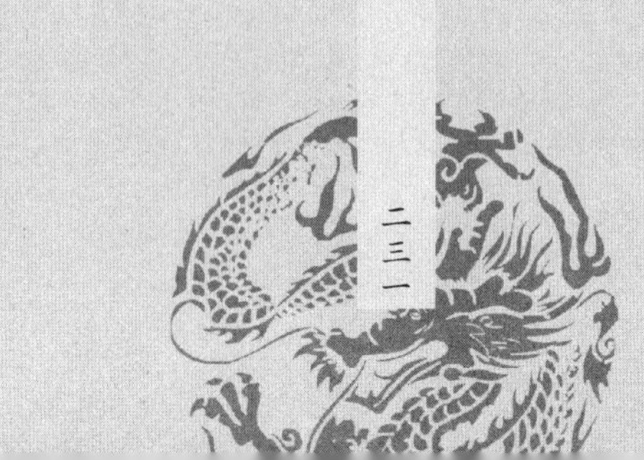

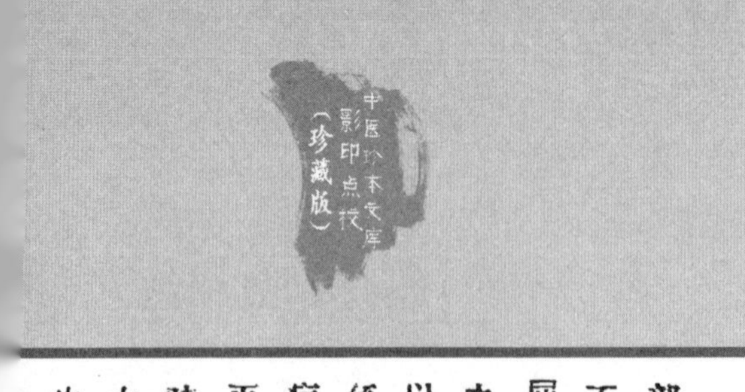

部血管破裂。本是肺病。而中醫就病症定名。有肝血、胃血、脾血、腎血、之不同。轉不名爲勞病。必待初期症狀已過。見潮熱掌熱。然後謂之勞病。諸如此類。不勝屈指。若欲一一比附。爲之糾正。無論學力有所未逮。抑亦治絲而紊。斷無良好之結果。所以然之故。西籍以病竈言。中醫以病之形能言也。

以五行說病。旣不合生理病理。亦爲近頃科學所不許。然勞病各藏之交互關係。有時用五行爲說。精到有不可思議者。是古人之說。有未可盡删者在。又肺病西國無治法。其由他種病轉屬而成肺病者。西醫亦未有若何成績可言。而吾國對於勞病自成一種學說。古人如葛可久李士材均以擅場得名。卽晚近時醫。亦間有能愈重證者。是吾儕於此。不可不潛心探討也。玆用尊生方爲藍本。更采明清諸家之說以附之。略加注釋之外。不復贅鄙說。因無如許經驗故也。於所不知。付之蓋闕。大雅宏達。或無譏焉。

部血管破裂，本是肺病，而中医就病症定名，有肝血、胃血、脾血、肾血之不同，转不名为劳病。必待初期症状已过，见潮热掌热，然后谓之劳病。诸如此类，不胜屈指。若欲一一比附，为之纠正，无论学力有所未逮，抑亦治丝而紊，断无良好之结果。所以然之故，西籍以病灶言，中医以病之形能言也。

以五行说病，既不合生理病理，亦为近顷科学所不许。然劳病各藏之交互关系，有时用五行为说，精到有不可思议者，是古人之说，有未可尽删者在。又肺病西国无治法，其由他种病转属而成肺病者，西医亦未有若何成绩可言。而吾国对于劳病自成一种学说，古人如葛可久、李士材均以擅场（长）得名，即晚近时医，亦间有能愈重证者，是吾侪于此，不可不潜心探讨也。兹用尊生方为蓝本，更采明清诸家之说以附之，略加注释之外，不复赘鄙说，因无如许经验故也。于所不知，付之盖阙，大雅宏达，或无讥焉。

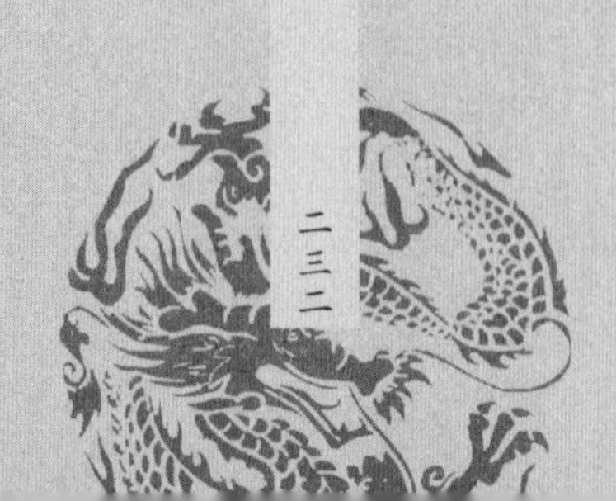

虚损劳瘵，真元病也。虚者，气血之虚；损者，藏府之损。久虚致损，藏府皆有。损肺伤气，毛槁皮焦；损心伤神，血脉不荣；损肝伤筋，筋缓不收；损肾伤精，骨髓消减；损脾伤仓廪，饮食不为肌肤。

五藏虽分，五藏所藏，无非精气。其所以致损者有四：曰气虚，曰血虚，曰阳虚，曰阴虚。阳气阴血，精又为血之本，不离气血，不外水火，水火得其正，则为精为气；失其正，则为寒为热（铁樵注：此两语，稍嫌笼统。吾人既知寒热，是荣卫方面事，精是无管腺内分泌方面事，呼吸之气在肺，营养躯体阳和之气生于精血，则古人所言，无在不可理会。且较古人所知者，为清楚也）。此虚损之大概，而气血阴阳，各有专主，认得真确，方可施治。气虚者，脾肺二经虚也。或饮食，或劳倦，气衰火旺，四肢困热，无气以动，懒于言语，动作喘乏，自汗心烦，必温补中气，宜补中益气汤（铁樵注：气衰火旺，为荣不足，四肢为脾之领域，呼吸为肺之，

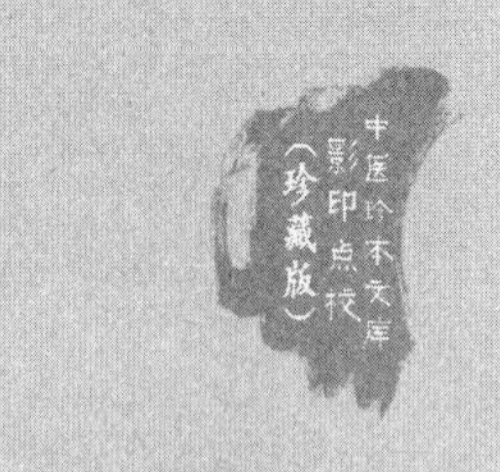

虛損勞瘵。眞元病也。虛者。氣血之虛。損者。藏府之損。久虛致損。藏府皆有。損肺傷氣。毛槁皮焦。損心傷神。血脈不榮。損肝傷筋。筋緩不收。損腎傷精。骨髓消滅。損脾傷倉廩。飲食不爲肌膚。

五藏雖分。五藏所藏。無非精氣。其所以致損者有四。曰氣虛。曰血虛。曰陽虛。曰陰虛。陽氣陰血。精又爲血之本。不離氣血。不外水火。水火得其正。則爲精爲氣。失其正。則爲寒爲熱。（鐵樵註。此兩語。稍嫌籠統。吾人既知寒熱。是榮衞方面事。精是無管腺內分泌方面事。呼吸之氣在肺。營養軀體陽和之氣生於精血。則古人所言。無在不可理會。且較古人所知者。爲淸楚也）此虛損之大概。而氣血陰陽。各有專主。認得眞確。方可施治。氣虛者。脾肺二經虛也。或飲食。或勞倦。氣衰火旺。四肢困熱。無氣以動。懶於言語。動作喘乏。自汗心煩。必溫補中氣。宜補中益氣湯。（鐵樵註。氣衰火旺。爲榮不足。四肢爲脾之領域。呼吸爲肺之

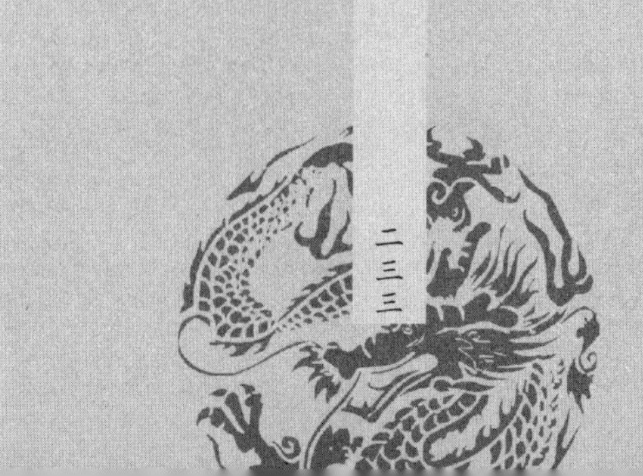

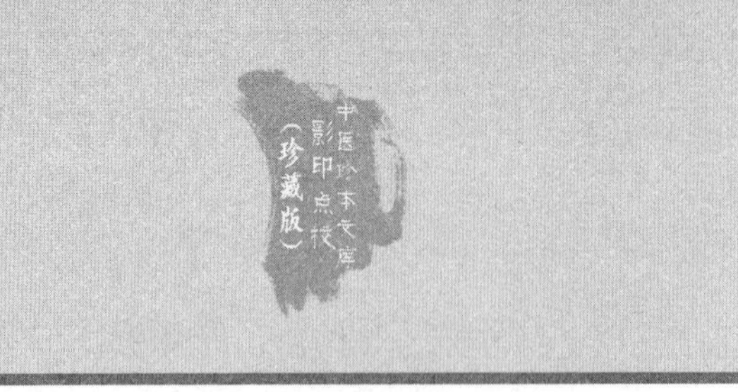

職司。自汗心煩屬心。亦營血方面事）血虛者。心肝二經虛也。吐血瀉血。女人産後。或崩漏。或諸血失道妄行。眼花頭暈。漸至吐血不止。或乾血勞。宜四物湯、當歸補血湯。（鐵樵註。以乾血勞吐血並列。是泛論血不歸經。故云心肝二經虛。）而陽虛陰虛。又皆屬腎。陽虛者。腎中眞陽虛也。眞陽卽眞火。審是火虛。右尺必弱，只宜大補元陽。亦不可傷陰氣。忌涼潤。恐補陰邪也。尤忌辛散。恐傷陰氣也。惟喜甘溫益火之品。補陽以配陰。沈陰自斂。陰從乎陽矣。所謂益火之原。以消陰翳也。宜附桂八味丸。陰虛者。腎中眞陰虛也。眞陰卽腎水。審是水虛。脈必細數。只宜大補眞陰。亦不可伐陽氣。忌辛燥。恐助陽邪也。尤忌苦寒。恐伐元陽也。惟喜純甘壯水之劑。補陰以配陽。虛火自降。而陽歸於陰矣。所謂壯水之主。以鎭陽光也。宜六味丸加杞子魚鰾。而二者之爲病。亦各有異。陽虛所生病爲熱勞。口乾。咽痛。舌瘡。涕唾稠黏。手足心熱。大便燥。小便赤。至咽瘡失音。或尪

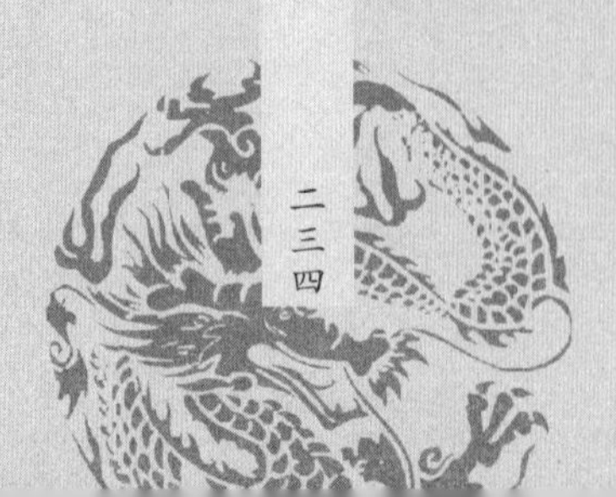

职司，自汗心烦属心，亦营血方面事）。血虚者，心肝二经虚也。吐血泻血，女人产后，或崩漏，或诸血失道妄行，眼花头晕，渐至吐血不止，或干血劳，宜四物汤，当归补血汤

【铁樵注】以干血劳吐血并列，是泛论血不归经，故云心肝二经虚。

而阳虚阴虚，又皆属肾。阳虚者，肾中真阳虚也。真阳即真火，审是火虚，右尺必弱，只宜大补元阳，亦不可伤阴气。忌凉润，恐补阴邪也。尤忌辛散，恐伤阴气也。惟喜甘温益火之品，补阳以配阴，沈（沉）阴自敛，阴从乎阳矣。所谓益火之原，以消阴翳也，宜附桂八味丸。阴虚者，肾中真阴虚也。真阴即肾水，审是水虚，脉必细数，只宜大补真阴，亦不可伐阳气，忌辛燥，恐助阳邪也。尤忌苦寒，恐伐元阳也。惟喜纯甘壮水之剂，补阴以配阳，虚火自降，而阳归于阴矣。所谓壮水之主，以镇阳光也。宜六味丸，加杞子、鱼鳔，而二者之为病，亦各有异。阳虚所生病为热劳、口干、咽痛、舌疮、涕唾稠黏，手足心热，大便燥，小便赤，至咽疮失音，或尪

羸，阳不举，脉细无根，脉数不伦，渐已成瘵而难救，宜逍遥散，坎离既济丸。阴虚所生病，为虚劳，吐痰白色，胃逆不思饮食，恶食，食不化，遗浊，便溏泄，至泄不已，神瘁肉削，渐已成瘵而难救，宜人参养荣汤，三白广生汤。二病之源，皆由劳心好色，以致真阳衰败，邪火盛炽，真阴亏损，虚火炎烁，由是火蒸于上，则为欬血，为潮热。火动于下，则为精浊为泄泻，诸症蜂起矣。

【铁樵注】阳虚非寒，观所列症状，均属热象，口干咽痛，其津必枯，所谓肾阳不能上承而为津液也。舌疮，涕吐稠黏者，即是反应起救济之证。盖津液之涸，因吐、腺分泌失职，他种机体勉强起而救济，但能兴奋，不能得液体，则干裂而为疮疡。舌膜最薄，故疮先见于舌。涕吐稠黏者，并非津液，疑是肺部细胞崩坏，失音则喉头腺体坏，阳不举，则生殖腺坏。本是阳虚则寒，此反见热象者，乃真寒假热，故补阳配阴，益火之源，可以消阴翳。然惟浅者可治，深者不可治。是当见机于早，图之于豫。至于阴虚

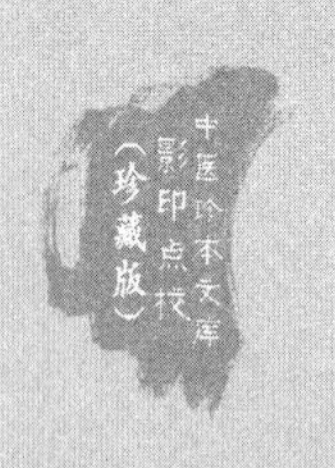

羸。陽不舉。脈細無根。脈數不倫。漸已成瘵而難救。宜逍遙散坎離既濟丸。陰虛所生病爲虛勞。吐痰白色。胃逆。不思飲食。惡食。食不化。遺濁。便溏泄。至泄不已。神瘁肉削。漸已成瘵而難救。宜人參養榮湯。三白廣生湯。二病之源。皆由勞心好色。以致眞陽衰敗。邪火盛熾。眞陰虧損。虛火炎爍。由是火蒸於上。則爲欬血爲潮熱。火動於下。則爲精濁爲泄瀉。諸症蠭起矣。（鐵樵註。陽虛非寒。觀所列症狀。均屬熱象。口乾、咽痛。其津必枯。所謂腎陽不能上承而爲津液也。舌瘡、涕吐稠黏者。卽是反應起救濟之證。蓋津液之涸。因吐腺分泌失職。他種機體勉強起而救濟。但能興奮。不能得液體。則乾裂而爲瘡瘍。舌膜最薄。故瘡先見於舌。涕吐稠黏者。並非津液。疑是肺部細胞崩壞。失音則喉頭腺體壞。陽不舉。則生殖腺壞。本是陽虛則寒。此反見熱象者。乃眞寒假熱。故補陽配陰。益火之源。可以消陰翳。然惟淺者可治。深者不可治。是當見機於早。圖之於豫。至於陰虛

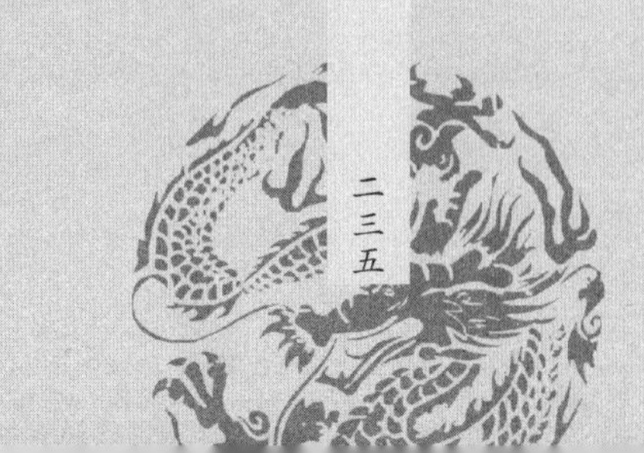

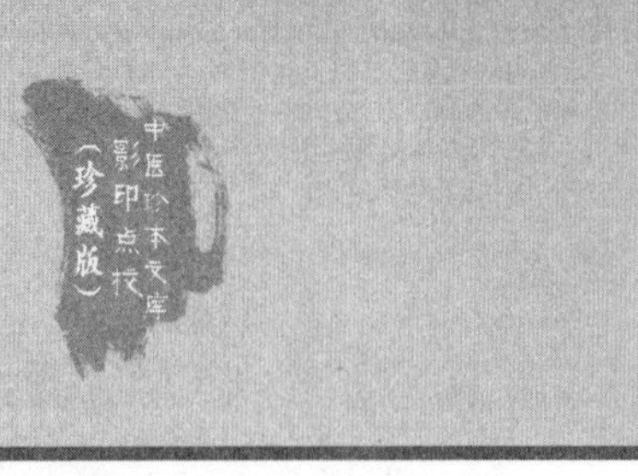

本生內熱。而肺腎病虛勞證之陰虛。是水不能涵火。陽者親上。熱在上。斯寒在下。故上見煎厥之白痰。而下見便溏之假寒。此最難治又病至於此。陰陽往往互見。不截然分明也。）然病之原。雖屬陰陽之虛。而其症必各見於一經。就其症之所見。以審知為何經。而因以辨乎陰陽之所屬。然後可與療治。何以言之。如現患精濁。又見脛痠。腰背拘急。知其病在腎也。宜菟絲子丸、補中地黃丸。現患喘欬嗽血。又兼皮枯。鼻塞聲重。知其病在肺也。宜保和湯。現患咯血多汗。又兼驚惕口舌瘡。知其病在心也。宜聖愈湯。現患夢遺。又見脅痛、善怒、項强。知其病在肝也。宜補肝湯、柴胡疏肝散。現患溏泄。又患腹痛。痞塊。飲食無味。四肢倦怠。知其病在脾也。宜調中益氣湯。此皆有陰陽之虛。以致病成於五藏者也。古人云。陽生則陰長。又云。血脫者補氣。實以氣藥有行血之功。血藥無益氣之理。（鐵樵註。此兩語頗扼要。凡治病皆利用體工之自然反應。藥物非能於體

本生内热，而肺肾病虚劳证之阴虚，是水不能涵火。阳者亲上，热在上，斯寒在下。故上见煎厥之白痰，而下见便溏之假寒，此最难治。又病至于此，阴阳往往互见，不截然分明也。

然病之原，虽属阴阳之虚，而其症必各见于一经。就其症之所见，以审知为何经，而因以辨乎阴阳之所属，然后可与疗治。何以言之？如现患精浊，又见胫痠，腰背拘急，知其病在肾也，宜菟丝子丸，补中地黄丸。现患喘欬嗽血，又兼皮枯，鼻塞声重，知其病在肺也，宜保和汤。现患咯血多汗，又兼惊惕，口舌疮，知其病在心也，宜圣愈汤。现患梦遗，又见胁痛，善怒，项强，知其病在肝也，宜补肝汤，柴胡疏肝散。现患溏泄，又患腹痛，痞块，饮食无味，四肢倦怠，知其病在脾也，宜调中益气汤。此皆有阴阳之虚，以致病成于五藏者也。

古人云：阳生则阴长。又云：血脱者补气，实以气药有行血之功，血药无益气之理。

【铁樵注】 此两语颇扼要。凡治病皆利用体工之自然反应，药物非能于体

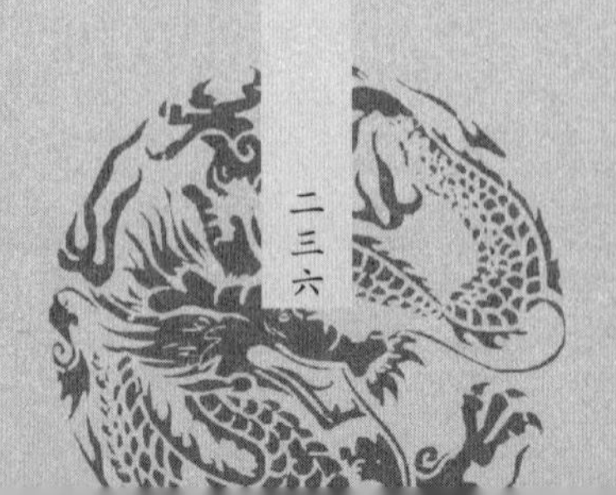

内本无者加以辅益。近顷西国发明之血清，是增加体内抗毒素以杀微菌。此法既行，而向来不为人害之微菌，亦能杀人。所以然之故，因既用人力以增加体中之抗毒素，而本有之抗毒机能，即因而退化。而微菌害人之势，反于无形中增加。又如近顷之生殖灵，亦与此同一流弊。以人力加增内分泌，而本有之内分泌机能即退化也。又如返老还童术之割换生殖腺，生殖机能抗进，他部分不能与之协调，则成尾大不掉之局。今割腺术之利，尚未大著，害亦未大著。然以理衡之，他日必能徵实吾言，此以人力增益体工，总非医学上乘。气药有行血之功，血药无益气之理两语，殊耐人寻味。

又况血药滞腻，非痰多食少者所宜，血药清润，久用必多泄滑之患乎。

阴虚火动，内热烁金，必致损肺。虚热内炽，多服寒凉，必致损脾，补脾必碍肺。须知燥热能食而不泄者，急当润肺，兼补脾，宜滋阴清化丸，加白术、建莲。若虚羸

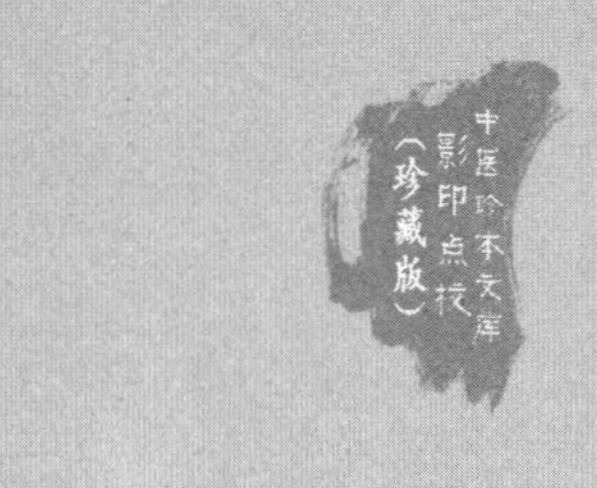

內本無者加以輔益。近頃西國發明之血淸。是增加體內抗毒素以殺微菌。此法既行。而向來不爲人害之微菌。亦能殺人。所以然之故。因既用人力以增加體中之抗毒素。而本有之抗毒機能。卽因而退化。而微菌害人之勢。反於無形中增加。又如近頃之生殖靈。亦與此同一流弊。以人力加增內分泌。而本有之內分泌機能卽退化也。又如返老還童術之割換生殖腺。生殖機能抗進。他部分不能與之協調。則成尾大不掉之局。今割腺術之利。尙未大著。害亦未大著。然以理衡之。他日必能徵實吾言。此以人力增益體工。總非醫學上乘。氣藥有行血之功。血藥無益氣之理兩語。殊耐人尋味。）又況血藥滯膩。非痰多食少者所宜。血藥淸潤。久用必多泄滑之患乎。

陰虛火動。內熱爍金。必致損肺。虛熱內熾。多服寒涼。必致損脾。補脾必礙肺。須知燥熱能食而不泄者。急當潤肺。兼補脾。宜滋陰淸化丸加白朮建蓮。若虛羸

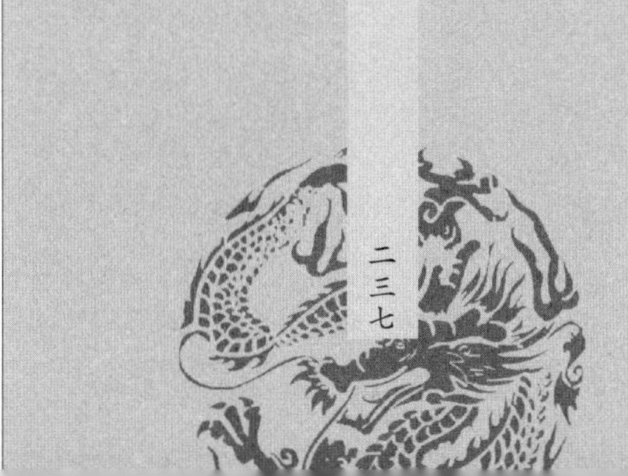

食少而腸滑者。雖喘嗽不寧。但當補脾。而清潤宜戒。以土能生金。金不能培土。故補脾尤要也。又如脾腎兩虛。法宜兼補。但甘寒補腎。不利於脾。辛溫快脾。益傷於腎。卽兩者而衡之。土能生金。金爲水母。卽腎虛宜補。當更扶脾。卽欲健脾。不忘養腎。或滋腎而佐以沈朮砂蓮。或快脾而佐以菟絲五味。（鐵樵註。脾胃健。則肺之弱者亦漸强。此爲培土生金。肺虛欬嗽。服參頗效。是其證也。凡天冬、麥冬杏仁、桑葉、桔梗等。潤肺藥。無不滑腸。故大便溏泄者。病肺清肺。皆有窒礙。是生金不能培土也。又色慾過度者氣喘。是腎病者其肺必病。凡事武術鍛練軀體。其强弱之差。全在肺量。而欲肺量增加。第一要義。卽在保腎。是就消極積極兩方觀之。肺腎關係甚爲顯明。故古人謂乙癸同源。又患吐血肺勞。至末期輒縱慾無度。以至於死。此卽水不涵火之故。腎中眞陽外越而然。是之謂金爲水母。此皆古人潛心體會而得。驗之事實而信。且歷千百萬人而不爽。雖以五

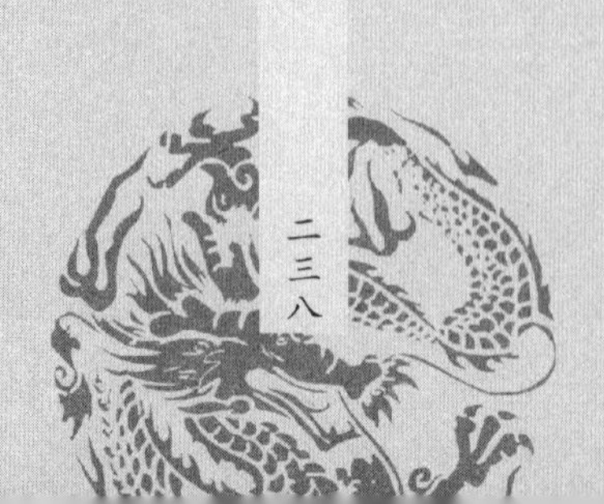

食少，而肠滑者，虽喘嗽不宁，但当补脾而清润宜戒。以土能生金，金不能培土，故补脾尤要也。又如脾肾两虚，法宜兼补。但甘寒补肾，不利于脾，辛温快脾，益伤于肾，即两者而衡之，土能生金，金为水母，即肾虚宜补，当更扶脾。即欲健脾，不忘养肾，或滋肾而佐以沈（沉）、术、砂、莲，或快脾而佐以菟丝、五味。

【铁樵注】脾胃健，则肺之弱者亦渐强。此为培土生金。肺虚欬嗽，服参颇效，是其证也。凡天冬、麦冬、杏仁、桑叶、桔梗等润肺药，无不滑肠。故大便溏泄者，病肺清肺，皆有窒碍，是生金不能培土也。又色欲过度者气喘，是肾病者其肺必病。凡事武术锻练躯体，其强弱之差，全在肺量。而欲肺量增加，每一要义，即在保肾，是就消极积极两方观之。肺肾关系甚为显明，故古人谓乙癸同源。又患吐血肺劳，至末期辄纵欲无度，以至于死，此即水不涵火之故。肾中真阳外越而然，是之谓金为水母，此皆古人潜心体会而得。验之事实而信，且历千百万人而不爽。虽以五

行生克为说，迥非星相无稽之谈可比。且此等处实为现今医化学所不能窥见之事，故当存而不删，以待后贤之探讨也。

经曰：阳虚生外寒，阴虚生内热，阳盛生外热，阴盛生内寒，而寒与热二者常相因而热为甚。故治之者，必以热为凭，而寒为验。盖劳病必发热，其发热之由不一，有气虚热，必兼少气，自汗体倦，心烦，宜八珍汤加减。有血虚热，必兼燥渴睡卧不安，宜圣愈汤，人中白丸。有往来潮热，必兼自汗，食少膝软，骨节疼，宜参苓建中汤。有骨蒸热，必兼肌瘦，舌红，颊赤，宜鳖甲散，河车丸，二仙胶。有五心热，必兼体疼，口干，颊赤，发热，宜逍遥散，十全大补汤。有遍体发热，必兼瘦削神困，宜十四味建中汤。有病久结痰成积，腹胁常热，惟头面手足于寅卯时乍凉，宜六君子汤，送滚痰丸，加姜汁、竹沥尤妙。此热之见于身体显而可验者也

【铁樵注】凡外感发热，乃体温集表而热，内伤发热，血中液少酸素自燃，其一也。内分

行生尅爲說。迥非星相無稽之談可比。且此等處實爲現今醫化學所不能窺見之事。故當存而不刪。以待後賢之探討也。）

經曰。陽虛生外寒。陰虛生內熱。陽盛生外熱。陰盛生內寒。而寒與熱二者常相因而熱爲甚。故治之者。必以熱爲憑。而寒爲驗。蓋勞病必發熱。其發熱之由不一。有氣虛熱。必兼少氣自汗。體倦心煩。宜八珍湯加減。有血虛熱。必兼燥渴睡臥不安。宜聖愈湯。人中白丸。有往來潮熱。必兼自汗、食少、膝軟、骨節疼。宜參苓建中湯。有骨蒸熱。必兼肌瘦、舌紅、頰赤。宜鼈甲散、河車丸、二仙膠。有五心熱。必兼體疼口乾。頰赤發熱。宜逍遙散、十全大補湯。有徧體發熱。必兼瘦削神困。宜十四味建中湯。有病久結痰成積。腹脅常熱。惟頭面手足於寅卯時乍涼。宜六君子湯送滾痰丸。加姜汁竹瀝尤妙。此熱之見於身體顯而可驗者也。（鐵樵註。凡外感發熱。乃體溫集表而熱。內傷發熱。血中液少酸素自燃。其一也。內分

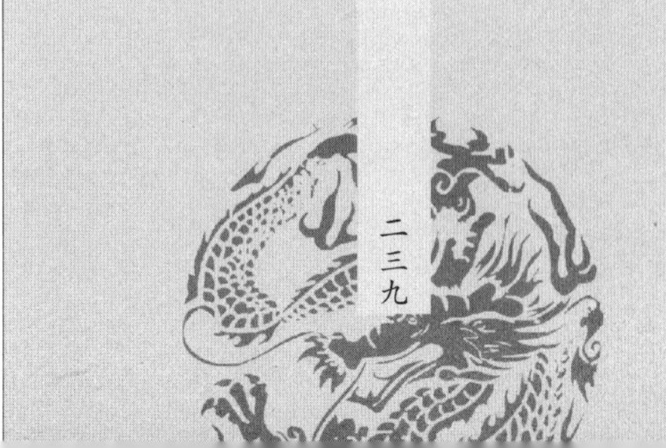

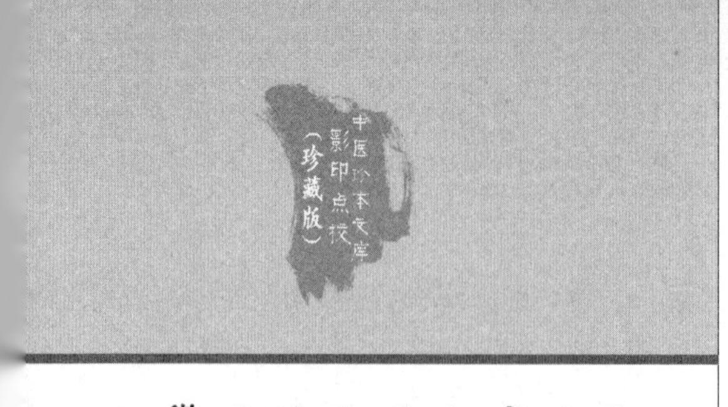

泌失職。津液枯涸。其二也。榮衰失潤。毛細管及細胞非常興奮。其三也。水不涵火。髓中燐質自燃。其四也。凡此皆虛勞發熱。病深而難治。迥然與外感不同此處各種發熱之下。贅以兼證。即所以示人內傷熱與外感熱之區別法。）

若五藏之熱。尤不可不審。大約肺熱。輕手即得。略重全無。肺主皮毛也。日西尤甚。必兼喘欬。洒淅善嚏。善悲。缺盆痛。胸中及肩臂皆痛。臍右脹痛。小便數。皮膚痛及麻木。宜茯苓麥冬五味子山藥紫苑百合以補之。桑皮葶藶枳殼蘇子以瀉之。乾薑豆蔻木香款冬花以溫之。知母貝母沙參元參山梔黃芩花粉兜鈴以涼之。（鐵樵註。溫涼補瀉。教人斟酌所宜。隨證施治。非謂可並用也。）心熱。微按之皮毛之下。肌肉之上乃得。心主血脈也。日中尤甚。必兼煩心。掌熱而嘔。善笑善忘善驚。不寐。築築然動。舌破。消渴。口苦。心胸間汗。宜丹參龍眼茯神歸身麥冬山藥以補之。黃連以瀉之。菖蒲益智以溫之。竹葉犀角連喬硃砂牛黃

泌失职，津液枯涸，其二也。荣衰失润，毛细管及细胞非常兴奋，其三也。水不涵火，髓中燐质自燃，其四也。凡此皆虚劳发热，病深而难治，迥然与外感不同此处各种发热之下，赘以兼证，即所以示人内伤热与外感热之区别法。

若五藏之热，尤不可不审。大约肺热，轻后即得，略重全无，肺主皮毛也。日西尤甚，必兼喘欬，洒淅善嚏，善悲，缺盆痛，胸中及肩臂皆痛，脐右胀痛，小便数，皮肤痛及麻木，宜茯苓、麦冬、五味子、山药、紫苑（菀）、百合以补之。桑皮、葶苈、枳壳、苏子以泻之。干姜、豆蔻、木香、款冬花以温之。知母、贝母、沙参、元参、山栀、黄芩、花粉、兜铃以凉之。

【铁樵注】温凉补泻，教人斟酌所宜。随证施治，非谓可并用也。

心热，微按之，皮毛之下，肌肉之上乃得，心主血脉也。日中尤甚，必兼烦心，掌热而呕，善笑善忘，善惊，不寐，筑筑然动，舌破，消渴，口苦，心胸间汗，宜丹参、龙眼、茯神、归身、麦冬、山药以补之，黄连以泻之，菖蒲、益智以温之，竹叶、犀角、连乔、朱砂、牛黄、

天冬以凉之。脾热，轻重按俱不得，热在不轻不重间，脾主肌肉也。夜尤甚，必兼怠惰，嗜卧，四肢不收，无气以动，泄泻，溺闭，面黄，口甘，舌强痛，吐逆，不贪食，不化食，抢心，善饥，善噫，当脐痛，腹胀，肠鸣，肉痛，足肿，宜参、苓、术、草、陈皮、扁豆、山药、苡仁以补之，姜、附、丁桂以温之，石膏、滑石、元明粉以凉之。肝热，按至肌肉之下，骨之上乃得，肝主筋也，寅卯时尤甚。必兼多怒，多惊，便难，转筋挛急，四肢困热，满闷，筋痿不能起，头痛，耳聋，颊肿，面青，目肿痛，两胁小腹痛。呕逆作酸，睾疝，冒眩，多瘈，宜阿胶、山药、木瓜、枣仁以补之。青皮、青黛、柴胡、白术、黄连、木通、龙胆草以泻之。木香、吴萸、肉桂以温之。甘菊、车前子、柴胡、山栀以凉之。肾热极重，按之至骨乃得，肾主骨也，亥子时尤甚。必兼腰膝脊臂股后痛，耳鸣，遗泄，二便不调，骨痿不能起，眇中清，面黑，口干，咯血，饥不欲食，腹大，胫肿，少腹气逆，急痛下肿，肠澼，阴下湿痒，手指青黑，厥逆，足下热，嗜卧，坐而欲起，善怒，四肢不收，宜地黄、杞

天冬以涼之。脾熱。輕重按俱不得。熱在不輕不重間。脾主肌肉也。夜尤甚。必兼怠惰。嗜臥。四肢不收。無氣以動。泄瀉。溺閉。面黃。口甘。舌强痛。吐逆。不貪食。不化食。搶心。善飢。善噫。當臍痛。腹脹。腸鳴。肉痛。足腫。宜參苓朮草陳皮扁豆山藥苡仁以補之。薑附丁桂以溫之。石膏滑石元明粉以涼之。肝熱。按至肌肉之下。骨之上乃得。肝主筋也。寅卯時尤甚。必兼多怒。多驚。便難。轉筋攣急。四肢困熱。滿悶。筋痿不能起。頭痛。耳聾。頰腫。面青。目腫痛。兩脅小腹痛。嘔逆作酸。睪疝。冒眩。多瘈。宜阿膠山藥木瓜棗仁以補之。青皮青黛柴胡白朮黃連木通龍胆草以瀉之。木香吳萸肉桂以溫之。甘菊車前子柴胡山梔以涼之。腎熱。極重按之至骨乃得。腎主骨也。亥子時尤甚。必兼腰膝脊臂股後痛。耳鳴。遺洩。二便不調。骨痿不能起。眇中清。面黑。口乾。咯血。飢不欲食。腹大。脛腫。少腹氣逆。急痛下腫。腸澼。陰下濕癢。手指青黑。厥逆。足下熱。嗜臥。坐而欲起。善怒。四肢不收。宜地黃杞

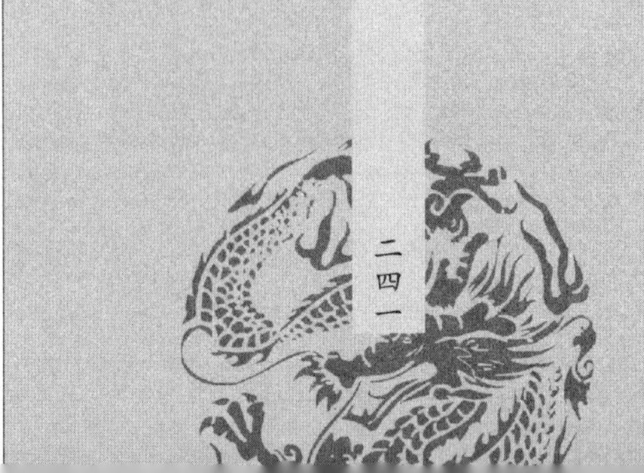

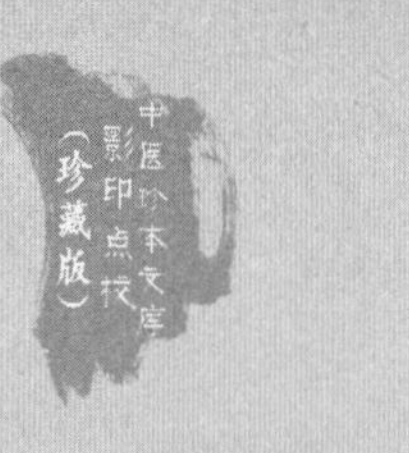

子山藥桑螵蛸龜版牛膝山萸杜仲五味子以補之。知母澤瀉以瀉之。鹿茸肉桂附子鹿角膠補骨脂沈香蓯蓉以溫之。知母黃檗丹皮地骨皮以涼之。以上皆勞成於五藏。有熱之發因而各異者也。（鐵樵註所謂輕手按之。重手按之。按之至骨等語。無標準可言。且虛勞爲病。多半大肉已削。輕手按之。早已著骨。讀者將若何領會。故鄙意認此等爲語病。與脈經之三菽六菽。靈素之人迎大於氣口三倍二倍。同爲無可遵循之文字。不過舊說相傳如此。無從改易。刪去亦不妥當。學者仍以證爲主。於熱在膚腠。熱在肌骨。參之證情。自有可以領會之處。重按輕按之文。弗泥焉可也。）

癆病多吐血。吐血之原。未有不由五藏來者。欬嗽血出於肺。因悲憂所致也。宜二冬知母貝母桔梗黃芩。痰涎血出於脾。因思慮所致也。宜生地石斛葛根丹皮甘草茯苓陳皮黃芪。吐血出於心。因驚恐所致也。宜丹參山藥麥冬茯神當

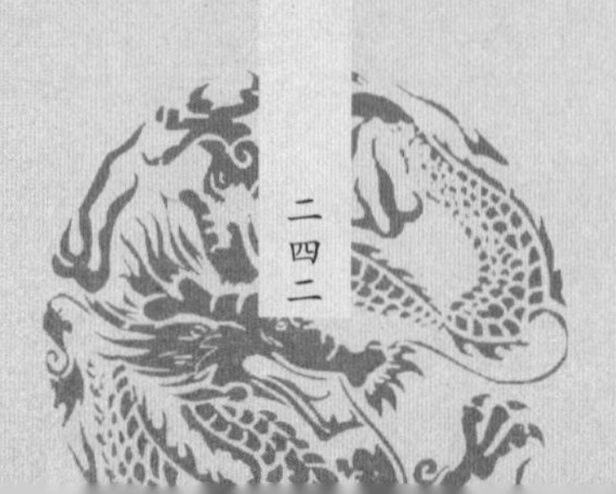

子、山药、桑螵蛸、龟版、牛膝、山萸、杜仲、五味子以补之。知母、泽泻以泻之。鹿茸、肉桂、附子、鹿角胶、补骨脂、沈（沉）香、苁蓉以温之。知母、黄檗、丹皮、地骨皮以凉之。以上皆劳成于五藏，有热之发因而各异者也。

【铁樵注】所谓轻手按之，重手按之，按之至骨等语，无标准可言，且虚劳为病，多半大肉已削，轻手按之早已著骨。读者将若何领会？故鄙意认此等为语病，与《脉经》之三菽六菽，《灵》、《素》之人迎大于气口三倍二倍，同为无可遵循之文字。不过旧说相传如此，无从改易，删去亦不妥当。学者仍以证为主，于热在肤腠，热在肌骨，参之证情，自有可以领会之处，重按轻按之文，弗泥焉可也。

痨病多吐血，吐血之原，未有不由五藏来者，欬嗽血出于肺，因悲忧所致也。宜二冬、知母、贝母、桔梗、黄芩，痰涎血出于脾，因思虑所致也。宜生地、石斛、葛根、丹皮、甘草、茯苓、陈皮、黄芪、吐血，出于心因惊恐所致也。宜丹参、山药、麦冬、茯神、当

归、生地，吐血多块出于肝，因恚怒所致也。宜柴胡、芍药、山栀、丹皮、枣仁、生地、沈（沉）香，咯血出于肾，因房欲所致也。宜生地、丹皮、茯苓、远志、阿胶、知母、黄檗，呕血出于胃，中气失调，邪热在中所致也。宜犀角、地黄、丹皮、甘草、元明粉，其余致血之由正多，而止血之法，又必各从其类。有由酒伤者，用解止之，宜葛根、蔻仁、侧柏、茆花。有由食积者，用消止之。宜白术、陈皮、山查（楂）、神曲。有由血热者，用凉止之，宜山栀、炭黄、连炭。有由血寒者，用温止之，宜血余炭、干姜炭。有由血滑，用涩止之，宜棕炭、荷叶炭。有由血虚者，用补止之，宜发灰、地黄炭。有由怒伤肝木，血苑于上者，必令人薄厥，用平止之，宜当归、降香、木香、蓬术、桃仁、延胡索、赤芍。有由血溢者，被触伤破，泉涌不止，用补止之，宜十全大补汤，频频多服。有由血脱者，九窍齐出，亦用补止之，宜急用发灰、大蓟汁、人参汤调服，此外有积劳吐血，久病

歸生地。吐血多塊出於肝。因恚怒所致也。宜柴胡芍藥山梔丹皮棗仁生地沈香。咯血出於腎。因房慾所致也。宜生地丹皮茯苓遠志阿膠知母黃蘗。嘔血出於胃。中氣失調。邪熱在中所致也。宜犀角地黃丹皮甘草元明粉。其餘致血之由正多。而止血之法。又必各從其類。有由酒傷者。用解止之。宜葛根蔻仁側柏茆花。有由食積者。用消止之。宜白朮陳皮山查神麯。有由血熱者。用涼止之。宜山梔炭黃連炭。有由血寒者。用溫止之。宜血餘炭乾薑炭。有由血滑。用澀止之。宜棕炭荷葉炭。有由血虛者。用補止之。宜髮灰地黃炭。有由怒傷肝木。血苑於上者。必令人薄厥。用平止之。宜沈香木瓜青皮丹皮白芍。有由血瘀在中者。必脈沈實。腹中滿痛。用行止之。宜當歸降香木香蓬朮桃仁延胡索赤芍。有由血溢者。被觸傷破。泉湧不止。用補止之。宜十全大補湯。頻頻多服。有由血脫者。九竅齊出。亦用補止之。宜急用髮灰大薊汁人參湯調服。此外有積勞吐血。久病

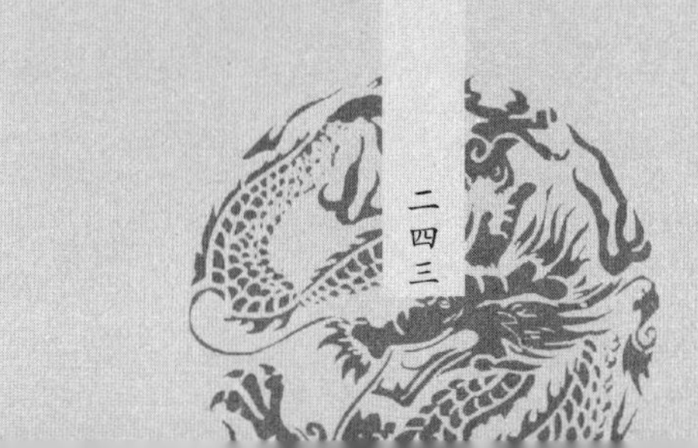

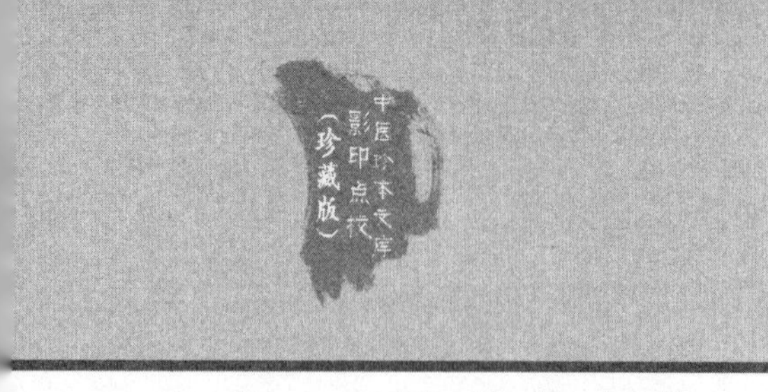

後吐血。多而久不止者。並宜獨參湯。內多乾血。肌膚甲錯。兩目暗黑。宜大黃䗪虫丸。七情妄動。形體疲勞。陽火相迫錯行。必脈洪。口渴。便結。用涼藥救之。宜黃芩黃連生地竹葉麥冬丹皮。若氣虛挾寒。陰陽不相爲守。血亦妄行。必有虛冷狀。蓋陽虛陰必走是也。宜八味丸或理中湯加烏藥木香。總之。治血之治。不外治肝。而治肝之餘。必兼補水順氣。蓋氣有餘。卽是火。血隨氣上。補水則火自降。順氣則血不升也。(鐵樵註)咳且喘。痰中夾血者。爲嗽血。不欬一咯卽出者。謂之咯血。傾盆盈碗出者。謂之嘔血。其不能以此分別者。統謂之吐血。以嗽吐咯嘔分藏府。不的確。當以見證爲主。本節所言。大略已備。用以治病。尚嫌太略。葛可久十藥神書最妙內經云。凡風寒暑濕燥火六氣之變。皆能失血。若不察其所因。概予涼折。必生變。醫者不可不知。古人治血。多以胃藥收功。如烏藥沉香泡薑薑棗。稱爲虛家神劑。醫者又不可不知)

后吐血多，而久不止者，并宜独参汤。内多干血，肌肤甲错，两目暗黑，宜大黄䗪虫丸。七情妄动，形体疲劳，阳火相迫错行，必脉洪，口渴，便结，用凉药救之，宜黄芩、黄连、生地、竹叶、麦冬、丹皮。若气虚挟寒，阴阳不相为守，血亦妄行，必有虚冷状，盖阳虚阴必走是也。宜八味丸或理中汤，加乌药、木香。总之，治血之治，不外治肝，而治肝之余，必兼补水顺气。盖气有余，即是火。血随气上，补水则火自降，顺气则血不升也。

【铁樵注】 咳且喘，痰中夹血者，为嗽血，不咳，一咯即出者，谓之咯血。倾盆盈碗出者，谓之呕血。其不能以此分别者，统谓之吐血。以嗽吐咯呕分藏府，不的确，当以见证为主。本节所言，大略已备，用以治病，尚嫌太略，葛可久《十药神书》最妙。《内经》云：凡风、寒、暑、湿、燥、火六气之变，皆能失血。若不察其所因，概予凉折，必生变，医者不可不知。古人治血，多以胃药收功，如乌药、沉香、泡姜、姜、枣，称为虚家神剂，医者又不可不知。

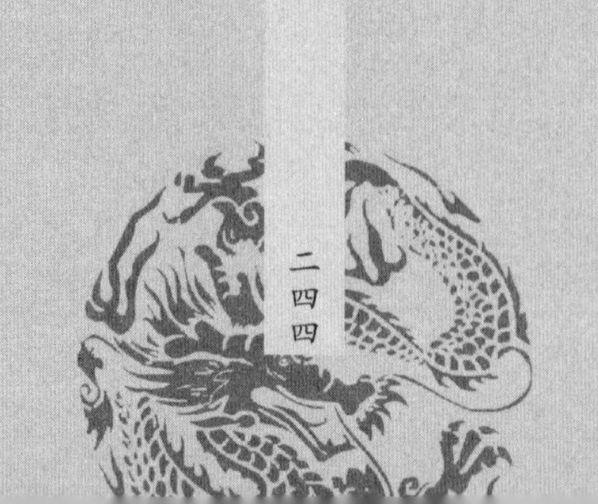

癆病必欬嗽，或由阴伤阳浮，水涸金燥，喉痒而欬，宜用甘润养肺，水旺气复，而欬自已。宜麦冬、花粉、生地、杏仁、橘红、阿胶、桔梗。

【铁樵注】水涸金燥，即肾枯肺燥，不必泥定肾水肺金字样。

或由脾胃先虚，不能制水，水泛为痰，水冷金寒而欬，宜立效方加羌活、陈皮、白术，或由火烁肺金而欬，宜六味丸。或由命门火衰，气不化水而欬。宜于治咳药中加附子、肉桂、人参、羌活，至癆嗽失音，肺气郁也，宜杏仁膏。癆嗽兼喘，痰涎涌也，宜五汁膏。癆嗽痰热，渴汗心癆伤也，宜滋阴清化丸。

【铁樵注】脾胃虚不能制水云云，当是积饮，其理同于聚水，肺寒而欬，不胜外界冷空气厌迫而咳也。火烁肺金，即肺中虚热，抵抗外界冷空气而欬也。命门火衰，即下部虚寒，肾阳不能上承而为津液之谓。癆嗽失音，乃腺体已坏，不能分泌，音带失润所致。伤风亦有失音者，乃音带为风热薰炙之故。稍久即能自复，二者之别，当以他种兼证别之。

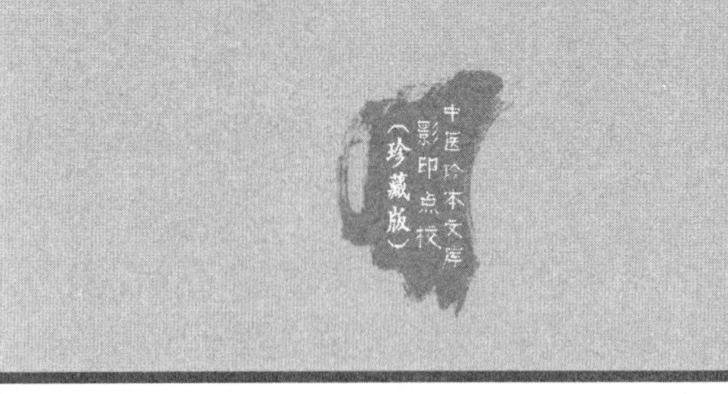

癆病必欬嗽。或由陰傷陽浮。水涸金燥。喉癢而欬。宜用甘潤養肺。水旺氣復。而欬自已。宜麥冬花粉生地杏仁橘紅阿膠桔梗。（鐵樵註。水涸金燥。卽腎枯肺燥。不必泥定腎水肺金字樣。）或由脾胃先虛。不能制水。水泛爲痰。水冷金寒而欬。宜立效方加羌活陳皮白朮。或由火爍肺金而欬。宜六味丸。或由命門火衰。氣不化水而欬。宜於治欬藥中。加附子肉桂人參羌活。至癆嗽失音。肺氣鬱也。宜杏仁膏。癆嗽兼喘。痰涎湧也。宜五汁膏。癆嗽痰熱渴汗。心癆傷也。宜滋陰清化丸。（鐵樵註。脾胃虛不能制水云云。當是積飲。其理同於聚水。肺寒而欬。不勝外界冷空氣壓迫而咳也。火爍肺金。卽肺中虛熱。抵抗外界冷空氣而欬也。命門火衰。卽下部虛寒。腎陽不能上承而爲津液之謂。癆嗽失音。乃腺體已壞。不能分泌。音帶失潤所致。傷風亦有失音者。乃音帶爲風熱薰炙之故。稍久卽能自復。二者之別。當以他種兼證別之。）

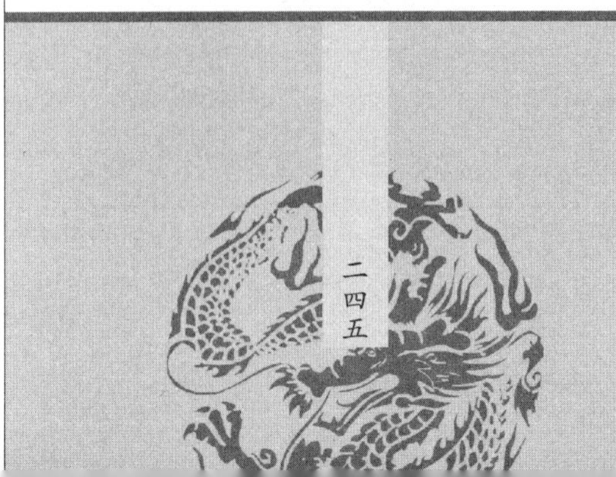

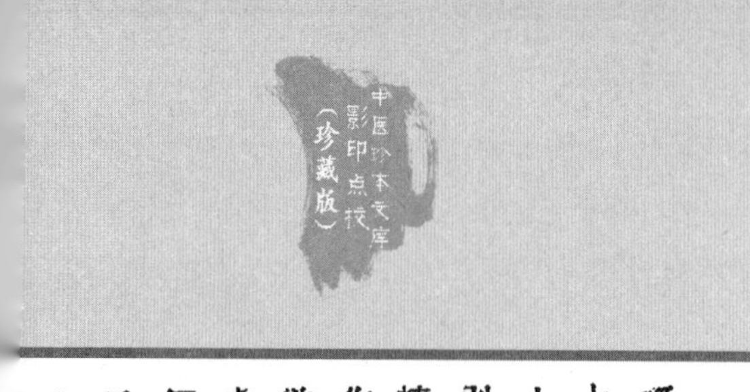

經言五藏之欬。移於六府。其症狀如下。肺欬之狀。喘息有音。甚則吐血。欬不已。大腸受之。欬則遺屎。心欬之狀。心痛。喉中介介如梗狀。甚則咽腫喉痺。欬不已小腸受之。欬則失氣。氣與欬俱失。脾欬之狀。右脅下痛引肩背。甚或不可動。動則欬劇。欬不已。胃受之。欬則嘔或長虫出。肝欬之狀。左脅下痛。甚則不可以轉。轉則兩脅下滿。欬不已。胆受之。欬則嘔胆汁。腎咳之狀。腰背相引痛。舌本乾。咽作鹹。甚則咳涎。咳不已。膀胱受之。咳則遺溺。久咳不已。三焦受之。咳則腹滿。不欲飲食。心胞絡咳。心胸間隱隱作痛。

虛癆之屬。有桃花疰。其症面色不衰。肌膚不瘦。外如無病。內實虛傷。須審現在何症。及傷在何藏以治之。大概宜蘇合香丸紫金錠回春辟邪丹等方。又有傳尸勞。乃鬼作蟲而爲祟。其症沈沈默默。不知所苦。經時累月。漸漸羸頓。至於死亡。治法以固本爲先。袪蟲爲次。固本宜人參養榮湯八味丸。袪蟲宜十疰丸。桃

经言：五藏之欬移于六府，其症状如下：肺欬之状，喘息有音，甚则吐血，欬不已，大肠受之，欬则遗屎。心欬之状，心痛，喉中介介如梗状，甚则咽肿喉痹，咳不已。小肠受之，欬则矢气，气与欬俱失。脾欬之状，右胁下痛引肩背，甚或不可动，动则欬，欬不已。胃受之欬，则呕，或长虫出。肝欬之状，左胁下痛，甚则不可以转，转则两胁下满欬不已。胆受之，欬则呕胆汁。肾欬之状，腰背相引痛，舌本干，咽作咸，甚则欬涎，咳不已。膀胱受之，欬则遗溺，久咳不已。三焦受之，咳则腹满，不欲饮食，心胞络咳，心胸间隐隐作痛。

虚痨之属，有桃花疰，其症面色不衰，肌肤不瘦，外如无病，内实虚伤，须审现在何症，及伤在何藏以治之。大概宜苏合香丸，紫金锭，回春辟邪丹等方。又有传尸劳，乃鬼作虫行为祟。其症沈沈（沉沉）默默，不知所苦。经时累月，渐渐羸顿，至于死亡。治法以固本为先，祛虫为次，固本宜人参养荣汤，八味丸。祛虫宜十疰丸。桃

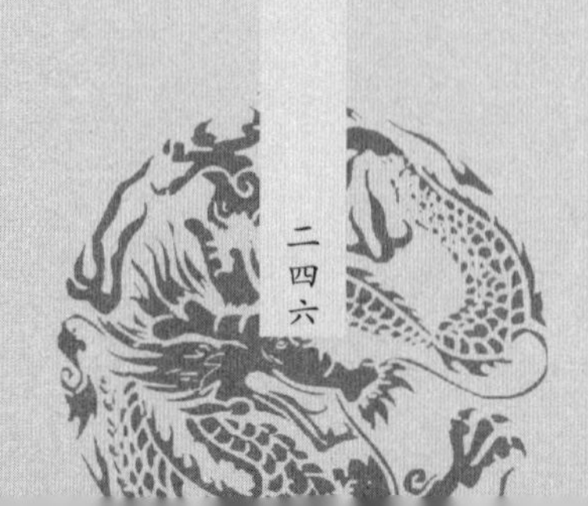

奴丸，紫金锭。

【铁樵注】桃花疰症，曾见之，而未为之治疗。不知苏合丸、紫金锭等有无功效。传尸痨，则不止，沈沈（沉沉）默默，鬼作虫之说，亦甚费解。《千金方》鬼疰病，即传尸痨。余所见者，极可怖，疰本注字。去三点偏旁，加疒，意谓由一人患此，死则更转疰他人也。余族中有一家，其先若何，余未及见。第就余所见者言之，其人有子女十人，胞侄二人，孙男女八人。四十年中，死于同样之劳病者九人。其病恒发于十七八岁，乃至廿七八岁，其病状，欬嗽发热，肌肤锐瘠而遗精，自惫不能兴，卧床之日起，扣足一百日死。自余为童子时，即习见此等病状，数年前，其孙女复患此，自他省遄归，强余疗治。一见即觉其病不可为，辞之不得，勉强处方，因其病起于产后，从蓐痨治。旋又延西医打针，结果自卧床之日起，扣足百日而逝。简直药物于病丝毫无益，亦竟丝毫无损。此殊令人爽然自失者，古人谓传尸痨，限于骨肉至亲，观此信不我欺。而此病之传染，与寻常迥异，可以

奴丸紫金錠。（鐵樵註。桃花疰症。曾見之。而未爲之治療。不知蘇合丸紫金錠等有無功效。傳尸癆則不止沈沈默默。鬼作蟲之說。亦甚費解。千金方鬼疰病。卽傳尸癆。余所見者。極可怖。疰本注字。去三點偏旁加疒。意謂由一人患此。死則更轉疰他人也。余族中有一家。其先若何。余未及見。第就余所見者言之。其人有子女十人。胞姪二人。孫男女八人。四十年中。死於同樣之勞病者九人。其病恆發於十七八歲。乃至廿七八歲。其病狀。欬嗽發熱。肌膚銳瘠而遺精。自憊不能興。臥床之日起。扣足一百日死。自余爲童子時。卽習見此等病狀。數年前。其孫女復患此。自他省遄歸。强余療治。一見卽覺其病不可爲。辭之不得。勉强處方。因其病起於產後。從蓐癆治。旋又延西醫打針。結果自臥床之日起。扣足百日而逝。簡直藥物於病絲毫無益。亦竟絲毫無損。此殊令人爽然自失者。古人謂傳尸癆。限於骨肉至親。觀此信不我欺。而此病之傳染。與尋常迥異。可以

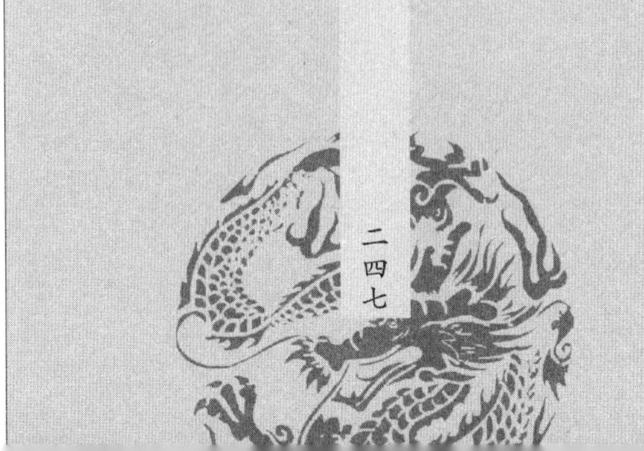

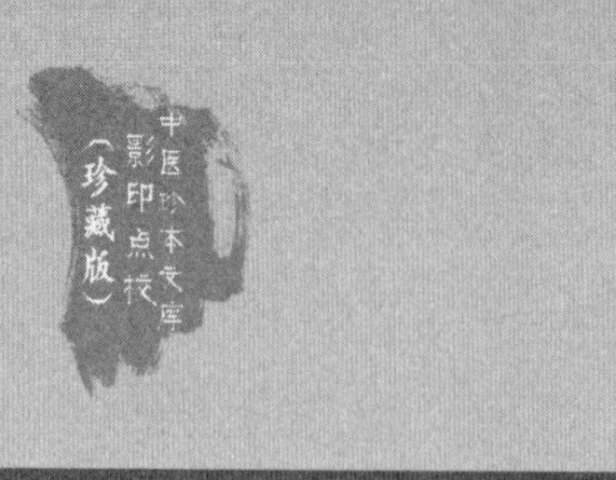

三五年或十餘年始一見。使人不覺其爲傳染。衡量症情。未必是遺傳關係。當是伏根甚深。必待某種誘因而發見。其未發之時。亦必有特徵可以預知。特吾儕經驗淺。未能知耳）丹溪云。一水旣虧。不勝五火。虛症蜂起。先當和解微下。次用調補。若邪未除。便用補劑。邪入經絡。深爲可悲。惟無積人脈擧按無力者。方可補之。此誠治虛損癆瘵之要道也。

諸名家議論（僅摘錄切要可法者）

綱目曰。虛者皮毛、肌肉、筋脈、骨髓、氣血、津液不足是也。入門曰。凡飲食減少。精神昏短。遺精夢泄。腰背筋骨胸脅引痛。潮熱。自汗。痰盛。欬嗽。是虛勞常症也。又曰。虛損皆由水火不相濟。但以調和心腎爲主。兼補脾胃。則飲食加而精神氣血自生矣。

直指曰。三陽實。三陰虛。汗不出。三陰實。三陽虛。汗不止。又曰。虛勞之症。百脈空

三五年或十余年始一见，使人不觉其为传染。衡量症情，未必是遗传关系。当是伏根甚深，必待某种诱因而发见，其未发之时，亦必有特徵可以预知，特吾侪经验浅，未能知耳。

丹溪云：一水既亏，不胜五火。虚症蜂起，先当和解微下。次用调补，若邪未除，便用补剂，邪入经络，深为可悲。惟无积人脉，举按无力者，方可补之。此诚治虚损痨瘵之要道也。

诸名家议论（仅摘录切要可法者）

《纲目》曰：虚者，皮毛、肌肉、筋脉、骨髓、气血、津液不足是也。《入门》曰：凡饮食减少，精神昏短，遗精梦泄，腰背筋骨胸胁引痛，潮热，自汗，痰盛，欬嗽，是虚劳常症也。又曰：虚损皆由水火不相济，但以调和心肾为主，兼补脾胃，则饮食加而精神气血自生矣。

《直指》曰：三阳实，三阴虚，汗不出。三阴实，三阳虚，汗不止。又曰：虚劳之症，百脉空

虚，非滋润黏腻之物养之，不能实也。切不可妄施金石燥热等药。

东垣曰：肺损益其气，心损调其营卫，脾损调其饮食，适其寒温。肾损益其精，肝损缓其中。缓中者，调血也，宜四物汤，以其中有芍药也。

《得效》曰：虚损之证，峻补乌、附、天雄、姜、桂等润补，鹿茸、当归、苁蓉等清补，二冬、人参、地黄等。

《入门》曰：虚脉多弦，弦而濡大为气虚，沈（沉）微无力亦气虚。甚弦而微为血虚，涩而微为血虚甚，形肥面白者阳虚，形瘦面苍黑者阴虚。房劳思虑伤心肾，则阴血虚。肌饱劳役伤胃气，则阳气虚。

海藏曰：呼吸少气，嬾言语，动作无力，目无精光，面色㿠白，此兼气血虚也。

《回春》曰：虚劳之病，不受补者难治。喉中生疮，音哑者不治，久卧生胝者不治；虚极之病，火炎面红，发喘痰多，身热如火，跗肿溏泄，脉紧不食者，死不治。

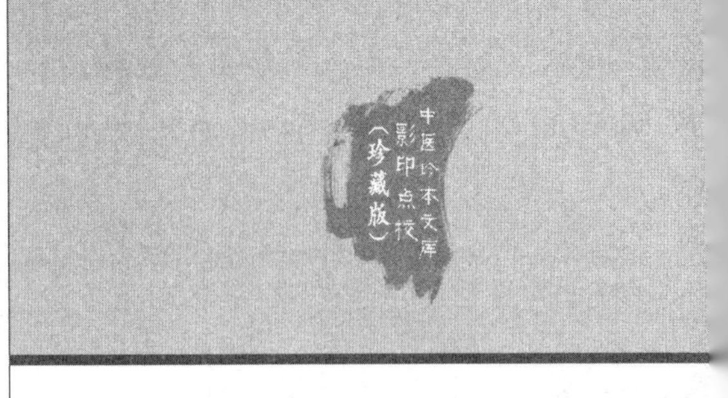

虛。非滋潤黏膩之物以養之。不能實也。切不可妄施金石燥熱等藥。

東垣曰。肺損益其氣。心損調其營衛。脾損調其飲食。適其寒溫。腎損益其精。肝損緩其中。緩中者。調血也。宜四物湯。以其中有芍藥也。

得效曰。虛損之證。峻補烏附天雄薑桂等。潤補鹿茸當歸蓯蓉等。清補二冬人參地黃等。

入門曰。虛脈多弦。弦而濡大為氣虛。沈微無力亦氣虛。甚弦而微為血虛。澀而微為血虛甚。形肥面白者陽虛。形瘦面蒼黑者陰虛。房勞思慮傷心腎。則陰血虛。肌飽勞役傷胃氣。則陽氣虛。

海藏曰。呼吸少氣。嬾言語。動作無力。目無精光。面色㿠白。此兼氣血虛也。

回春曰。虛勞之病。不受補者難治。喉中生瘡音啞者不治。久臥生胝者不治。虛極之病。火炎面紅。發喘痰多。身熱如火。跗腫溏泄。脈緊不食者。死不治。

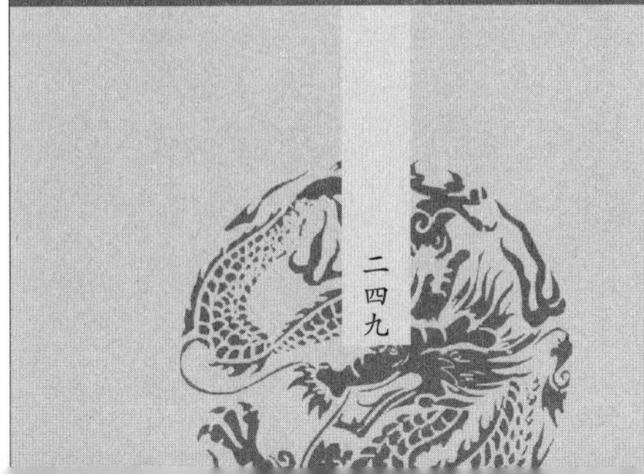

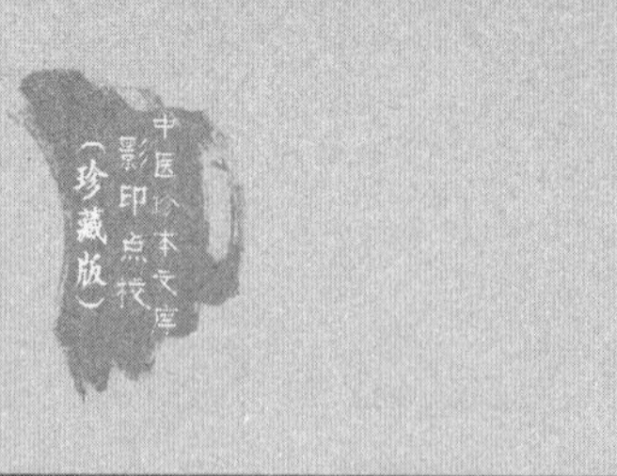

五痨六極七傷

五痨、謂五藏勞也。勞病既成。漸生六極。六極云者。謂痨病至峯極之程度。其證有六也。七傷殊未達其義。要是治醫者。所不可不知。故並錄焉。

金匱曰。五勞者。心勞神損。肝勞血損。脾勞食損。肺勞氣損。腎勞精損。

入門曰。數轉筋。十指爪甲皆痛爲筋極。宜並服滋補養榮丸。牙痛。手足痛。不能久立。爲骨極。面無血色。頭髮墮落爲血極。宜補榮湯。身上往往如鼠走。體上乾黑爲肉極。宜參苓丸。氣少無力。身無膏澤。翕翕羸瘦。目無精光。立不能久。身體若癢。搔之生瘡爲精極。宜巴戟丸。胸脅逆滿。恒欲大怒。氣少不能言爲氣極。宜益氣丸。（鐵樵註。六極云者。可以備一說。不足據爲典要。鄙人三十八九歲病最劇時。一身而有五極。然且作文編書酬應。日不暇給。既未用補。補亦不應。後用大毒藥攻之而愈。然則未可以一概論也。）

五痨六极七伤

五痨，谓五藏劳也。劳病既成，渐生六极。六极云者，谓痨病至峰极之程度，其证有六也。七伤殊未达其义，要是治医者，所不可不知，故并录焉。

《金匮》曰：五劳者，心劳神损，肝劳血损，脾劳食损，肺劳气损，肾劳精损。

《入门》曰：数转筋，十指爪甲皆痛为筋极，宜并服滋补养荣丸，牙痛，手足痛，不能久立，为骨极。面无血色，头发堕落为血极，宜补荣汤，身上往往如鼠走，体上干黑，为肉极，宜参苓丸。气少无力，身无膏泽，翕翕羸瘦，目无精光，立不能久，身体若痒，搔之生疮为精极，宜巴戟丸。胸胁逆满，恒欲大怒，气少不能言，为气极，宜益气丸。

【铁樵注】六极云者，可以备一说，不足据为典要。鄙人三十八九岁，病最剧时，一身而有五极。然且作文编书酬应，日不暇给，既未用补，补亦不应，后用大毒药攻之而愈。然则未可以一概论也。

《入门》曰：七伤，一阴寒，二阴痿，三里急，四精漏，五精少，六精清，七小便数。《医鉴》曰：七伤者，一阴寒，二精寒，三精清，四精少，五囊下湿痒，六小便涩数，七夜梦阴人。其人小便赤热，或如针刺。

【铁樵注】 五痨七伤，既为骈举之名词，五痨分隶五藏，七伤何以专说肾病。抑肾病亦不止如所举七者，是七伤之说，较六极尤无理致。

劳伤形证

《千金方》云：忽喜怒，大便苦难，口内生疮，此为心劳，短气面肿，鼻不闻香，欬嗽，唾痰，两胁胀痛，喘息不定，此为肺劳。面目干黑，精神恍惚，不能独卧，目视不明，频频泪下，此为肝劳。口苦舌强，呕逆醋心，气胀，唇焦，此为脾劳。小便黄赤，兼有余沥，腰痛，耳鸣，夜间多梦，此为肾劳。

《入门》曰：心劳之症，血少面无血色，惊悸盗汗，梦遗，极则心痛咽肿，肝劳之症，筋

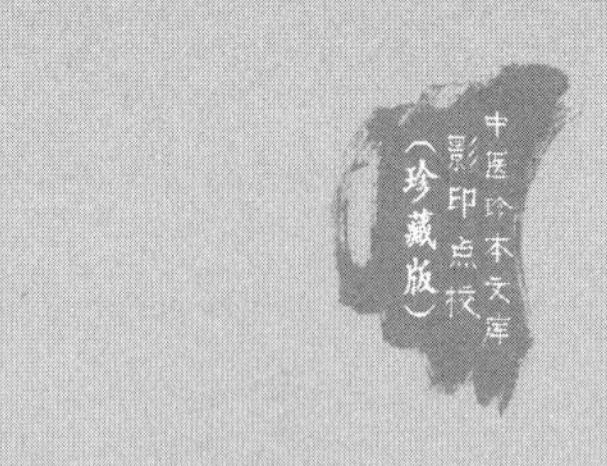

入門曰。七傷。一陰寒。二陰痿。三裏急。四精漏。五精少。六精清。七小便數。醫鑑曰。七傷者。一陰寒。二精寒。三精清。四精少。五囊下濕癢。六小便澀數。七夜夢陰人。其人小便赤熱。或如針刺。（鐵樵註。五勞七傷既爲駢舉之名詞。五勞分隸五藏。七傷何以專說腎病。抑腎病亦不止如所舉七者。是七傷之說。較六極尤無理緻）

勞傷形證

千金方云。忽喜怒。大便苦難。口內生瘡。此爲心勞。短氣面腫。鼻不聞香。欬嗽。唾痰。兩脅脹痛。喘息不定。此爲肺勞。面目乾黑。精神恍惚。不能獨臥。目視不明。頻頻淚下。此爲肝勞。口苦舌强。嘔逆醋心。氣脹。脣焦。此爲脾勞。小便黃赤。兼有餘瀝。腰痛、耳鳴、夜間多夢。此爲腎勞。

入門曰。心勞之症。血少面無血色。驚悸盜汗。夢遺。極則心痛咽腫。肝勞之症。筋

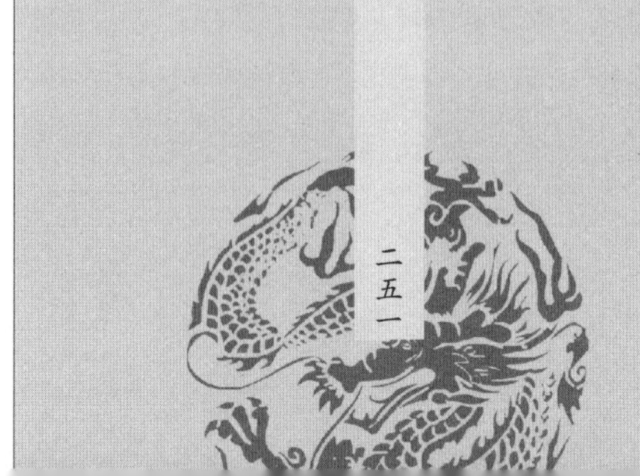

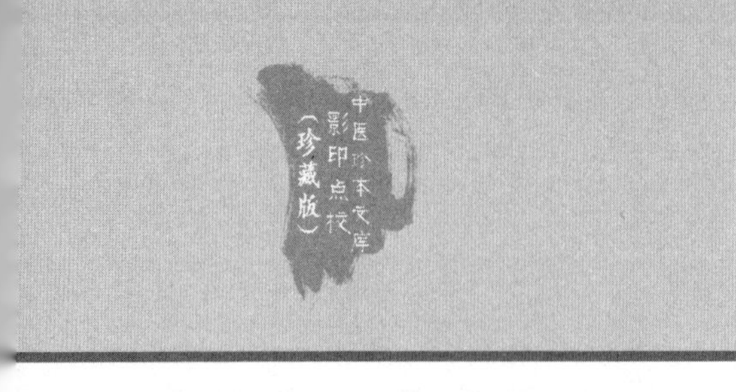

骨拘攣。極則頭目昏眩。脾勞之症。脹滿少食。極則吐瀉。肉削。四肢倦怠。肺勞之症。氣乏。心腹冷痛。極則毛焦津枯。欬嗽鬨熱。腎勞之症。腰脊痛。遺精。白濁。極則面垢。脊如折。又曰。心勞則口舌生瘡。語澀。肌瘦。肝勞則脅痛。關格不通。脾勞則氣急。肌瘦多汗。肺勞則氣喘。面腫。口燥咽乾。腎勞則尿赤。陰瘡。耳鳴。面黑。

鐵樵按。以上所言虛勞證狀略備。治法亦略備。若再求細密。在學者自己領會。非倉猝可以杜撰者。勞病爲最難治之病。用藥固難。調護尤難。其病爲慢性。動須經年纍月。諺云。夜長則夢多。時間既久。與病爲緣之事。如飲食男女。喜怒哀樂在在皆足爲患。所以防不勝防。制不勝制。例如肝虛者易怒。腎虛者多慾。家庭瑣屑。房闈隱祕。不與怒期而怒自來。勉強節慾而慾愈熾。病者不知利害。總無可愈之理。此勞病之所以難治也。尊生方於此下有煎厥解㑊兩證。煎厥證、引內經陽氣者煩勞則張一節爲說。其實煎厥即陰虧火王。病理已詳於前。解

骨拘挛，极则头目昏眩，脾劳之症，胀满少食，极则吐泻，肉削，四肢倦怠，肺劳之症。气乏，心腹冷痛，极则毛焦津枯，欬嗽哄热，肾劳之症。腰脊痛，遗精，白浊，极则面垢，脊如折。又曰：心劳则口舌生疮，语涩，肌瘦，肝劳则胁痛，关格不通。脾劳则气急，肌瘦多汗，肺劳则气喘，面肿，口燥咽干。肾劳则尿赤，阴疮，耳鸣，面黑。

铁樵按：以上所言虚劳证状略备，治法亦略备。若再求细密，在学者自己领会，非仓猝可以杜撰者，劳病为最难治之病。用药固难，调护尤难，其病为慢性，动须经年累月。谚云：夜长则梦多，时间既久，与病为缘之事，如饮食男女，喜怒哀乐在在皆足为患。所以防不胜防，制不胜制。例如肝虚者易怒，肾虚者多欲，家庭琐屑，房闱隐秘，不与怒期而怒自来。勉强节欲而欲愈炽。病者不知利害，总无可愈之理，此劳病之所以难治也。《尊生》方于此下有煎厥、解㑊两证，煎厥证，引《内经》，阳气者烦劳，则张一节为说。其实煎厥即阴亏火王，病理已详于前，解

佽另是一种病，不当与劳病相混，故不录。

治虚损劳瘵选方

四君子汤　人参　茯苓　白术　甘草（补气）

八珍汤　人参　茯苓　白术　甘草　川芎　当归　白芍　生地（虚热）

十全大补汤　八珍汤加　黄芪　肉桂（调卫）

八味丸　地黄　丹皮　茯苓　泽泻　山萸　山药　附子　肉桂（补火）

金刚丸　萆薢　苁蓉　菟丝　杜仲　酒煮猪腰子丸（益精）

煨肾丸　牛膝　苁蓉　菟丝　杜仲　防风　蒺藜　肉桂　萆薢　故纸　葫芦巴　酒煎猪腰子和蜜丸（益精）

佽另是一種病。不當與勞病相混。故不錄。

治虛損勞瘵選方

四君子湯　人參　茯苓　白朮　甘草　（補氣）

八珍湯　人參　茯苓　白朮　甘草　川芎　當歸　白芍　生地　（虛熱）

十全大補湯　八珍湯加　黃芪　肉桂　（調衛）

八味丸　地黃　丹皮　茯苓　澤瀉　山萸　山藥　附子　肉桂　（補火）

金剛丸　萆薢　蓯蓉　菟絲　杜仲　酒煑豬腰子丸　（益精）

煨腎丸　牛膝　蓯蓉　菟絲　杜仲　防風　蒺藜　肉桂　萆薢　故紙　葫蘆巴　酒煎豬腰子和蜜丸　（益精）

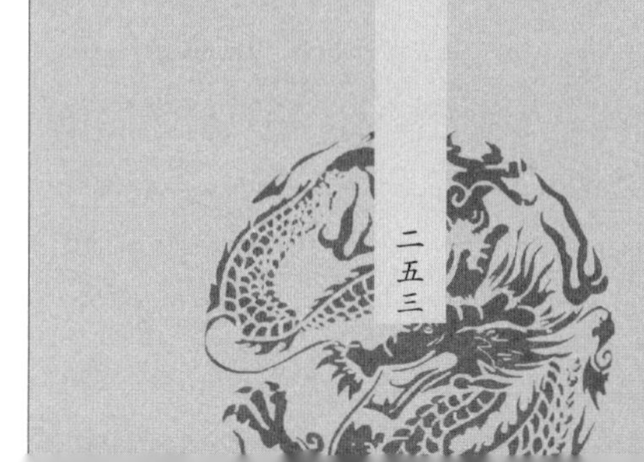

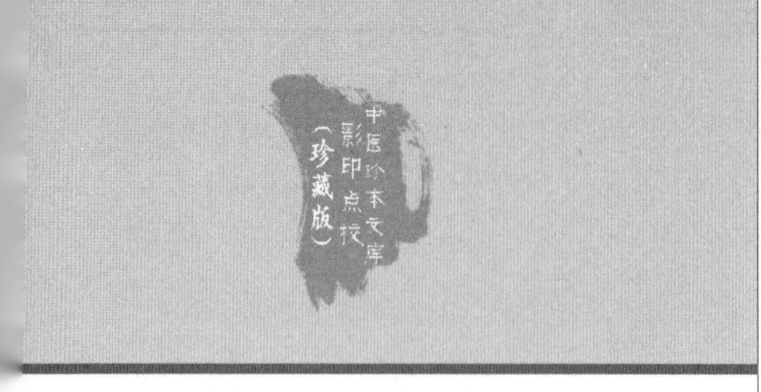

補中益氣湯　人參　黃芪　白朮　炙草　升麻　柴胡　歸身　陳皮
（溫補）

四物湯　川芎　當歸　白芍　生地（諸血）

當歸補血湯　四物加黃芪　烏梅　陳皮　荆芥（諸血）

六味丸　地黃　丹皮　茯苓　澤瀉　山萸　山藥（補水）

逍遥丸　當　白芍　柴胡　薄荷　黃芩　白朮　甘草　煨薑
（陽虛）

坎離既濟丹　蓯蓉　枸杞　歸身　白芍　天冬　麥冬　人參　棗仁
生地　熟地　丹皮　茯苓　茯神　澤瀉　山萸　五味
遠志　黃柏（陽虛）

人參養榮湯　人參　茯苓　白朮　甘草　當歸　白芍　地黃　黃芪

补中益气汤　人参　黄芪　白术　炙草　升麻　柴胡　归身　陈皮（温补）

四物汤　川芎　当归　白芍　生地（诸血）

当归补血汤　四物加黄芪　乌梅　陈皮　荆芥（诸血）

六味丸　地黄　丹皮　茯苓　泽泻　山萸　山药（补水）

逍遥丸　当归　白芍　柴胡　薄荷　黄芩　白术　甘草　煨姜（阳虚）

坎离既济丸　苁蓉　枸杞　归身　白芍　天冬　麦冬　人参　枣仁　生地　熟地　丹皮　茯苓　茯神　泽泻　山萸　五味　远志　黄柏（阳虚）

人参养荣汤　人参　茯苓　白术　甘草　当归　白芍　地黄　黄芪

陈皮　远志　肉桂　五味（阴虚）

三白广生汤　白术　白芍　茯苓　山药　丹皮　陈皮　甘草　地骨皮　芡实　莲肉　枣仁　贝母　乌梅（阴虚）

五汁膏　梨汁　蔗汁　藕汁　人乳　萝卜汁（以上五汁）

犀角　羚羊　生地　丹皮　天冬　麦冬　薄荷　茯苓　贝母　阿胶

水八杯煎各药至三杯，去渣，入五汁、阿胶另炖。

烊加入，文火收膏，以入水不化为度（咳血）

清骨散　柴胡　鳖甲　青蒿　知母　川连　秦艽　甘草　地骨皮（潮热）

大菟丝子丸　鹿茸　附子　肉桂　茴香　故纸　川断　巴戟　覆盆子　螵蛸　牛膝　苁蓉　杜仲　菟丝　泽泻　茯苓　石龙芮

陳皮　遠志　肉桂　五味（陰虛）

三白廣生湯　白朮　白芍　茯苓　山藥　丹皮　陳皮　甘草　地骨皮

芡實　蓮肉　棗仁　貝母　烏梅（陰虛）

五汁膏　梨汁　蔗汁　藕汁　人乳　蘿蔔汁（以上五汁）

犀角　羚羊　生地　丹皮　天冬　麥冬　薄荷　茯苓

貝母　阿膠　水八盃。煎各藥至三盃。去渣。入五汁。阿膠另燉

烊加入。文火收膏。以入水不化爲度。（欬血）

清骨散　柴胡　鱉甲　青蒿　知母　川連　秦艽　甘草　地骨皮

（潮熱）

大菟絲子丸　鹿茸　附子　肉桂　茴香　故紙　川斷　巴戟　覆盆子

螵蛸　牛膝　蓯蓉　杜仲　菟絲　澤瀉　茯苓　石龍芮

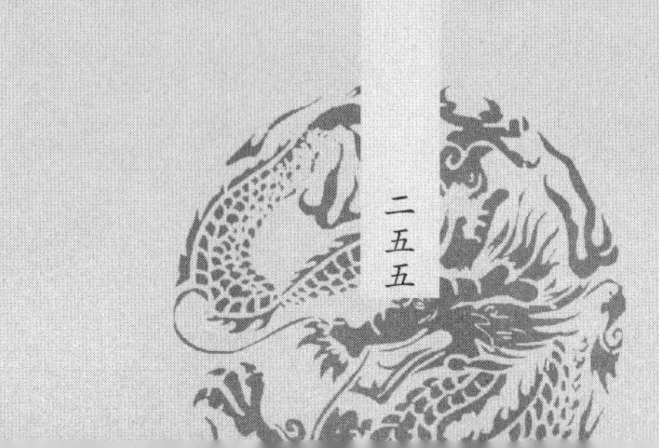

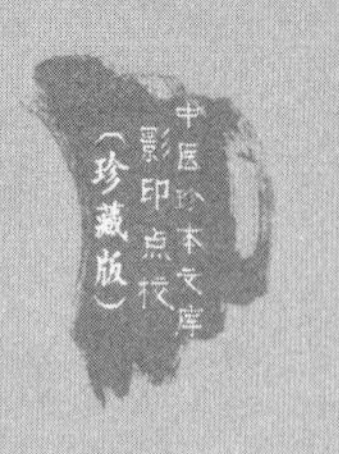

萸肉　防風　熟地　川芎　沈香　畢澄茄（補腎）

補中地黃湯　地黃　丹皮　茯苓　澤瀉　山藥　萸肉　人參　黃芪　白朮　歸身　升麻　生薑　大棗（積勞）

保和湯　貝母　知母　天冬　麥冬　五味　杏仁　桔梗　紫菀　款冬　兜鈴　阿膠　歸身　苡仁　百合　百部（肺病）

失血加炒黑蒲黃生地小薊　痰加瓜蔞茯苓橘紅　喘加蘇子桑皮

聖愈湯　人參　黃芪　川芎　當歸　生地　熟地（心病）

補肝湯　山萸　肉桂　甘草　茯苓　防風　細辛　桃仁　柏子仁　紅棗（肝病）

柴胡疏肝湯　香附　柴胡　陳皮　枳殼　川芎　白芍　甘草（肝病）

萸肉　防风　熟地　川芎　沈（沉）香　华澄茄（补肾）

补中地黄汤　地黄　丹皮　茯苓　泽泻　山药　萸肉　人参　黄芪　白术　归身　升麻　生姜　大枣（积劳）

保和汤　贝母　知母　天冬　麦冬　五味　杏仁　桔梗　紫苑（菀）

款冬　兜铃　阿胶　归身　苡仁　百合　百部（肺病）

失血加炒黑蒲黄、生地、小蓟。痰加瓜蒌、茯苓、橘红。喘加苏子、桑皮。

圣愈汤　人参　黄芪　川芎　当归　生地　熟地（心病）

补肝汤　山萸　肉桂　甘草　茯苓　防风　细辛　桃仁　柏子仁　红枣（肝病）

柴胡疏肝汤　香附　柴胡　陈皮　枳壳　川芎　白芍　甘草（肝病）

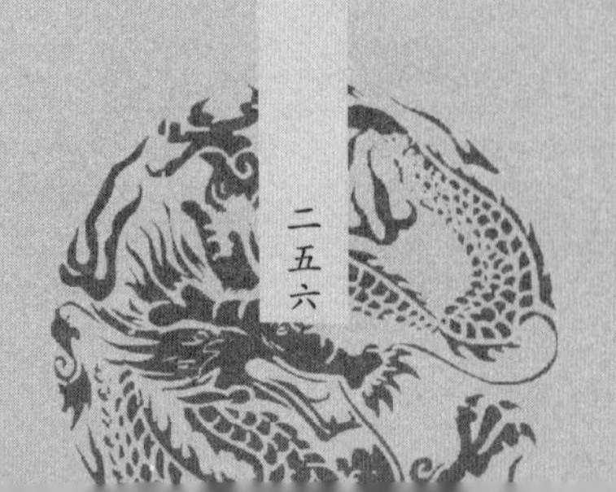

调中益气汤 人参 黄芪 白术 甘草 升麻 柴胡 当归 五味子 陈皮 白芍（脾病）

调荣养卫丸 人参 茯苓 黄芪 白术 当归 白芍 山萸 生熟地 山药 麦冬 远志 陈皮 五味 鸭血和蜜丸

鹿胎丸 鹿胎一具，去秽熬膏。熟地八两，用人乳、粉山药各一两，拌蒸九次。菟丝十两，酒煮， 枸杞八两，乳浸，人参四两，炙芪五两，制首乌十两，乳浸日晒，夜露九次。巴戟肉五两，酒炒钗石斛六两煮汁，去渣，和前药同捣丸（房痨）。

十四味建中汤 十全大补汤加附子、苁蓉、麦冬、半夏（积劳）。

麦煎散 当归 生地 鳖甲 柴胡 干漆 常山 赤芍 石膏 甘草 小麦（干血劳）

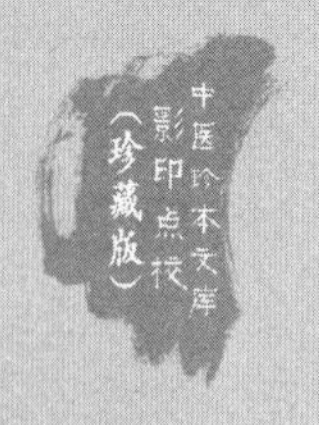

調中益氣湯 人參 黃芪 白朮 甘草 升麻 柴胡 當歸 五味子 陳皮 白芍（脾病）

調榮養衞丸 人參 茯苓 黃芪 白朮 當歸 白芍 山萸 生熟地 山藥 麥冬 遠志 陳皮 五味 鴨血和蜜丸

鹿胎丸 鹿胎一具去穢熬膏 熟地八兩用人乳粉山藥各一兩拌蒸九次 菟絲十兩酒煮 枸杞八兩乳浸 人參四兩 炙芪五兩 製首烏十兩乳浸日晒夜露九次 巴戟肉五兩酒炒釵石斛六兩煮汁去渣和前藥同搗丸（房癆）

十四味建中湯 十全大補湯加附子蓯蓉麥冬半夏（積勞）

麥煎散 當歸 生地 鼈甲 柴胡 乾漆 常山 赤芍 石膏 甘草 小麥（乾血勞）

補血養陰丸　當歸　白芍　生地　丹皮　茯苓　麥冬　五味　牛膝　枸杞　川斷　鱉甲　青蒿　益母膏丸（乾血勞）

欬加枇杷葉　欬甚加貝母沙參百部　痰多加橘紅　熱甚加胡黃連銀柴胡

清離滋坎丸　生地　熟地　山藥　山萸　丹皮　茯苓　澤瀉　天冬　麥冬　白朮　白芍　知母　黃柏　當歸　甘草

吐血加童便陳墨　痰加竹瀝薑汁　汗多加黃芪棗仁　熱加地骨皮　欬加五味　精關不固加龍骨牡蠣蓮鬚杜仲

脘悶加陳皮　咽痛加桔梗元參　喘加蘇子杏仁括蔞仁貝母　久欬加阿膠五味子

滋陰清化丸　二地　二冬　當歸　白芍　茯苓　甘草　貝母　花粉

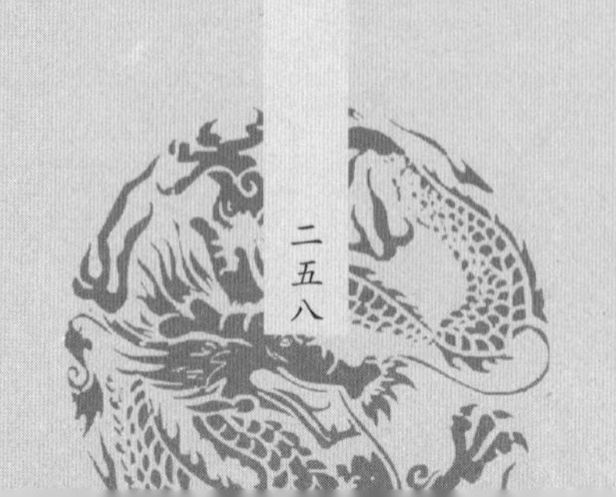

补血养阴丸　当归　白芍　生地　丹皮　茯苓　麦冬　五味　牛膝　枸杞　川断　鳖甲　青蒿　益母膏丸（干血劳）

咳加枇杷叶，欬甚加贝母、沙参、百部。痰多加橘红。热甚加胡黄连、银柴胡。

清离滋坎丸　生地　熟地　山药　山萸　丹皮　茯苓　泽泻　天冬　麦冬　白术　白芍　知母　黄柏　当归　甘草

吐血加童便、陈墨；痰加竹沥、姜汁；汗多加黄芪、枣仁；热加地骨皮；欬加五味；精关不固，加龙骨、牡蛎、莲须、杜仲。

脘闷加陈皮；咽痛加桔梗、元参；喘加苏子、杏仁、括蒌仁、贝母；久咳加阿胶、五味子。

滋阴清化丸　二地　二冬　当归　白芍　茯苓　甘草　贝母　花粉

五味　鳖甲　阿胶　山药　蜜丸合化（痰热）

人中白丸　生地　熟地　白芍　白术　当归　阿胶　鳖甲　羚羊角　青蒿子　人中白　百部膏丸（血热）

参苓建中汤　人参　茯苓　甘草　当归　白芍　陈皮　半夏　肉桂　麦冬　前胡　细辛（潮热）

鳖甲散　柴胡　鳖甲　青蒿　当归　知母　秦艽　乌梅　地骨皮（骨蒸）

河车丸　柴胡　鳖甲　阿胶　百部　人参　五味　秋石　地骨皮　河车　青蒿　陈酒　人中白　童便熬膏丸（骨蒸）

二仙胶　鹿角胶　龟板胶　人参　枸杞（骨蒸亦治遗精）

六君子汤　人参　茯苓　白术　炙草　陈皮　半夏（结痰）

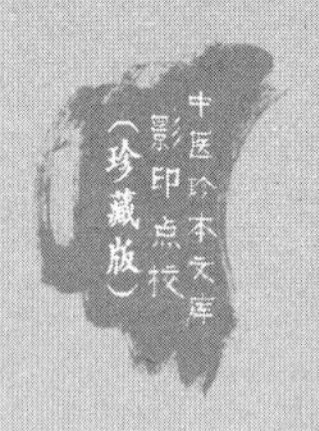

人中白丸　五味　鱉甲　阿膠　山藥　蜜丸合化（痰熱）
生地　熟地　白芍　白朮　當歸　阿膠　鱉甲　羚羊角
青蒿子　人中白　百部膏丸（血熱）

參苓建中湯　人參　茯苓　甘草　當歸　白芍　陳　半夏　肉桂
麥冬　前胡　細辛（潮熱）

鱉甲散　柴胡　鱉甲　青蒿　當歸　知母　秦艽　烏梅　地骨皮
（骨蒸）

河車丸　柴胡　鱉甲　阿膠　百部　人參　五味　秋石　地骨皮
河車　青蒿　陳酒　人中白　童便熬膏丸（骨蒸）

二仙膠　鹿角膠　龜版膠　人參　枸杞（骨蒸亦治遺精）

六君子湯　人參　茯苓　白朮　炙草　陳皮　半夏（結痰）

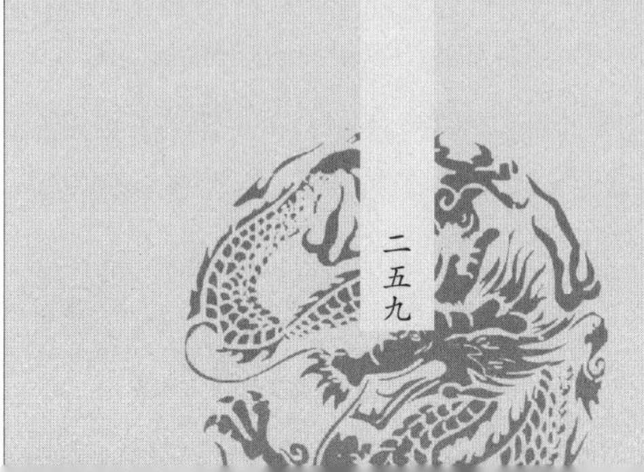

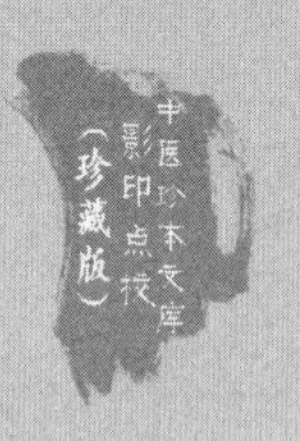

獨參湯　人參一味濃煎（久血）

理中湯　人參　白朮　乾薑　甘草（陽虛）

立效方　貝母　杏仁　款冬　天冬　桔梗　五味　葱白　括蔞仁　川椒　共爲末與猪肺同蒸取汁服（痰嗽）

十疰丸　雄黃一兩　人參五錢　細辛五錢　巴豆霜一兩　皂角五錢　桔梗五錢　麥冬五錢　附子五錢　川椒五錢　甘草五錢（傳尸勞）

上藥蜜丸如梧子大每服五丸溫水化下此藥并治一切鬼氣

桃奴丸　桃奴七個另研　玳瑁鎊細末一兩　安息香去渣一兩

上三味同入銀器中熬成膏

硃砂五錢　犀角五錢　琥珀三錢　雄黃三錢

独参汤　人参一味浓煎（久血）

理中汤　人参　白术　干姜　甘草（阳虚）

立效方　贝母　杏仁　款冬　天冬　桔梗　五味　葱白　括蒌仁　川椒

共为末，与猪肺同蒸，取汁服（痰嗽）。

十疰丸　雄黄一两　人参五钱　细辛五钱　巴豆霜一两　皂角五钱　桔梗五钱　麦冬五钱　附子五钱　川椒五钱　甘草五钱（传尸劳）

上药蜜丸如梧子大，每服五丸，温水化下此药，并治一切鬼气。

桃奴丸　桃奴七个，另研　玳瑁镑细末，一两　安息香去渣，一两

上三味，同入银器中，熬成膏。

朱砂五钱　犀角五钱　琥珀三钱　雄黄三钱

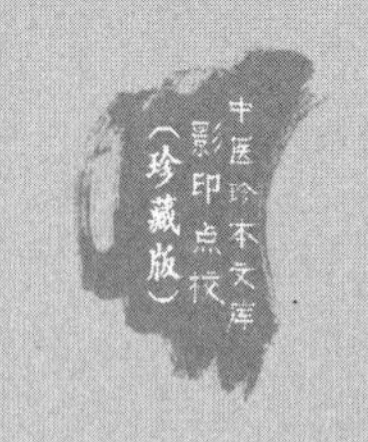

麝香二钱　冰片二钱　牛黄二钱　桃仁麸炒，十四个

安息香膏丸，芡实大，阴干封固，每服一丸，人参汤下（传尸劳）。

葛可久治劳十方

保真汤　人参　白术　炙草　当归　白芍　生地　黄芪　地骨皮　天冬　麦冬　陈皮　知母　黄柏　五味　柴胡　赤白苓　莲肉　熟地　生姜　大枣

此方专治虚劳，骨蒸潮热，盗汗等证。

惊悸加茯神、枣仁、远志；尿浊加猪苓、泽泻、萆薢；尿涩加木通、石苇、扁蓄；遗精加牡蛎、莲须；燥加石膏、滑石、青蒿、鳖甲；盗汗加浮小麦、牡蛎、麻黄根。

保和汤　天冬　麦冬　知母　贝母　苡仁　杏仁　款冬　五味子

麝香二錢　冰片二錢　牛黃二錢　桃仁麸炒十四個

安息香膏丸芡實大陰乾封固每服一丸人參湯下(傳尸勞)

葛可久治勞十方

保眞湯　人參　白朮　炙草　當歸　白芍　生地　黃芪　地骨皮　天冬　麥冬　陳皮　知母　黃柏　五味　柴胡　赤白苓　蓮肉　熟地　生薑　大棗

此方專治虛勞骨蒸潮熱盜汗等證。

驚悸加茯神棗仁遠志　尿濁加豬苓澤瀉萆薢　尿澁加木通石葦扁蓄　遺精加牡蠣蓮鬚　燥加石膏滑石青蒿鱉甲　盜汗加浮小麥牡蠣麻黃根

保和湯　天冬　麥冬　知母　貝母　苡仁　杏仁　款冬　五味子

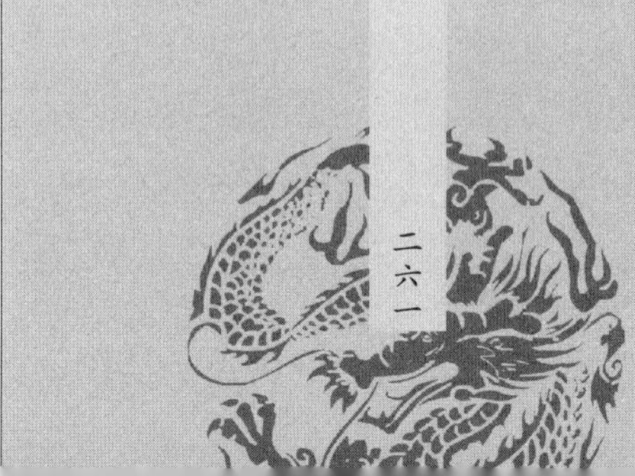

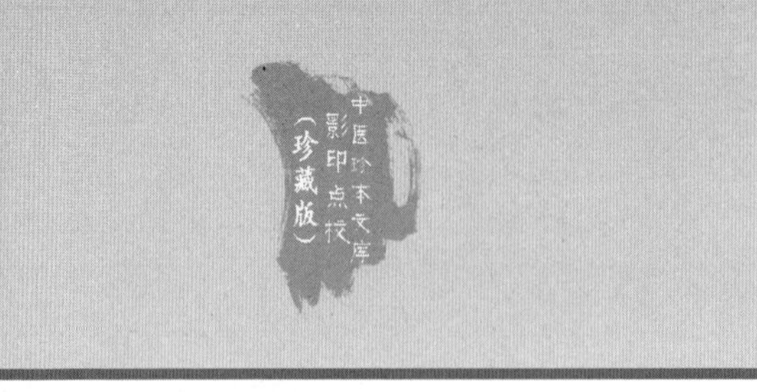

兜鈴　紫苑　花粉　百合　當歸　生地　阿膠　桔梗
薄荷　蘇葉　炙草　生薑

此方專治虛勞欬嗽肺萎唾膿血。

血甚加蒲黃茜根藕節　痰盛加南星半夏陳皮枳殼瓜蔞仁
喘加桑皮陳皮葶藶　熱盛加梔子黃芩連翹　外感加防風
荊芥金沸草　肺寒加人參桂枝

太平丸　天冬　麥冬　知母　貝母　款冬　杏仁　生地　熟地
當歸　阿膠　蒲黃　京墨　桔梗　薄荷

先用銀器煉白蜜再下諸藥末。攪勻。文火熬數沸。入麝香再熬數沸。作丸龍眼核大。食後細嚼一丸。薄荷湯下。次噙化一丸。每日二服。痰盛者。先用飴糖拌消化丸吞下。却噙此丸仰臥使藥

兜铃　紫苑（菀）　花粉
百合　当归　生地　阿胶
桔梗　薄荷　苏叶　炙草
生姜

此方专治虚劳欬嗽，肺萎，唾脓血。

血甚加蒲黄、茜根、藕节；痰盛加南星、半夏、陈皮、枳壳、瓜蒌仁；喘加桑皮、陈皮、葶苈；热盛加栀子、黄芩、连翘；外感加防风、荆芥、金沸草；肺寒加人参、桂枝。

太平丸　天冬　麦冬
知母　贝母　款冬　杏仁
生地　熟地　当归　阿胶
蒲黄　京墨　桔梗　薄荷

先用银器炼白蜜，再下诸药末，搅匀，文火熬数沸，入麝香，再熬数沸，作丸龙眼核大，食后细嚼一丸，薄荷汤下。次噙化一丸，每日二服，痰盛者，先用饴糖拌消化丸吞下，却噙此丸，仰卧使药

气入肺，则肺清润，其嗽退除，七日病痊。

此方专治虚劳久嗽，肺痿。

消化丸 明矾 皂角 胆星 半夏 茯苓 青礞石煅如金色 陈皮 枳实 枳壳 薄荷 沈（沉）香 黄芩

姜汁浸神曲作糊丸。

此方专治虚劳，肺萎欬嗽，热痰壅盛。

润肺膏 羊肺一具 杏仁一两 柿霜一两 羊酥一两 蛤粉一两 白蜜一两二钱

先洗净肺，次将诸药拌入肺中，白水煮熟，随量食之，与太平丸、消化丸相间服，亦得。

白凤膏 黑嘴白鸭一只，黑枣半斤，去核，每个纳参苓平胃散，填令满，先

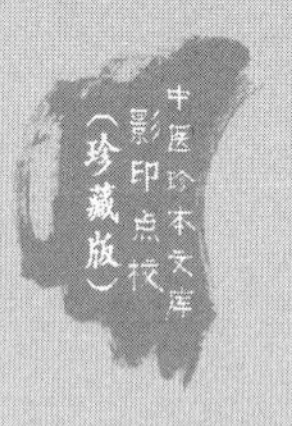

氣入肺。則肺清潤。其嗽退除。七日病痊。

此方專治虛勞久嗽肺痿。

消化丸 明礬 皂角 胆星 半夏 茯苓 青礞石煅如金色 陳皮 枳實 枳壳 薄荷 沈香 黃芩

薑汁浸神粬作糊丸

此方專治虛勞。肺萎欬嗽。熱痰壅盛。

潤肺膏 羊肺一具 杏仁一兩 柿霜一兩 羊酥一兩 蛤粉一兩 白蜜一兩二錢

先洗淨肺。次將諸藥拌入肺中。白水煑熟。隨量食之。與太平丸消化丸相間服。亦得。

白鳳膏 黑嘴白鴨一只。黑棗半斤。去核。每個納參苓平胃散。塡令滿。先

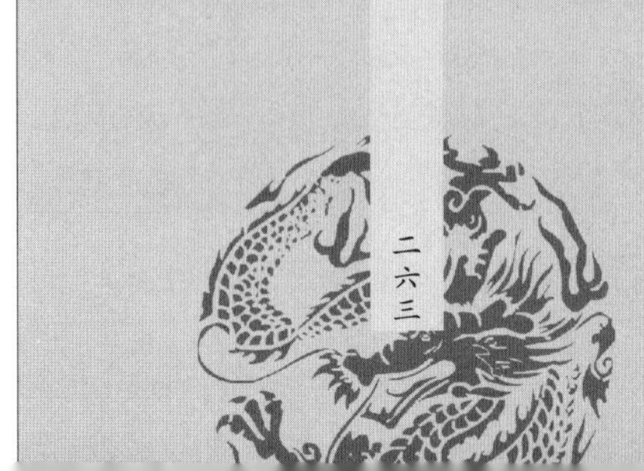

將鴨頸割開取血。和熱陳酒。隨量飲之。（此能直入肺經潤補）却將鴨乾捋去毛。於脅邊開一孔。去腸雜。拭乾。將棗填入鴨腹。麻紮定。用大砂罐置鴨及酒。四圍用火。慢煨。酒量多寡。以蓋鴨爲度。直煨至酒乾爲止。其鴨肉可隨意食之。其棗連藥。研爛爲丸。早晚空腹服。服此藥後。隨服補髓丹。

補髓丹

雄豬脊髓一條。羊脊髓一條。鼈一個。烏雞一隻。將四物漂淨。雞鼈去骨取肉。用酒一大碗。砂鍋內煮熟。打爛。再入山藥五條。建蓮肉半斤。大黑棗百個。柿餅十個。四味洗淨。用井華水一大碗。砂鍋內煮爛。與前肉合。慢火熬之。再下黃明膠四兩。黃蠟五兩。二味逐漸添下。與前八味和打成膏。再用平胃散末四君子湯末知母黃柏末各一兩。共和加入。如乾。入蜜同熬。令相得。取出。

将鸭颈割开取血，和热陈酒，随量饮之（此能直入肺经润补），却将鸭干捋去毛，于胁边开一孔，去肠杂，拭干。将枣填入鸭腹，麻扎定，用大砂罐置鸭及酒，四围用火，慢煨，酒量多寡，以盖鸭为度。直煨至酒干为止，其鸭肉可随意食之，其枣连药研烂为丸，早晚空腹服，服此药后，随服补髓丹。

补髓丹　雄猪脊髓一条，着脊髓一条，鳖一个，乌鸡一只，将四物漂净，鸡鳖去骨，取肉，用酒一大碗，砂锅内煮熟，打烂。再入山药五条，建莲肉半斤，大黑枣百个，柿饼十个，四味洗净，用井华水一大碗，砂锅内煮烂。与前肉合，慢火熬之，再下黄明胶四两，黄蜡五两，二味逐渐添下，与前八味和打成膏。再用平胃散末，四君子汤末，知母、黄柏末各一两，共和加入。如干入蜜，同熬，令相得，取出，于青石臼中，以木槌打如泥，为丸，每服三钱。不拘时，枣汤下。此方专治虚痨羸瘦，能补髓生精，和血顺气。

十灰散 大蓟 小蓟 侧柏 荷叶 茆根 茜根 大黄 栀子 棕皮 丹皮

等分烧存性出火毒，研细，用藕汁或莱菔汁磨京墨，调服五钱。此方专治虚劳，心肺损大吐血，及咯血吐血，服此即止。如不止，用花蕊石散。

花蕊石散 花蕊石煅研极细，童便一杯温调下三钱，醋与童便各半和调尤妙。

此方专治虚劳吐血，五内崩损，涌出升斗者，宜服此使瘀血化为黄水，继服独参汤以补之。

於青石臼中。以木槌打如泥。爲丸。每服三錢。不拘時。棗湯下。
此方專治虛癆羸瘦。能補髓生精。和血順氣。

十灰散 大薊 小薊 側柏 荷葉 茆根 茜根 大黃 梔子 棕皮 丹皮

等分燒存性出火毒。研細。用藕汁或萊菔汁磨京墨。調服五錢。
此方專治虛勞。心肺損大吐血。及咯血吐血。服此即止。如不止。用花蕊石散。

花蕊石散 花蕊石煅研極細。童便一盃溫調下三錢。醋與童便各半和調尤妙。

此方專治虛勞吐血。五內崩損。湧出升斗者。宜服此使瘀血化爲黃水。繼服獨參湯以補之。

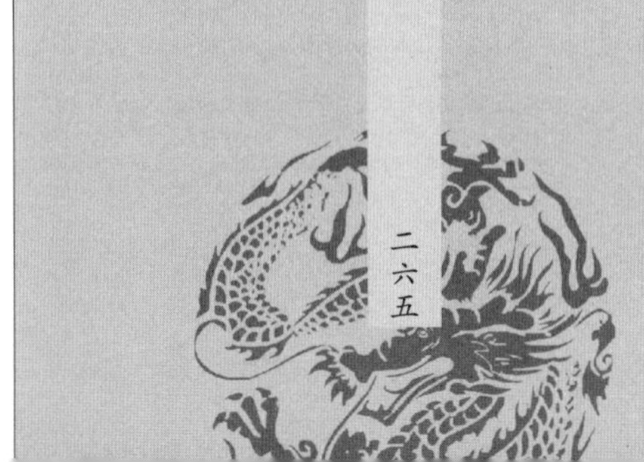

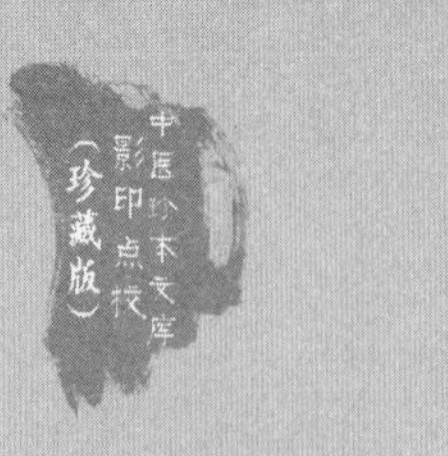

獨參湯　人參三錢。和棗一二枚。以長流水濃煎。

此方專治吐血後羸弱氣微。

鐵樵按。右列十方。卽所謂十藥神書也。爲醫林最著名之作。其保和湯及花蕊石散。均經鄙人躬自試驗而有效。則餘方亦必甚效可知。惟原書藥量有少至數分者。頗不中理。故從删節。其前列各方中有塡分量者。乃鄙人以意擬之也。

陳藏器諸虛用藥例

虛勞頭痛身熱　枸杞　玉竹　　虛而欲吐　人參

虛而多氣微嗽　麥冬　五味子　　虛而不寧　人參

虛而腰脅不利　杜仲　煅磁石　　虛而多夢　龍骨

虛而多痰氣粗　半夏　枳實　生薑　　虛而溲少　茯苓　澤瀉

虛而大熱　黃芩　天冬　　虛而溲多　龍骨　桑螵蛸

独参汤　人参三钱，和枣一二枚，以长流水浓煎。

此方专治吐血后羸弱气微。

【铁樵按】右列十方，即所谓十药神书也。为医林最著名之作，其保和汤及花蕊石散，均经鄙人躬自试验而有效，则余方亦必甚效可知。惟原书药量有少至数分者，颇不中理，故从删节。其前列各方中有填分量者，乃鄙人以意拟之也。

陈藏器诸虚用药例

虚劳头痛身热　枸杞　玉竹　虚而欲吐　人参

虚而多气微嗽　麦冬　五味子　虚而不宁　人参

虚而腰胁不利　杜仲　煅磁石　虚而多梦　龙骨

虚而多痰气粗　半夏　枳实　生姜　虚而溲少　茯苓　泽泻

虚而大热　黄芩　天冬

虚而溲多　龙骨　桑螵蛸

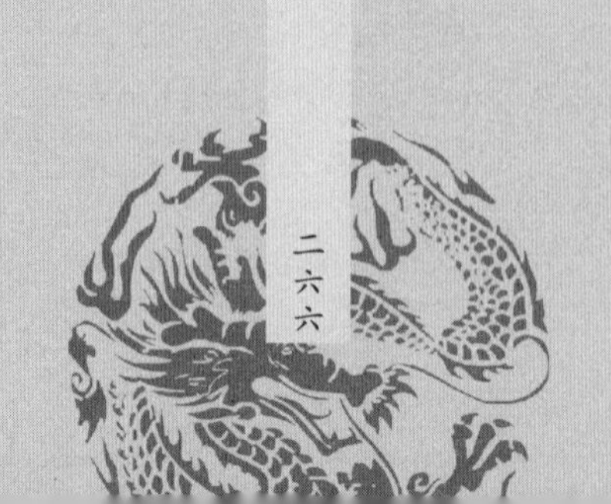

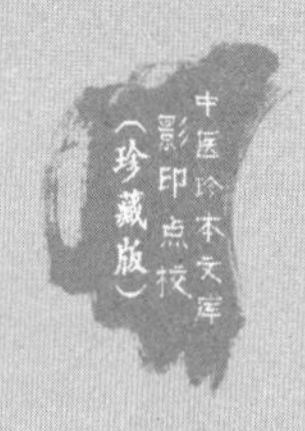

虚而多热　地黄　地肤子　牡蛎　甘草　虚而渴　天冬　麦冬　知母

虚而惊悸兼冷　甘草　紫石英　虚而惊怖　沙参　龙齿

虚而客热　沙参　地骨皮　龙齿　虚而健忘　茯神　远志

虚而髓竭　熟地　当归　虚而大冷　肉桂　附子

虚而溲赤　黄芩　虚而溺白　厚朴

虚而冷　川芎　干姜　当归　虚而损　苁蓉　巴戟，

心虚　人参　茯苓　石菖蒲

沈金鳌云：心虚者，心家气血不足，致成虚劳，宜古奄心肾丸，大五补丸。

肝虚　川芎　防风　天麻

沈云：肝虚者，肝家受损，而无血色，筋缓目暗也。宜拱辰丸，滋补养荣丸。

脾虚　白术　白芍　益智仁

虛而多熱　地黃　地膚子　牡蠣　甘草　虛而渴　天冬　麥冬、知母

虛而驚悸兼冷　甘草　紫石英　虛而驚怖　沙參　龍齒

虛而客熱　沙參　地骨皮　龍齒　虛而健忘　茯神　遠志

虛而髓竭　熟地　當歸　虛而大冷　肉桂　附子

虛而溲赤　黃芩　虛而溺白　厚朴

虛而冷　川芎　乾薑　當歸　虛而損　蓯蓉　巴戟

心虛　人參　茯苓　石菖蒲

沈金鰲云。心虛者。心家氣血不足。致成虛勞。宜古菴心腎丸。大五補丸。

肝虛　川芎　防風　天麻

沈云。肝虛者。肝家受損而無血色。筋緩目暗也。宜拱辰丸。滋補養榮丸。

脾虛　白朮　白芍　益智仁

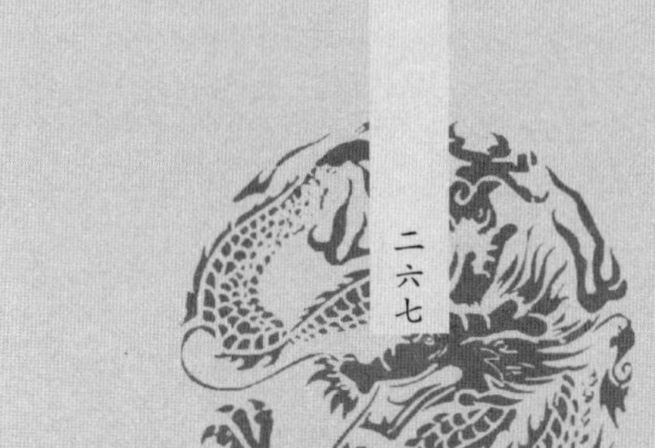

沈云。脾虛者。肌肉消瘦。飲食不進也。宜橘皮煎丸。大山芋丸。

肺虛 天冬 麥冬 五味子

沈云。肺虛者。欬嗽痰盛氣急。或吐血也。宜人參黃芪散。補肺散。

腎虛 熟地 丹皮 遠志

沈云。腎虛者。水火不足也。水虛宜太極丸。無比山藥丸。火虛宜增損歸茸丸。玄兔丸。

胆虛 棗仁 細辛 地榆

沈云。胆虛多驚多畏。不能獨處。如人將捕之也。宜仁熟散。溫胆湯。

古菴心腎丸 生地三兩 熟地三兩 山藥二兩 茯神三兩 當歸一兩半 澤瀉一兩半 萸肉六錢 枸杞一兩 丹皮一兩 龜板一兩 牛膝一兩 生薑三錢

沈云：脾虚者，肌肉消瘦，饮食不进也。宜橘皮煎丸，大山芋丸。

肺虚 天冬 麦冬 五味子

沈云：肺虚者，欬嗽痰盛气急，或吐血也。宜人参黄芪散，补肺散。

肾虚 熟地 丹皮 远志

沈云：肾虚者，水火不足也，水虚宜太极丸，无比山药丸。火虚宜增损归茸丸，玄兔丸。

胆虚 枣仁 细辛 地榆

沈云：胆虚多惊多畏，不能独处，如人将捕之也。宜仁熟散，温胆汤。

古庵心肾丸 生地三两 熟地三两 山药二两 茯神三两 当归一两半 泽泻一两半 萸肉六钱 枸杞一两 丹皮一两 龟板一两 牛膝一两 生姜三钱

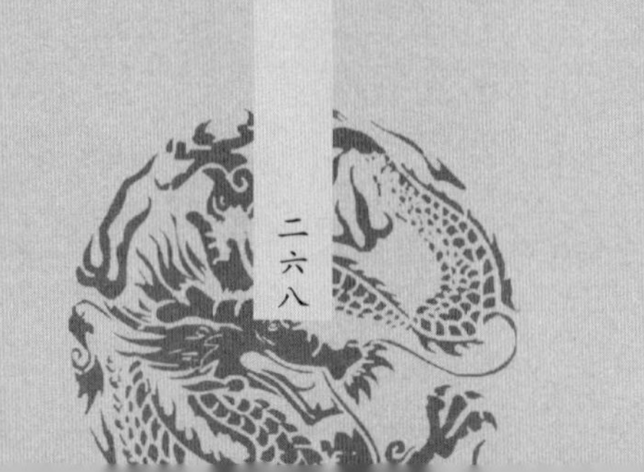

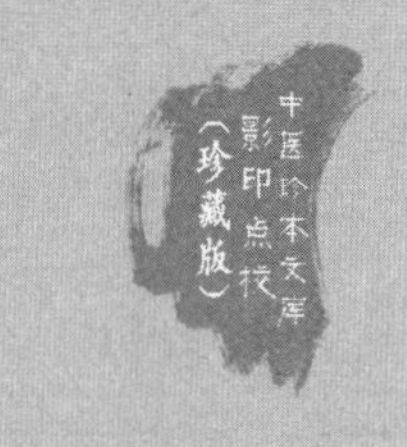

川连四钱　鹿茸炙酥，一两　黄柏盐酒炒，一两

上药蜜丸，每服钱半，盐汤下。

大五补丸　天冬　麦冬　菖蒲　茯苓　人参　远志　枸杞　地骨皮　熟地　益智仁　蜜丸

滋补养荣丸　人参　黄芪　白术　川芎　当归　白芍　陈皮　生熟地　茯苓　山药　山萸　远志　五味子　研末蜜丸

橘皮煎丸　橘皮　归身　牛膝　苁蓉　兔丝　杜仲　萆薢　阳起石　巴戟　附子　肉桂　干姜　吴萸　厚朴　石斛

大山芋丸　山药　人参　阿胶　白术　白芍　川芎　麦冬　杏仁　防风　茯苓　桔梗　柴胡　甘草　当归　熟地　桂枝　神曲　干姜　红枣　白蔹　大豆黄卷

本方即著蓣丸

川連四錢　鹿茸炙酥一兩　黃柏鹽酒炒一兩

上藥蜜丸。每服錢半。鹽湯下。

大五補丸　天冬　麥冬　菖蒲　茯苓　人參　遠志　枸杞　地骨皮　熟地　益智仁　蜜丸

滋補養榮丸　人參　黃芪　白朮　川芎　當歸　白芍　陳皮　生熟地　茯苓　山藥　山萸　遠志　五味子　研末蜜丸

橘皮煎丸　橘皮　歸身　牛膝　蓯蓉　兔絲　杜仲　萆薢　陽起石　巴戟　附子　肉桂　乾薑　吳萸　厚朴　石斛

大山芋丸　山藥　人參　阿膠　白朮　白芍　川芎　麥冬　杏仁　防風　茯苓　桔梗　柴胡　甘草　當歸　熟地　桂枝　神曲　乾薑　紅棗　白蘝　大豆黃卷　本方即薯蕷丸

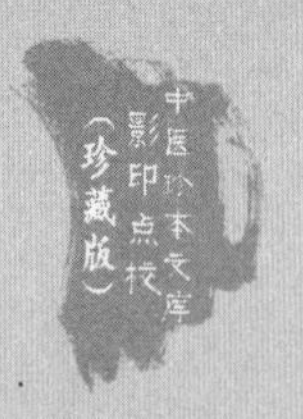

人參黃耆散　人參　桔梗　秦艽　鼈甲　茯苓　半夏　知母　桑皮　紫菀　柴胡　黃芪　共研粗末。每服五錢。

補肺散　兜鈴　杏仁　炙草　茯苓　阿膠　糯米　同研末。每用二錢煎服。

太極丸　黃柏　知母　桃肉　砂仁　補骨脂　右五味蜜丸。空心鹽湯下三五十丸。

無比山藥丸　五味　蓯蓉　菟絲　杜仲　山藥　山萸　茯神　赤石脂　巴戟　牛膝　澤瀉　熟地　蜜丸。酒或米湯下。

歸茸丸　當歸　鹿茸　上藥各一兩。烏梅肉爲膏酒下。

仁熟散　熟地　人參　五味　枳殼　山萸　肉桂　甘菊　柏子仁　茯神　枸杞

人参黄耆散　人参　桔梗　秦艽　鳖甲　茯苓　半夏　知母　桑皮　紫苑（菀）　柴胡　黄芪

共研细末，每服五钱。

补肺散　兜铃　杏仁　炙草　茯苓　阿胶　糯米

同研末，每用二钱，煎服。

大极丸　黄柏　知母　桃肉　砂仁　补骨脂

右五味蜜丸，空心盐汤下三五十丸。

无比山药丸　五味　苁蓉　菟丝　杜仲　山药　山萸　茯神　赤石脂　巴戟　牛膝　泽泻　熟地　蜜丸，酒或米汤下。

归茸丸　当归　鹿茸　上药各一两，乌梅肉为膏，酒下。

仁熟散　熟地　人参　五味　枳壳　山萸　肉桂　甘菊　柏子仁　茯神　枸杞

温胆汤　半夏　枳实　竹茹　橘皮　炙草　白茯苓

【铁樵按】右方不赘分量者，以原书所载分量不适用也。方后注明服法者，恐读者误会，以为一剂顿服也。阙者甚多，《尊生》书本注明方附后，乃遍索不得，从他书中查抄补之。查未得者，付阙如也。通常以能读陈修园，上溯守真、戴人者，谓之伤寒派。治《温病条辨》温热经纬，宗叶天士者，谓之叶派。泛涉景岳、石顽，上溯东垣者，谓之调理好手，或曰丹溪之学。以上所述治劳之说，与方药是也。至于治《伤寒论》上溯《灵》、《素》、《难经》者，则谓之治汉医者，或曰经方家。以我所知，世之号称经方家者，什九不能治病，所以然之故，以五谷不蒸，不如荑稗也。故经方家反不为世所重，病家对于经方家之医生，辄恐怖不敢承教。以其既不能愈病，而复嚣然自大，且用药奇重，为福不足，为祸有余。故时医之黠者，排挤胜已者，辄尊之曰经方家。而病家之稍有经验者，已闻弦歌知雅意，不敢以身试其方

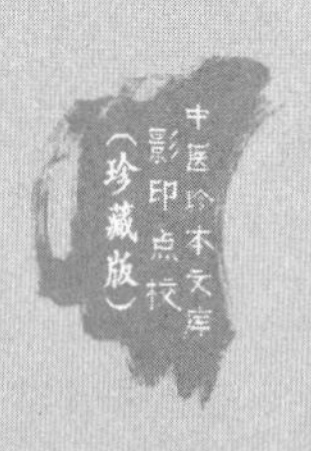

温胆湯　半夏　枳實　竹茹　橘皮　炙草　白茯苓

鐵樵按。右方不贅分量者。以原書所載分量不適用也。方後注明服法者。恐讀者誤會以爲一劑頓服也。闕者甚多。尊生書本註明方附後。乃徧索不得。從他書中查抄補之。查未得者。付闕如也。通常以能讀陳修園上溯守眞戴人者。謂之傷寒派。治温病條辨温熱經緯宗葉天士者。謂之葉派。泛涉景岳石頑上溯東垣者。謂之調理好手。或曰丹溪之學。以上所述治勞之說與方藥是也。至於治傷寒論上溯靈素難經者。則謂之治漢醫者。或曰經方家。以我所知。世之號稱經方家者。什九不能治病。所以然之故。以五穀不熟。不如荑稗也。故經方家反不爲世所重。病家對於經方家之醫生。輒恐怖不敢承教。以其既不能愈病。而復囂然自大。且用藥奇重。爲福不足。爲禍有餘。故時醫之黠者。排擠勝已者。輒尊之曰經方家。而病家之稍有經驗者。已聞弦歌知雅意。不敢以身試其方

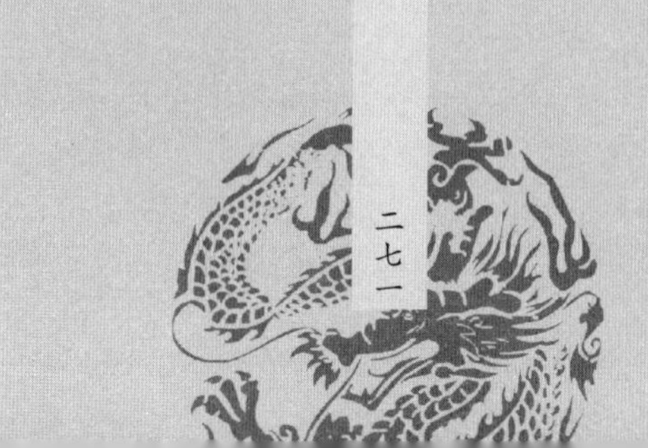

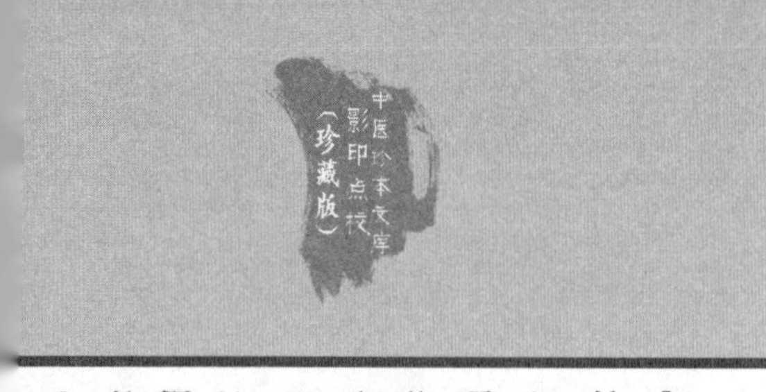

矣。其世俗所謂傷寒派者。多盛行於中下社會。守眞戴人之學。治流行感冒之熱病。固自游刃有餘地。取效既速。藥價復廉。故人樂就之。世有行醫十年。門庭如市者。多屬此派。其結果僅用最普通之一方。初因每日門診七八十號。不及思索而然。再傳而後。遂僅有刻板方藥一紙。其他一無所知。而門庭如市如故。葉派盛行於上海蘇州等處。其流弊已詳前。調理云者。與前數種逈異。其基礎建築於疏肝、養榮、建脾、補腎。如上文所述之虛勞治法是也。其用藥則四君、六君、八珍、四物、十全、六味、八味、歸脾、養陰、清肺、滋腎、補中。而其末流。僅執數十味清補之藥。如洋參石斛天麥冬之類。不復知有醫理。此中窟宅。庸手至夥。江浙兩省。號稱知醫者。如此之類。占大多數。以此等技倆與西醫相見。宜乎望風而靡。此其大較也。讀吾書者。於經義既能窺見一斑。則調理正非難事。治醫至此爲糊口計。爲自衛計。其成績均已在七十分以上。第能敬慎將事。不必求勝時

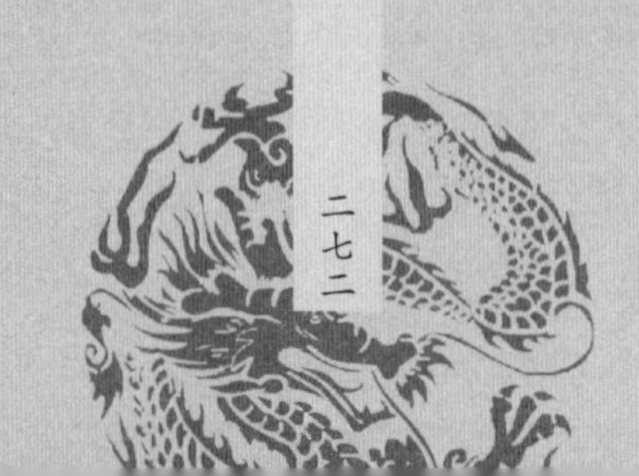

矣。其世俗所谓伤寒派者多，盛行于中下社会，守真、戴人之学，治流行感冒之热病，固自游刃有余地。取效既速，药价复廉，故人乐就之。世有行医十年，门庭如市者，多属此派，其结果仅用最普通之一方，初因每日门诊七八十号，不及思索而然。再传而后，遂仅有刻板方药一纸，其他一无所知，而门庭如市如。故叶派盛行于上海、苏州等处，其流弊已详前。调理云者，与前数种迥异，其基础建筑于疏肝养荣，建脾，补肾，如上文所述之虚劳治法是也。其用药则四君，六君，八珍，四物，十全，六味，八味，归脾，养阴，清肺，滋肾，补中。而其末流，仅执数十味清补之药，如洋参、石斛、天麦冬之类，不复知有医理，此中窟宅，庸手至伙。江浙两省，号称知医者，如此之类，占大多数。以此等技俩与西医相见，宜乎望风而靡，此其大较也。读吾书者，于经义既能窥见一斑，则调理正非难事。治医至此为糊口计，为自卫计，其成绩均已在七十分以上。第能敬慎将事，不必求胜时

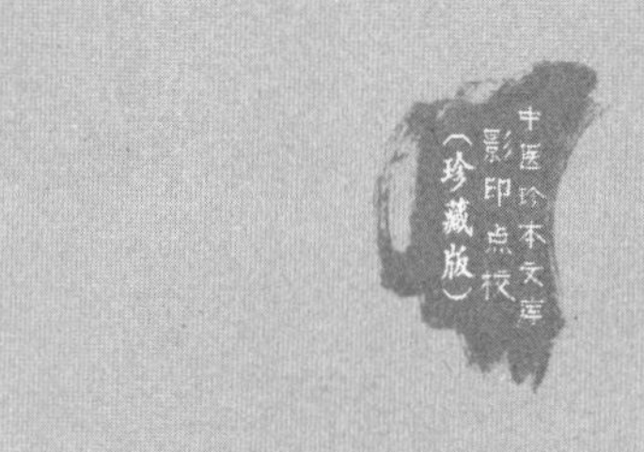

下之中医，已可无往不利。而治病之效果，且远在普通西医之上，但此仅言当前事实。若就学问言之，造诣初无止境，更进一层，在学者之志趣与毅力矣。

痨瘵虚损之难治，固因病关本元，半在病者之不知利害。而尤要者，却在欬嗽，虚劳鲜有不欬，又鲜有不由肺坏而死者。吾今乃言欬之大略。

张介宾曰：欬嗽一症，窃见诸家立论太繁，皆不得其要，至后人临症莫知所从，所以治难得效。以余观之，欬嗽之要，只有二端：一曰外感，二曰内伤尽之矣。外感之欬必由皮毛而入，皮毛为肺之合，外邪袭之，则必先入于肺，久而不愈，则必自肺而传于五藏也。内伤之欬，必起于阴分，盖肺属燥金，为水之母，阴损于下，则阳孤于上，水涸金枯，肺苦于燥，肺燥则痒，痒则欬不能已也。欬症虽多，无非肺病，而肺之为病，亦无非此二者而已。但于二者之中，当辨阴阳，分虚实耳。盖外感之欬，阳邪也。阳邪自外而入，故治宜辛温，邪得温而自散也。内伤之欬

下之中醫。已可無往不利。而治病之效果。且遠在普通西醫之上。但此僅言當前事實。若就學問言之。造詣初無止境。更進一層。在學者之志趣與毅力矣。

癆瘵虛損之難治。固因病關本元。半 病者之不知利害。而尤要者。却在欬嗽。虛勞鮮有不欬。又鮮有不由肺壞而死者。吾今乃言欬之大略。

張介賓曰。欬嗽一症。竊見諸家立論太繁。皆不得其要。至後人臨症莫知所從。所以治難得效。以余觀之。欬嗽之要。祇有二端。一曰外感。二曰內傷。盡之矣。外感之欬。必由皮毛而入。皮毛爲肺之合。外邪襲之。則必先入於肺。久而不愈。則必自肺而傳於五藏也。內傷之欬。必起於陰分。蓋肺屬燥金。爲水之母。陰損於下。則陽孤於上。水涸金枯。肺苦於燥。肺燥則癢。癢則欬不能已也。欬症雖多。無非肺病。而肺之爲病。亦無非此二者而已。但於二者之中。當辨陰陽。分虛實耳。蓋外感之欬。陽邪也。陽邪自外而入。故治宜辛溫。邪得溫而自散也。內傷之欬。

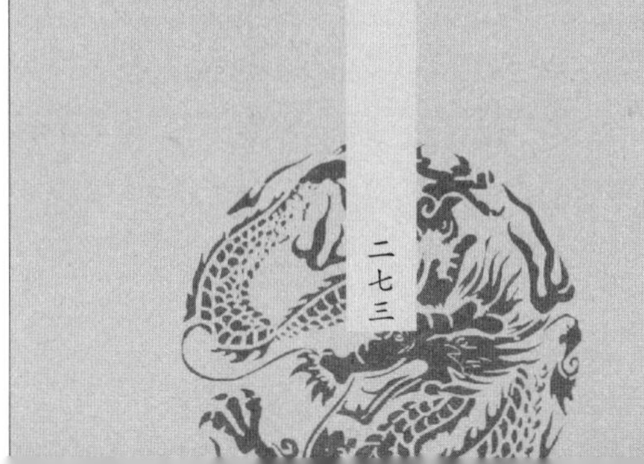

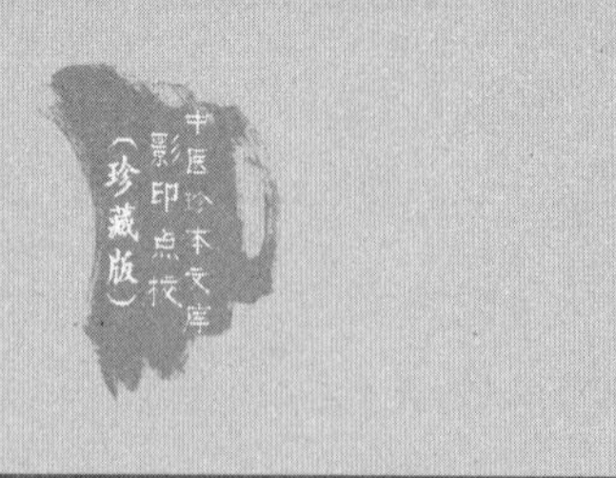

陰病也。陰氣受傷於內。故治宜甘平養陰。陰氣復。而欬自愈也。然外感之邪多有餘。若實中有虛。則宜兼補以散之。內傷之病多不足。若虛中挾實。亦當兼淸以潤之。於此求之。自得其本。則無不應手。巢氏十欬。陳氏三因。徒亂人意耳。

又云。經曰。五藏六府皆令人欬。非獨肺也。又曰。五藏各以其時受病。非其時各傳以與之。然則五藏之欬。由肺所傳。則肺爲主藏。五藏其兼者也。故五藏各有其證。正以辨其兼證耳。有兼證自有兼治。而皆以肺爲主。

張景岳曰。外感之欬。其來在肺。故必由肺以及藏。肺爲本而藏爲標也。內傷之欬。先因傷藏。故必由藏以及肺。藏爲本而肺爲標也。凡治內傷者。使不治藏而單治肺。則眞陰何由以復。陰不復則欬終不愈。治外感者。使不治陽而妄治陰。則邪氣何由以解。邪不解則欬終不甯。經曰。治病必求其本。何今人之不能察也。

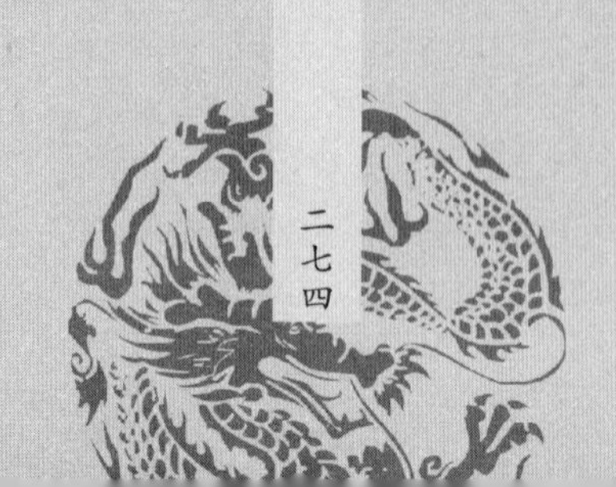

阴病也。阴气受伤于内，故治宜甘平养阴。阴气复，而欬自愈也。然外感之邪多有余，若实中有虚，则宜兼补以散之。内伤之病，多不足，若病中挟实，亦当兼清以润之。于此求之，自得其本，则无不应手。巢氏十欬，陈氏三因，徒乱人意耳。

又云：经曰，五脏六腑皆令人欬，非独肺也。又曰：五藏各以其时受病，非其时各传以与之。然则五藏之欬，由肺所传，则肺为主藏，五藏其兼者也。故五藏各有其证，正以辨其兼证耳。有兼证自有兼治，而皆以肺为主。

张景岳曰：外感之欬，其来在肺，故必由肺以及藏，肺为本而藏为标也。内伤之欬，先因伤藏故必由藏以及肺，藏为本而肺为标也。凡治内伤者，使不治藏而单治肺，则真阴何由以复？阴不复则欬终不愈。治外感者，使不治阳而妄治阴，则邪气何由以解？邪不解则欬终不宁。经曰：治病必求其本，何今人之不能察也。

【铁樵按】外感而欬，即流行感冒共有三种：其一即伤风，咳嗽，鼻塞，喉痒，多痰多涕，声重，一候之后，喉痒瘥，痰稠欬少，渐自愈。其二为风温症，初起与伤风略同，三数日后，则发热，鼻塞，喉痒之外，更见舌绛唇干，头痛，骨楚，形寒，旋形寒罢而热壮，欬转杀，是欬嗽不啻为此种热病之前驱症。其三发热与欬俱来，愈欬愈剧，至于气急鼻扇，无论童稚成人，皆见此症状，即今西医所谓急性肺炎，治之不得当，可以致命。其主要在欬，而热反为副症，此中稍有曲折，再分别说明之。伤风欬嗽，诚不足为病。然当初起时，与风温及急性肺炎殆无甚分别，此种病与气候极有关系，苟非骤寒骤暖，则无有此病。又与肺气之强弱亦极有关系。例如向来锻练体魄，肺宽量者，虽天时有非常寒暖，患伤风者什九，肺强之人亦决不欬嗽。反是若向来有肝胃病，脾肾病者，但衣服被小小不谨，便尔伤风。然则外感为病，仍关内因，未可截然分说。不过伤风为病之小者，虽有内因，但治

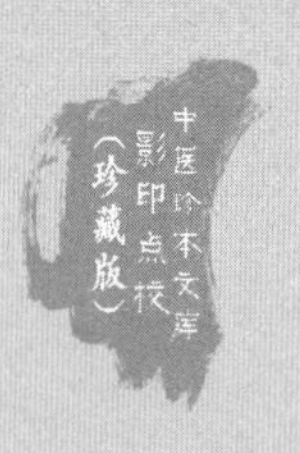

鐵樵按。外感而欬。即流行感冒。共有三種。其一即傷風。欬嗽、鼻塞、喉癢、多痰、多涕、聲重。一候之後。喉癢瘥。痰稠欬少。漸自愈。其二爲風温症。初起與傷風略同。三數日後。則發熱、鼻塞、喉癢之外。更見舌絳脣乾。頭痛、骨楚、形寒。旋形寒罷。而熱壯。欬轉殺。是欬嗽不啻爲此種熱病之前驅症。其三發熱與欬俱來。愈欬愈劇。至於氣急鼻扇。無論童稚成人。皆見此症狀。即今西醫所謂急性肺炎。治之不得當。可以致命。其主要在欬。而熱反爲副症。此中稍有曲折。再分別說明之。傷風欬嗽。誠不足爲病。然當初起時。與風温及急性肺炎。殆無甚分別。此種病與氣候極有關係。苟非驟寒驟暖。則無有此病。又與肺氣之强弱亦極有關係。例如向來鍛練體魄。肺寬量者。雖天時有非常寒暖。患傷風者什九。肺强之人。亦決不欬嗽。反是若向來有肝胃病脾腎病者。但衣被小小不謹。便爾傷風。然則外感爲病。仍關内因。未可截然分說。不過傷風爲病之小者。雖有内因。但治

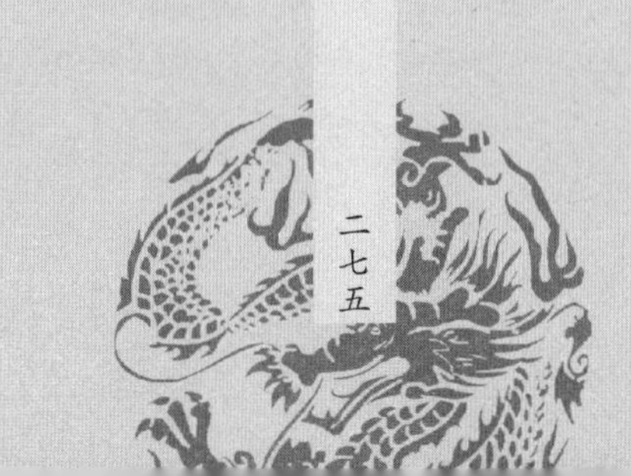

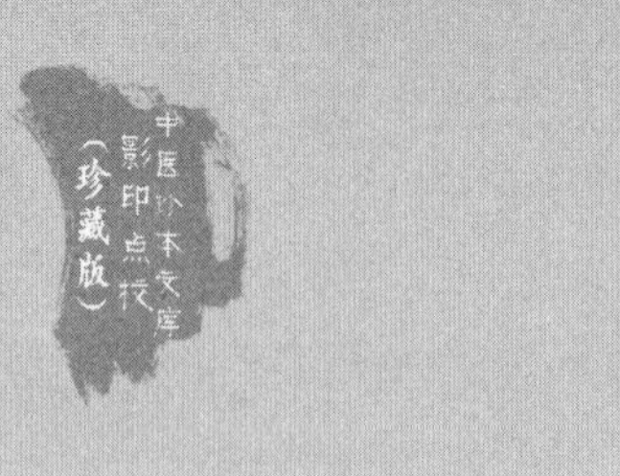

其外。例無不愈。又有一節。亦甚有研究之價値。傷風本不發熱。然苟不忌葷食肥肉。則必發熱。此屢試不爽者。故內經熱病禁肉食。常人以爲苟非胃病。無忌口之理。其實寒暖不時。肥甘不節。皆釀病之原因。病隨之變。正非異事。

風溫症。亦流行感冒病。其治法當以熱爲主。以咳爲副。最要先退其熱。熱退則咳不能爲患。往往熱退之後。劇咳數日卽愈。所謂餘邪以咳爲出路也。退熱當用傷寒法。若以葉派藥治之。變端百出。吾書中諄諄以葉派爲戒者。均屬此種。藥盦醫案中有數案。皆此等病誤治之後。至於燎原而後爲焦頭爛額之上客者也。

急性肺炎病。初起病證亦復相同。其與風溫症異者。風溫多屬胃熱。而急性肺炎。多屬肺寒。吾所以爲此言者。非從西醫書研究而得。乃從病症及藥效研究而得。風溫初起。卽見舌絳脣紅燥。以涼胃之藥與解肌發表藥並用。其效如響。

其外，例无不愈。又有一节，亦甚有研究之价值，伤风本不发热，然苟不忌荤食肥肉，则必发热，此屡试不爽者。故《内经》热病禁肉食，常人以为苟非胃病，无忌口之理。其实寒暖不时，肥甘不节，皆酿病之原因，病随之变，正非异事。

风温症，亦流行感冒病，其治法当以热为主，以欬为副，最要先退其热，热退则欬不能为患。往往热退之后，剧欬数日即愈。所谓余邪以欬为出路也。退热当用伤寒法，若以叶派药治之，变端百出，吾书中谆谆以叶派为戒者，均属此种。《药盦医案》中有数案，皆此等病误治之后，至于燎原而后为焦头烂额之上客者也。

急性肺炎病，初起病证亦复相同，其与风温症异者，风温多属胃热，而急性肺炎多属肺寒。吾所以为此言者，非从西医书研究而得，乃从病症及药效研究而得。风温初起，即见舌绛唇红燥，以凉胃之药与解肌发表药并用，其效如响，

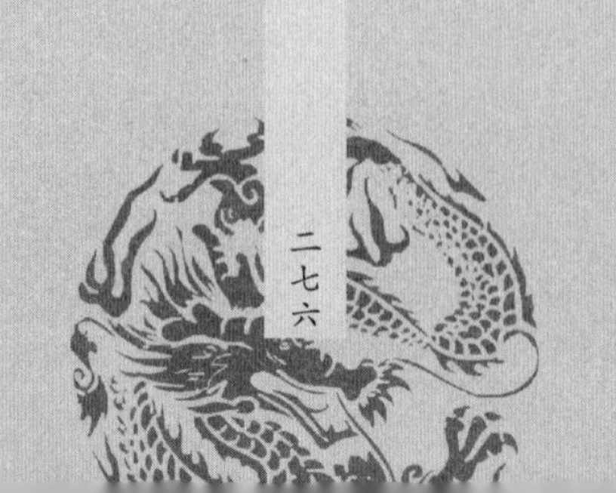

故云胃热。急性肺炎初起，却舌润，以温肺药治之，可以曲突徙薪，故云肺寒。又两种病之变化亦复不同。风温者，伤寒系热病也，其传变与伤寒同。急性肺炎则从肺之支气管而入肺络，继见郁血脑病，其势甚捷，可以自始至终，不见阳明证，故是别一种病。不能与风温并为一谈，治急性肺炎，当以麻桂为主，有时当用小青龙，此外感欬嗽之大较也。景岳一例以温为言，是其偏处。又云有时当补，外感欬嗽，实未见有可补者，其说亦可商。

至于内伤欬嗽，则原因甚多，而且复杂。鄙人亦苦经验不富，不能言之详尽。若欲明其大略，则有两种：其一由于血液少而欬，即所谓阴虚欬嗽，其二由于肺失弹力而欬，即所谓阳虚欬嗽，兹再分别说明之。

阴虚咳嗽　阴虚谓荣不足，血管所分泌液体，因血少亦少。其人恒苦内热，其脉必带数，其唇舌必绛，其神经必敏，其所以欬，则因肺热。肺所以热，则因肺虚

故云胃熱。急性肺炎初起。却舌潤。以温肺藥治之。可以曲突徙薪。故云肺寒。又兩種病之變化。亦復不同。風温者。傷寒系熱病也。其傳變與傷寒同。急性肺炎則從肺之支氣管而入肺絡。繼見鬱血腦病。其勢甚捷。可以自始至終。不見陽明證。故是別一種病。不能與風温并爲一談。治急性肺炎。當以麻桂爲主。有時當用小青龍。此外感欬嗽之大較也。景岳一例以温爲言。是其偏處。又云有時當補。外感欬嗽。實未見有可補者。其說亦可商。

至於內傷咳嗽。則原因甚多。而且複雜。鄙人亦苦經驗不富。不能言之詳盡。若欲明其大略。則有兩種。其一由於血液少而咳。即所謂陰虛咳嗽。其二由於肺失彈力而咳。即所謂陽虛咳嗽。茲再分別說明之。

陰虛咳嗽　陰虛謂榮不足。血管所分泌液體。因血少亦少。其人恆苦內熱。其脈必帶數。其唇舌必絳。其神經必敏。其所以咳。則因肺熱。肺所以熱。則因肺虛。

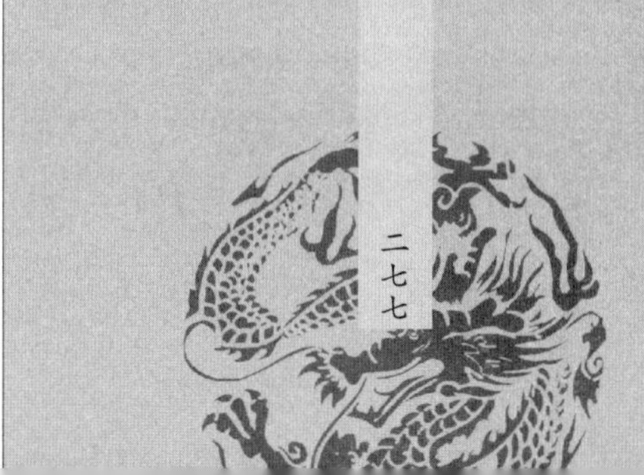

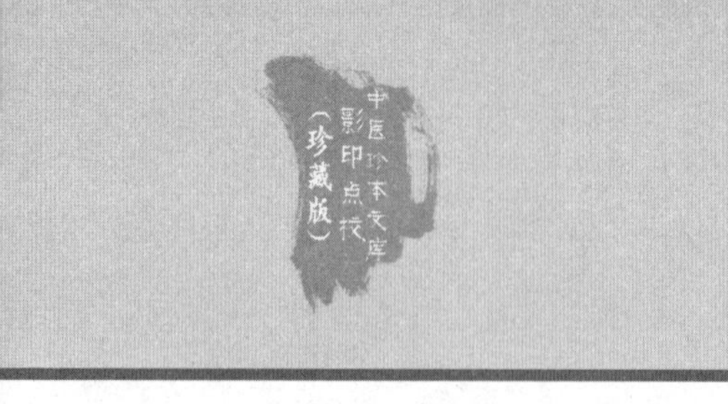

不勝外界冷空氣之壓迫。體內存積之酸素自燃。以爲救濟。故化熱。裏面愈熱則與空氣冷暖之差愈甚。在健體裏熱。則歡迎外界之冷。虛熱則抵抗外界之冷。咳嗽者。肺藏抵抗外力侵入之工作。故無論陰虛陽虛。虛甚者。無有不咳。從鼻孔至咽喉氣管。其途徑頗長。所以必須此長途徑者。以情理衡之。當有兩個意義。其一使外來之空氣漸溫。俾與肺相得。其二使鼻腔黏膜直接與空氣相接。氣管壁膜間接與空氣相接。即鼻腔黏膜爲第一道防線。氣管壁膜爲第二道防線。途徑既遠。內部可以從容變化。以爲應付故也。故嚏爲第一道防線之抵抗工作。咳爲第二道防線之抵抗工作。此爲防護設施之一種。更有第二種防護設施。即管腔壁之分泌物是也。此種分泌物。可以驟多可以驟少。其分泌力視內部與外界熱度相差。以爲低昂。在鼻腔者爲涕。在氣管者爲痰。陰虛者既肺管不勝冷空氣之壓迫。一方酸素自燃化熱。以爲抵抗。一方即分泌痰液

不胜外界冷空气之压迫，体内存积之酸素自燃，以为救济，故化热。里面愈热，则与空气冷暖之差愈甚。在健体里热，则欢迎外界之冷，虚热则抵抗外界之冷。欬嗽者，肺藏抵抗外力侵入之工作，故无论阴虚阳虚，虚甚者，无有不咳。从鼻孔至咽喉气管，其途径颇长，所以必须此长途径者。以情理衡之，当有两个意义：其一使外来之空气渐温，俾与肺相得；其二使鼻腔黏膜直接与空气相接，气管壁膜间接与空气相接，即鼻腔黏膜为第一道防線，气管壁膜为第二道防線，途径既远，内部可以从容变化，以为应付故也。故嚏为第一道防线之抵抗工作，咳为第二道防线之抵抗工作，此为防护设施之一种。更有第二种防护设施，即管腔壁之分泌物是也。此种分泌物，可以骤多，可以骤少，其分泌力视内部与外界热度相差，以为低昂。在鼻腔者为涕，在气管者为痰。阴虚者，既肺管不胜冷空气之压迫，一方酸素自燃化热，以为抵抗。一方即分泌痰液

以为防护，同时却用欬之方法，以事驱逐，喉间之痒为冷空气侵入，故痒。亦为欲使管壁分泌多量液体，故痒为驱逐侵入之冷气而欬，亦为驱逐阻碍气道之痰液而欬，亦为制止喉痒而欬。如此种种救济作用，同时并起，而各种作用复互相牵引，遂成肺病矣。

阳虚欬嗽　阳虚谓无火也。此火字指肾火而言，所谓肾火即是生气。若从科学言之，此生气即是各个细胞仁中所含之不可思议之物，原不专属肾藏。中国以肾为说，是就生理形能言之。凡色欲过度者，往往索然无生气，故谓肾中有真火，是生命之原。《内经》中所谓阳气，如阳气者，精则养神，柔则养筋等，即是指肾中真火。若欲用科学方法证明中国旧说为是，或反证旧说为非，皆非吾侪今日所能。今所可得而言者，不过从形能说明，较之旧说，此善于彼而已。阳虚者多肥人，多痰多汗，多形寒，多喘。喘，古人谓之肾不纳气，若就病位言之，喘

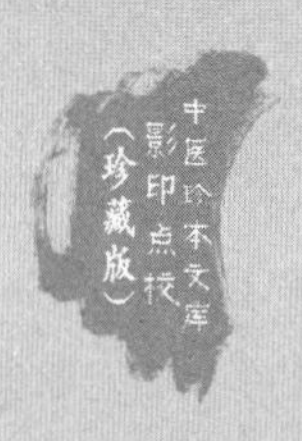

以爲防護。同時却用欬之方法。以事驅逐。喉間之癢爲冷空氣侵入。故癢亦爲欲使管壁分泌多量液體。故癢爲驅逐侵入之冷氣而欬。亦爲驅逐阻礙氣道之痰液而欬。亦爲制止喉癢而欬。如此種種救濟作用。同時並起。而各種作用。復互相牽引。遂成肺病矣。

陽虛欬嗽　陽虛謂無火也。此火字指腎火而言。所謂腎火卽是生氣。若從科學言之。此生氣卽是各個細胞仁中所含之不可思議之物原。不專屬腎藏。中國以腎爲說。是就生理形能言之。凡色慾過度者。往往索然無生氣。故謂腎中有眞火。是生命之原。內經中所謂陽氣。如陽氣者。精則養神。柔則養筋等。卽是指腎中眞火。若欲用科學方法證明中國舊說爲是。或反證舊說爲非。皆非吾儕今日所能。今所可得而言者。不過從形能說明。較之舊說。此善於彼而已。陽虛者多肥人。多痰。多汗。多形寒。多喘。喘古人謂之腎不納氣。若就病位言之。喘

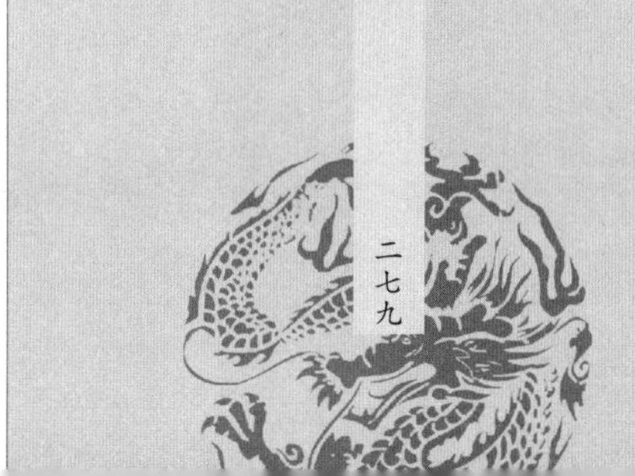

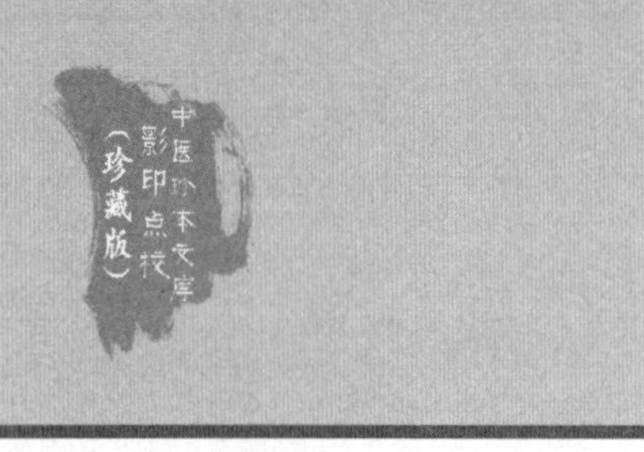

是肺之呼吸爲病。而陽虛之喘。其原因在腎。凡色慾斲喪太甚者。則病喘。此就來路可以證明腎病。又凡治陽虛之喘。得附桂溫腎則愈。用艾灸關元氣海亦愈。此從藥效可以證明腎病。古人謂肺腎同源。故兩藏有密切關係。凡在上見肺虛久欬之症。在下必見遺精白淫諸病。此爲事實。非可以口舌爭者。至於生理及解剖上。究竟若何生此關係。則鄙人於西醫學。未嘗學問。不能言其所以然。觀西醫之治肺勞。並不兼治腎病。或者西國並無此說。凡陽虛而欬者。其初痰薄而味鹹。其後痰涕汗並見。誠有潰潰乎若壞都。汩汩乎不可止之雅。而最後輒見透明膠黏之痰。病乃在不可救藥之數。鄙意以爲此透明膠黏者。乃肺細胞崩壞之所致也。因細胞崩壞。生氣已索。故肺無彈力而成肺萎。古人有言肺萎肺葉焦者。則陰陽並虛之症也。以上所說。雖僅以陰陽爲言。其實各種欬嗽皆是此理。舉凡單聲欬乾欬金空肺癰。皆可隅反。

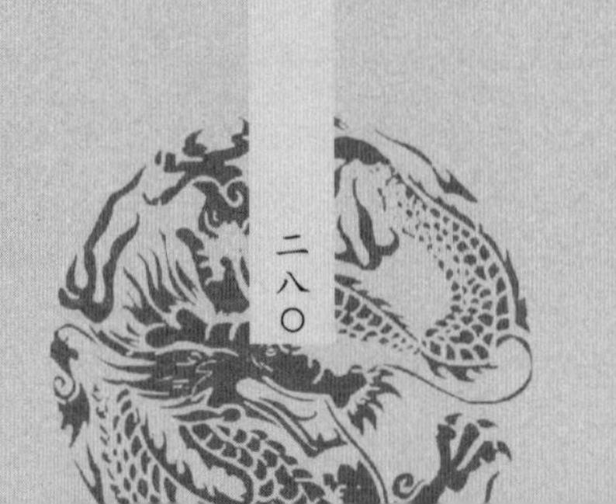

是肺之呼吸为病。而阳虚之喘，其原因在肾。凡色欲斲丧太甚者，则病喘，此就来路可以证明肾病。又凡治阳虚之喘，得附桂温肾则愈。用艾灸关元，气海亦愈，此从药效可以证明肾病。古人谓肺肾同源，故两脏有密切关系。凡在上见肺虚久欬之症，在下必见遗精白淫诸病，此为事实，非可以口舌争者。至于生理及解剖上，究竟若何生此关系，则鄙人于西医学，未尝学问，不能言其所以然。观西医之治肺劳，并不兼治肾病，或者西医并无此说。凡阳虚而欬者，其初痰薄而味咸，其后痰涕汗并见，诚有溃溃乎若坏都，汩汩（汩汩）乎不可止之雅。而最后辄见透明胶黏之痰，病乃在不可救药之数。鄙意以为，此透明胶黏者，乃肺细胞崩坏之所致也。因细胞崩坏，生气已索，故肺无弹力而成肺萎。古人有言肺萎，肺叶焦者，则阴阳并虚之症也。以上所说，虽仅以阴阳为言，其实各种欬嗽皆是此理。举凡单声欬，干咳，金空肺痈，皆可隅反。

风劳鼓病论卷三

武进恽铁樵著
受业江阴章巨膺参校

鼓胀

丹溪谓：风劳鼓格为真藏病，绝难治。风之定名，从《易经》风以动之来。《保赤新书》中已言之，劳为虚损，其病如其名之字义。鼓以病形言，格以病能言，噎格已详十二经穴病候撮要，鼓胀较烦复，故专篇纪之。

鼓胀之种类

鼓胀仅一笼统名称，分别言之，有脉胀，有肤胀，有五藏胀，有六府胀，有水肿，有虫胀，有单腹胀，有石水，鼓之形，皮急紧张。以上所述诸病，皆有皮急紧张之象，故总名为鼓胀。

風勞鼓病論卷三

武進惲鐵樵著　受業江陰章巨膺參校

鼓脹

丹溪謂風勞鼓格爲眞藏病。絕難治。風之定名。從易經風以動之來。保赤新書中已言之。勞爲虛損。其病如其名之字義。鼓以病形言。格以病能言。噎格已詳十二經穴病候撮要。鼓脹較煩複。故專篇紀之。

鼓脹之種類

鼓脹僅一籠統名稱。分別言之。有脈脹。有膚脹。有五藏脹。有六府脹。有水腫。有蟲脹。有單腹脹。有石水。鼓之形。皮急緊張。以上所述諸病。皆有皮急緊張之象。故總名爲鼓脹。

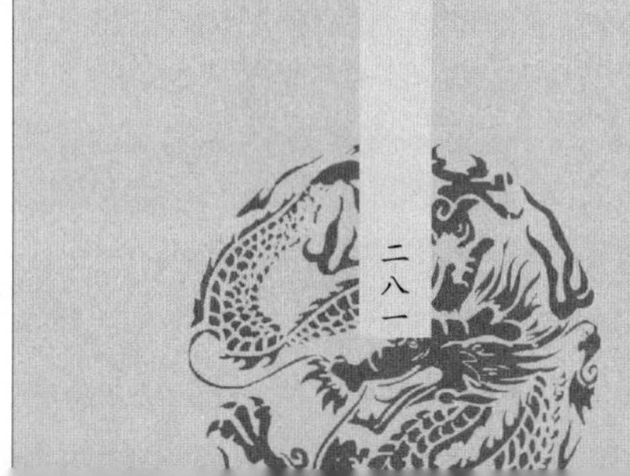

脈脹　內經云。五藏六府。各有畔界。病各有形狀。營氣循脈。衛氣逆之。爲脈脹。

膚脹　內經云。衛氣並脈循分爲膚脹。（沈云。分謂肉分之間）又曰。膚脹者。寒氣客於皮膚之間。鼕鼕然不堅。腹大身盡腫。皮厚。按其腹。窅而不起。腹色不變。此其候也。

五藏脹　心脹者。短氣。煩心。臥不安。肺脹者。虛滿而喘欬。肝脹者。脅下滿而痛。引小腹。脾脹者。善噦。四肢煩寃。體重不能勝衣。臥不安。腎脹者。腹滿引背央央然。腰髀痛。

六府脹　胃脹者。腹滿。胃脘痛。鼻聞焦臭。妨於食。大便難。大腸脹者。腸鳴濯濯而痛。冬日重感於寒。則飧泄不化。小腸脹者。少腹䐜脹。引腰而痛。膀胱脹者。少腹滿而氣癃。三焦脹者。氣滿於皮膚中。硜硜然而不堅。膽脹者。脅下痛脹。口中苦。善太息。

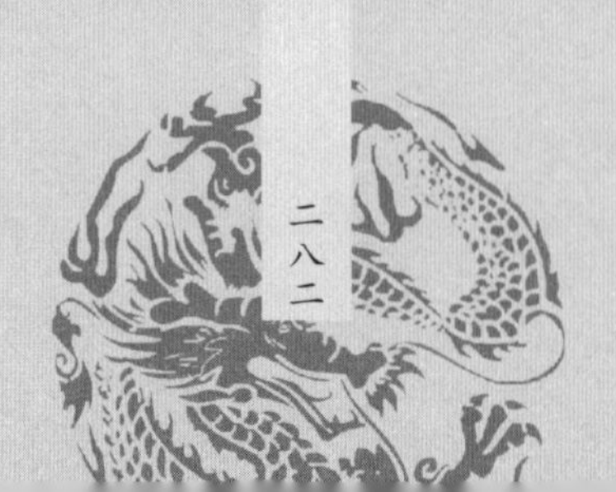

脉胀　《内经》云：五脏六腑，各有畔界，病各有形状，营气循脉，卫气逆之，为脉胀。

肤胀　《内经》云：卫气并脉循分为肤胀（沈云：分谓肉分之间）。又曰：肤胀者，寒气客于皮肤之间，鼕鼕然不坚，腹大，身尽肿，皮厚，按其腹，窅而不起，腹色不变，此其候也。

五藏胀　心胀者，短气，烦心，卧不安。肺胀者，虚满而欬。肝胀者，胁下满而痛，引小腹。脾胀者，善哕，四肢烦冤，体重不能胜衣，卧不安。肾胀者，腹满引背央央然，腰髀痛。

六府胀　胃胀者，腹满，胃脘痛，鼻闻焦臭，妨于食，大便难。大肠胀者，肠鸣濯濯而痛，冬日重感于寒，则飧泄不化。小肠胀者，少腹䐜胀，引腰而痛。膀胱胀者，少腹满而气癃。三焦胀者，气满于皮肤中，硁硁然而不坚。胆胀者，胁下痛胀，口中苦，善太息。

水肿　《内经》云：水之始起也，目窠上微肿，如新起之状。其颈脉动时欬，阴股间寒，足胫肿，腹乃大，其水已成矣。按其腹，随手而起，如裹水之状，此其候也。沈云：颈脉者，足阳明人迎，阳明胃脉，起自人迎，下循腹里，水邪乘之，故颈脉动，水之标在肺，故欬阴邪结阴分，故阴股间寒也。经又曰：三阴结谓之水。三阴者，太阴脾也。太阴为六经之主，三阴邪结，脾不得运。肾为水藏，独主于里，其气更盛，反来侮土。肾盛不与肺相应，肺气不得通调，斯寒水不行而壅，故成水肿之病。

虫胀　虫胀者，虫胀也。沈云：由脾胃家湿热积滞，或内伤瘀血而成。盖人之腹中，虽长蛔，寸白，皆赖以消宿食。然太多即为病，况如白蛲、三尸、食肛、应声、赤，九种肠疰、疳、痨、瘕等虫，为类不一，皆能使心腹痛而胀，甚则面青口涎。

【铁樵注】沈氏此说，盖本《千金方》。然长蛔寸白，实非人人皆有者。盖此等皆属肠中寄生，由不活之食物而来，非赖以消宿食之天然应有品。西籍谓盲肠中有一种微

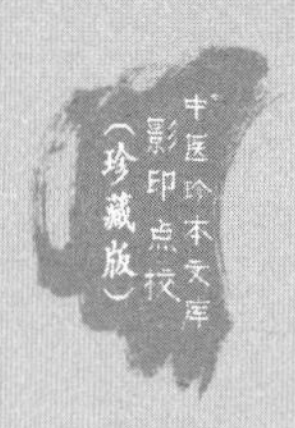

水腫　內經云。水之始起也。目窠上微腫。如新起之狀。其頸脈動。時欬。陰股間寒。足脛腫。腹乃大。其水已成矣。按其腹。隨手而起。如裹水之狀。此其候也。沈云。頸脈者。足陽明人迎。陽明胃脈。起自人迎。下循腹裏。水邪乘之。故頸脈動。水之標在肺。故欬。陰邪結陰分。故陰股間寒也。經又曰。三陰結謂之水。三陰者。太陰脾也。太陰爲六經之主。三陰邪結。脾不得運。腎爲水藏。獨主於裏。其氣更盛。反來侮土。腎盛不與肺相應。肺氣不得通調。斯寒水不行而壅。故成水腫之病。

蟲脹　蟲脹者。蟲脹也。沈云。由脾胃家濕熱積滯。或內傷瘀血而成。蓋人之腹中。雖長蚘寸白皆賴以消宿食。然太多卽爲病。況如白蟯、三尸、食肛、應聲、赤、九種腸疰、疳、癆、瘕等蟲。爲類不一。皆能使心腹痛而脹。甚則面青口涎。（鐵樵註。沈氏此說。蓋本千金方。然長蚘寸白。實非人人皆有者。蓋此等皆屬腸中寄生。由不潔之食物而來。非賴以消宿食之天然應有品。西籍謂盲腸中有一種微

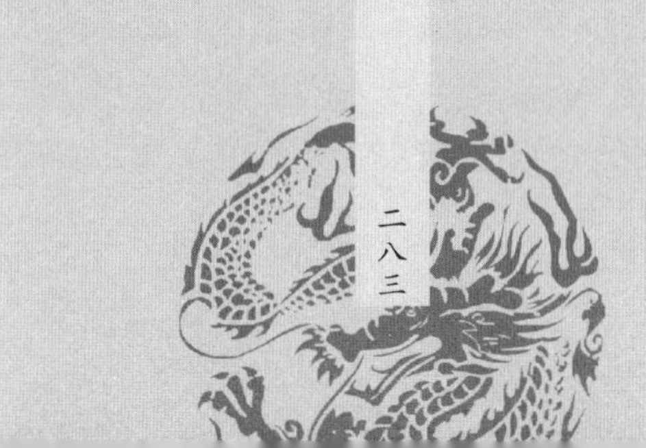

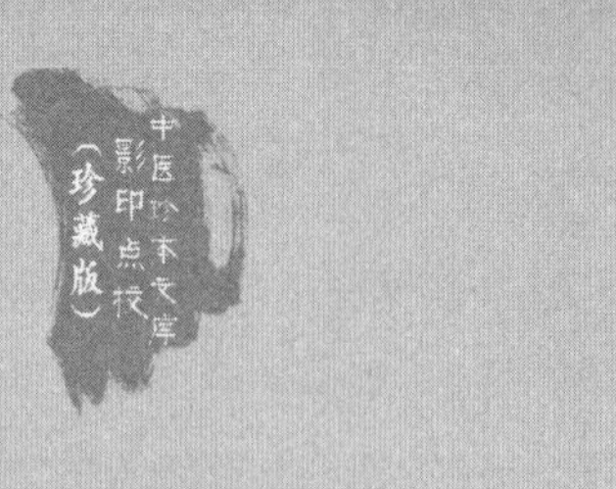

菌。能助消化。是則天然應有品。然其菌非顯微鏡不能見。至三尸食肛等。則與脹同爲大病。而症候各異。鄙意蠱之爲病。由於血毒。非積年不成。非毒藥不救。迨既成脹之後。什九不治。其來源則酒色爲最多。其次則爲特殊之食品。如中毒之類。大約本原不敗者。可用毒藥攻治。如鄙人所患之藥蠱是也。凡成蠱者。無論酒色。皆非一朝一夕。必沈溺甚深。然後得之。既成之後。言語動作及面色。均有異徵。凡見該項異徵者。可以服毒藥。否則不勝毒藥。至已非服毒藥不可之程度。方可謂之蠱。此種病。年來留心觀察。種類之多。不勝枚舉。蠱脹卽其中之一種。以我觀察所得。蠱之可治者。不過十三四。不可治者。竟得十之六七。由色欲來者。什九不可治。千金方中所言者。尚能得其大略。其餘各種醫書所說者。都不免隔靴搔癢。孫思邈蓋曾躬患此病者。鄙人因患藥蠱。中西醫皆不識爲何病。嗣服千金耆婆丸。九江散得效。三年小愈。五年之久。内部廓淸。因又日

菌，能助消化，是则天然应有品。然其菌非显微镜不能见。至三尸、食肛等，则与胀同为大病，而症候各异。鄙意虫之为病，由于血毒，非积年不成，非毒药不救。迨既成胀之后，什九不治，其来源则酒色为最多。其次则为特殊之食品，如中毒之类，大约本原不败者，可用毒药攻治，如鄙人所患之药虫是也。凡成虫者，无论酒色，皆非一朝一夕，必沈（沉）溺甚深，然后得之。既成之后，言语动作及面色均有异徵。凡见该项异徵者，可以服毒药，否则不胜毒药，至已非服毒药不可之程度，方可谓之虫。此种病，年来留心观察，种类之多，不胜枚举。虫胀即其中之一种，以我观察所得，虫之可治者，不过十三四，不可治者，竟得十之六七。由色欲来者，什九不可治。《千金方》中所言者，尚能得其大略，其余各种医书所说者，都不免隔靴搔痒，孙思邈盖曾躬患此病者。鄙人因患药虫，中西医皆不识为何病，嗣服千金耆婆丸、九江散得效，三年小愈，五年之久，内部廓清，因又日

与病人相接，故能领会及此。至面色异徵若何？除已散见其他各书外，亦不能以文字告读者以更详之情状也。

单腹胀　单腹胀，俗名蜘蛛鼓，其症四肢不肿，但腹胀。腹膨绝大，而四肢则奇瘠如柴。古人但言此种为脾虚真藏伤，鄙意必腺体有变化，其来源恐甚远，决非得之偶然者，不过真相如何？无从得知。

石水　《内经》云：阴阳结邪，多阴少阳曰石水，少腹肿。沈金鳌云：阳结肿四肢，是在阳之发处，阴结便血，是在阴之聚处，今邪交入阴阳而交结，势必在阴阳之所共生处矣。生阴惟肾，生阳惟胆，皆根原下焦。而肾职行水，胆职泌水。若两家交壅，正所谓不能通调水道也。然阴多阳少，则肾病为多。肾病则阴之真水沈（沉）寒，而无阳以化气。此病固不在膀胱，而在肾，肾既留水，不能化精，故石坚一处。惟见少腹，而不及他所也。

與病人相接。故能領會及此。至面色異徵若何。除已散見其他各書外。亦不能以文字告讀者以更詳之情狀也。）

單腹脹　單腹脹。俗名蜘蛛鼓。其症四肢不腫。但腹脹。腹膨絕大。而四肢則奇瘠如柴。古人但言此種爲脾虛眞藏傷。鄙意必腺體有變化。其來源恐甚遠。決非得之偶然者。不過眞相如何。無從得知。

石水　內經云。陰陽結邪。多陰少陽曰石水。少腹腫。沈金鰲云。陽結腫四肢。是在陽之發處。陰結便血。是在陰之聚處。今邪交入陰陽而交結。勢必在陰陽之所共生處矣。生陰惟腎。生陽惟胆。皆根原下焦。而腎職行水。膽職泌水。若兩家交纏。正所謂不能通調水道也。然陰多陽少。則腎病爲多。腎病則陰之眞水沈寒。而無陽以化氣。此病固不在膀胱而在腎。腎既留水。不能化精。故石堅一處。惟見少腹而不及他所也。

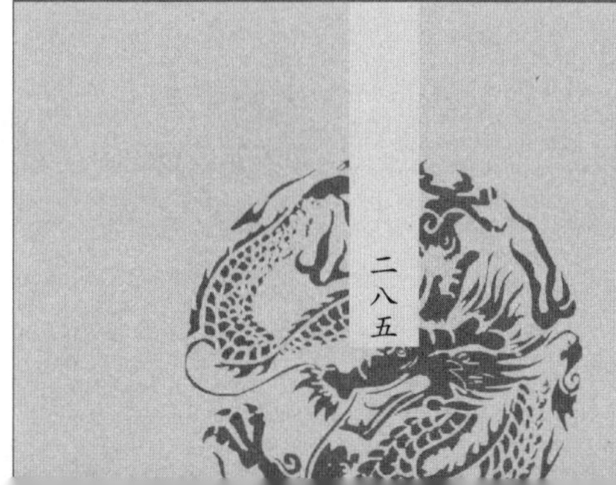

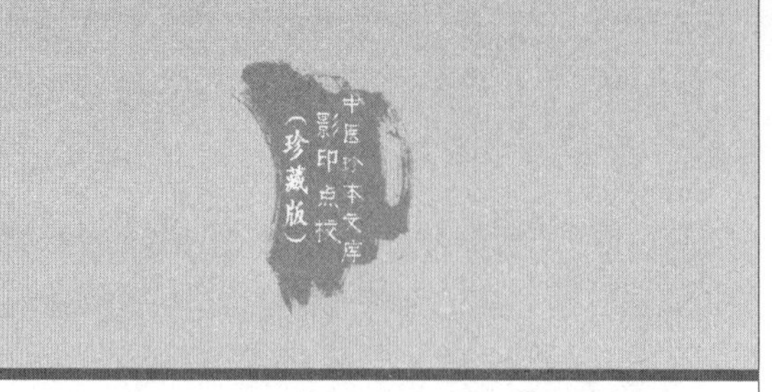

鼓脹之診斷

脹與腫辨別　脹與腫外形相似。內因不同。辨別之法。先腹大後四肢腫者爲脹病。先頭足腫後腹大是水腫也。但腹腫。四肢竟不腫是脹病。臍腹四肢悉腫是水腫也。皮厚色蒼。或一身皆腫。或自上而下。是脹病。皮薄色白。自下而上者。是水腫也。

脹與腫病源　膚脹、鼓脹。皆氣化病。鼓脹異於膚脹者。以腹有筋起爲辨。其病源亦異。膚脹根在肺。鼓脹根在脾。脾陰受傷。胃雖納穀。脾不運化。或由怒氣傷肝。脾虛之極。陰陽不交。清濁相混。經隧不通。鬱而爲熱。熱留爲濕。濕熱交阻。故其腹大。中空無物。外皮綳急。日食不能暮食。至於臍突。腹見青筋。皮光如油。皆不治。至於水腫之病。其源在腎。亦在肺。腎爲本。肺爲標。內經謂肺移寒於腎。謂之涌水。涌水者。水氣客於大腸。如囊裹漿者。是水腫之候也。沈氏有最精數語

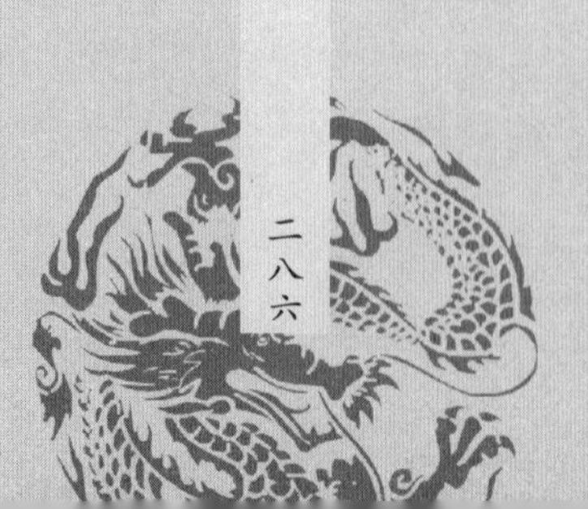

鼓胀之诊断

胀与肿辨别　胀与肿外形相似，内因不同，辨别之法，先腹大后四肢肿者为胀病，先头足肿后腹大是小肿也。但腹肿，四肢竟不肿，是胀病。脐腹四肢悉肿，是水肿也。皮厚色苍，或一身皆肿，或自上而下，是胀病。皮薄色白，自下而上者，是水肿也。

胀与肿病源　肤胀，鼓胀，皆气化病。鼓胀异于肤胀者，以腹有筋起为辨，其病源亦异。肤胀根在肺，鼓胀根在脾，脾阴受伤，胃虽纳谷，脾不运化，或由怒气伤肝。脾虚之极，阴阳不交，清浊相混，经坠不通，郁而为热，热留为湿，湿热交阻，故其腹大。中空无物，外皮绷急，日食不能暮食。至于脐突，腹见青筋，皮光如油，皆不治。至于水肿之病，其源在肾，亦在肺，肾为本，肺为标。《内经》谓：肺移寒于肾，谓之涌水，涌水者，水气客于大肠，如囊。裹浆者，是水肿之候也。沈氏有最精数语

云："脾虚不能制水，水逆上行，干及于肺，渗透经络，流注谿谷，灌入经隧。"此其说聚水之由，实与新生理吻合。

肿胀虚实辨　先用于内，后肿于外，小便赤涩，大便闭结，色泽红亮，声音高爽，脉滑数有力，实热也。先肿于外，后胀于内，小便淡黄，大便不实，气色枯白，语音低怯，脉细微而无力，虚寒也。

水肿与五脏之关系　凡水肿，必目胞上下浮胖，肢体沈（沉）重，欬嗽怔忡，腰间清冷，小便黄涩，皮肤光亮。若心水病，必兼身重，少气，不得卧，烦躁，其阴必肿大。肝水病，必腹大不能转侧，胁痛，肠痛，口多津，溲频数。肺水病，必身肿，小便难，大便鹜溏。脾水病，必胀大，四肢重，津液不生，少气，溲难。肾水病，必溲大，脐肿，腰痛，不得卧，阴下湿，足逆冷，面黄瘦，大便反坚。审其属于某藏，即用前某藏引经药以为佐。又五藏各有败徵，唇黑者肝败，缺盆平者心败，脐突者脾败，背平者肺败，

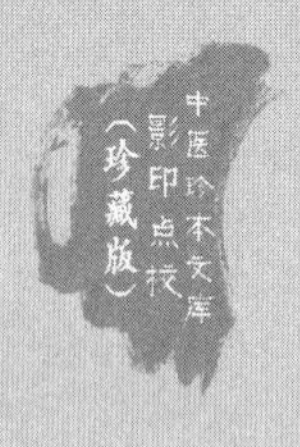

云。「脾虛不能制水。水逆上行。干及於肺。滲透經絡。流注谿谷。灌入經隧。」此其說聚水之由。實與新生理脗合。

腫脹虛實辨　先脹於內。後腫於外。小便赤濇。大便閉結。色澤紅亮。聲音高爽。脈滑數有力。實熱也。先腫於外。後脹於內。小便淡黃。大便不實。氣色枯白。語音低怯。脈細微而無力。虛寒也。

水腫與五藏之關係　凡水腫。必目胞上下浮胖。肢體沈重。欬嗽怔忡。腰間清冷。小便黃濇。皮膚光亮。若心水病。必兼身重、少氣、不得臥、煩躁。其陰必腫大。肝水病。必腹大不能轉側。脅痛、腸痛、口多津、溲頻數。肺水病。必身腫、小便難、大便鶩溏。脾水病。必脹大、四肢重、津液不生、少氣、溲難。腎水病。必溲大、臍腫、腰痛、不得臥、陰下濕、足逆冷、面黃瘦、大便反堅。審其屬於某藏。即用前某藏引經藥以爲佐。又五藏各有敗徵。脣黑者肝敗。缺盆平者心敗。臍突者脾敗。背平者肺敗。

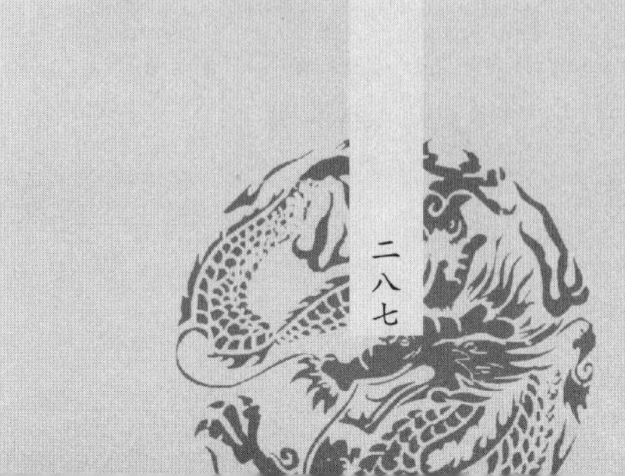

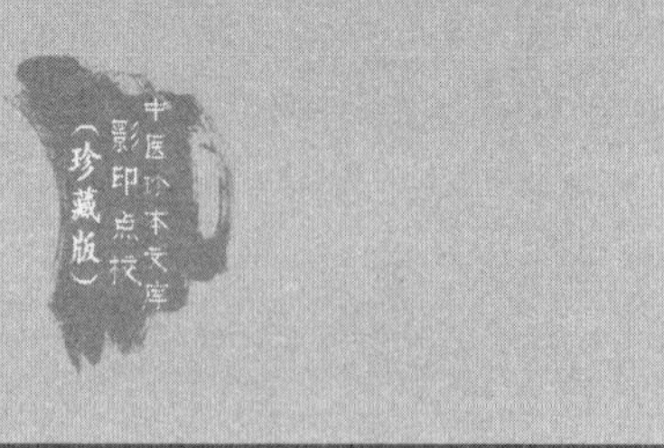

足底平者腎敗。五藏敗徵悉見者不治。

鼓脹之治法

脹與腫不同。卽脹亦種種不同。病既不同。治法自異。茲分列之如下。

五藏六府脹治法　藏府之脹。統以理氣爲主。藿香正氣散、木香調氣散、蘇子湯三方爲主。各加引經藥爲佐。心脹黃連細辛。肺脹桔梗升麻白芷。肝脹柴胡川芎青皮吳萸。脾脹升麻蒼朮葛根石膏。大腸脹白芷升麻黃芩石膏。小腸脹黃柏藁本赤苓木通。膀胱脹滑石羌活。三焦脹柴胡連喬地骨皮。膽脹柴胡青皮連喬。

單腹脹治法　水腫治法。後方專論之。石水亦歸入水腫中。古人謂腫脹之病。惟水腫爲最難治。鄙意單腹脹蟲脹血蟲。無一不難。若論可愈之成分。水腫可得十之四。蟲脹單腹脹或不逭百分之十。沈氏主用調中健脾丸。僅有一方。讀

足底平者肾败。五藏败徵悉见者，不治。

鼓胀之治法

胀与肿不同，即胀亦种种不同，病既不同，治法自异，兹分别之如下：

五脏六腑胀治法　脏藏之胀，统以理气为主，藿香正气散，木香调气散，苏子汤三方为主。各加引经药为佐，心胀黄连，细辛。肺胀，桔梗、升麻、白芷。肝胀，柴胡、川芎、青皮、吴萸。脾胀，升麻、苍术、葛根、石膏。大肠胀，白芷、升麻、黄芩、石膏。小肠胀，黄柏、藁本、赤苓、木通。膀胱胀，滑石、羌活。三焦胀，柴胡、连乔、地骨皮。胆胀，柴胡、青皮、连乔。

单腹胀治法　水肿治法，后方专论之。石水亦归入水肿中。古人谓肿胀之病，惟水肿为最难治。鄙意单腹胀，虫胀，血虫，无一不难。若论可愈之成分，水肿可得十之四；虫胀、单腹胀或不逭百分之十。沈氏主用调中健脾丸，仅有一方，读

者不知其用法，亦是徒然。近人常熟余听鸿先生，得孟河派真传，其遗著诊余集中，有治单腹胀案甚佳，录之以资参考。

常熟西弄少府魏葆钦先生之媳，因丧夫，悒郁，腹大如鼓，腰平背满脐突，四肢瘦削，卧则不易转侧。余于壬午秋抵琴川，季君眉太史介绍余至魏府诊之。面色青，而脉弦涩。余曰：弦属木强，涩为气滞，面色青黯，肢瘦腹大，此乃木乘土位，中阳不运，故腹胀鞕而肢不胀也。中虚单腹胀症，虽诸医束手，症尚可挽，以枳、朴、槟榔等味，治木强脾弱，中虚之症，如诛伐无罪，岂不偾事，恐正气难支，亟宜理气疏肝，温中扶土抑木，进以香砂六君汤，加干姜、附子、蒺藜、桂枝、白芍、红枣、檀香等，服五六剂仍然。然终以此方为主，加减出入，加杜仲、益智、陈皮等，服四五十剂，腹胀渐松，肢肉渐复，服药百余剂而愈。再服禹余粮丸十余两，金匮肾气丸三四十两，腹中坚硬俱消，其病乃痊。今已十五年，体气颇健。吾师曰：胀病

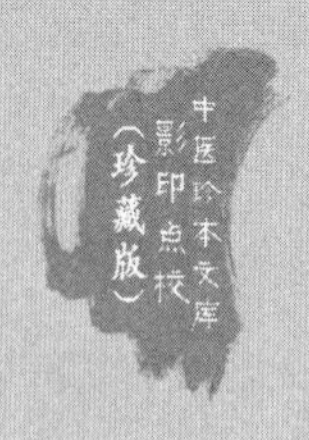

者不知其用法。亦是徒然。近人常熟余聽鴻先生。得孟河派眞傳。其遺著診餘集中。有治單腹脹案甚佳。錄之以資參考。

常熟西弄少府魏葆欽先生之媳。因喪夫悒鬱。腹大如鼓。腰平背滿臍突。四肢瘦削。臥則不易轉側。余於壬午秋抵琴川。季君眉太史介紹余至魏府診之。面色青而脈弦濇。余曰。弦屬木强。濇爲氣滯。面色青黯。肢瘦腹大。此乃木乘土位。中陽不運。故腹脹鞕而肢不脹也。中虛單腹脹症。雖諸醫束手。症尚可挽。以枳朴檳榔等味。治木强脾弱。中虛之症。如誅伐無罪。豈不僨事。恐正氣難支。亟宜理氣疏肝。温中扶土抑木。進以香砂六君湯。加乾薑、附子、蒺藜、桂枝、白芍、紅棗、檀香等。服五六劑仍然。然終以此方爲主。加減出入。加杜仲、益智、陳皮等。服四五十劑。腹脹漸鬆。肢肉漸復。服藥百餘劑而愈。再服禹餘糧丸十餘兩。金匱腎氣丸三四十兩。腹中堅硬俱消。其病乃痊。今已十五年。體氣頗健。吾師曰。脹病

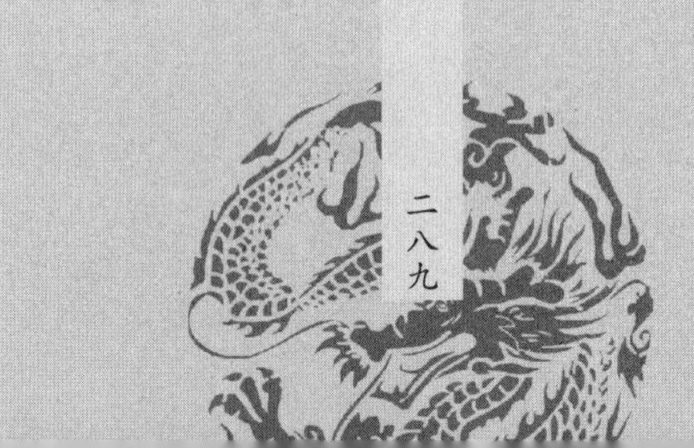

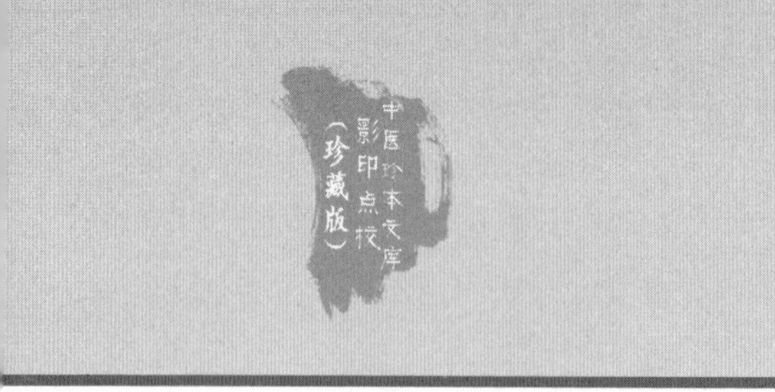

當分藏脹府脹。虛脹實脹。有水無水等因。寒涼溫熱。攻補消利。方有把握。若一見脹症。專用枳、樸、查、曲、五皮等味。無故攻伐。反傷正氣。每致誤事耳。

余聽鴻之師爲費蘭泉。時當清咸同間。乃孟河派中費馬前之著名者。孟河派最善治此等病。其享盛名亦以此。讀者所當注意者。即在數十劑百餘劑。須知此等病與熱病異治。傷寒溫病。出入只有兩三劑之間。鄙人治傷寒溫病喉痧痢疾等。以三五七日爲期。過七日不愈。便是醫誤。治勞病內風。期以二百四十日。而治自身之藥蟲。延長至於五年。所以然之故。氣化爲病。一撥便轉。眞藏爲病。須細胞新隨代謝。至舊者盡死。新者重生。然後愈耳。若五六劑不效。便改弦易轍。反誤入歧途矣。

水腫治法　水腫號稱難治。然苟知其治法。取效頗捷。苟不知治法。雖有多方。絲毫無用。以我經驗所得。覺水腫之病。較之勞病。難易不可同日語。徧身漫腫。

当分藏胀府胀，虚胀实胀，有水无水等因，寒凉温热，攻补消利，方有把握。若一见胀症，专用枳、朴、查（楂）、曲、五皮等味，无故攻伐，反伤正气，每致误事耳。

余听鸿之师为费兰泉，时当清咸同间，乃孟河派中费马前之著名者。孟河派最善治此等病，其享盛名亦以此，读者所当注意者，即在数十剂百余剂，须知此等病与热病异治，伤寒温病，出入只有两三剂之间。鄙人治伤寒温病喉痧痢疾等，以三五七日为期，过七日不愈，便是医误。治劳病内风，期以二百四十日，而治自身之药虫，延长至于五年。所以然之故，气化为病，一拨便转，真藏为病，须细胞新随代谢，至旧者尽死，新者重生，然后愈耳。若五六剂不效，便改弦易辙，反误入歧途矣。

水肿治法　水肿号称难治，然苟知其治法，取效颇捷。苟不知治法，虽有多方，丝毫无用。以我经验所得，觉水肿之病，较之劳病，难易不可同日语。遍身漫肿，可以治至与健体相同，而劳病之已成者，卒无术能使更生也。水肿最古之治法，为《内经》开鬼门，洁净府，鬼门即玄府，亦即汗腺，净府谓膀胱。开鬼门即发汗，洁净府即利小便也。然二者之用，亦有标准。盖肿在身半以上者，当发汗，肿在身半以下者，当利小便。上下分消，使阴阳平治，水气可去，且此法贤于西医之放水。盖放水之后，其肿暂消，旋即复作。开鬼门，洁净府，则肿消而不复作。所以然之故，放水是完全人为的开鬼门，洁净府，却是因体工之自然而加以补助的，此即顺自然与反自然之辨。开鬼门，宜麻黄、羌活、防风、柴胡、牛蒡、葱白、忍冬藤，外用柳枝煎汤薰洗。洁净府，宜泽泻、木香、木通、甘草、灯心、冬葵子、蜀葵子、防己、昆布、海金砂、赤小豆、云苓、猪苓、海蛤，水去肿退，则当健脾理气，使脾气实而健运，则水自行，而体自健。如其不效，则当通大便，大抵水肿多由肝盛脾约。肝盛则多怒，气上升而不降，脾约燥湿不能互化，则大便不通。脉坚实任按者，可

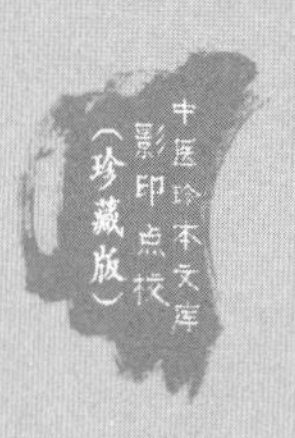

可以治至與健體相同。而勞病之已成者。卒無術能使更生也。水腫最古之治法。爲內經開鬼門潔淨府。鬼門卽玄府。亦卽汗腺。淨府謂膀胱。開鬼門卽發汗。潔淨府卽利小便也。然二者之用。亦有標準。蓋腫在身半以上者當發汗。腫在身半以下者當利小便。上下分消。使陰陽平治。水氣可去。且此法賢於西醫之放水。蓋放水之後。其腫暫消。旋卽復作。開鬼門潔淨府。則腫消而不復作。所以然之故。放水是完全人爲的開鬼門潔淨府。却是因體工之自然而加以補助的。此卽順自然與反自然之辨。開鬼門宜麻黃、羌活、防風、柴胡、牛蒡、葱白、忍冬籐。外用柳枝煎湯薰洗。潔淨府宜澤瀉、木香、木通、甘草、燈心、冬葵子、蜀葵子、防己、昆布海金砂、赤小豆雲苓豬苓海蛤。水去腫退。則當健脾理氣。使脾氣實而健運。則水自行而體自健。如其不效。則當通大便。大抵水腫多由肝盛脾約。肝盛則多怒。氣上升而不降。脾約燥濕不能互化。則大便不通。脈堅實任按者。可

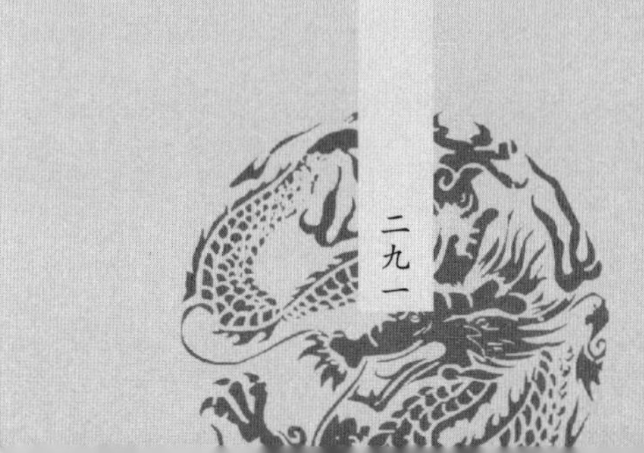

以攻下。沈氏主用硝黃。然硝黃能下積。不能下水。當十棗湯。仍佐以泄肺利溲等藥。泄肺桑皮、葶藶、桔梗、蘇子等。利溲五苓防已木通等。惟用十棗。宜於脈實任者。按凡服十棗。取其能下水。水從大便出。其溲亦通。二便通。腫無不消。其視十棗較穩而取效亦速者。用豬牙皂莢。燒灰存性。神曲爲丸。若下水而兼有健脾者。莫如內經之雞矢醴。其法用雞矢炒枯。絹袋盛浸酒。空心服。神效。又方。青蛙入豬肚煮食。弗加鹽豉。亦效。又有腫而喘滿。舌絳苔黃。脈雖盛而苔緊砌。攻之則嫌於虛虛。不攻則無以去病。而又生死呼吸。延緩不得。則莫如西瓜散。其法用黑皮西瓜一個。開頂空其肉。入砂仁末四兩。大蒜頭十二兩。仍將瓜頂蓋好。篦片簽牢。外塗酒罈泥寸許厚。炭火上炙至乾焦。存性。研極細末。好瓶密藏。不令泄氣。每服一錢。開水下。輕者五六服。重者十餘服。奇效。忌葷腥鹽麪食。永遠勿服西瓜。犯則再發。不可救治。又水腫禁忌有二。入門曰。凡治水腫。極忌甘

以攻下。沈氏主用硝黄，然硝黄能下积，不能下水，当十枣汤，仍佐以泄肺利溲等药。泄肺桑皮、葶苈、桔梗、苏子等，利溲五苓、防己、木通等。惟用十枣，宜于脉实任者。按凡服十枣，取其能下水，水从大便出，其溲亦通。二便通，肿无不消，其视十枣较稳而取效亦速者，用猪牙皂荚，烧灰存性，神曲为丸。若下水而兼有健脾者，莫如《内经》之鸡矢醴。其法用鸡矢炒枯，绢袋盛，浸酒，空心服，神效。又方，青蛙入猪肚煮食，弗加盐豉，亦效。又有肿而喘满，舌绛苔黄，脉虽盛而苔紧砌，攻之则嫌于虚虚，不攻则无以去病，而又生死呼吸，延缓不得，则莫如西瓜散。其法用黑皮西瓜一个，开顶空其肉，入砂仁末四两，大蒜头十二两，仍将瓜顶盖好，篦片签牢，外涂酒(坛)泥寸许厚，炭火上炙至干焦，存性，研极细末，好瓶密藏，不令泄气。每服一钱，开水下。轻者五六服，重者十余服，奇效。忌荤腥盐麦食，永远勿服西瓜，犯则再发，不可救治。又水肿禁忌有二：《入门》曰：凡治水肿极忌甘

药助湿作满。《本草》曰：病嗽及水，全体忌盐。

治鼓肿选方

藿香正气散　藿香　紫苏　白芷　厚朴　桔梗　茯苓　半夏　陈皮　甘草　腹皮　灯心

木香调气饮　蔻仁　砂仁　木香　藿香　甘草

苏子汤　腹皮　苏子　草果　半夏　厚朴　木香　陈皮　木通　白术　枳实　人参　甘草

以上皆统治胀病之药，治水肿须忌甘草。

加味枳术丸　枳壳　桂心　紫苏　陈皮　槟榔　桔梗　白术　五灵脂　木香　黄芩　半夏　甘草　生姜（虚胀）

调中健脾丸　人参　苍术　黄芪　吴萸　茯苓　白术　沈（沉）香　莱菔子

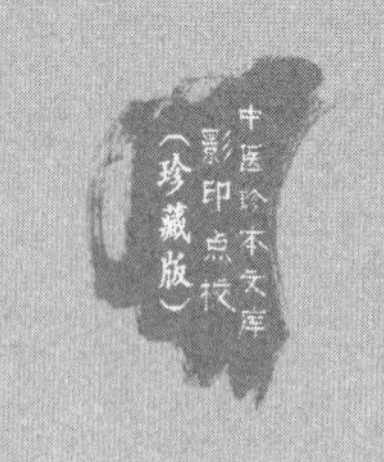

藥助濕作滿。本草曰。病嗽及水。全體忌鹽。

治鼓腫選方

藿香正氣散　藿香　紫蘇　白芷　厚朴　桔梗　茯苓　半夏　陳皮　甘草　腹皮　燈心

木香調氣飲　蔻仁　砂仁　木香　藿香　甘草

蘇子湯　腹皮　蘇子　草果　半夏　厚朴　木香　陳皮　木通　白朮　枳實　人參　甘草

以上皆統治脹病之藥。治水腫須忌甘草。

加味枳朮丸　枳殼　桂心　紫蘇　陳皮　檳榔　桔梗　白朮　五靈脂　木香　黃芩　半夏　甘草　生薑（虛脹）

調中健脾丸　人參　蒼朮　黃芪　吳萸　茯苓　白朮　沈香　萊菔子

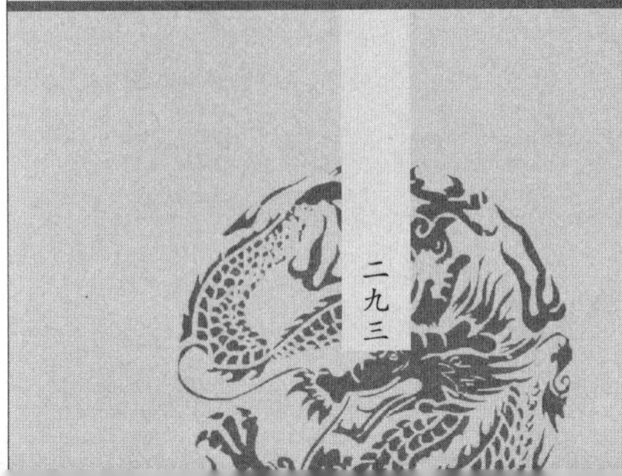

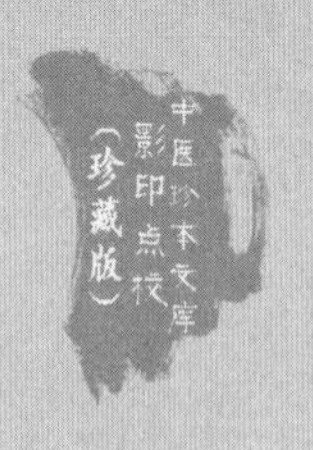

陳皮　半夏　香附　查肉　苡仁　黄連　白芍　五加皮
蘇子　澤瀉　草蔻　瓜蔞　川椒　石鹼　荷葉　腹皮
煎湯，和黄米粉丸。（鼓脹）

金匱腎氣丸　熟地　山萸　山藥　丹皮　茯苓　澤瀉　附子　桂心
牛膝　車前（虚脹）

疏鑿飲子　澤瀉　商陸　羌活　椒目　木通　秦艽　檳榔　茯苓皮
腹皮　赤小豆（水腫）

實脾飲　厚朴　白朮　木瓜　附子　木香　草果　乾薑　茯苓
腹皮　生薑（水腫）

十棗湯　大棗　芫花　甘遂　大戟（水腫）

風勞鼓病論終

陈皮　半夏　香附　查（楂）肉　苡仁　黄连　白芍　五加皮　苏子　泽泻　草蔻　瓜蒌　川椒　石碱　荷叶　腹皮

煎汤，和黄米粉丸（鼓胀）。

金匮肾气丸　熟地　山萸　山药　丹皮　茯苓　泽泻　附子　桂心　牛膝　车前（虚胀）

疏凿饮子　泽泻　商陆　羌活　椒目　木通　秦艽　槟榔　茯苓皮　腹皮　赤小豆（水肿）

实脾饮　厚朴　白术　木瓜　附子　木香　草果　干姜　茯苓　腹皮　生姜（水肿）

十枣汤　大枣　芫花　甘遂　大戟（水肿）

风劳鼓病论终

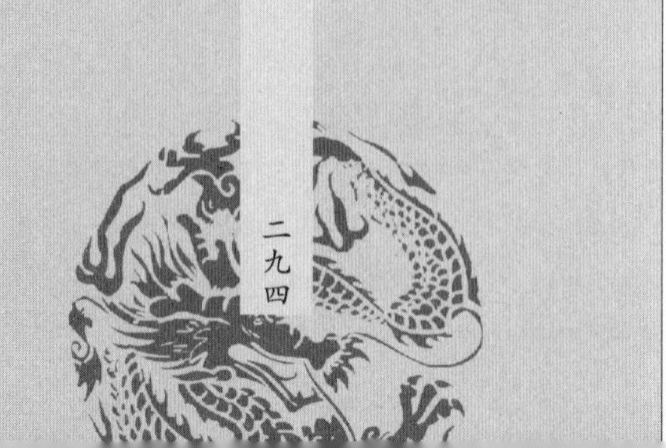

附

一、古今重量换算

（一）古称以黍、铢、两、斤计量而无分名

汉、晋：1 斤 =16 两，1 两 =4 分，1 分 =6 铢，1 铢 =10 黍。

宋代：1 斤 =16 两，1 两 =10 钱，1 钱 =10 分，1 分 =10 厘，1 厘 =10 毫。

元、明、清沿用宋制，很少变动。

古代药物质量与市制、法定计量单位换算表解

时代	古代用量	折合市制	法定计量
秦代	一两	0.5165 市两	16.14 克
西汉	一两	0.5165 市两	16.14 克
东汉	一两	0.4455 市两	13.92 克
魏晋	一两	0.4455 市两	13.92 克
北周	一两	0.5011 市两	15.66 克
隋唐	一两	0.0075 市两	31.48 克
宋代	一两	1.1936 市两	37.3 克
明代	一两	1.1936 市两	37.3 克
清代	一两	1.194 市两	37.31 克

注：以上换算数据系近似值。

（二）市制（十六进制）重量与法定计量的换算

1 斤（16 市两）=0.5 千克 =500 克

1 市两 =31.25 克

1 市钱 =3.125 克

1 市分 =0.3125 克

1 市厘 =0.03125 克

（注：换算时的尾数可以舍去）

（三）其他与重量有关的名词及非法定计量

古方中“等分”的意思是指各药量的数量多少全相等，大多用于丸、散剂中，在汤剂、酒剂中很少使用。其中，1 市担 =100 市斤 =50 千克，1 公担 =2 担 =100 千克。

二、古今容量换算

（一）古代容量与市制的换算

古代容量与市制、法定计量单位换算表解

时代	古代用量	折合市制	法定计量
秦代	一升	0.34 市升	0.34 升
西汉	一升	0.34 市升	0.34 升
东汉	一升	0.20 市升	0.20 升
魏晋	一升	0.21 市升	0.21 升
北周	一升	0.21 市升	0.21 升
隋唐	一升	0.58 市升	0.58 升
宋代	一升	0.66 市升	0.66 升
明代	一升	1.07 市升	1.07 升
清代	一升	1.0355 市升	1.0355 升

注：以上换算数据仅系近似值。

（二）市制容量单位与法定计量单位的换算

市制容量与法定计量单位的换算表解

市制	市撮	市勺	市合	市升	市斗	市石
换算		10 市撮	10 市勺	10 市合	10 市升	10 市斗
法定计量	1 毫升	1 厘升	1 公升	1 升	10 升	100 升

（三）其他与容量有关的非法定计量

如刀圭、钱匕、方寸匕、一字等。刀圭、钱匕、方寸匕、一字等名称主要用于散剂。方寸匕，作匕正方一寸，以抄散不落为度；钱匕是以汉五铢钱抄取药末，以不落为度；半钱匕则为抄取一半；一字即以四字铜钱作为工具，药末遮住铜钱上的一个字的量；刀圭即十分之一方寸匕。

1 方寸匕≈2 克（矿物药末）≈1 克（动植物药末）≈2.5 毫升（药液）

1 刀圭≈1/10 方寸匕

1 钱匕≈3/5 方寸匕

图书在版编目（CIP）数据

欬论经旨·治虫新方·风劳鼓病论合集 /（清）凌德，（清）路顺德，（民国）恽树珏著 .—影印本 .— 太原：山西科学技术出版社，2013.1（2021.8 重印）
（中医珍本文库影印点校：珍藏版）
ISBN 978-7-5377-4308-2

Ⅰ.①咳… Ⅱ.①凌… ②路…③恽… Ⅲ.①中国医药学—古籍—汇编.
Ⅳ.① R2-52

中国版本图书馆 CIP 数据核字 (2012) 第 263597 号

校注者：
吴文海　武新梅　武文波　胡双元　杨东明　杨慧平　柳秉生
秦　忠　杨文武　曹燕平　曹　立　段新文

欬论经旨·治虫新方·风劳鼓病论合集

出 版 人	阎文凯
著　　者	（清）凌德　（清）路顺德　（民国）恽树珏
责任编辑	杨兴华
封面设计	吕雁军
出版发行	山西出版传媒集团·山西科学技术出版社 地址：太原市建设南路 21 号　邮编　030012
编辑部电话	0351-4922078
发行部电话	0351-4922121
经　　销	全国新华书店
印　　刷	山东海印德印刷有限公司
开　　本	889mm × 1230mm　1/32
印　　张	9.5
字　　数	238 千字
版　　次	2013 年 1 月第 1 版
印　　次	2021 年 8 月山东第 2 次印刷
书　　号	ISBN 978-7-5377-4308-2
定　　价	34.00 元